中国抗癌协会环境肿瘤学专业委员会组织撰写

现代健康管理学丛书　　　　　　　　　总主编　李玉民

胃占位性疾病
健康管理学

Health Management of
Gastric Space-occupying Lesions

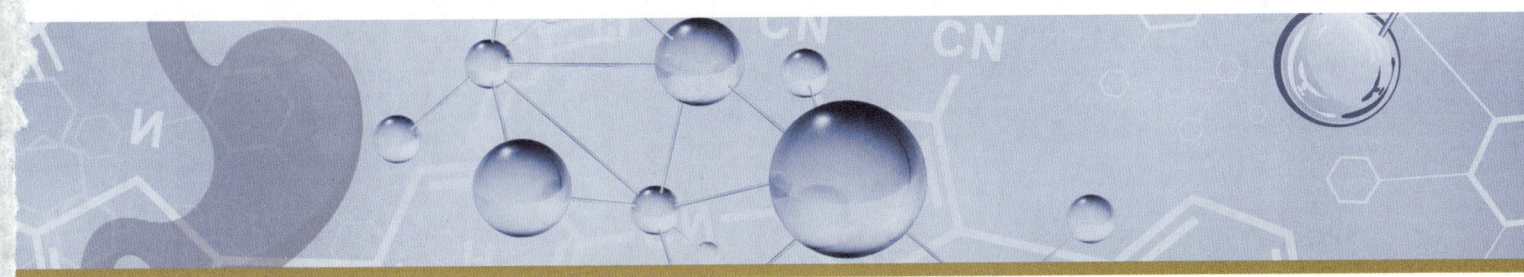

主编　焦作义　李玉民

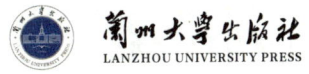

兰州大学出版社
LANZHOU UNIVERSITY PRESS

图书在版编目（CIP）数据

胃占位性疾病健康管理学 / 焦作义，李玉民主编.
兰州 : 兰州大学出版社, 2024. 12. -- (现代健康管理学丛书 / 李玉民总主编). -- ISBN 978-7-311-06735-9

Ⅰ．R573

中国国家版本馆 CIP 数据核字第 20241P1D05 号

责任编辑　郝可伟
封面设计　陈　欣

丛 书 名	现代健康管理学丛书
总 主 编	李玉民
本册书名	胃占位性疾病健康管理学
	WEI ZHANWEIXING JIBING JIANKANG GUANLIXUE
作　　者	焦作义　李玉民　主编
出版发行	兰州大学出版社　（地址:兰州市天水南路222号　730000）
电　　话	0931-8912613(总编办公室)　0931-8617156(营销中心)
网　　址	http://press.lzu.edu.cn
电子信箱	press@lzu.edu.cn
印　　刷	甘肃鑫统印务有限责任公司
开　　本	880 mm×1230 mm　1/16
成品尺寸	210 mm×285 mm
印　　张	24.25
字　　数	715千
版　　次	2024年12月第1版
印　　次	2024年12月第1次印刷
书　　号	ISBN 978-7-311-06735-9
定　　价	146.00元

（图书若有破损、缺页、掉页,可随时与本社联系）

丛书编委会

学术顾问　王陇德　王　辰　李兆申　董家鸿
　　　　　董尔丹　窦科峰　陈香美　陈子江

总 主 编　李玉民

编　委
（以姓氏笔画排序）

丁　辉	丁天龙	丁方回	丁霏霏	于　忆	于　亨	于晓辉	万　锋	万　麟	万　鑫
万东君	卫明慧	马　强	马　臻	马大昌	马宁宁	马延超	马秀云	马承旭	马海珍
马家骧	马晨辉	马瑞新	马鹏程	马黔红	王　伟	王　宇	王芳(生殖)	王芳(消化)	
王　丽	王　妙	王　昕	王　虹	王　娜	王　涛	王　祥	王　琳	王　雅	王　晶
王　景	王　强	王　媛	王静(口腔)	王静(妇科)	王　燕	王　薇	王　燚	王　鑫	
王一辰	王大广	王天成	王凤磊	王勾琴	王文己	王文辉	王正峰	王永刚	王朴英
王兴蕾	王芙蓉	王芳红	王克平	王丽娜	王丽蓉	王彤昕	王宏沛	王罗莎	王金涛
王金海	王建飞	王春燕	王俭勤	王彦飞	王彦伟	王莹莹	王晓元	王晓慧	王家吉
王琼英	王斌生	王斌红	王渭鉴	王登峰	王鹏飞	王新文	王满侠	王霁阳	韦天宝
牛军强	毛　杰	毛　斌	毛　燕	毛小荣	毛成洁	毛俊杰	尹　洁	尹　敏	尹　璐
孔　晶	孔　焱	孔桂香	孔祥斌	邓　姝	邓邦莲	邓君阁	石军年	石红霞	石春蕊
龙　勃	卢学文	叶兰仙	叶凯山	叶新华	田　坤	田小雪	田昀灵	田俊强	田爱平
田雯雯	史书君	史森中	白　龙	白　明	白　俊	令晓玲	包军胜	包海荣	冯书君
冯国芳	冯彦虎	冯海霞	司夏樱	邢　帅	吉　琨	达丽隽	达明莲	成　娟	成　鹏
吕　西	吕海宏	朱　玉	朱　蓉	朱伟杰	朱军民	朱克祥	朱秀杰	朱陇东	朱若昕
朱依敏	朱晓亮	朱菊红	朱燕萍	乔　昆	任崇崇	任智勇	向　琳	朵瑞雪	邬思亮
刘　心	刘　帆	刘　伟	刘　阳	刘　欢	刘　畅	刘　蓓	刘小康	刘帅斌	刘亚青
刘志艳	刘志勤	刘怡婷	刘建斌	刘帮杉	刘海鹏	刘雅婷	刘媛媛	刘靖芳	齐国卿
闫晓霞	关聪会	米　军	汤　俊	安丽娟	祁　涛	许飞雪	许伟元	许晓娟	许慧梅
孙　瑜	孙小平	孙有惠	孙守元	孙守刚	孙俊伟	孙晓彤	孙润民	孙静洁	贠建蔚
牟彦红	芮少珍	苏　莉	苏少晨	苏晓路	杜　轩	杜　琛	杜　鹏	杜志兴	杜秋燕
杜洪亮	李　龙	李　刚	李　汛	李　波	李　玲	李　莹	李　烨	李　娟	李　敏
李　榆	李　雷	李　滢	李　睿	李　攀	李　巍	李　鑫	李小欣	李广杰	李文娟

李玉民	李宁荫	李则宣	李伟东	李兴杰	李红利	李志勇	李丽斐	李秀丽	李明鸣
李建雄	李俊峰	李彦妮	李桂香	李晓玲	李笑然	李海元	李雪梅	李彩娥	李福平
李嘉正	杨飞	杨立	杨丽	杨杰	杨波	杨柳	杨菁	杨晶	杨斌
杨婷	杨静	杨磊	杨燕	杨一蕃	杨冬梓	杨永秀	杨旭龙	杨汝阳	杨利娟
杨含腾	杨忠霞	杨金伟	杨景茹	杨璐西	杨鑫娜	豆欣蔓	肖楠	肖晓辉	吴雪
吴强	吴向阳	吴多明	吴庭恺	吴恭瑾	吴银瓶	吴锦涛	何莉	何晓	何亚娟
何佳静	何荣霞	何慕琪	余静	余阳阳	谷有全	狄天宁	闵光涛	汪维	汪小亚
汪五全	汪玉红	汪苑苑	沈海丽	宋飞雪	宋天亮	宋克薇	宋晓静	宋爱琳	宋润泽
张兰	张红	张丽(肾病)		张丽(精神)		张洁	张洲	张莉	张涛
张朗	张娟	张通	张辉	张鹏	张静	张豪	张磊	张燕(风湿)	
张燕(健康管理中心)			张小卫	张小珍	张文君	张玉怀	张甲翠	张立婷	张亚敏
张成俊	张旭东	张亦舒	张军红	张军强	张红丽	张芮浩	张苍宇	张欣宗	张学红
张学良	张珊珊	张树泽	张思功	张耕源	张振昶	张莉莉	张晓芳	张爱萍	张海鸿
张海滨	张婉婉	张雅兰	张雅丽	张瑞芳	张翠莲	张德刚	张德奎	陈刚	陈军
陈昊	陈敏	陈琳	陈慧	陈江君	陈秀娟	陈思雨	陈雁飞	武力	武君
武国德	苟文婕	苟亚妮	范阿娇	范晟煊	林欣	尚攀峰	呼永华	罗晖	罗小峰
罗长江	罗志强	罗瑞英	岳平	岳鹏	岳秀宁	金晶	周栋	周小春	周文策
周心怡	周建平	周俊林	周晓伟	周海宇	周辉年	庞云清	郑婷	郑鹏飞	屈鹏
孟文勃	封昱辰	赵龙	赵达	赵旭	赵军	赵艳	赵桐	赵敏	赵琴
赵锋	赵斌	赵媛	赵磊	赵大成	赵月生	赵文君	赵兰婷	赵成基	赵宇昊
赵学文	赵思华	赵海燕	赵翀翀	赵瑜梨	郝晋雍	胡旭昌	胡丽娜	胡茂荣	胡建明
胡晓斌	胡钰敏	胡继科	胡雪剑	胡微薇	南伟	柳进	柳江燕	郜丽娜	侯博儒
俞泽元	姜金	姜程	宫玉哲	贺东强	贺志云	骆晓荣	秦立军	袁月	袁东
袁新	袁薇	袁若雯	热勒肯	耿彬	桂惠明	夏茸	夏亚一	原铂尧	顾冰
柴尔青	党欣欣	党建中	党跃修	徐献	徐义先	徐百成	徐学超	徐嘉宁	高敏
高明霞	高莉萍	郭梁	郭元成	郭少华	郭发才	郭柳青	郭莉莉	郭钰珍	郭凌云
郭继武	郭琡祎	席大勇	唐依苗	唐荣冰	姬瑞	黄昊	黄莉	黄越	黄卫东
黄泽平	黄晓俊	黄晖蓉	乾栋梁	曹宏泰	曹雨芬	曹菊玲	龚霞	盛晓赟	常鹏
常鑫	崔祥	崔鸿斌	康学文	商俊芳	阎丹峰	阎立新	梁成	梁伟	梁晓磊
梁海萍	梁耀军	彭正奎	彭雪彬	葛朝明	董静	董治龙	董海涛	董强利	蒋妮
蒋常莲	韩清	韩健	韩兴文	韩彦明	景玉宏	景海雪	程志斌	傅松波	焦作义
舒娟	鲁锦玥	曾双	曾嵘	曾晓丽	曾祥挺	谢小冬	谢广妹	谢亚东	谢泽慧
谢寒冰	靳佳欣	蒲建中	甄东户	路锦	满江位	蔡宏斌	裴锡波	裴霞霞	廖梅
谭季春	谭恩丽	谭继英	熊彬	熊金涛	滕晓明	颜耀华	潘青	潘晓婧	操慧颖
薛莉花	魏宁	魏丽	魏孔孔	魏丽娜	魏育才	魏晓瑞	魏海东	濮家源	

本册编委会

主　编　焦作义　李玉民

编　委
（以姓氏笔画排序）

丁方回	兰州大学第二医院
王芙蓉	兰州大学第二医院
王　祥	兰州大学第二医院
龙　勃	兰州大学第二医院
朱军民	兰州大学第二医院
朱晓亮	兰州大学第二医院
刘　心	兰州大学第二医院
关晓英	兰州大学第二医院
杜　鹏	兰州大学第二医院
李玉民	兰州大学第二医院
李　龙	兰州大学第二医院
杨含腾	兰州大学第二医院
汪五全	兰州大学第二医院
宋飞雪	兰州大学第二医院
宋克薇	济宁市第一人民医院
张树泽	兰州大学第二医院
张耕源	兰州大学第二医院
张德奎	兰州大学第二医院
陈　刚	兰州大学第二医院
陈　昊	兰州大学第二医院
罗长江	兰州大学第二医院

周辉年	兰州大学第二医院
郑鹏飞	兰州大学第二医院
孟文勃	兰州大学第一医院
赵　军	兰州大学第二医院
赵　斌	兰州大学第二医院
俞泽元	兰州大学第二医院
贺　娜	兰州大学第二医院
郭柳青	兰州大学第二医院
郭凌云	兰州大学第二医院
郭继武	兰州大学第二医院

总主编简介

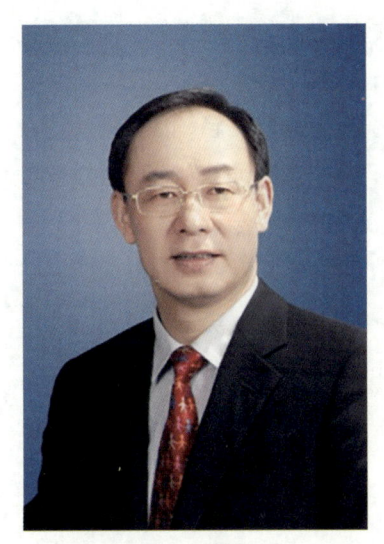

李玉民

李玉民，1962年12月出生，医学博士，兰州大学教授、博士生导师，兰州大学第二医院普通外科主任医师，英国剑桥大学访问学者，澳大利亚昆士兰科技大学客座教授。从事肝胆胰外科、微创外科和消化系肿瘤的研究。发表学术论文360余篇，其中SCI论文140余篇。参编全国高等学校"十三五"教育医学规划教材《外科学》，主编、参编专著20余部。承担"国家863计划""国际科技合作项目"和"科技部惠民计划"等科研项目31个。获"甘肃省科技进步一等奖"等奖项27个；担任国内外学术期刊主编及编委30余个，其中担任SCI杂志副主编及编委7个；担任中国抗癌协会环境肿瘤学专委会主任委员等学术职务70余个。被授予"国务院政府特殊津贴专家""卫生部突出贡献中青年专家""甘肃省优秀领军人才"等多项荣誉称号。

主编简介

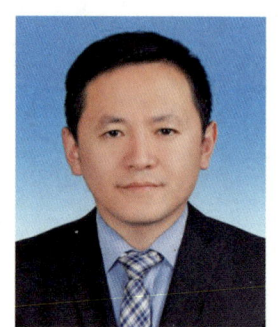

焦作义

焦作义，1977年10月出生，中共党员，兰州大学第二医院副院长，甘肃省领军人才第二层次，兰州优秀科技工作者。专注于胃癌领域临床和基础研究近20年，以第一作者或通信作者在国内外发表学术论文70余篇，在胃癌治疗新靶点和新药物的研发以及肝移植临床等方面取得了一系列重要突破，建立了胃癌PDX模型、类器官等先进研究模型，经在Nature、Communications、Science Advances、Oncogene等国际期刊发表多篇论文，参编学术著作4部，主持国家自然科学基金、甘肃省重大专项等科研项目十余项。

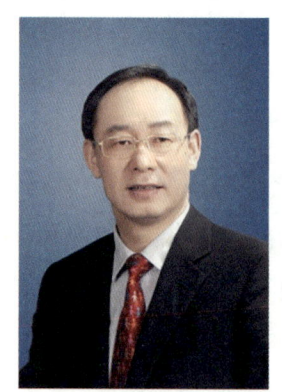

李玉民

李玉民，1962年12月出生，医学博士，兰州大学教授、博士生导师，兰州大学第二医院普通外科主任医师，英国剑桥大学访问学者，澳大利亚昆士兰科技大学客座教授。从事肝胆胰外科、微创外科和消化系肿瘤的研究。发表学术论文360余篇，其中SCI论文140余篇。参编全国高等学校"十三五"教育医学规划教材《外科学》，主编、参编专著20余部。承担"国家863计划""国际科技合作项目"和"科技部惠民计划"等科研项目31个。获"甘肃省科技进步一等奖"等奖项27个；担任国内外学术期刊主编及编委30余个，其中担任SCI杂志副主编及编委7个；担任中国抗癌协会环境肿瘤学专委会主任委员等学术职务70余个。被授予"国务院政府特殊津贴专家""卫生部突出贡献中青年专家""甘肃省优秀领军人才"等多项荣誉称号。

序 一

随着现代经济社会飞速发展，人们的生活方式发生了变化，加之生态环境恶化、工业污染等诸多因素，全球多种疾病的发病率大幅增加，我国面临着巨大的健康压力和挑战。因此，不断创新现代健康管理的新理念，注重全生命周期的健康维护，建立现代健康管理的新体系，对于提升广大人民群众的健康水平意义深远。

兰州大学李玉民教授作为总主编，组织国内数百位具有丰富经验的临床专家撰写了"现代健康管理学丛书"，全面系统地介绍了常见多发疾病现代健康管理的新进展。丛书聚焦常见疾病诊疗和预防的热点问题，详细论述了饮食、生活习惯、心理精神等因素与疾病发生发展的关系；深入阐述了常见疾病发生的机制；重点突出了常见疾病现代健康管理的新方法和新策略。丛书强调多学科交叉融合，推动实行疾病的"早筛、早诊、早治、早康复"。

丛书还注重常见疾病全过程的健康管理，积极促进和创新现代健康管理体系，以常见疾病的诊疗为基础，向"上游"关注疾病病因，向"下游"关注疾病治疗后患者的康复与管理，高度重视影响健康的致病因素，强调防治并重，以预防为主，可有效指导健康生活方式并优化创新疾病防控模式。

丛书内容丰富、信息量大，兼具专业性和实用性，可为临床医生、预防医学医生、公共卫生工作者、健康管理工作者、科普工作者及医学生提供学术参考，也可为社会民众提供有益的健康指导，对提高广大人民群众的健康意识、促进建立现代健康管理新模式、维护全生命周期健康、服务健康中国战略具有重要意义。

我谨向广大读者推荐此丛书，以期有所裨益。

中国工程院院士
原国家卫生部副部长
中华预防医学会第四、五届会长

2024 年 3 月

序 二

研究创新现代健康管理的新理论和实践是人类健康事业发展的必然需要，对提高人类的健康水平具有重要意义。

新时代的医学健康理念从以治病为中心，转向以健康为中心，维护全生命周期健康。此外，诞生了"群医学"的新理念，群医学是为恢复、维护、增强众生、生态的整体与长远健康而发展出的知识、技术、艺术和学术体系，提倡以人类为中心，实现"健康大同"。为顺应新时代健康理念的需要，推动群医学快速发展，"现代健康管理学丛书"应运而生，本丛书系统阐述了临床常见疾病的诊断、治疗、预防和康复的最新发展动态；同时，详细介绍了环境、饮食、生活习惯和心理精神等因素与疾病发生的关系，阐述了常见疾病发生的机制，重点突出了常见疾病健康管理的新技术、新方法和新理念，强调了群医学的"六域"，即促、防、诊、控、治、康（促进、预防、诊断、控制、治疗、康复）和"六宝"即语、药、械、食、居、环（语言、药材、器械、饮食、起居、环境），凸显了大健康的理念。

丛书对指导广大民众的健康生活方式、探索现代健康管理新方法、提高人民群众疾病预防意识、提升常见疾病诊疗能力、维护生命健康具有积极作用，希望能为临床医学、基础医学、公共卫生、预防保健、健康管理及科普等专业人员和医学生提供有益参考。

我特为此丛书作序。

中国工程院院士
中国工程院副院长
中国医学科学院院长
北京协和医学院校长

2024 年 7 月

序 三

进入 21 世纪，健康已成为全球关注的重大课题，提升常见疾病的诊治和预防能力，推进健康管理的新技术、新方法和新理念，对维护全过程全生命周期的健康至关重要，对实施健康中国战略意义非凡。

为反映常见疾病的诊疗和现代健康管理发展的新动态和新进展，提高广大人民群众的健康水平，兰州大学李玉民教授携手数百位专家学者共同编写了"现代健康管理学丛书"。丛书详细阐述了临床常见多发疾病的病因学和发病机制，系统介绍了常见疾病的诊断、治疗、预防、康复及健康管理的最新成果；重点突出了常见疾病健康管理的新理念，强调疾病预防策略，详细介绍了常见疾病的诊疗新技术，倡导健康生活方式，既适用于专业人员，又能指导社会民众。阅读此丛书，对提高民众的健康意识、探索疾病的健康管理新模式、提升常见疾病的诊疗水平、维护广大人民群众全生命周期健康具有十分积极的作用。

丛书汇集了数百位临床专家的智慧，具有先进性、科学性和实用性，是临床医生、健康管理工作者以及医学生的良师益友。

我谨为此丛书作序，并向广大读者推荐此丛书。

中国工程院院士

2024 年 7 月

序 四

维护全生命周期健康是21世纪医学发展的重大使命。促进临床医学、基础医学、预防医学和公共卫生多学科交叉融合，推广常见疾病诊疗和预防新技术、创新全过程全周期的健康管理新理念，对推动实施健康中国战略具有重要意义。

由兰州大学李玉民教授作为总主编、数百位优秀专家共同参与编写的"现代健康管理学丛书"，荟萃了最前沿的健康管理理论与实践；结合专家团队多年丰富的临床经验和研究成果，全面系统地阐述了常见疾病的病因学，生理病理学，诊断、治疗、康复及预防的现状和新进展；涵盖了健康管理、健康促进、健康评估以及健康教育等多个方面的内容；系统介绍了现代健康管理学的发展趋势和临床研究动态，强调防治并重，突出了现代健康管理的新技术和新理念。

丛书的知识传递方式较为科学，既适合专业人士深入学习，又适合普通读者获取健康管理知识，这符合现代人对于全民健康管理的迫切需要，这也正是丛书的重要价值所在。

丛书立意新颖、系统全面、图文并茂，具有实用性、专业性和指导性，可使临床医学、基础医学、全科医学、健康管理、公共卫生和预防医学的相关工作者及医学生等全面系统地了解健康管理的新理念。同时，也可使民众提高自身的健康管理意识和防病治病能力。

人民的终极福祉就是健康。我很荣幸为此丛书作序，谨向读者推荐此丛书，以期广大读者从中有所受益。

中国工程院院士
中国医师协会常务副会长
清华大学临床医学院院长
清华长庚医院院长
2024年7月

序 五

为推进实施健康中国战略，维护全生命周期健康，充分反映常见疾病健康管理的最新发展动态和研究成果，"现代健康管理学丛书"全面系统地阐述了临床常见多发病的流行病学、病因学、发病机制、病理生理学、诊断、治疗、预防和康复等的新进展；详细论述了饮食、生活习惯和心理精神及环境因素与疾病发生的关系；重点突出了常见疾病现代诊疗的新方法和新策略，着重强调了常见疾病预防和康复的新理念。

丛书针对常见疾病诊断治疗和预防的关键问题，强调疾病全过程全生命周期的健康管理，重点突出疾病预防，关注影响健康的现代危险因素，注重疾病的预防、诊断、治疗和康复有机衔接；丛书涵盖了各系统常见疾病的健康管理理念，信息量大，图文并茂，实用性和指导性强，对于推广常见疾病早筛、早诊、早治的新理念、新技术，普及广大民众防病治病的知识，改善民众的生活方式，建立健康管理的新模式具有指导作用。

丛书面向人民生命健康，对于提高广大人民群众的健康水平具有重要意义，是从事临床医学专业、健康管理专业、公共卫生和预防医学专业、基础医学专业的工作者及医学生的良好参考用书。

是为序！

中国工程院院士
北京大学心血管研究所所长
北京大学博雅讲习教授
血管稳态与重构全国重点实验室主任
中国康复大学校长

2024 年 3 月

序 六

21世纪的医学理念发生了重大变化，从以治病为目的对高科技的无限追求，逐渐转向以疾病治疗和预防并重；从以治病为中心，转向以健康为中心，重视全生命周期的健康管理。

"现代健康管理学丛书"聚焦常见疾病的现代诊疗和健康管理发展的前沿问题，总结归纳了最新的研究进展，结合专家团队丰富的临床经验，全面系统地阐述了临床常见多发病的流行病学、病因学、发病机制、病理学、诊断、治疗、预防及康复的现状和新进展，反映了常见疾病现代健康管理和诊疗技术的新动态。

丛书主要突出了现代健康管理的多学科交叉融合特征，关注影响健康的危险因素，强调预防为主，注重现代康复管理的新技术，以期促进常见疾病的诊治、预防和健康管理能力的提升。

丛书面向临床医学、全科医学、健康管理、公共卫生、预防医学、基础医学等专业工作者及医学生，使读者能全面系统地了解常见病的现代健康管理理念，掌握常见疾病诊疗和现代健康管理的新技术和新方法，提高对疾病防治的整体认识，树立健康管理新理念和新模式，这对提高全民的健康管理水平和防病治病能力具有重要意义。

我特为此丛书作序，希望为其出版能够起到一定的积极作用。

中国科学院院士 黄川峰

2024 年 3 月

序 七

随着经济的飞速发展，生态环境和生活方式的不断变化，人类健康面临着巨大挑战，常见多发疾病的发病率越来越高，健康问题也越来越受到全球的高度重视。加速推进现代健康管理的理论和实践，提高广大人民群众的健康水平，是促进健康事业发展和实施健康中国战略的必然需要。

为顺应生命健康维护的时代需求，"现代健康管理学丛书"阐述了临床常见多发病的流行病特征、病因、发病机制、诊断、治疗、预防和康复的最新发展动态，重点突出了常见疾病诊疗和健康管理的新技术、新方法和新理念。

丛书对提高医生对常见疾病的诊疗能力，推广普及常见疾病的现代健康管理新技术、新方法，提高广大人民群众的健康水平，维护全生命周期健康，具有积极作用。

丛书系统全面，兼具实用性、专业性和指导性，是广大医生和医学生的有益参考书。

谨以此作序！

中国工程院院士

2024 年 3 月

序 八

现代健康管理学是关于健康管理的学科理论体系，它已经成为当代医学中非常重要的一部分。

世界卫生组织发布的《2020年全球卫生统计报告》指出，全球十大死因中，心血管疾病、癌症、糖尿病和慢性呼吸道疾病均在榜中。2021年，我国65岁及以上的老年人口达2亿人，占总人口的14.2%，按照联合国的标准，中国正式进入"老龄社会"。

慢性病的高发、老龄化社会的到来、亚健康人群比例的增高等都凸显了发展健康管理学的紧迫性、必要性。开展健康管理，用现代健康管理理念和新的医学模式作为指导，通过现代医学和现代健康管理学的技术手段，对个体和群体健康状况及影响健康的危险因素进行评估，并给予有效医学干预，可以此来预防和控制疾病的发生与发展，提高生命质量，降低全社会的疾病治疗费用。因此，健康管理学在疾病的预防和诊疗研究中的重要意义日益受到学者关注。

为此，由兰州大学李玉民教授作为丛书总主编，近百位临床专家作为分册主编共同编写的"现代健康管理学丛书"，涉及心血管、呼吸、普外、骨科、妇产科、儿科、口腔、生殖等多个临床学科，是国内首套对健康管理进行系统阐述的丛书，从基础到临床、从管理体系到大数据应用，为提高健康管理水平、助力健康中国战略具有重要的价值和意义。

我谨推荐此套丛书，希望相关读者能有所收获。

中国科学院院士

2024年夏

总 序

随着经济社会飞速发展，人们的生活方式发生了重大变化；同时，生态环境恶化、工业污染、人口老龄化、不良生活习惯以及心理精神等诸多因素引发的健康问题越来越多。常见疾病多发和重大疾病发病低龄化情况日趋严重，使人类面临巨大的健康压力和挑战。全球范围内对健康问题也越来越重视，从医学教育到临床实践，从疾病预防到诊疗，从卫生健康到国家安全，健康理念均发生了深刻变化，疾病诊疗方式也随之改变，为此，创新现代健康管理模式是人类社会发展的必然要求。

世界卫生组织在《迎接21世纪的挑战》的报告中指出，21世纪的医学不应该以疾病为主要研究对象，应该以人类健康为研究的主要方向。由治病医学转向预防保健医学，由关注人的疾病转向关注人的健康；在重视科技的同时，更加重视人文关怀，推动现代健康管理新理念是医学发展的必由之路。

一人之健康是立身之本，人民之健康是立国之基。"十四五"规划和2035年远景目标纲要提出，全面推进健康中国建设，坚持预防为主的方针，为人民提供全方位全生命周期健康服务。增进人民健康福祉，事关人的全面发展和社会全面进步，事关"两个一百年"奋斗目标的实现。党的二十大报告也提出，推进健康中国建设，把保障人民健康放在优先发展的战略位置，完善人民健康促进政策。

坚持预防为主，减少疾病发生。从以"疾病"为中心转为以"健康"为中心，关键是加强对疾病预防的重视，这是健康中国战略发展的必然选择。科学证明，大部分慢性病都可以通过改变饮食和生活方式进行早期预防，做好疾病预防工作，要从普及健康知识做起，从环境安全开始落实；要重视重大疾病防控，倡导健康文明的生活方式；建立健全健康教育体系，提升全民健康素养；强化慢性病筛查和早期发现；坚持防治并重，以防为主，全生命周期的健康管理，建立和发展健康管理新理念是实施健康中国战略的必然要求。

20世纪70年代末，美国提出了"健康管理"的概念，主要是医疗保险机构通过对其医疗保险客户（包括疾病患者或高危人群）开展系统的健康管理，达到有效控制疾病的发生或发展、减少医疗保险赔付损失的目的。经过数十年的发展，健康管理学已发展成为一门学科，它通过信息和医疗技术对个人的健康状况以及影响健康的风险因素进行全面检查监测，分析评估影响健康的生理、心理及行为风险因素，提供咨询、干预和指导健康生活方式等，建立科学的健康服务流程，实施慢病综合防治策略，充分发挥个体和社会群体的健康潜能，以期提高个体的健康意识和防病治病能力，目的是恢复健康、维护健康、促进健康。

随着科技进步和社会发展、人类疾病谱和死亡谱转变、人口老龄化加速、医疗费用支出快速增长、生活水平提高以及健康意识增强，人们对健康服务的需求已经发生重大变化，从过去被动式、应对性的就医诊疗逐渐转变为主动性、常态化追求健康、预防疾病，有力促进了健康管理学的快速发展。但是，常见多发病的防治能力和健康管理水平距离健康中国战略的要求还有较大差距。就目前来讲，无论从学科、人才、技术以及投入方面，还是在理念、资源分配方面，重视疾病的诊治都远大于重视疾病的预防。因此，包括疾病诊断、治疗、预防和康复体系化的现代健康管理理念亟待加强。

"群医学"理念的诞生，即疾病的"促、防、诊、控、治、康（促进、预防、诊断、控制、治疗、康复）"，创新了医学思维，是临床医学、基础医学、预防医学和公共卫生等多学科交叉融合形成的一个创新体系，为发展现代健康管理学新理念提供了有力支撑，以期适应新时代医学健康观的重要变化，扩展健康服务的内涵，提高健康管理的效能。现代健康管理学是将疾病诊疗与预防康复有机结合起来，以疾病诊疗为基础，既向"上游"关注病因和预防，又向"下游"关注疾病治疗后的康复和管理，突出疾病的预防、诊断、治疗、康复和管理的有机衔接，强调防治并重，以防为主，促进疾病全过程全生命周期的健康管理和健康维护。

基于现代健康管理学的理念，我们从2021年3月启动，邀请了临床医学、基础医学、预防医学和健康管理学等多学科的数百位知名专家学者，编写了"现代健康管理学丛书"，旨在全面反映现代健康管理学发展的最新动态，深入阐述常见疾病从预防到康复全过程的关键问题，推广常见疾病现代健康管理学的理念和新技术，促进多学科交叉融合，以期提高常见疾病"促、防、诊、控、治、康"的能力，服务健康中国战略。

本丛书聚焦常见疾病现代健康管理学的前沿问题，分析归纳海量信息数据和研究成果，结合专家团队丰富的临床实践经验，全面系统地阐述了生殖系统、心血管系统、呼吸系统、神经系统、血液系统、内分泌系统、风湿免疫系统、消化系统、骨骼系统、泌尿系统、宫颈疾病、乳腺疾病、口腔疾病及精神心理等常见多发病的流行病学、病因学、发病机制、诊断、治疗、三级预防、康复及健康管理的发展动态。从流行病学、预防医学、临床医学、康复医学、社会学以及管理学等多学科概述了常见疾病的病因及其临床特征；从细胞生物学、分子生物学、病理学、免疫学及生物信息学等多维度解析了疾病发生发展的分子机制；重点突出了疾病的现代诊疗、预防康复和健康管理的新方法和新策略。

丛书立意新颖、学科全面、内容丰富、信息量大、图文并茂，具有创新性、专业性、系统性、完整性和实用性，面向临床专业医生、全科医生、健康管理医生，以及从事基础研究、公共卫生和预防医学、科普、公共管理等的工作者和医学生。通过阅读本丛书，希望广大读者更加全面地了解现代健康管理学的新理念，了解常见疾病现代诊疗的新技术、新方法，掌握现代健康管理学的研究方向，促进常见疾病早筛早诊早治新技术的推广应用，提高广大群众治"未病"的预防意识。

丛书编写过程中得到了王陇德院士、王辰院士、董家鸿院士、李兆申院士、窦科峰院士、董尔丹院士、陈子江院士、陈香美院士、尚永丰院士、王坤正教授等著名专家的亲切指导和帮助，在此向他们表示由衷的感谢！丛书的指导专家和各分册主编都是长期工作在临床一线的专家，他们既有扎实的理论知识又有丰富的临床经验，反复讨论丛书的目录确定、章节结构、逻辑关系、重点问题、研究进展以及创新点等关键环节，能够把握常见疾病诊疗和健康管理的热点和难点，充分展示了现代健康管理学的新进展和新理念。

由于丛书涵盖了近年来多学科多领域有关健康管理学的最新研究成果，分册较多，信息量大，工作任务重，时间紧，加之编者水平有限，错误和不足在所难免，恳请各位同道批评指正。

李玉民
2024年8月

前 言
Preface

在现代社会，医学领域正经历着前所未有的飞速发展，而胃占位性疾病的健康管理逐渐成为焦点议题。随着人们生活方式以及饮食结构的变化，胃占位性疾病的发病率呈现出不断上升的态势。在这样的背景下，如何科学有效地进行胃占位性疾病的早期筛查、精准诊断和个性化治疗，已经成为当前医学研究和临床实践的重要课题之一。本书的目标是为医学工作者、研究人员以及相关领域的从业者提供详尽而又实用的参考资料，帮助他们更好地理解和应对胃占位性疾病带来的挑战。

本书荟萃了众多权威专家和学者的研究成果，内容涵盖胃占位性疾病的基本概念、病理生理机制、临床表现、先进的诊断技术以及最新的治疗方案。在编写过程中，我们力求通过内容的系统整合，为读者提供一个全面的知识框架，以帮助他们在临床实践中提高健康管理能力和患者护理水平。

在胃占位性疾病的研究中，近年来取得了多项显著的成果，特别是在技术应用与诊疗观念的创新方面。例如，基于人工智能技术的辅助诊断工具正逐步应用于临床实践中，大幅提升了胃部疾病的诊断效率和准确性。从内窥镜图像的智能分析到病理切片的自动化识别，这些技术的应用正在改变传统的诊断流程。同时，随着对胃占位性疾病发生机制的深入研究，个体化医疗和精准治疗也在胃占位性疾病的治疗中表现出良好的应用前景，推动着医疗方案的变革。

然而，尽管在胃占位性疾病研究和治疗策略上取得了显著的成果，医学界仍然面临着诸多挑战。如何构建一个高效的健康管理体系，提升患者自我管理和疾病预防能力，以降低疾病的发生率和复发率，仍然是我们亟待解决的问题。因此，本书将提供一系列切实可行的建议和策略，旨在为读者在临床操作中提供详尽的指导。

本书的章节编排力求系统而全面，首先详细介绍胃占位性疾病的基础知识和病理生理学，随后深入探讨其临床表现和多样化的诊断方法。在治疗部分，我们详细讨论当前主流的治疗方案，包括外科手术、化疗、放疗、免疫治疗、靶向治疗及其联合治疗策略，并介绍个体化治疗的最新进展。最后，我们重点探讨健康管理的重要性，并提供实用的患者教育和健康管理策略，以协助医学工作者在实际操作中优化患者的长期健康管理。

通过阅读本书，读者可以深入掌握胃占位性疾病领域的最新研究动态和临床实践经验，提升自身的专业素养和实践能力。我们衷心希望，这本书能成为广大医学工作者和研究人员在胃占位性疾病领域工作时的重要参考资料。

最后，感谢所有为本书付出辛勤劳动的作者和编辑，正是你们的卓越贡献和不懈努力，使得这本书得以顺利出版。我们真诚期待本书能够为推动胃占位性疾病的研究与健康管理贡献力量，并为人类健康事业的发展助力。

目录

第一章 概论 / 1
第一节 胃占位性疾病的发展 / 1
第二节 胃占位疾病的病因 / 2
第三节 胃占位性疾病的诊疗 / 4
第四节 胃占位性疾病的筛查 / 6
第五节 胃疾病的预防和健康管理 / 8

第二章 胃占位性疾病的流行病学 / 11
第一节 胃良性占位性疾病的流行病学 / 11
第二节 胃恶性占位性疾病的流行病学 / 13

第三章 胃的解剖与生理 / 19
第一节 胃的组织学与胚胎学 / 19
第二节 胃的解剖学 / 22
第三节 胃的生理学 / 26

第四章 胃占位性疾病的病因学 / 31
第一节 概述 / 31
第二节 环境因素 / 39
第三节 饮食因素 / 42
第四节 遗传因素 / 43
第五节 其他 / 48
本章小结 / 49

第五章　幽门螺杆菌与胃占位性疾病 / 52

第一节　幽门螺杆菌 / 52

第二节　幽门螺杆菌与胃良性占位性疾病 / 58

第三节　幽门螺杆菌与胃恶性占位病变 / 61

第六章　胃占位性疾病的病理 / 74

第一节　胃良性占位性疾病的病理 / 74

第二节　胃恶性占位性疾病的病理 / 77

第七章　胃占位性疾病的内镜诊断 / 81

第一节　概述 / 81

第二节　消化内镜检验的适应症与禁忌症 / 85

第三节　消化内镜检查方法和流程 / 90

第四节　胃占位性疾病的内镜表现 / 101

第五节　消化内镜检查风险的预防及处理 / 113

第八章　胃占位性疾病的生物标志物检测 / 117

第一节　肿瘤标志物在胃癌诊断中的应用价值 / 117

第二节　HER2基因、p53基因、MSI基因 / 119

第三节　E-钙黏蛋白 / 124

第四节　HCFR（c-MET） / 126

第五节　miRNA / 130

第九章　良性胃占位性病变的内镜治疗 / 135

第一节　适应症与禁忌症 / 135

第二节　手术方式 / 137

第三节　围术期管理 / 140

第四节　并发症的预防 / 142

第五节　健康管理 / 143

第十章　恶性胃占位性病变的内镜治疗 / 146

第一节　适应症和禁忌症 / 146

第二节　手术方式 / 149

第三节 围术期管理 / 151
第四节 并发症的治疗 / 153
第五节 健康管理 / 153

第十一章 胃占位性疾病的介入治疗 / 158
第一节 概述 / 158
第二节 适应症及禁忌症 / 160
第三节 介入方法 / 160
第四节 并发症的防治与健康管理 / 169

第十二章 胃平滑肌瘤的诊疗及健康管理 / 174
第一节 病因及发病机制 / 174
第二节 临床表现 / 174
第三节 诊断与鉴别诊断 / 175
第四节 治疗 / 180
第五节 预防和健康管理 / 181

第十三章 胃腺瘤的诊疗及健康管理 / 184
第一节 病因及发病机制 / 184
第二节 胃腺瘤的生理病理 / 187
第三节 临床表现 / 188
第四节 诊断与鉴别诊断 / 189
第五节 治疗 / 190
第六节 预防和健康管理 / 193

第十四章 胃纤维瘤的诊疗及健康管理 / 196
第一节 发病机制 / 196
第二节 病理生理 / 196
第三节 临床表现 / 197
第四节 诊断与鉴别诊断 / 198
第五节 治疗 / 200
第六节 预防和健康管理 / 203

第十五章 胃神经纤维瘤的诊疗及健康管理 / 206
　　第一节　病因及发病机制 / 206
　　第二节　临床表现 / 207
　　第三节　诊断与鉴别诊断 / 208
　　第四节　治疗 / 212
　　第五节　预防和健康管理 / 214

第十六章 胃脂肪瘤的诊疗及健康管理 / 217
　　第一节　病因学及发病机制 / 217
　　第二节　临床表现 / 217
　　第三节　病理 / 218
　　第四节　诊断与鉴别诊断 / 218
　　第五节　治疗 / 219
　　第六节　预防和健康管理 / 220

第十七章 胃血管瘤的诊疗及健康管理 / 221
　　第一节　病因及发病机制 / 221
　　第二节　生理病理 / 222
　　第三节　临床表现 / 223
　　第四节　诊断与鉴别诊断 / 224
　　第五节　治疗 / 226
　　第六节　预防和健康管理 / 227

第十八章 胃间质瘤的诊疗及健康管理 / 229
　　第一节　病因学及发病机制 / 229
　　第二节　生理病理 / 230
　　第三节　临床表现 / 234
　　第四节　诊断与鉴别诊断 / 235
　　第五节　治疗及康复 / 238
　　第六节　预防及健康管理 / 242
　　第七节　展望 / 245

第十九章 胃神经内分泌肿瘤的诊疗及健康管理 / 247

第一节 病因 / 247

第二节 生理病理及发病机制 / 248

第三节 临床表现 / 255

第四节 诊断与鉴别诊断 / 256

第五节 治疗及康复 / 258

第六节 预防与健康管理 / 269

第二十章 胃淋巴瘤的诊疗及健康管理 / 271

第一节 病因及发病机制 / 271

第二节 生理病理 / 275

第三节 临床表现 / 277

第四节 诊断与鉴别诊断 / 278

第五节 治疗 / 282

第六节 预防和健康管理 / 286

第二十一章 胃癌的治疗进展 / 293

第一节 概述 / 293

第二节 胃癌的内镜治疗 / 295

第三节 胃癌的手术治疗 / 296

第四节 胃癌的新辅助治疗 / 297

第五节 胃癌的放疗 / 300

第六节 胃癌的化疗 / 303

第七节 胃癌的分子靶向治疗 / 306

第八节 胃癌的免疫治疗 / 309

第九节 胃癌的基因治疗 / 314

第十节 胃癌的转化治疗 / 317

第十一节 胃癌的中医药治疗 / 319

第十二节 胃癌的系统治疗 / 322

第二十二章 胃占位性疾病的筛查及管理 / 327

第一节 筛查流程 / 327

第二节 筛查方法 / 329

第三节　胃占位性疾病的筛查研究进展 / 334

第二十三章　胃占位性疾病的预防 / 340

第一节　一级预防 / 340

第二节　二级预防 / 343

第三节　三级预防 / 351

附录　缩略词简表 / 354

第一章 概论

胃占位性疾病（gastric space occupying disease）指胃部在影像学检查或内镜检查时发现的性质不明的凹陷、结节或团块等组织形态。胃占位性疾病可分为良性和恶性两种类型。随着解剖学、组织学、生理学、病理学等基础学科的快速发展，影像学检查和检验方法，尤其是消化内镜的出现和普及，人们对胃肠疾病有了更加科学、系统的认知，特别是对各类胃肠疾病的流行病学、病理生理的发生机制以及分子生物学方面有了更加深入的研究，甚至从表观大体到微观的细胞，再到基因分子层面的研究都具有深层次水平的建树。现在，随着血液学、免疫学、影像学、消化内科等学科的发展，以及各类检查手段的出现和不断精进，对胃肠疾病诊断水平的提升是尤为显著的，如电子胃十二指肠镜通过直接观察食管、胃和十二指肠，高清地呈现其黏膜形态、生理和病理改变，并在检查的同时行组织活检明确诊断。目前上消化道内镜在我国各地区广泛普及，已成为消化道普查的常规检查。这使得在过去无法诊断的胃肠疾病也可以被确诊。随着胃肠道疾病诊断水平的提高，我们对胃肠道疾病有了更确切的认识，治疗手段也得到了进一步发展，从而使患者可以得到更为合理的治疗。本章介绍了胃占位性疾病的发展史、诊断和治疗的进展以及预防和健康管理。

第一节 胃占位性疾病的发展

胃占位性疾病，作为一个复杂的医学领域，人们对其的认识经历了一个漫长的发展过程。在过去，人们对胃占位性疾病的认识相对有限，仅仅局限于对症状的表面描述。然而，随着医学科技和研究方法的进步，对这一类疾病的认识逐渐深入，从而为更有效的治疗奠定了基础。

在过去，对胃占位性疾病的认识主要依赖于对患者症状的观察和描述。医生主要通过患者的临床表现，如上腹部不适、食欲下降等，来进行初步的疾病判断。然而，由于缺乏现代医学技术的支持，对疾病的深入理解相对有限。基础医学理论方面，过去的认识主要基于解剖学和病理学的水平。通过尸检和组织切片观察，医学界对肿瘤、息肉等病变的认知逐渐加深，但由于技术的限制，对早期病变和病因的了解仍然有限。

20世纪中期，随着内窥镜技术的逐步应用，对胃占位性疾病的认识有了质的飞跃。内窥镜技术使医生能够直接观察胃黏膜的变化，对病变的类型、大小和位置有了更为清晰的了解。这一技术的应用不仅提高了疾病的早期诊断率，同时也促使了对病变生物学机制的深入研究。

随着分子生物学、遗传学等新兴学科的发展，对胃占位性疾病的认识进入了现代化的阶段。通过分析患者的基因型、基因表达谱等分子层面的信息，医学界逐渐认识到不同个体之间病变的差异性，实现了对个体化医学的理解和应用。此外，对肿瘤的免疫学研究也取得了显著进展。免疫治疗的崛起为治疗提供了新的方向，通过激活患者自身免疫系统来对抗肿瘤细胞。

胃占位性疾病的认识经历了漫长的发展过程，从过去的症状描述、基础医学理论到中期的内窥镜技术应用，再到现代分子生物学和免疫学的崛起。这一演进过程不仅丰富了我们对疾病本质的理解，也为更为精准、个体化的治疗提供了坚实的科学基础。未来，随着科技的不断进步，我们有望迎来更为深入的认识，为胃占位性疾病的防治提供更为创新的解决方案。

第二节　胃占位疾病的病因

胃占位性疾病的病因异常复杂，涵盖了遗传、感染、炎症、环境、生活方式等多个因素。深入了解这些病因对于制定精准的预防和治疗策略至关重要。本节将详细探讨每个因素的作用机制，从而更全面地认知胃占位性疾病的发病过程。

一、遗传因素的影响

（一）家族性关联的基因突变

在胃占位性疾病中，特定基因的突变与家族性胃癌的关联密切。E-cadherin基因的突变可导致胃黏膜细胞间黏附失调，增加肿瘤发生的风险。这种基因的突变可能通过影响细胞的黏附和信号传导途径，促使正常细胞向癌变方向发展。

（二）遗传与环境的交互作用

研究发现，个体的基因型可能使其对特定环境因素更为敏感。例如，对患有特定基因突变的个体来说，与幽门螺杆菌感染相关的炎症反应可能更为剧烈，从而增加了患上胃占位性疾病的风险。这种遗传和环境之间的相互作用是导致个体差异的重要原因。

二、感染与炎症

（一）幽门螺杆菌的致病性

幽门螺杆菌是胃占位性疾病中的一个重要致病因素。这种细菌通过附着于胃壁表面，引发胃黏膜炎症反应。其具体机制包括释放毒素、诱导宿主炎症反应以及改变胃黏液层结构，最终导致胃黏膜损伤。此外，幽门螺杆菌还可能通过与宿主细胞相互作用，激活细胞信号传导通路，影响细胞凋亡和增殖，从而促进癌变。

（二）自身免疫性胃炎的角色

自身免疫性胃炎的发生主要是由于免疫系统误认正常组织为异物，导致攻击性免疫反应。具体来说，抗parietal细胞抗体和抗内因子抗体的生成可能引起胃黏膜细胞的破坏，最终形成溃疡、息肉等病变。这种自身免疫反应可能受遗传因素的影响，使一些个体更容易患上胃占位性疾病。

三、环境因素的影响

（一）饮食

高盐饮食会导致体内钠离子积聚，增加水分进入黏膜细胞，导致细胞肿胀和溃疡形成。同时，腌制食物中的亚硝酸盐与食物中的氨基化合物反应，生成亚硝胺，可能对胃黏膜产生直接损伤。此外，高温食物摄入也可能导致胃部黏膜损伤，为胃占位性疾病的发生提供了环境。

（二）职业暴露与环境接触

与某些化学物质的长期接触可能增加患上胃占位性疾病的风险。例如，与致癌物质的职业暴露可能导致胃黏膜细胞DNA的突变，从而引发癌变。具体而言，化学物质可能通过干扰细胞周期、促使细胞凋亡逃逸等机制，参与了疾病的发生和发展。

四、营养与肠道微生物的角色

（一）膳食中抗氧化物质和膳食纤维的重要性

膳食中抗氧化物质和膳食纤维的充足摄入对胃占位性疾病的预防具有重要作用。抗氧化物质能够中和自由基，减少氧化应激引起的细胞损伤。而膳食纤维可帮助调节胃内酸度和促使食物更快通过胃肠道，降低致癌物质对胃黏膜的暴露时间。

（二）肠道微生物群落的紊乱

肠道微生物群落的紊乱可能与胃占位性疾病的发生有关。正常的肠道微生物有助于维持肠道黏膜屏障的完整性，抑制病原菌的生长。微生物失调可能导致免疫系统异常激活，引发慢性炎症反应，最终促使胃占位性病变的发生。

五、生活习惯和遗传的交互作用

生活方式因素与基因的交互作用影响了个体患病的风险。例如，吸烟和饮酒等生活方式因素可能与特定基因型相互作用，增加患病的风险。同时，个体的基因组也可能影响其对健康生活方式的接受程度，从而影响疾病的发展。

胃占位性疾病的发病是一个错综复杂的过程，多种因素相互交织。因此，深入了解每个因素的作用机制，不仅有助于揭示胃占位性疾病的本质，更为制定个体化的预防和治疗策略提供有力支持。未来的研究将继续聚焦于这些因素之间的相互作用，以期为更全面、更精准的医学服务打下坚实基础。

第三节 胃占位性疾病的诊疗

随着医学事业的发展，胃占位性疾病的检查方法也日益增多。尤其是对于胃恶性肿瘤的占位疾病，准确地评估肿瘤的术前分期以及明确病理类型是决定后续治疗方向的基础，对临床提供更有效的治疗指导方案以及患者的预后至关重要。近年来，随着影像、超声以及内镜等相关辅助检查技术的快速发展和日趋成熟，胃占位性疾病诊断的准确性也得到了进一步提高，恶性胃占位性疾病的术前分期判断的精准性也大有提高，这不仅为肿瘤的规范治疗提供了更有利的依据，同时也促进了精准医疗的发展。^{14}C-尿素呼气试验检测能明确患者的幽门螺杆菌感染状态，准确率高，便于及时治疗，根除其感染。除了X射线钡餐检查、腹部CT以及胃镜检查等传统的检查方法外，血液学检查在胃部疾病的诊断、治疗和恢复过程中对病情的评估具有重要价值。例如恶性肿瘤，其肿瘤标志物水平变化与治疗效果有明显的关系，若患者在后续治疗过程中肿瘤相关标志物水平有下降趋势，则可能与良好的治疗效果有关；若肿瘤标志物水平在治疗过程中或者术后快速升高，则表明肿瘤进展或者复发。近些年，胃肠超声造影检查在临床也得到了广泛应用，并逐渐成为胃占位性疾病又一种安全可靠的诊断检查手段。胃肠超声造影在显影剂的辅助下，能清楚地显示各层胃壁，在观察胃壁增厚程度、范围及蠕动情况下，还能进一步识别病灶部位及侵犯程度，尤其是对肿瘤T分期的精准判定；并且还可观察病灶周围有无外压性疾病以及肿大淋巴结，有利于评估患者综合病情，为临床治疗提供指导。随着内镜操作技术的进步，胃镜是目前胃部检查应用最广泛、诊断价值最大的检查手段，除了原来的诊断作用之外，还可以在内镜下进行治疗。例如，对部分息肉以及腺瘤行内镜下切除术，以及对早期胃癌行内镜下黏膜剥除术及内镜下黏膜剥离术；内镜下消化道出血治疗也取得了良好的临床疗效，如为肝硬化伴食管胃底静脉曲张破裂出血的患者行套扎或硬化剂注射止血等。1950年10月22日，杨英福教授在兰州大学第二医院（原名国立兰州医学院附属医院）用沃尔夫·辛德（Wolf Schindler）半屈式胃镜对胃病患者进行国内首次内镜检查，从此开启了我国胃镜诊疗技术的新纪元。随着纤维胃镜及电子胃镜的不断更新和改进，以及集超声波与内镜检查为一身的超声胃镜的出现，胃镜得到极大的推广和普及。另外，PET-CT已逐渐应用于癌症的诊断和治疗反应的评估，以及疾病复发的检测。PET-CT因受限于空间，分辨率较低，对胃恶性肿瘤T分期的作用有限，但对远处转移灶的诊断具有独特的优势。虽然各种检查手段得到了长足的进步，但目前仍存在一些局限。目前仍缺乏精准的检查手段来充分评估淋巴结的恶性转移情况，CT、超声内镜等检查对淋巴结的诊断尚未形成统一标准，PET-CT对恶性肿瘤转移性淋巴结的敏感性也仅为51%～76%。

胃的良性肿瘤可发生在胃的任意部位，以胃体部最常见，其次为胃窦、幽门、贲门和胃底。大多数胃良性肿瘤常无特异性的临床症状，仅在某些特殊情况下出现一种或者多种非特异性症状，如不典型的上腹疼痛、非特异性消化不良性贫血、消化道出血或幽门梗阻等症状。大多数无症状的胃良性肿瘤常在常规体检时行胃镜检查中发现，且大多数为良性病变，预后通常较好。胃腺瘤属于胃肿瘤性息肉，来源于胃黏膜或者腺体上皮，好发于胃窦部，外观呈息肉样，一般呈单发，偶见多发，直径大小不等，在胃良性肿瘤中约占2%，有恶变倾向。直径小于1 cm的胃腺瘤恶变率在2%～5%之间，直径2 cm以上的广基腺瘤，癌变率则明显增加达到50%以上，经胃镜检查后病理活检可以明确诊断。临床上发现胃息肉病理活检时常伴有腺癌检出，并据此认为息肉具有一定的恶变潜能。根据病理分型，胃腺瘤可分为管状腺瘤、绒毛状腺瘤和混合型腺瘤三型，混合型腺瘤存在较大的恶变倾向。胃神经纤维瘤系神经源性肿瘤，约占胃良性肿瘤的10%，是一种常染色体显性遗传病，一般呈中等硬度，是经嵴细胞分化异常导致，具有较高的恶变倾向，发病人群以中年人为主。其常见的临床症状多为不明原因的上消化道出血，临床表现以呕血和黑便为主，或类似溃疡病样周期性疼痛，应用抑酸药物后缓解，部分患者无明显不适症状。瘤体较大时可压迫胃腔，引起食欲减退及消化不良等症状。胃血管瘤和胃脂肪瘤是较为罕见的胃良性肿瘤，其发病率低，发病机制尚不明确，目前暂无恶性病变文献报道。胃血管瘤仅占所有胃肠道肿瘤的0.05%，发病人群年龄段多数为20～30岁和60～70岁。目前学者认为有两种假说：一是先天性血管发育异常所致；二是获得性血管退行性变所致。胃恶性占位性疾病以胃癌为主，其他常见的胃恶性肿瘤还包括胃淋巴瘤、胃间质瘤、胃神经内分泌肿瘤等。随着我国综合国力的不断增强，医疗卫生事业也取得了长足发展，无论是在手术治疗领域，还是在新辅助化疗领域、新辅助放疗领域或者传统放化疗领域，以及分子靶向治疗、免疫治疗和中医中药治疗等各个领域均具有重大进展。胃癌作为最常见的胃恶性肿瘤，其全球发病率和癌症相关死亡率分别高居第5位和第4位，我国每年新发胃癌人数约为41万，占全部癌症发病人数的11%。由于胃癌早期的临床症状较为隐匿，因而大多数初诊已是中晚期，因此，提高早癌的诊断率是提高胃癌患者生存时间和防控肿瘤的关键点。针对胃癌的高危险人群，应给予针对性预防措施，以提升其生存率。胃淋巴瘤作为另一常见的恶性肿瘤，好发人群年龄多为40～60岁，大多数患者以胃部局限的原发性病变表现为主，少数人群常伴有全身性病变的临床表现。原发性胃淋巴瘤最常起源于胃窦部和胃体部，或为其他部位疾病继发，大多数为非霍奇金淋巴瘤，其中多见弥漫大B细胞型。在我国，以海南省的发病率最高。另一较为常见的胃恶性肿瘤是间叶来源的胃间质瘤。胃间质瘤起源于胃间质干细胞，发病率低，仅占胃肠道肿瘤的1%，可能发生在整个胃肠道，其中约60%～70%发生在胃部，并且通常位于胃黏膜下层。胃间质瘤一般没有特异性症状，仅当瘤体长大到一定程度后常表现为腹痛，部分患者于上腹部可扪及肿块，部分患者可出现呕血、黑便等消化道出血表现，偶有患者因肿瘤破裂形成急腹症。其中，有20%～30%的病变有较高的恶性风险，甚至有显著的恶性行为。诊断上应与平滑肌或神经细胞起源的肿瘤相鉴别，需病理学检测进一步通过免疫组化对CD117、CD34、DOG-1进行染色，其中，CD117被认为是胃间质瘤最具特异性和诊断价值的标志物，表达比例高达95%以上。另外一个需要重点关注的是胃神经内分泌肿瘤，最近美国国家癌症研究所监测以及流行病学研究结果显示，胃神经内分泌肿瘤均来源于分布于胃底和胃体的肠嗜铬样细胞，是过去40年中增长速度最快的胃占位性疾病。我国根据细胞起源、背景疾病的不同，将其分为3型，此分类法分型界定明晰，具有实际临床意义，且涵盖了所有病变，方便临床医生参考。

无论是良性胃占位性病变还是恶性胃占位性病变，现阶段手术切除依旧是最主要的治疗手段。1881年，比尔罗斯成功开展了第一例胃切除术，实现了胃外科领域的重大突破，随之，消化外科也得以快速发展。到了20世纪初，胃的手术方式几乎达到了现代水平。当时针对胃肿瘤患者已开展胃切除术，受限于补液技术和无菌原则以及对抗生素的使用，成功切除率仅为20%，而死亡率高达50%。二战后的30年间，胃切除手术得到快速发展，切除范围进一步扩大，并且引入了淋巴结清扫的概念。自1980年以来，对胃的手术方式进行了多次改良。根据日本胃癌研究会收集的数据，目前的切除率为91.3%，死亡率仅为1.0%，日本胃癌患者5年生存率为71%。随着超声刀、吻合器、腹腔镜的出现以及吻合技术的精进，现代外科手术更加强调微创、小切口、尽量少的术中出血和术后并发症。术后护理和康复理念也在发生变化，强调患者早日下床活动，早日进行肠内营养等。对于涉及血管的病变，介入治疗也同样发挥着极为重要的作用，这在过去是很难想象的。现代医学的发展，让治疗手段不再单一和局限；药物种类越来越丰富，如质子泵抑制剂在胃部疾病治疗方面具有十分重要的作用；高质量的药物不断研发上市，如阿帕替尼、伊马替尼等之类的靶向治疗药物在胃肠恶性肿瘤的治疗上具有确切的疗效。随着基础医学的研究深入，人体自身免疫系统越来越受关注，免疫治疗如PD-1单抗、PD-L1单抗在恶性肿瘤的治疗中出现的频率越来越高，为治疗措施的创新提供了一定的基础。其他许多新出现的技术也是如此，让临床医生有了更多选择，同样也给予患者更多的希望，便于患者获得更高质量的诊疗，尽早解脱疾病的折磨。

第四节 胃占位性疾病的筛查

常见良性胃占位性疾病主要包括胃平滑肌瘤、胃腺瘤、胃神经纤维瘤、胃纤维瘤、胃血管瘤、胃脂肪瘤等，其症状主要与肿瘤生长位置及大小有关，可以通过药物治疗、手术治疗、物理治疗等方式达到根治性治疗目的，通常并不影响患者的生存时间，仅有极少患者生活质量受影响。常见恶性胃占位性疾病则包括胃间质瘤、胃神经内分泌肿瘤、胃淋巴瘤、胃癌等，恶性肿瘤细胞具有转移、扩散及种植等特征，若不能及时、规范治疗，会严重影响患者的生存时间及生活质量，给社会造成巨大的经济负担，而以早发现、早确诊、早处理为主要诊疗原则的方案，能更好地增加患者的临床治疗效果，从而延长患者的存活时间。

恶性胃占位性疾病中，2020年全球胃癌新增加的病例数约为100万，新增加死亡病例数约为77万，给社会造成了巨大的经济负担，并且各个国家的发病率均不低。截至2020年年底，我国老龄（≥60岁）人口已达2.6亿，此后4年，预估增加约1000万人/年，2025年左右老龄化总人口数将达到峰值，到2035年，老龄（≥60岁）人口比例可能会超过30%，巨大的癌症负担很可能继续保持上升趋势。因人口老龄化加快导致的癌症发病率增加的癌症中，胃癌已高居第二位。胃恶性疾病给社会造成巨大的经济负担，严重影响人均寿命，筛查是及早发现胃恶性疾病最有效的方法，可明显降低胃癌死亡风险，早期干预及治疗胃部疾病，可节约社会医疗成本。一项Meta分析结果显示，内镜筛查可显著降低胃癌死亡风险达40%，但不会影响胃癌的发生风险。这也为胃占位性疾病的筛查政策制定提供了依据，有利于进一步减轻胃恶性疾病带来的社会负担。因此，针对高危人群和肿瘤的筛查成为我国健康老龄化战略的先锋手段。我国地域辽阔，各地区的肿瘤发生情况及特点各不相同，对高危区域进行有组织的筛查，对非高危区域进行机会性筛查，可能是最可行的筛查方法。

一、幽门螺杆菌感染

幽门螺杆菌（Helicobacter pylori，Hp）在1982年由Warren和Marshall从慢性胃炎胃黏膜活检组织中首次分离出来后，学者对其进行了大量研究。此后，幽门螺杆菌以其高人群感染率以及与慢性胃炎和消化性溃疡的高度相关性而引起国内外学者的高度重视。幽门螺杆菌主要是经口传播，人群间感染率极高。流行病学研究表明世界范围内近一半的人发生了该菌的感染，研究结果同时也表明影响幽门螺杆菌感染的因素主要有社会经济水平、人口密集度、公共卫生条件以及水源供应。尽管幽门螺杆菌感染和经济发展水平有关，但在发达国家成年人幽门螺杆菌感染率仍高达30%~50%，儿童感染率为5%~15%；在发展中国家，成年人幽门螺杆菌感染率高达80%以上，儿童的感染率也高达50%。发展中国家胃癌发病率高于发达国家，其幽门螺杆菌感染率亦较高，这个发现则进一步说明幽门螺杆菌感染是影响胃癌发病的重要危险因素。世界卫生组织（World Health Organization，WHO）和国际癌症研究机构（IARC）已正式将幽门螺杆菌列为胃癌的首要致癌因子，其相对危险性在1.8～3.6之间。国外的一项研究结果显示，35%～55%的胃癌患者感染幽门螺杆菌，幽门螺杆菌在胃癌发病中的重要作用已得到公认。进一步分析可见，幽门螺杆菌感染的高感染率和相对极低的胃癌发病率之间的差异也说明幽门螺杆菌感染不是胃癌发病的决定性因素。由此可见，治疗幽门螺杆菌感染只能在一定程度上适当地延缓胃癌发病过程而不能从根本上杜绝胃癌的发生。

二、饮食相关因素

亚硝胺作为胃癌的一种致癌因素的假说是在1983年由Mirvish提出。N-亚硝基化合物是亚硝酸盐与仲胺或仲酰胺反应形成的化合物，亚硝酸盐与仲胺反应形成的化合物为亚硝胺，亚硝酸盐与仲酰胺反应形成的化合物为亚硝酰胺，二者总称N-亚硝基化合物。N-亚硝基化合物在人类生活环境中虽然广泛存在，但其较不稳定，易分解。近年来，医学领域对N-亚硝基化合物与胃癌的关系进行了广泛的研究。研究发现，亚硝酰胺可以以原形的形式在胃中直接诱发癌变，如N-甲基-亚硝基-N-乙酰脲对大鼠胃腺癌诱发率高达100%。人类通过不当饮食途径摄入N-亚硝基化合物的前体物如硝酸盐等，然后在体内合成致癌的NOC，这一合成过程在酸性环境中合成速度快，所以胃是人体内合成N-亚硝基化合物的主要部位，其次是肠道。因此，N-亚硝基化合物的分布主要在胃肠道，故由其引发的癌症以胃肠道恶性肿瘤为主。

高盐饮食是胃癌发病的另一重要因素。一项以居住在美国和巴西的日本移民为研究对象的移民相关研究，发现高盐饮食是胃癌的发病因素之一。Sipetic等的研究发现，高盐饮食对胃癌的RR为2.13（95%CI：1.43～3.18），这一结果进一步证实高盐饮食对胃癌发病起重要作用。Lee等在韩国开展的一项病例对照研究结果表明，高盐饮食在幽门螺杆菌致癌的过程中起协同作用，认为高盐饮食是韩国胃癌的主要危险因素之一。Tsugane等于2004年在日本开展的一项前瞻性研究结果表明，通过进食咸鱼和咸鱼子酱所造成的高盐饮食与胃癌发病确切有关，并且统计学分析发现在男性中盐的摄入与胃癌存在剂量-反应关系。

腌制食品的摄入与胃癌关系密切，其机制可能同时与高盐、高亚硝酸盐及低维生素C摄入有关。通过进食高温油炸、烘烤食物摄入的多种强致癌变物质也是胃癌发病的饮食相关因素之一。研究发现，高温油炸食品可产生芳烃类物质，同时还会造成PAH污染。烧烤食物多为富含蛋白质的肉、鱼等，其高温条件下可分解产生2-胺基-1-甲基咪唑（4, 5-b）吡啶（PHIP）等杂环胺类物质。1983年Ikeda等开展的一项以7553例成人为研究对象持续长达11年的队列研究显示，常吃熏鱼人群胃癌相对危险度RR=1.7。

三、吸烟、饮酒

吸烟、饮酒等不良嗜好是胃癌的发病因素之一。在流行病学领域开展的多项病例-对照研究和队列研究结果提示吸烟是胃癌的危险因素，两者之间呈中等强度的相关性，相对危险性在1.5～2.5之间，进一步分析发现该危险度和吸烟量的增加、吸烟起始年龄提早、吸烟年限的延长呈正相关。日本学者Inoue等在1994年开展的一项研究结果表明有规律的吸烟发生胃癌，特别是贲门部癌的危险性将大幅度增加。

四、遗传因素

除上述几种因素以外，研究发现胃癌的发病与遗传有密切的关系，其方式为多基因遗传。环境因素可能是胃癌发生和流行的主要原因，但遗传和免疫在胃癌的发病中也起着一定作用。一般认为胃癌是一种多基因遗传病，有一定的遗传倾向和家族聚集性，胃癌患者中有明显家族倾向者占10%。研究发现，有胃癌家族史者比无家族史者患胃癌的风险要高2～3倍。国内外大量研究证实胃癌确实存在家族聚集现象，胃癌患者的亲属胃癌患病率比一般人群高4倍，并且国外及国内的大量资料表明，家族肿瘤史，尤其是直系亲属胃癌史，是胃癌的显著危险因素。Videbrek等的研究表明，胃癌患者的父母和兄弟姐妹中胃癌发生率是对照组的6倍。Hagy等报道胃癌患者的亲属中有1.2%的人患胃癌，对照亲属中只有0.5%的人患胃癌。Zanghieri等学者对意大利某地区1986—1987年间的所有胃癌病例进行调查随访，结果发现胃癌患者一级亲属患胃癌比例比对照人群高2倍，相对危险度为3.14（$P<0.01$）。Lhamaki等在芬兰进行了一项前瞻性研究，经随访观察发现6名胃癌患者的一级亲属发生胃癌，若加上随访前死于胃癌的一级亲属共28名，而对照组仅有14名，二者有显著性差异（$t=7.72$，$P<0.01$）。学者Lehtola等对341例胃癌患者进行病例对照研究，结果表明有胃癌家族史的人群患胃癌的比率是对照组的1.5倍。按照Lauren分型进一步亚组分析后发现，肠型胃癌患者其亲属患胃癌的OR为1.41，与对照组无显著性差异；弥漫型胃癌患者其亲属患胃癌的OR为7.0，与对照组有显著性差异。患胃癌的OR也和家族史中的亲属关系类别密切相关，如果患者的母亲患有胃癌，其亲属患胃癌的OR为0.67，而当患者患弥漫型胃癌同时其母亲患胃癌时，其OR为7.0。还有研究表明家族中胃癌患者的人数和性别对亲属患胃癌的相对危险度也有影响。日本一项前瞻性研究发现一级亲属有胃癌病史者患胃癌死亡的相对危险度增加，男性为1.60，女性为2.47。若家庭中有2名以上成员受累，则女性患胃癌的相对危险度达到9.45。

第五节　胃疾病的预防和健康管理

在胃肿瘤的防治过程中，深入了解其流行病学发挥着极其重要的作用。胃疾病的流行病学是通过深入研究胃部疾病的分布规律以及影响因素，提出防治胃部相关疾病的措施和促进健康管理的策略。肿瘤防治体系的建设过程中，目前的重点和难点是癌症的防治工作。完善的肿瘤防治体系对肿瘤的预防、早筛、治疗、管理和康复协同发展至关重要。例如，胃癌是我国消化系统发病率高居第一的恶性肿瘤，患者的预后和肿瘤分期密切相关，行胃癌根治性切除术后，早期胃癌患者的5年生存率高达92%，而进展期胃癌患者的5年生存率低于30%，因而提高胃癌的早期诊断率是防控的关键点。日本于1983年将胃癌筛查纳入国民癌症筛查计划。流行病学研究分析结果发现年龄为40周岁以上，或生活在胃癌高发地区，或有胃癌家族史，或有长期吸烟与饮酒史，或伴有慢性萎缩性胃炎和胃溃疡等疾病且伴有幽门螺杆菌感染的人群为高风险人群。针对胃癌的高风险人群，建议进行规范的肿瘤早筛，有症状者应进行胃镜检查从而明确诊断。从胃的防治角度而言，须争取做到早预防、早发现、早诊断和早治疗。最新的统计学研究结果显示：近几年，中国胃癌的发病率和死亡率呈下降趋势，这与高危因素人群的早筛和逐级预防网络的形成密不可分。由此可见，流行病学研究对疾病防控的重要性不言而喻。

我们常说"病从口入"，中国不同地区的特色饮食也导致了不同地区不同的疾病。比如胃癌的发病率在我国的分布有着鲜明的地域性，换言之，在不同地区的胃癌的发病率各不相同。以甘肃为代表的西北地区、以辽宁为代表的东北地区，以及江苏、山东等地是我国胃癌高发的区域。以甘肃省为例，最新报告显示，胃癌是甘肃省人群最常见的癌症（发病率占癌症相关发病率的23.05%），估计每年有2.1万新发病例，尤其是武威等地的胃癌死亡率达90.61/10万，是全国平均水平的5.61倍。

胃占位性病变有许多致病因素：

（1）日常饮食：如胃癌与日常饮食有着最恒定的关联。充足摄入抗氧化作用新鲜的水果和蔬菜会降低发病危险性，类胡萝卜素、维生素C、维生素E以及叶酸被认为是其中的活性成分。中国人喜好摄入腌制食品、油炸食品、熏制食品以及泡菜和辣椒等，这一饮食习惯会增加罹患胃癌或癌前病变的风险。

（2）幽门螺杆菌：2005年诺贝尔生理学奖获得者Warren和Marshall于1982年首次成功地从人体胃黏膜分离出幽门螺杆菌。进一步的研究结果显示幽门螺杆菌与许多胃部疾病的发生、发展关系密切，特别是慢性胃炎、胃溃疡、胃腺癌和胃恶性淋巴瘤等疾病。流行病学统计数据表明：幽门螺杆菌的感染是全球性质的，而不同国家之间，其感染率存在显著的地域差异。中国是幽门螺杆菌感染的重灾区，流行病学调查结果显示：我国不同省份间幽门螺杆菌感染率同样存在明显的地域差异。甚至不同民族以及不同年龄段的人群感染率也有所不同。国外流行病学调查结果显示，30~40岁人群感染率高于其他年龄层次，幼儿时期是感染的关键时期，绝大多数幽门螺杆菌感染者第一次感染在10岁以内，5岁以下达到50%。幽门螺杆菌通过破坏胃黏膜的碳酸氢盐屏障，增加了其他因素对胃黏膜的损伤，首先引起慢性胃炎，随后导致胃溃疡和胃黏膜萎缩，严重者则发展为胃癌。此外，幽门螺杆菌产生的酶类和毒素会进一步造成胃黏膜的碳酸氢盐屏障的破坏，进一步损伤细胞DNA，导致自由基、超氧化物产生，从而引起细胞过氧化损伤继而导致癌基因的表达上调，减弱基因抑制，产生内源性突变物，并通过错位复制和基因突变致癌。同时，其感染致使胃窦部黏膜胃酸的分泌减少，导致胃腔内pH值升高，而得益于弱酸性的胃内环境，尤其是分解硝酸盐的细菌的快速繁殖，致癌物的产生增加，此外，弱酸性的胃内环境也进一步减弱了DNA过氧化损伤的防御机制。胃黏膜的炎症损伤可能对胃黏膜肠化生的形成有促进作用。

（3）胆汁反流增加可以降低胃的pH，减弱胃酸的生理功能，增加致病机会。

（4）过度的细胞增生、氧化应激反应和DNA损坏等致病。

（5）遗传因素：遗传因素在胃部疾病发生和发展的过程中扮演着重要的角色。某些特定的基因异常与特定的疾病和病变位置相关，并可能反映了潜在的发病机制的差异。基因组学、蛋白组学等研究发现一些特殊的基因突变，如一些基因的甲基化。

此外，血型也和疾病密切相关。不同的疾病在不同国家和种族间有着较大的差异。随着胃肠道微生物的研究深入，越来越多的研究证据表明胃部的菌群失调也具有重要的影响。

胃占位性病变对我国医疗卫生、国民健康的影响愈发严重，特别是胃恶性肿瘤发病率和死亡率在我国一直居高不下，若不能及时诊断并规范治疗，患者的生存时间和生活质量会受到严重影响，同时给医保系统带来沉重的经济负担。胃癌是我国因癌症死亡的第二大原因，胃癌早期症状隐匿，大多无临床不适症状，超过80%的患者初诊已为中晚期。中晚期胃癌患者的5年生存率较低，不足30%。这不仅严重危害居民健康，也已成为因病致贫、因病返贫的重大公共卫生问题。应始终把癌症防控工作作为改善民生的重要抓手，下沉优质资源，提升基层医疗机构对肿瘤的诊断和防治能力，构建完善的癌症防治网络和体系。目前，我国癌症防控工作取得了显著成效，使更多的肿瘤患者得以早发现、早诊断和早治疗。同时，应积极搭建癌症网络信息监测平台，搭建癌症早诊早治技术支撑平台，聚焦癌症防治重点难点环节，推进癌症预防、早筛、治疗、管理和康复协同发展，共同创造人民健康幸福的美好生活。由于幽门螺杆菌已被证实在胃恶性肿瘤发生中具有重要作用，所以40岁以上的人可进一步按幽门螺杆菌感染分层。医保资源可用于支持对这一类高危人群（即幽门螺杆菌检测呈阳性的人）进行钡剂荧光造影或内窥镜检查。尽可能做到早发现、早诊断、早治疗，从而更好地提高疾病的治愈率，延长患者的生存时间。公共教育也是提高胃占位性病变早期发现率的关键，尤其要更多地宣传国民关注的生活方式因素，如戒烟、保持健康体重、多活动、限酒和保持健康饮食。为了减少公众对内窥镜检查的恐惧，应强调其对胃占位性病变早期发现有效性的认识，并将与该检查相关的不适感和心理负担降至最低。尤其是通过宣教，并通过研发新的早筛早诊技术加强对高风险人群的宣教与健康管理。"健康中国"不仅要靠医护人员，还要加强人民群众的健康意识。

（俞泽元、何普毅）

参考文献

[1] FERLAY J, SIEGEL R. Global Cancer Statistics 2020: GLOBOCAN Estimates of Incidence and Mortality Worldwide for 36 Cancers in 185 Countries [J]. CA - A Cancer Journal for Clinicians, 2021, 71 (3): 209-249.

[2] MOHAMMAD H, OMID M, ALI C. 5 - Year Survival in Gastric Adenocarcinoma with Epithelial and Stromal Versican Expression [J]. Iran J Pathol, 2019, 14(1): 26-32.

[3] DECOURTYE L, GUILFORD P. Hereditary Diffuse Gastric Cancer [J]. Gastroenterology, 2023, 164(5): 719-735.

[4] XU J X, DING Q L, LU Y F, et al. A scoring model for radiologic diagnosis of gastric leiomyomas (GLMs) with contrast - enhanced computed tomography (CE - CT): Differential diagnosis from gastrointestinal stromal tumors (GISTs) [J]. European Journal of Radiology, 2021, 134: 109-395.

[5] BRANHAM M, PELLICER M, CAMPOY E, et al. Epigenetic alterations in a gastric leiomyoma [J]. Case Reports in Gastrointestinal Medicine, 2014, 2014: 371-638.

[6] Bongiovi J J, Duffy J. Gastric hemangioma associated with upper gastrointestinal bleeding. Archives of Surgery, 1967, 95(1): 93-98.

[7] JUáREZ - SALCEDO L M, SOKOL L, CHAVEZ J C, et al. Primary Gastric Lymphoma, Epidemiology, Clinical Diagnosis, and Treatment [J]. Cancer Control: Journal of the Moffitt Cancer Center, 2018, 25(1): 732-748.

[8] WANG Y, LI H, GONG W, et al. Cancer incidence and mortality in Zhejiang Province, Southeast China, 2016: a population-based study [J]. Chin Med J, 2021, 134(16): 1959-1966.

[9] CHEN W, ZHENG R, BAADE PD, et al. Cancer statistics in China, 2015 [J]. CA - A Cancer Journal for Clinicians, 2016, 66(2): 115-132.

[10] ZONG L, ABE M, SETO Y, et al. The challenge of screening for early gastric cancer in China [J]. Lancet, 2016, 388(10060): 26-36.

第二章 胃占位性疾病的流行病学

第一节 胃良性占位性疾病的流行病学

一、胃间质瘤

胃间质瘤在1983年由Mazur和Clark首次提出，起源于胃间质干细胞即Cajal细胞，是最常见的胃肠间叶源性肿瘤，用以和平滑肌或神经细胞起源的肿瘤相鉴别。由于对胃间质瘤认识相对不足，在临床工作和实验室研究中普遍低估了胃间质瘤的发病率。胃间质瘤约占所有胃肠间质瘤的60%～70%，其高发年龄为55～65岁，中位年龄为58岁，少见于40岁以下人群，儿童罕见，男、女发病比例约为1∶1，不同民族、国家或地区之间发病特点存在明显差异。欧洲的胃间质瘤的发病率为1/10万～2/10万；西班牙的胃间质瘤发病率为1.09/10万，香港地区的胃间质瘤发病率为1.68/10万～1.96/10万，荷兰的胃间质瘤发病率为1.27/10万。我国关于胃间质瘤的流行病学资料较欠缺，据临床数据统计，近年来发病呈增高趋势，这并非发病率实质性地增高，而是与人们对胃间质瘤认识的提高、诊断标准的进一步明确、检查手段更新并普及等有关。有很大一部分胃间质瘤患者因瘤体较小而不产生特异的临床表现，需要进行尸检才会被发现，因此，被报道的发病率低于实际水平。

二、胃平滑肌瘤

胃平滑肌瘤为最常见的良性胃黏膜下肿瘤，约占所有胃肿瘤的2.5%，占胃良性肿瘤的40%。

全球发病率：胃平滑肌瘤是一种罕见的良性肿瘤，其全球发病率相对较低。因为数据的不完整性和地域差异，全球的确切发病率数据可能有限。然而，根据现有的文献和研究，其发病率通常被估计在每十万人中约为2到10例。

地域差异：胃平滑肌瘤的发病率在不同地域和人口中可能存在差异。一些地区可能报告更高的发病率，而其他地区可能报告更低的发病率。这些差异可能与遗传、环境因素、饮食习惯和生活方式有关。

年龄和性别差异：胃平滑肌瘤通常在中年和老年人中发病，但也有报道它可以发生在年轻人中。在性别上，没有明显的性别差异，即男性和女性都可能受到影响。

三、胃淋巴瘤

原发性胃恶性淋巴瘤较少见，仅占胃恶性肿瘤的3%，绝大部分是B细胞非霍奇金淋巴瘤。胃淋巴瘤分为原发性和继发性，胃淋巴瘤好发于40~60岁，越来越多的证据表明胃淋巴瘤的发病与Hp感染密切相关，超过90%的胃淋巴瘤患者可检测出Hp，这一结论在体外实验也得到证实，另外，遗传因素、环境因素等在胃淋巴瘤的发病过程中起重要作用。一般来讲，胃淋巴瘤属于具有惰性特征的低度恶性肿瘤，虽然有扩散和变异的潜能，但常局限于黏膜层和黏膜下层，进展缓慢。胃淋巴瘤对化疗、放疗敏感，预后良好。

四、胃息肉

胃息肉是一种从胃黏膜表面突起至胃腔内的结节性病变，临床上绝大多数胃息肉为良性病变，常在胃镜检查中检出，由于检查目的、检查时机和技术水平的不同其检出率有较大的波动性，在0.63%~10%之间不等。随着人们健康意识的增强，胃镜检查越来越普遍，加上检查适应症的转变及对相关疾病预防意识的增加，胃息肉的检出率逐年升高。流行病学数据表明，胃息肉女性发病率显著高于男性发病率，中老年人是胃息肉的高发人群。有研究表明，胃息肉好发于胃窦和胃体，分别占42.50%、32.50%，息肉直径≤1.0 cm者占87.50%，息肉直径>1.0 cm者占12.50%，上述数据表明，在胃镜检查下胃息肉具有特异化的病理流行病学特点。该研究结果同时表明胃息肉的病理类型主要为增生性息肉（占57.50%），其次为炎性息肉（占42.50%）。还有研究表明，腺瘤性息肉的患病率比例呈升高趋势，原因可能与质子泵抑制剂（PPI）的广泛使用有关。李俊等发现质子泵抑制剂的长期使用使患者胃泌素分泌增加，而腺瘤性息肉的发生、发展与胃泌素水平增加有关，因此可认为质子泵抑制剂使用时间越长腺瘤性息肉发病的风险越高。

从胃息肉的人口分布来看，胃息肉发病人群的男、女比例约为3.69∶1.0。一项2004—2013年某三甲医院临床资料的回顾性分析表明，胃息肉患者的平均年龄呈下降趋势，从10年前的59.6岁降至54.7岁。

最近的流行病学调查研究结果表明，近年来胃底腺息肉的患病率比例增加，其次是增生性胃息肉，而腺瘤性胃息肉的患病率在过去十年中则没有明显变化。胃息肉患病人群年轻化、胃底腺息肉比例增高的原因尚未明确，但有调查表明在中国随着社会经济的发展更多的人服用PPI，胃食管反流病的发病率增加可能与PPI广泛应用诱导的高胃泌素血症相关。有观察发现，胃息肉尤其是胃底腺息肉在PPI使用者中更常见，另有研究还证实胃底腺息肉高发于非Hp感染人群中的长期服用PPI者，Hp感染常提示与增生性息肉的发生相关。胃息肉的病理分布正在发生改变，胃底腺息肉比例上升，其他各型比例下降。上述发现对临床医生在使用PPI和Hp治疗药物的方面提供了很好的指导作用。

五、胃神经纤维瘤

胃神经纤维瘤属于神经源性肿瘤，可以发生在胃的任何部位，但以胃远端小弯侧多见，肿瘤呈圆形、椭圆形或结节状，有蒂或无蒂，生长缓慢。胃神经纤维瘤临床较为少见，约占胃良性肿瘤的10%。胃神经纤维瘤通常发生在成年人，特别是中年人和老年人。虽然它可以影响任何年龄段人群，但多数患者在30岁以上发病。在性别上，没有明显的性别差异，即男性和女性都可能患病。胃神经纤维瘤发病率低，但恶变率较高，约有10%的胃神经纤维瘤恶变。

第二节 胃恶性占位性疾病的流行病学

胃癌是全球发病率居第5位、病死率居第4位的恶性肿瘤，我国胃癌发病率为29/10万，每年新发胃癌病例约为41万例，约占全部癌症发病人数的11%。胃癌是我国常见的消化系统肿瘤之一，是造成人们疾病负担的重要原因，严重威胁我国人民的生命健康。

一、世界范围胃恶性占位性疾病流行病学

（一）世界主要国家和地区流行病学研究

胃癌发病率的地理分布在世界范围内差异明显。不同国家和地区之间的胃癌发病率和死亡率有很大区别，在同一国家或地区内也有很大不同，高的可超过100/10万，低的则不足10/10万。日本是胃癌死亡率最高的国家，其中男性超过70/10万，女性超过30/10万。在不同国家和地区之间男、女发病率变化趋势基本一致，在欧洲东北部、亚洲东北部和拉丁美洲，胃癌发病率超过30/10万；在北美、西欧和大洋洲等地，胃癌发病率则在15/10万～30/10万的范围内变化；而在西亚、非洲、中南美洲西部等地区，胃癌发病率低。

近年来，随着对胃癌发病因素的日益了解和人们健康意识的提高，胃癌死亡率在全世界范围内总体呈下降趋势，但不同国家和地区有各自的规律和趋势。在20世纪30年代，胃癌是美国癌症死亡率之首，但在此后其胃癌死亡率呈逐年下降趋势。日本作为世界有名的胃癌高发国家从1950年以后胃癌死亡率才开始下降。通过对比发现，其他消化道肿瘤在该时间段内并没有出现同样的趋势，因此，这一发病率降低是实实在在的降低。根据世界范围内大量研究结论，胃癌发病率的下降与经济发展、生活习惯的改变、膳食结构的变化及冰箱的普遍应用、食品保存条件的改善有关。

从发病年龄角度来看，胃癌的发病年龄在40～60岁之间，平均年龄约为50岁，仅约5%的患者发病年龄是在30岁以下，这符合肿瘤发病的一般规律，但近年来胃癌高发国家日本胃癌发病年龄前移。从性别角度来看，世界各国胃癌发病率和死亡率都是男性高于女性，男、女比值为1.5∶1～3.0∶1。国外胃癌的发病男、女比例接近2∶1。从人种角度来看，美国黑人的胃癌患病率高于白人胃癌患病率，世界其他各民族之间发病率也有一定差异。移民流行病学研究发现，在夏威夷居住的夏威夷人、白人、中国人、菲律宾人及日本人胃癌患病率不同，从日本移居到夏威夷的移民患病率下降。上述以各国移民为研究对象的研究结果提示在遗传、医疗保健和环境因素三者中，环境因素可能是胃癌发生的主要原因，特别是在生命早期。

（二）世界范围内胃癌的地区、时间和人群分布

1. 日本

日本是世界范围内的胃癌高发地区，因此对胃癌的流行病学有更深入的研究，其研究结论也有更客观的指导意义。自1974年起，日本连续3年在全国范围内开展了营养调查，并针对性地选取1040户居民作为调查对象，对其饮食情况进行了长达10年的跟踪调查。1978年，E.Sato在胃癌高发地区Akifa县和低发地区Kagoshima县进行数据统计，比较分析了胃癌伴有胃溃疡及肠上皮化生患者的病理资料，数据分析表明胃癌的发病率与并发胃溃疡或肠上皮化生等良性病变的发病

率之间有着正相关的平行关系。学者平山雄在1963年分析了日本胃癌的地理分布规律，并探究社会经济发达程度、饮食习惯等因素与胃癌发病之间的关系，发现胃癌患者的死亡率与饮食中食盐摄入量有关。据此，平山雄认为饮食相关因素的改变是日本胃癌发病率下降的一个重要因素。

胃癌流行病学的研究由最初对环境因素如土壤类型、空气污染情况、饮用水水系质量等与胃癌的相关分析和病例对照研究发展到前瞻性随机对照研究，所得到的结论也有越来越好的客观性和说服力。近年来，由于日本饮食结构和饮食习惯的改变以及胃癌发病率的自然下降，学者们越来越倾向于把流行病学研究的重点放在所谓的高危险人群以缩小人群范围，试图探寻与胃癌流行更密切的因素以降低胃癌发病率。学者Oshima等从1975年起对纳入的1782名胃溃疡患者、慢性萎缩性胃炎患者和胃息肉患者进行长期跟踪调查，通过随访发现其胃癌发病率为一般人群的2倍。另外，日本胃癌发病率从20世纪50年代开始下降，通过这一阶段的调查研究发现新鲜蔬菜和加工后的蔬菜腐败发生情况有明显差异，而这一差异与亚硝酸盐含量、保存时间和温度密切相关。据此，一些学者认为近年来日本胃癌发病率的下降与食品保存方式的变革密切相关。

2. 美国

美国是胃癌发病率较高的国家之一。最早根据1981年美国癌症协会年报材料可发现美国胃癌的死亡率在年报所列出的42个国家中占第37位。近十余年以来，美国胃癌领域研究者的研究目标主要集中在亚硝胺类化合物诱发胃癌机制的实验研究。

饮食是影响胃癌发病的重要因素。学者Marguardt自1977年起对日本人的饮食进行了调查。用亚硝酸盐加入鱼匀浆后进行干预，研究发现经过一定时间的相互作用后离心所得提取液中含有很多致突变物质，但在其中加入一定量的维生素C后就可以完全阻断致突变物的形成。Wang等从正常人粪便中测得几种挥发性亚硝酸胺，根据这一发现认为胃肠道内源性合成亚硝胺；1978年Tannerbaum进一步对硝酸盐和亚硝酸盐在人类肠道里的内源性合成进行了研究；学者Weisburger等在这一方面也深入开展了大量的研究工作，根据研究结果总结出在实验室条件下亚硝胺类化合物合成的条件，得到一组亚硝酸盐在血液、尿液和唾液中定量分析的平均数值，还发现维生素C在亚硝胺类化合物合成中的阻断作用，并通过实验进行了确认。近年来由于实验室检测和分析方法、仪器以及试剂的进步，对人类胃液和其他代谢产物中亚硝胺类化合物的鉴定变得越来越方便，使实验结果也更为直接，结论更为客观、确切，大大改变了过去相关研究中使用人类生活环境中并不存在的亚硝胺类进行动物实验的情形，这一改变在很大程度上提高了研究结果的实际意义。自1959年开始，学者Hammonel等以美国25个州内100万美国人为研究对象做了一项前瞻性研究，每个研究人员通过对30岁以上的10～15个美国人的健康状况、职业暴露情况、吸烟史以及饮食结构和习惯等多达500个项目进行登记，并且每2年随访一次。对纳入研究对象中的全部癌症死亡者通过信访形式向诊断治疗该患者的医护人员索取详细的诊断及病理材料。经过4次随访，随访率为98%以上。王陇德等于1982年通过对Hammonel等在1960—1970年十年间的随访资料中饮食相关因素与胃癌发病之间关系进行分析，结果表明，生菜在预防胃癌发病过程中具有明显的保护作用。将每周食用生菜的次数分为偶尔、一般、经常3个等级，分析时先将10年的随访材料分为两个5年时间段，分别按每增加5岁为一个年龄组，以经常食用组人群胃癌死亡率为标准，计算其他两组胃癌死亡的相对危险度。分析结果表明生菜对胃癌发病的保护性作用在各年龄组中十分一致，当按不同摄入水平分组时则可得到明显的剂量-反应关系。

3. 南美

哥伦比亚同样为胃癌高发国家。为了深入研究胃癌流行病学，哥伦比亚与美国合作，从1977年起有计划地在胃癌高发地区对环境中水和土壤中的硝酸盐、亚硝酸盐进行定期测定，同时对当地居民的健康情况进行跟踪调查并采集调查人群的胃液等样本，对胃液中硝酸盐、硫氰酸盐、pH值与亚硝酸盐等的形成条件进行了深入研究。这是该地区第一次在人群中较为全面地考察胃癌与环境因素以及胃内局部环境条件之间关系的研究。研究者还在胃癌高发地区对慢性萎缩性胃炎患者的胃液进行分析，从胃液pH值、亚硝酸盐水平以及细菌生长数量等多个方面进行分析以探讨胃癌高危险人群的确切发病危险因素。在另一胃癌高发地区则将收集所得的胃癌病理类型相关材料与三个低发地区的胃癌病理材料进行了对比分析，结果表明肠型胃癌与弥漫型胃癌的比值在高发地区明显高于低发地区，这与日本胃癌病理分类研究所得出的结论一致。智利同样是南美地区胃癌高发国家，学者Armigo等于1975年分析了其中三个农业省的资料，发现平均使用化肥量与当地胃癌发病率呈正相关，学者们进一步分析了高发地区和低发地区在校儿童尿液、唾液中的硝酸盐、亚硝酸盐含量，并以此来对比摄入来源于蔬菜的硝酸盐、亚硝酸盐的含量，该研究尚未进一步报道相关结论。

4．欧洲

欧洲各国同样是胃癌高发国家。20世纪60年代，有学者在冰岛对胃癌和熏鱼中三-四苯并芘含量的关系进行了研究。匈牙利学者也于1974年对Wend地区居民传统使用软木做熏肉与当地胃癌高发之间的相关性进行了研究，结果发现当地居民吃熏肉量为其他匈牙利人的3～4倍，胃癌发病率则为其他匈牙利人的2倍。在匈牙利的另一胃癌高发地区Ezabalos-Szatren县，研究者对饮用水中硝酸盐水平进行了统计学分析，结果表明饮用水中硝酸盐水平高于其他对照地区。意大利于1975年开始在胃癌高发地区Fodi县和低发地区Bassaro县对胃癌患者和对照人群中胃液、血液、环境饮用水中硝酸盐、亚硝酸盐水平及IgA、胃泌素水平进行了对比分析。英国研究人员在过去研究结果的基础上继续对胃癌高发地区中的一些矿区外环境中某些微量元素如铜、锌等与胃癌发病的关系进行深入研究。波兰、罗马尼亚和俄罗斯等国在上述各方面也做了大量的工作。流行病学研究多限于病例对照研究。芬兰在1971—1981的10年间针对慢性萎缩性胃炎、胃溃疡和胃息肉的发生学与胃癌发病之间的关系、胃癌家族聚集性特征等进行了研究。德国胃癌发病水平也较高，由于胃癌发病水平地区性差异很小，食品消费的差异在国内变化不大，因此未见有关流行病学方面的报告。

二、胃恶性占位性疾病的中国流行病学

（一）胃癌中国流行病学研究

中国是胃癌高发地区之一，长久以来胃癌的高发病率、高死亡率给人们带来很大的负担，因此关于胃癌的发病、诊断、治疗、预后等均进行了深入研究。中国以东部地区、西北部地区为胃癌最高发区域。胃癌患者约占我国全部恶性肿瘤患者的1/3，占消化道肿瘤患者的1/2，其死亡率居恶性肿瘤死亡的首位。全国胃癌平均年死亡率为16/10万，高发地区达60/10万，在某些局部高发地区胃癌死亡率更高，如福建省长乐区甚至高达70/10万以上。全国平均每年因胃癌死亡者达16万人。

（二）中国胃癌的地区、时间和人群分布

经过近几十年的努力，我国胃癌的发病率表现出明显的下降趋势。近年来我国胃癌年调整死亡率在城市有明显的下降。流行病学统计资料表明20世纪70年代胃癌的男、女发病率均居恶性肿瘤首位；20世纪80年代胃癌的男性发病率仅次于肺癌而排在第二位，女性的发病率仍居首位；20世纪90年代男性发病率仍居第二位，仅次于肺癌，但女性的发病率下降至第三位，次于乳腺癌、肺癌。

在我国胃癌人群中，男性患者与女性患者之间的比例可达3∶1～4∶1，若按累积死亡率计算则男性为女性的2.1倍，上海市的一项流行病学调查发现男、女胃癌发病率比例约为2∶1。从

发病年龄来看，我国胃癌和其他癌症一样，发病率和死亡率随年龄增长而升高。20世纪90年代上海市关于胃癌发病率资料表明，年龄<20岁的人群胃癌病例很少，在>40岁的人群中胃癌患病率明显增加，以后随年龄增长患病率同比上升。

（三）胃癌发病因素相关研究

1. 幽门螺杆菌感染

幽门螺杆菌（Hp）感染同样是中国胃癌的发病因素。在胃癌高发地区进行的研究结果表明，Hp与胃癌发生、发展密切相关，感染年龄越小这一关系越明显，Hp感染会大大增加胃癌发病的危险。然而，相关研究的结论并非完全一致，在某些病例-对照研究中未发现Hp与胃癌有关。进一步分析其中的原因发现，Hp与癌前病变密切相关，在癌前病变病例中检出率高而在胃癌病例中检出率明显低，其主要原因是胃癌病灶局部环境不适合Hp生长，故多数回顾性胃癌病例-对照研究未能得出Hp感染是胃癌的危险因素这一结论。一项关于幽门螺杆菌与胃癌的病例-对照研究分析发现Hp仅限于非贲门部胃癌，OR为3.0（95%CI：2.3~3.8），特别是在胃癌诊断前10年及10年以上的血样测定的Hp抗体组中的联系更强。一项在上海人群中开展的男性胃癌队列研究也得到同样的结论。

人群中Hp的感染率较高，然而只有少部分人发生胃癌，这说明还有其他因素在Hp的致病过程中起协同作用。胃癌的发生是一个多因素参与、多步骤作用的复杂过程，而Hp感染可能是这一过程的诱发因素，宿主遗传易感性及环境因素等均参加了癌前病变到胃癌的转变过程。至于幽门螺杆菌感染在胃癌发生过程中的作用机制，包括从分子水平和基因水平来阐明Hp对胃黏膜细胞转化的影响需要更深入、细致的工作。

2. 饮食相关因素

在中国进行的流行病学研究发现，硝酸盐和亚硝酸盐与胃癌的发病有关。饮食相关硝酸盐和亚硝酸盐的主要来源包括腌制食品、肉类罐头等，使用大量硝酸盐化肥的农作物也是一个重要来源。Ames试验结果表明富含亚硝胺的鱼露等食物具有一定的致突变作用。胃癌高发地区福建省长乐区居民喜食鱼露，有报告其挥发性亚硝胺检出率达100%。

高盐饮食是中国胃癌发病的重要饮食相关因素。食用咸鱼（$RR=1.781$）、咸虾姑（$RR=4.723$）等多种海产品对胃癌发病有明显的促进作用。高盐饮食可损伤胃黏膜并破坏胃黏膜屏障，促进亚硝胺吸收，增加机体对致癌物的易感性从而进一步增加胃癌发生的危险。另外，研究发现高盐饮食可诱发萎缩性胃炎，从而显著增加胃癌的发病率。食用腌制食品患胃癌的相对危险度为1.7，高盐饮食可使胃癌发生的危险性增加1~4倍。高盐饮食同样也是福建省长乐区胃癌高发的危险因素之一。

腌制、油炸和熏烤食品是影响胃癌发病的重要因素。腌制、熏烤、油炸食品中含有大量的亚硝基类化合物、多环芳烃类化合物（PAH），动物实验和流行病学研究发现腌制、熏烤及油炸食品摄入量与胃癌发病呈正相关。油炸食品是胃癌的危险因素，起关键作用的可能是多环芳烃化合物。

3. 吸烟、饮酒

吸烟、饮酒等不良生活嗜好同样是中国胃癌的发病因素之一。吸烟增加胃癌发病危险性的确切机制尚不清楚，但关于烟草和肿瘤发病之间关系的研究表明：烟草燃烧后的烟雾中含有多种N-亚硝基化合物、氮氧化物以及其他酚类化合物、醛类化合物、酮类化合物等致癌和促癌化学物质。研究发现饮酒、吸烟与食管癌、胃癌之间存在着明显的剂量-反应关系，并且吸烟和饮酒之间有协同作用。刘云霞等的一项循证医学研究结果显示：吸烟是胃癌的危险因素，两者之间的联系有统计学显著性意义（总合并$RR=2.14$，95%CI：1.12~4.06）。按照性别进行亚组分析可见，男性吸烟与胃癌之间总合并RR为1.70（95%CI：1.34~2.14），女性吸烟与胃癌之间总合并RR为1.83（95%CI：0.10~33.09）。

4. 遗传因素

遗传因素尤其是基因表达时空特异性的变化是胃癌发病的危险因素之一。关于胃癌和遗传因素之间关系的病例-对照研究结果显示，一级亲属中有胃癌患者为胃癌高危险因素之一，在弥漫型胃癌中这一趋势更加明显。沈靖等利用双Y核心家系调查资料，对448个胃癌核心家系和437个对照家系进行遗传流行病学研究，发现先证者同胞和父母胃癌患病率明显高于配偶同胞和父母，父母均患胃癌，其子女胃癌患病率最高为22.58%。一项遗传流行病学病例对照研究对101个胃癌病例家系和101个对照家系进行了比较分析，结果显示病例组一级亲属总的患病率为4.81%，高于对照组的3.02%，胃癌的遗传度为18.6%。上述结果提示胃癌的发病有一定的家族聚集性，遗传因素对胃癌的发生起一定的促进作用。

（朱军民、陈刚）

参考文献

[1] ARIMATIAS R, ADELINE S, DHANYA M, et al. Current treatment and outcomes of pediatric gastrointestinal stromal tumors (GIST): a systematic review of published studies[J]. Pediatr Surg Int, 2021, 37(9): 1161-1165.

[2] JENS J, PETER H. Neoadjuvant Therapy to Downstage the Extent of Resection of Gastrointestinal Stromal Tumors[J]. Visc Med, 2018, 34(5): 359-365.

[3] LI P, XI P, TIAN K, et al. Helicobacter pylori promotes invasion and metastasis of gastric cancer by enhancing heparanase expression[J]. World Journal of Gastroenterology, 2021, 27(22): 3138-3141.

[4] NEKTARIOS K, ANDRIANI Z, SOPHIA A, et al. Gastrointestinal Stromal Tumor with Chondrosarcomatous Dedifferentiation Following Imatinib Therapy[J]. Cureus Journal of Medical Science, 2021, 13(8): e17-e48.

[5] ORHUN Ç, AYŞE A, VOLKAN A, et al. Clinicopathologic and immunohistochemical characteristics of upper gastrointestinal leiomyomas harboring interstitial cells of Cajal: A potential mimicker of gastrointestinal stromal tumor[J]. Ann Diagn Pathol, 2020, 45: 151-176.

[6] SABELA B, EREL J, JESSICA A, et al. Lavery Clinical characteristics and outcomes of extranodal stage I diffuse large B-cell lymphoma in the rituximab era[J]. Blood, 2021, 137(1): 39-48.

[7] MICHAEL D, MARIA P, EVDOXIA H. Primary gastric non-Hodgkin lymphomas: Recent advances regarding disease pathogenesis and treatment[J]. World Journal of Gastroenterology, 2021, 27(35): 5932-5945.

[8] ZHIMIN B, YONG Z. A systematic review of primary gastric diffuse large B-cell lymphoma: Clinical diagnosis, staging, treatment and prognostic factors[J]. Leuk Res, 2021, 111: 106-716.

[9] QIAN C, HENG H, SHUANG D, et al. Diagnosis of Superficial Gastric Lesions Together with Six Gastric Lymphoma Cases via Probe-Based Confocal Laser Endomicroscopy: A Retrospective Observational Study[J]. Gastroenterology Research and Practice, 2018, 2018: 5073-5082.

[10] DENIZ B, YUMENG J, JOANNE R, et al. Risk factors for Epstein Barr virus-associated cancers: a systematic review, critical appraisal, and mapping of the epidemiological evidence[J]. J Glob Health, 2020, 10(1): 010405.

[11] KOH J, JOO M. Helicobacter pylori eradication in the treatment of gastric hyperplastic polyps:

beyond National Health Insurance[J]. Korean Journal of Internal Medicine,2018,33(3):490-492.

[12] BENCE K, BAEK H, GREGORY Y. The pathology of gastric and duodenal polyps: current concepts[J]. Histopathology,2021,78(1):106-124.

[13] WATARU S, FUMIHIRO I, DAIZEN H, et al. Sporadic fundic gland polyps with dysplasia or carcinoma: Clinical and endoscopic characteristics[J]. World Journal of Gastrointestinal Oncology, 2021, 13(7):662-672.

[14] WEI G, YUSHUANG H, SHUMING L. The clinicopathological characteristics of gastric polyps and the relationship between fundic gland polyps, Helicobacter pylori infection, and proton pump inhibitors[J]. Ann Palliat Med,2021,10(2):2108-2114.

[15] TAKUMI N, KYOICHI A, TOMOKO M. Fundic gland polyp prevalence according to Helicobacter pylori infection status[J]. J Gastroenterol Hepatol 2020,35(7):1158-1162.

[16] MAN W, WEN J K, JING Z. Association of Helicobacter pylori infection with colorectal polyps and malignancy in China[J]. World Journal of Gastrointestinal Oncology,2020,12(5):582-591.

[17] HE G, LILI C, LIMIN W. Changes of Gastric Juice Microenvironment in Patients with Fundic Gland Polyp and Hyperplastic Polyp[J]. Pathobiology,2021,88(6):383-391.

[18] SONNENBERG A, GENTA R. Prevalence of benign gastric polyps in a large pathology database[J]. Dig liver Dis,2015,47:164-169.

[19] HELGE WALDUM, REIDAR FOSSMARK. Gastritis, Gastric Polyps and Gastric Cancer[J]. International Journal of Molecular Sciences,2021,22(12):6548.

[20] TAKUYA S, SOMAY Y, MASAHIKO N, et al. Gastric Hyperplastic Polyp with Helicobacter suis-infected Gastritis[J]. Internal Medicine,2022,61(16):2539-2541.

[21] SHINJI Y, KATSUHIRO M, KEIKO W, et al. Validity of endoscopic features for the diagnosis of Helicobacter pylori infection status based on the Kyoto classification of gastritis[J]. Digestive Endoscopy, 2020,32(1):74-83.

[22] YORINARI O, DAISUKE K, SHINJI I. Large Fundic Gland Polyp Associated with Long-Term Proton Pump Inhibitor Administration Mimicking Gastric-Type Neoplasm[J]. Case Rep Gastroenterol, 2021,15(1):123-130.

[23] FAN Z, CONG C, JIKE H, et al. Molecular mechanism of Helicobacter pylori - induced autophagy in gastric cancer[J]. Oncology Letters,2019,18(6):6221-6227.

第三章
胃的解剖与生理

第一节 胃的组织学与胚胎学

胃是一个进化多样化的结构，具有许多功能，包括食物消化、免疫防御、代谢稳态和激素调节。胃的组织和结构会随着独特的饮食需求和习惯的变化而变化。胃黏膜完全由腺体、柱状上皮组成，分为两个不同的区域，也包含以互补方式发挥功能的特殊细胞类型。近端胃包括分泌胃酸的壁细胞、产生酶的主细胞和分泌保护性黏液的形成细胞，而胃的远端（胃窦）主要由黏液细胞和内分泌细胞组成，包括分泌胃泌素的G细胞等。胃是一种源自前肠内胚层的器官，它分泌胃酸和消化酶，在消化中起关键作用。在发育过程中，间充质-上皮相互作用通过选定的信号通路和转录因子驱动胃规范、模式、分化和生长，出生后，胃上皮由于干细胞的活性则继续维持。在胃癌和其他疾病中，干细胞的功能被破坏，一些发育信号被异常激活，如：Wnt/β-连环蛋白信号。因此，更好地了解胃的解剖和生理可以为一些异常信号和细胞功能破坏提供信息线索，为这些疾病的诊治提供依据。

一、胃的发生

人类消化系统的大部分都是由原始消化管分化产生。胚胎胃起源于后前缘，并发育于食管、小肠、肝脏、胆囊和胰腺及其他邻近组织。与所有下胚层器官的发育进程类似，复杂的上皮细胞-间充质过程也负责促进胃的生长并且与胃癌等疾病密切相关。胃原基起生于人胚胎发育期的第4周，为前肠尾段所形成的梭形结构鼓起，通过背系膜、腹系膜与体壁相连。人胚胎生长发育的第5周，其背斜缘生长发育很快，产生胃大弯；而其腹侧缘生长发育则较迟缓，发育成胃小弯。当人胚胎生长发育到第7～8周，胃大弯的头端逐渐向前膨出，从而产生了胃底。由于右侧胃肠背系膜囊产生和扩张发展进行得均较快，因而容易产生突向左边的上网膜囊，使左胃肠大弯由背斜转为左边，而右侧胃小弯又由右腹背侧弯转为右边，胃肠内便随头尾轴向右旋动了90°。同时，胆囊的快速生长发育使胃肠的头端被推上向左边；胃肠的末端则由于十二指肠贴在腹后壁而较稳定。结果，胃肠便从原先的直角位置转成从左至上至上右下式的斜行方位。

我们目前对胃发育的转录调控因子的了解还很缺乏，未来的工作是进一步阐明这一过程的信号转导。目前还没有关于胃发育的表观遗传控制的可用数据。

二、胃的组织学

胃实质是人消化系统壁里最容易遭到膨大与收缩破坏的部分，它呈囊袋状，空腹时，在胃这些空腔组织的内、外表面都可以见到许多纵向褶皱，进食久了消化之后这些纵向褶皱也基本逐渐消失。胃实质的主要作用有暂时贮存少量食物，并初步地消化食物及吸收少量消化食物，吸取一部分水、无机盐和一部分固体醇类化合物等。胃黏膜表面内含有分泌多种激素的内分泌细胞，分泌出来的激素对调控整个体内消化系统结构和胃肠道各主要相关的器官系统间激素的产生、代谢的功能特点及其自我调节作用机制都起重要的作用。胃部组织由上皮、黏膜层、肌层组织和胃黏膜层细胞等联合组成。

（一）黏膜层

胃黏膜壁上有很多条纵横交错的小浅凹沟，把胃皮肤黏膜细分为很多个直径2～16 mm的胃小区（gasrtric area）。皮肤黏膜表层上还布满了总数约1350万个的不规则状小点孔，叫作胃小凹（gastric pit）。在前胃小凹口下部有3～5个前胃腺开口。胃黏膜在体内柔软，为橙红色。胃部在空虚时会产生许多褶皱，当充盈后褶皱变得较平坦。在胃幽门部处的胃黏膜产生圆形皱襞，并逐渐突出在空腔管内，称为幽门窦瓣窦（pyloric valve）。胃黏膜又大致可再分成三级。

胃黏膜虽对胃组织有一定的保护作用，但仍相当微弱，生理学原因、生化原因、饮食习惯、病毒感染、情绪改变等均可对胃组织产生损伤。胃黏膜的损伤与自身修复始终处在动态平衡中，基于此胃才得以顺利运作。一旦外部因素对胃的负担过重或刺激过强，则动态平衡遭到严重破坏，胃黏膜在受伤害后，无法复原，接踵而来的便是各种胃痛的表现，如恶心、呕吐、腹胀、泄泻、食欲不振等。

1. 上皮层

胃黏膜内的柱状上皮包裹着整个胃表层以及胃部的小内凹周壁，上皮细胞则主要是由水平顶柱形面上生长的层黏液细菌体（surface mucous cell）以及其他一些内分泌细胞等共同构成。表面黏液细菌染色中见到的细菌胞核结构常为宽或长的圆卵形，一般广泛分布在细胞表面膜上缘及细胞膜基底，在细菌胞质结构中还通常都具有大量细小均匀排列的无色透明的黏蛋白颗粒，在HE染色细菌的切片样品表面黏蛋白细胞颜色都为透明纯或浅色，上皮层细胞核外观则一般呈乳白色半透明状或半空泡状。表面黏液细菌形成的表面黏液主要是附着在上皮表面的白色不溶性黏液，含有少量游离性HCO_3^-等弱碱性离子。黏液膜能与HCO_3^-一起保护胃黏膜免受食物中超高硬度物质等引起的机械性损伤，还能有效地润滑胃黏膜。电镜下，其游离表面上有不发育、稀疏的微茸毛，应与小肠上皮表层突出的微茸毛相区分。微绒毛表层还含有一个糖蛋白，能保护上皮细胞。在细菌顶部的黏蛋白质颗粒呈球状或椭圆形，平均直径约为0.7～1.3 μm。多数颗粒致密均一。有些上皮细胞中心较密集，但周围分子密度变化却很小。其密度变化范围也随中央凹黏液面上皮细胞位置的深度而不同，越接近表面上皮细胞，离子密度范围就越大。粗面内质网、游离核糖体和线粒体等分布在细菌上、下层，平面内质网则散布于核组织上和细菌颗粒的中心。高尔基复合体则处于核细菌上和线粒体细胞附近，糖质新生颗粒在细菌下部也比较多。胞体边壁会产生褶皱，并具有小突起，而且突起往往与邻近细菌的突起镶嵌。细胞内的连接方式包括紧密连接、中心连接、桥粒连接和间隙连接。细胞间的紧密连接与细菌顶部构成了一个闭环，在邻近的细菌细胞壁表面形成了网格型的脊，彼此相对，又彼此紧靠，完全封闭在细菌之间。除去机械连接，它还能够有效防止细菌空隙内或细菌以外的化学物质流入细菌空间中。据专家分析，"胃黏膜屏障"主要由与胃黏膜上皮细胞包层的紧密连接物所组成，水分与电解质均很不易于透过胃黏膜屏障，此屏障可防止胃液中H^+扩散，防止胃黏膜受到损坏。（注："黏液-碳酸氢盐屏障"对H^+、Cl^-和

Na^+具有渗透性，故与"胃黏膜屏障"有所不同，其对胃黏膜均存在防护功能。）另外，胃黏膜的上皮细胞中还能形成前列腺素，前列腺素对胃肠上皮细胞有明显的保护作用，并可使黏液细胞的HCO_3^-分泌增多。胃小凹底部的骨髓间干细胞也能继续生长，以取代已衰老剥落的表层黏液细胞，更新周期为3~5天。

2. 固有层

固有层主要包括胃腺体内的结缔组织。结缔组织增生者腺体群中通常也会包括嗜纤维细胞、浆细胞、肥大细胞、嗜弱酸性粒细胞群和嗜中性淋巴细胞群等。胃腺体群通常也是管形的腺体，按照其解剖或位置关系上存在的解剖、位置差异也分别可被再进一步分为胃底腺、贲门腺和幽门黏液腺，以胃底腺最主要。

（1）胃底腺

胃底腺（fundic gland）遍布于整个胃体的上部、下部和体部，为单一分支管腺或多个分支管腺，约1500万个。每个胃底腺囊体都能分为胃颈细胞、体壁细胞和胃体底细胞三小部分，由胃腺主细胞、壁细胞、颈底黏液细胞、体干细胞和胃体底腺内分泌细胞等构成。

（2）贲门腺

贲门腺（cardiac gland）是指一类表面具有侧壁细胞结构的分支管状黏液腺，在近贲门口1~3 cm处。

（3）幽门黏液腺

幽门黏液腺（pyloric gland）是一类具有较多胞内可产生细菌气体的管状黏液腺，分支数目较多细而多曲折，在幽门底部4~5 cm内。

胃液主要由胃的各部分结构产生物共同组成，包含了盐酸、胃蛋白酶体、内因子、黏蛋白质、水和电解质以及其他成分，每日成人分泌量约为1.5~2.5 L，pH约为0.9~1.5。

3. 黏膜肌层

黏膜肌层由两层薄的平滑肌组成，即内部环形层和外部纵向层。

胃黏膜的自身防护机理为：

（1）黏液-HCO_3^-屏蔽

提供润滑与机械防护，抑制微生物，抗H^+反弥散效应。

（2）上皮质屏蔽

胃上皮细胞间的牢固连接，可对抗高浓度、难分解有机废酸和潜在的危害化学物质。

（3）胃黏膜血液

输送氧、营养物质，保持胃黏膜的构造机能与更新，促使黏液形成和排出。

（4）免疫性微生物-发炎反射

既有防护效果，又有破坏效果。

（5）恢复与再生效应

主要起受损后的恢复作用。如果人体胃黏膜长时间受外界环境影响或者受生物化学因素影响，则保护胃黏膜的酸性屏障受损，胃中组织分泌的高浓度胃酸也会同时对胃黏膜细胞产生一种自我保护性消化，这就形成了胃溃疡。

（二）黏膜下层

结缔组织也构成皮肤黏膜层，包含毛细血管、淋巴管和神经系统，淋巴细菌、肥大细菌和脂类细菌也可能成群出现。另外，还有皮肤黏膜下神经细胞丛，由副交感神经节细胞和胶质细胞等所组成，能起到控制唾液分泌和皮肤黏膜肌层萎缩的作用。

（三）肌层

肌层主要由三层厚的平滑肌所形成：内斜肌、中环肌和外纵肌。在中环肌与外纵肌中间的结缔组织中，有一个肌间神经系统丛，它有和黏膜下神经系统丛一样的构造，能够调控肌层的收缩运动。环形肌层分别在贲门部和幽门部逐渐增厚，分别形成了贲门胆道括约肌（食管胃括约肌）和幽门胆道括约肌。在胃部的肌层厚而有力，能提高胃壁的稳固性，并配合胆道括约肌的功能，从而产生了接收和储存物质的功能，胃可使物质和胃液相互搅拌，直至将物质消化为食糜，再逐渐推入小肠。

（四）外膜

胃外膜是由腹膜延续，称为浆膜，极少部分覆盖间皮。间皮内面主要为毛细血管、淋巴管和神经所通过的浆膜。胃外膜能使胃表面平滑，起到减少运动中磨损的作用。

第二节　胃的解剖学

胃（Stomach）是一种巨大的脏器，它也是人类消化系统中最扩张的区域。胃上端与食道连接，下端与十二指肠连接。成年人胃能容纳大约 1500 mL 的饮食量，这是一种巨大的、由肌肉所构成的中空脏器，除具有产生胃液、储存饮食和研磨、消化食品的功能之外，还具备内分泌功能。

一、胃的形态和分部

胃的形态会因为外界因素的变化而呈现出不同的表现，在空腹时，胃呈管状，而在饱腹状态下，胃可呈现为球囊形。

（一）胃的大体形态

胃主要有胃前壁、后壁，胃大弯、食道小弯及十二指肠入口部和胃部出口。食道直接与十二指肠胃部的连接即为胃的主进口，称为胃贲门（cardia）。位于胃贲门开口的最左侧，在胃食道与十二指肠胃大弯口之间所成的一小角度，称为胃贲门的切迹。胃食道与幽门十二指肠之连接则为十二指肠胃的主输出，称为幽门（pylorus）。胃肠系统由上、下 4 个最主要的部分共同组成：贲门、幽门、胃底壁和整个胃体。贲门下部则主要与主食道壁相连接，食物最先通过此处进入胃。胃底沿贲门走行，为球状、圆顶状，称其为胃穹隆，当其内含 50 mL 气体时，在 X 射线上表现为一个空泡状结构，称胃泡。其次是胃体，胃体是胃最重要的组成部分。胃体的后面有一个幽门，在胃大弯处有一条幽门中间的槽，在胃幽门的区域有一个右侧的幽门管和一个左边的幽门管窦。在十二指肠胃窦壁近顶端为一个小弯，此处易发生食管溃疡病和晚期胃癌。

（二）胃的位置和毗邻

胃中度饱满时，大部分位于左侧季肋区，小部分位于中上腹区。胃的位置常因其他一些内、外界因素的变化而变化。体型矮胖的个体，其胃的位置比较高，多呈近横位的牛角形。而体型瘦长个体或瘦弱的女性个体，其胃的位置较低，多呈垂直的水袋样。胃体的相对位置通常也经常会随之因为上述影响因素的变化而随之改变，但是又由于贲门胃和前幽门同时地作为一个胃部的两个入口端和四个出口，它的相对位置又通常也较为稳定，不会轻易随外界因素变化而发生改变，如贲门胃常是位于T_{11}的左侧，幽门常位于L_1下缘的右侧。胃大弯的起点位置也可能稍稍偏低，最底部低点有时还没完全达到腹脐水平。胃前壁底部常又分别与前胃肝脏膈肌膜下部和后十二指肠腹壁紧密毗邻，此三部分区域胃窦的纤毛活动度相差也都较大，人们为此还就常常错误地将彼此相连之部域称为胃前壁底部中的最后一个相对游离的部分。胃后壁通常都与十二指肠右胆胰、小肠脾、左侧上肾叶及其左右两侧肾上腺、横支结和肠管黏膜及其他肠系膜结构直接相连，常有人甚至将这些小的器官直接称为胃床。

（三）胃壁的构造

胃腔主要由胃肠肌肉组织等构成，排列成上、下3层，作为保护胃壁结构的一部分，由内、外3层胃平滑肌构成。在了解胃的肌肉结构之前，首先要了解胃壁的不同层。胃壁主要包括4层，即皮肤黏膜层、黏膜层、肌层和浆膜层。最内层的是皮肤黏膜层，常会被人乳头瘤病毒所掩盖，主要由分泌胃液的胃腺所构成。胃底区域释放胃液，而贲门区域分泌保护性黏液，通过黏液（小凹）细胞覆盖胃黏膜内壁，从而保护胃肌肉不被主细胞和壁细胞产生的胃液消化。黏膜层主要由结缔组织纤维构成，其中包括小血管、淋巴管壁及神经走行。总之，黏膜下层支持黏膜层，并有许多褶皱，当食物进入胃时，这些层膨胀。肌层是下一层，由上述三个亚层组成。内斜肌层是胃所特有的，主要负责食物的搅动、机械消化。中环肌层与胃肠纵轴垂直，在幽门部加厚，构成了幽门胆道括约肌，负责调节胃向十二指肠的输出。下一层是外纵肌层，在该层和中环肌层之间是Auerbach（肌间）神经丛，是相邻两个肌层的神经支配区域。外纵肌层通过肌肉收缩促进食物向幽门方向移动。最后一层是浆膜层，由结缔组织组成，结缔组织也与腹膜连续连接。

（四）胃的网膜和韧带

1. 大网膜

大网膜在小胃大弯的横结肠中间处，呈裙摆形下垂，盖于横结肠与小胃的上面，其长度因个体不同而存在差异。成人大网膜通常也能够拆分成前二层与后二层，而且它们通常最后都还能够互相接续缝合在一起，前、后二层的上部往往还都能够直接通过胃大弯管而下连至下横结肠，最后形成胃结肠韧带。大网膜活动性非常出色，在腹腔脏器出现炎症时，大网膜可以快速地将发炎部位包绕，并控制炎症的蔓延。

2. 小网膜

小网膜是在人体内脏腹膜腔外经肝胃肠壁移行而至的肝脏膜外韧带的部分，通常认为是连接在人体肝脏、胃小弯体壁与肝十二指肠壁间。左侧边缘韧带断裂介于肝胃韧带及左、右肝韧带断裂之间，是右肝胃韧带的断裂部分；其右侧韧带边缘韧带位于胃体至胆囊的后部壁与胰十二指肠壁最内侧上部间，是胃体至人肝十二指肠边缘韧带。小网膜在其右侧的中部边缘则为半游离的状态，其左侧在其后部的边缘则为小网膜孔。

3. 胃脾韧带的断裂

胃脾韧带的断裂在胃大弯肌韧带左端和右胃脾门韧带间，形成一个双层的腹膜结构，其附近有血管穿行。

4. 胃胰韧带的断裂

胃胰韧带的断裂是在胃幽门窦和十二指肠胰腺间出现的腹膜性皱襞。实施全胃切除术操作时，必须先将此部分韧带完全性切断或作钝性剥离，如此手术时才能确保幽门下端和幽门十二指肠最上端完全显露。

5. 胃膈韧区

胃膈韧区是产生在胃底与膈肌间的双层腹膜结构，因为二层之间相距很远，常因在胃底壁没有腹膜包裹而产生0.5裸区。

二、胃的血液供应、静脉回流及淋巴引流

胃是一个需要大量血液供应的器官，因为它是一个高度可移动和扩张的器官，由5种不同的细胞类型组成，在高代谢下起作用，并且具有多个肌肉层，以便于在消化的第二阶段快速蠕动形成胃波。腹腔动脉干从腹主动脉窦中发出的分支为扩张十二指肠胃窦静脉提供了较为充足的可靠有力的大静脉血运营养支持。腹腔干静脉和肾动脉弓发出的分支吻合一般分别先沿胃大弯向前和后沿胃小弯向前行，途中与上述分支吻合而形成一胃动脉弓，之后的肾动脉弓又与其所发出的分支吻合而成为另一个血管网为胃供血。

（一）动脉

1. 胃的左动脉

胃的左动脉发源于左腹腔干，开始后朝胃左前方走行，在到达右外壁贲门处后继续向前而下，于右肝胃韧带之间再沿左胃小弯曲向右胃下凹方向移前，最后与肝胃的右动脉吻合。胃的左动脉经常从下痔门处的分支向食道供应养分；行在胃小弯时会有分支向胃前壁供血。但偶尔胃固有的动脉左支及副胃左动脉（医学临床上称为"迷走肝左动脉"）起自胃左动脉，所以在进行胃病的治疗之前切忌盲目结扎此动脉。

2. 胃右动脉

胃右动脉来源于肝胃右固有支动脉上的肝胃十二指肠动脉，在从胃幽门下行到近肝幽门韧带前缘时可转向胃右左固有动脉上，在近肝胃韧带处破裂和出血停止时亦可折随着肝胃小弯而顺由向左弯曲而继续向右方走行，最终形成的终末支血管则多表现为一根与肝胃右左固有支动脉相交叉吻合连接而成的肝胃小弯主动脉弓，沿途亦可交叉分支连接于两侧肝胃动脉的前、后壁，其转角位置及切迹处亦与两侧肝胃左固动脉相吻合。

3. 胃网膜右动脉

胃网膜右动脉来自胃十二指肠动脉。其走行活动方式则各不相同，常是与胃十二指肠动脉相伴行，或直接在十二指肠胃大弯肌与胰大网膜血管间活动。向内侧转动后，胃网膜右动脉通常位于胃下约2 cm处、大网膜之间。动脉发出上支，供应胃窦前、后和胃体远端。胃网膜右动脉还发出供应大网膜的下支，其中少数支有时可供应十二指肠的最后段。

4. 胃网膜左动脉

胃网膜左动脉来源于肝动脉及其分支。然后向胃脾韧带方向走行；它向胃走行，在脾前极水平到达胃大弯。然后转弯，在胃下约2 cm和尾侧走行，发出两条分支，称为胃上支和网膜后支。胃网膜左、右动脉之间有时可以建立吻合。在走行运动中，形成分支，走行于胃前壁的大网膜上。胃大部切除术常以第一胃壁支和胃短动脉为标准，在这两个动脉之间的胃大弯侧切除胃壁。

5. 胃短动脉

胃短动脉起自肝动脉及其分支，通常有3~5分支，常经胃脾韧带直达胃底的前、后二壁。

6. 胃后动脉

胃后动脉一般可发展为1~12条，发源于左肝动脉壁或为其主要分支，一般是向前走行至上网膜囊壁后端的腹膜下后部，沿胃膈韧带走至胃底后壁，位置约在胃体后壁的上方，出现率为72%。另外，在左膈下动脉中还可发1~2小支，分布在胃底上的贲门。这些小管对将胃肠大部切

除后，保持残留在胃部的血供有一定作用。

（二）静脉

胃部的静脉多数与同名动脉伴随走行，末尾均汇入门静脉系统中。胃右静脉则沿胃小弯边缘走行，汇入门静脉系统，在走行途中，幽门前静脉也常汇入此静脉，由于它在幽门与十二指肠交汇处走行，所以人们常把它当作辨认幽门的重要标志。胃的左下静脉系统则常与胃的左上毛细血管呈伴弓形行走，沿耻骨的小血管弯曲而向前左方走行，到贲门线附近时又转右而下，末尾再转汇入左门静脉系统或脾静脉。胃网膜下左、右肾静脉分别依次沿胃肠大弯向左行走和向右行走，末尾再沿逆时针方向依次向下注入肠系膜的上肝静脉丛和左肾静脉。胃肠内短静脉则发自胃底部，经胃脾韧带后注入肝静脉。另外，对某些人来说还存在着胃肠后静脉，此静脉自胃底部后壁经胃膈韧带和网膜囊后壁腹膜下方，注入肾静脉。

（三）淋巴引流

胃的淋巴引流可以理解为4个层次。一级淋巴引流包括胃周淋巴结，沿着右侧心包、左侧心包、弯曲较小的身体部分以及弯曲较大的身体部分、幽门上和幽门下的引流路径。二级淋巴引流包括沿胃左动脉、肝总动脉、沿腹腔轴、在脾门和沿脾动脉的引流。三级淋巴引流是沿着肝十二指肠韧带、十二指肠、胰头后方、小肠系膜的引流。最后，四级淋巴引流是结肠系膜和主动脉旁引流。

1. 胃左、右腹股沟淋巴结

胃左、右腹股沟淋巴结与同名血管伴行，并分别吸引胃肠小弯侧相关部位的淋巴，最后注射入腹腔淋巴结。

2. 胃网膜左、右淋巴管

胃网膜左、右淋巴管与同名血管伴行，接收胃肠大弯侧相关部位的淋巴，分别注入脾腹股沟淋巴结和幽门下淋巴管。

3. 贲门淋巴结

贲门淋巴结常被归为胃的左门淋巴结，收纳贲门附近的淋巴，再汇入腹腔淋巴结。

4. 幽门部周围上、下的淋巴结

幽门部周围上、下的淋巴结遍布全十二指肠幽门腔内上、下部，主要吸收来自上胃幽门部及周围组织的嗜酸性淋巴，另外，幽门腔黏膜下的腹股沟淋巴结也可吸收来自右胃网膜、十二指肠的内壁膜及左幽门周围的淋巴。最终，都汇入肾的腹腔淋巴结。

5. 脾脏淋巴结

脾脏淋巴结在右胰脾门淋巴结的周围，收纳左胃十二指肠底下的左胃网膜和胰上的淋巴，再分别通过右左胰脾膜上的脾淋巴结汇入腹腔淋巴结。

6. 其他

胃的淋巴管常与附近脏器的淋巴管产生广泛接触，故胃癌可向附近脏器扩展。此外，还可经由食道的淋巴管和胃导管末段逆流至左锁骨下的胃周淋巴结。

第三节 胃的生理学

机体对食物的消化、吸收是经过口腔进行的，一般情况下食物在口腔被咀嚼并和唾液相互搅拌，产生食团，经食道传到胃部。作为消化系统的一个袋状鼓起组成部分，胃具备暂时储存食物和对食物进行消化功能，随后食物流入小肠，值得注意的是小肠才是食物消化与吸收的重点部位。

除了储存和初步消化食物之外，胃还有分泌激素、产生胃液等重要的生理功能。胃通过机械运动以及分泌化学物质对食物进行初步消化。

一、胃动力生理学

胃部的平滑肌经过有规则的收缩与舒张，对流入胃中的物质产生机械性消化。为了更全面、清晰地了解人胃肠区活动的解剖原理，人们目前通常只将人胃部区域划分为胃头区和胃部尾区等两大部分，头区一般是在人胃底壁和人胃体面之间深度的约1/3，其机械活动作用较弱，一般是吸纳和储存食品。而在胃体底部的2/3以上的区域一般称为糜尾区，活动相对较强，其作用主要是用力搅动、研磨食品，使固体食品碎片与游离胃液分子彼此充分混合而最终形成糊状食糜，进而再推动食糜慢慢地进入十二指肠。

（一）空腹胃动力

1. 紧张性收缩

胃的紧张性收缩（tonic contraction）空腹时缓慢进行，比较弱，在胃完全充盈后，可逐步加强。紧张性收缩是胃运动的基础。

值得特别注意的是，紧张性收缩运动也是消化道平滑肌系统所共有的基本动作模式，其使得这些消化道平滑肌能够始终保持着一定的形状。

2. 移行性复合收缩

胃黏膜在消化间期内除产生了紧张性收缩以外，还同时产生了一种复合收缩，即移行性的复合收缩（migrating motor complex，MMC），这个动作主要存在于胃和十二指肠，当进餐时这个动作随即终止，其特征为间歇性的强力收缩，静息时间也很长，通常开始于胃肠体上部，向消化道方向逐渐扩散。其生理学意义是对空胃的机械和化学清洗，为下一餐做准备。MMC每一周期为90～120 min，可以分成四期，第一期可以记录到慢波电位的改变，但未发生胃肠管收缩，维持45～60 min；第二期可以记录到不规则的快锋电位而发生不规则的胃肠运动，维持35～40 min；第三期可以记录到成簇的前锋电位并发生规律性的胃肠收缩，维持约5～10 min；第四期实质上是过渡期，维持约5 min。

目前的研究显示，血浆胃动素（motilin）水平与MMC第三期收缩的出现密切相关。血浆胃动素水平以周期性方式变化，其峰值有规律地出现在狗的MMC第三期运动。胃动素给药引起狗和人类的MMC第三期收缩的机制仍然不清楚。

实验中可以观察到迷走神经切断术消除了胃的MMC，但对小肠的影响很小。胃MMC第三期活动受损时，胃内容物可能停留更长时间，可能会导致胃内容物大量滞留体内和体内细菌大量过度生长，从而导致各种临床症状。

(二) 餐后胃动力

1. 紧张性收缩
与胃空腹时紧张性收缩的机理相似，餐后胃的紧张性收缩可逐渐增强，使胃始终能维持原来形态从而避免胃下垂，同时能够在胃内维持一定的压力。

2. 容受性舒张
进食对口腔、咽、食管等部位感觉器件的直接冲击均可引起胃头部肌的收缩舒张运动，使人体胃腔的容积由空腹时的1 L以下，逐渐地扩大至空腹容积的约1.5倍即1.5 L，以达到在任何时候均维持胃内中心压的稳定，这个动作被人称为容受性舒张（receptive relaxation）。胃的容受性舒张可直接使整个胃部体积明显增大，也有助于避免胃内压骤然增大引起胃内物迅速排到十二指肠，或由于食管下括约肌紧张力不足所产生的胃内容物反流进入食道。

3. 蠕动
胃的蠕动不同于紧张性收缩与容受性舒张，是在进餐后才开始的一个特殊运动形式，以尾胃区为主，在进餐后才开始，始于胃中央，逐渐向幽门方向推移。一般来说，蠕动波从胃中央传播至幽门部只需要约1 min，蠕动波在开始传播时信号相对较弱，在传播过程中逐渐增强，速率也逐步提高。蠕动波在小肠开始时就会直接传播到幽门部处，并因此可以迅速将其中的大约只含1~2 mL水分的食糜直接送到了幽门十二指肠窦孔内（这种小肠蠕动通常被称为幽门泵）。有时这种蠕动波传播的速度很快，由于两侧胃窦肌肉纤维的瞬间剧烈的压缩牵拉作用，可直接将小部分食糜推运至即将返回的近侧的胃窦肌或胃体。也可见有些蠕动波会在其传播的途中突然消失。胃蠕动可以磨碎刚刚进入人体的食物，形成食糜并把这些食糜缓慢均匀地推向十二指肠。

（三）胃排空

胃中的食糜由胃部壁直接吸收排入十二指肠或回小肠的过程称为胃排空，其直接动力为胃部和十二指肠间的压强，而原动力则为胃肠道平滑肌的收缩。发现食糜入胃内约5 min时间后即有相当小量部分流入十二指肠，其控制包括胃内因素和十二指肠内因素。

总体说来，流体状的食品比固态食品排空快，粒度较小的食品比块态的食品排空快，等渗溶剂比非等渗溶剂排空快。在三种主要营养素中，排空最快的是葡萄糖，而蛋白质次之，脂类的排空最慢。一般混合膳食排空的时间是4~6 h。此外，胃肠中内含物质的含量以及某些体液因子如促胃肠液素等也会增加胃肠的机械活动。胃肠内含物体积增加导致了胃肠腔面积增加，因而激发了胃肠壁中的机械感受器，进而产生了壁间神经系统丛反应和迷走反应，使胃肠中的机械活动增加，胃肠的压强也随之增大，进而导致了胃部与十二指肠内部的压强分别增大，因而促进了胃肠的排空。进食的扩张作用及其化学成分也可导致或促进胃泌素的分泌，而它促进胃肠活动的作用又能促使胃酸的排出。

在十二指肠壁上遍布各种感觉器，酸、油脂、高渗液体和机械扩张等均可激发这些感觉器，从而反射性地控制了胃肠道的活动，使胃肠排空缓慢。

（四）呕吐

呕吐是指把胃内含物和肠内含物从口强力呕出的行为。呕吐的主要过程是：先是深吸气、呕吐过程中鼻咽通道的闭塞，继而胃肠窦的膈肌、腹部的收缩，并伴随着食道胃部附近肌肉的舒张，将胃内东西通过食管从嘴里呕出。由于在急性呕吐时十二指肠的空肠上段也要减少，故呕吐物内也会存在大量的肠液。

呕吐活动是一类极其精密、复杂多样的感觉反射活动，其感觉反射活动中心位于延髓网状结构中的腹背斜切缘平面上，由腹部迷走神经、副主交感神经节系统、舌咽神经根等系统的感觉纤维运动进入反射中心，然后再经沿胸迷走神经根系统、膈神经根和脊背神经系统运动传到胃肠、下胸腹壁肌肉，如膈肌等，值得注意的是舌咽部、胃、肠道、泌尿器官、前庭脏器、视觉系统等处的感受器受到影响后均能诱发恶心。在颅内压力升高时可影响呕吐中枢，从而导致喷射性呕吐。

二、胃的化学消化功能

胃液（gastric juice）是一种无色的酸性物质，pH值大约为0.9～1.5，在一般情况下正常成年人的每天分泌量大约为1.5～2.5 L，其组成一般是盐酸、胃蛋白酶原、黏液、内因子，除此之外还有水、碳酸盐等无机盐。

（一）胃液的成分

1. 盐酸

盐酸也被称为基础胃液，是由胃泌酸腺中的壁细胞通过质子泵形成，其过程较为复杂。盐酸有游离酸与结合酸两种形式。基础胃液分泌主要是于空腹达6 h之后，但在无进食影响的情况下也有少量产生。上午的基础胃液分泌最少，夜晚基础胃液分泌最多。生理状态下食物刺激导致盐酸分泌大大增加。

盐酸可以刺激人胃蛋白酶激原，使某些食物中含有的酸性蛋白质凝固变性，又可以迅速杀死一些食物中残留的肠道病菌，除此之外，盐酸还可以在整个小肠上段分泌以促进机体铁原的吸收利用并可促进肠道其他生理激素物质的分泌。盐酸分泌得太多就会破坏胃和十二指肠黏膜造成溃疡，而盐酸分泌不足则会引起胃肠胀气、腹泻等消化不良反应。

2. 内因子

同样地它亦是一种由胃泌酸腺体中的壁细胞所分泌形成，是一种糖蛋白，主要在回肠末端协助对维生素B_{12}的吸收。若缺少内因子则会造成巨幼细胞性贫血。

3. 胃蛋白酶原

胃蛋白酶原最初一般仅是一种无活力的氨基酸，被消化道细菌分解而释放逸出来后在被强烈盐酸作用条件下被消化脱掉了某一小分子肽段，然后它慢慢地转变成了一个被称为有生物活力的氨基酸的胃蛋白酶，进而转变为能够溶解固体食物组织细胞中存在的蛋白质。

4. 黏液

胃黏膜表层的上皮细菌、泌酸腺体、贲门腺和幽门腺体内的黏液细胞可以同时产生大量黏液，其成分主要是糖蛋白质，所以有产生强大的黏滞性和产生溶胶状的功效，涂布于消化道黏膜上，可以形成一道保护层，起润滑作用，从而减少了食物对消化道黏膜的机械性损伤。

5. 碳酸氢盐

胃黏膜下的大量非泌酸腺细胞壁可以水解产生大量游离碳酸氢盐，而胃组织液内少量的碳酸氢盐却又正好可以顺利进入整个胃腔，因此在胃管内滞留的这种大量的碳酸氢盐正好和整个胃黏膜表面黏液共同组成一个黏液-游离碳酸氢盐的防护屏障，时刻保护胃壁内蛋白质细胞免受来自胃酸体和来自胃蛋白酶体等的侵害。

（二）胃液的分泌

空腹后，胃液消失，但在消化食物时会产生大量胃液，称为消化时期胃液。人们根据人体消化各个时期胃液接受外界食物成分作用的具体部位，可以简单将各消化生理时期胃液的分泌顺序分为头期、胃期、大肠期。

1. 头期胃液分泌

进食过程中，食物的颜色、形态、味道和咀嚼吞咽等动作，可激发眼睛、耳、鼻、口腔、咽喉等局部的机械、生化感受器，反射性地产生胃液，称为头期胃液。

头期胃液分泌的主要特征为时间长、分泌量较多、酸度值高、胃蛋白酶原的浓度较高且与食欲有重要关联，对于喜好吃的食物所产生的胃液分泌远多于不喜好吃的食物，人在心境压抑或惊恐之后，头期的胃液分泌会得到明显控制。

2. 胃期胃液分泌

食物在入胃后，可直接激发胃壁上的机械感受器和生化感受器，进而促使胃液大规模产生。胃期所产生出来的酸性胃液总量，大约要占进餐完毕后胃液产生出量的60%，酸度值和碱性胃蛋白酶的含量一样也很高。

3. 肠期胃液分泌

肠期的胃液，主要是由机体因素所引起的。如将食糜、肉类的萃取液、蛋白质胨水等经过瘘管或直接加入十二指肠，都能导致胃液的轻度增多，游离脂肪酸也可提高胃液水平，在食糜的影响下，十二指肠黏膜细胞除能产生促胃液素之外，还能产生一类叫作肠泌酸素的激素，并可促进胃液分泌。从胃窦被切除术的患者中可以发现，在进餐后仍可见血浆中促胃液素含量的增加，表明十二指肠所产生的促胃液素也是在肠期诱发胃液分泌的重要体液因子。

三、胃的内分泌功能

（一）胃的内分泌细胞

1. G细胞

G细胞主要分布在胃窦部胃黏膜中，能产生促胃液素和促肾上腺皮质激素（ACTH）样产物。

2. δ细胞

δ细胞广泛散布在胃底、胃体、胃窦，释放生长抑素，对促胃液素和胃液的产生起着调节作用。

3. 肠嗜铬样细胞（ECL细胞）

肠嗜铬样细胞广泛分布于胃肠的泌酸区，产生和放出组胺受体。

（二）胃分泌的激素

1. 促胃液素

促胃液素是在G细菌中产生的一种胃内活性激素，G细菌不仅产生在胃窦部，同时也在十二指肠和空肠道上段的黏膜上都有生长。促胃液素加入血流循环系统后被释放至靶细胞中，并强烈促进壁细菌产生大量胃液，也可能促使ECL细胞产生组胺，并利用组胺促使壁细胞产生盐酸。促胃液素还和许多活性激素相关，生长抑素可抑制G细菌产生促胃液素和控制促胃液素基因的表达。促胰液素、胰高血糖素等也能够控制促胃液素的产生。

2. 生长抑素

生长抑素是由δ类细菌所自发产生的一种胃肠激素，产生后即以旁链分泌的方式同时作用于肠壁细胞、ECL细胞和G细胞抑制其分泌。同时，生长抑素还和其他激素进行复杂而密切的相互作用，生长抑素能够拮抗组胺等物质对胃液产生的副作用，而胃酸则能够通过直接刺激G细胞释放生长抑素，而产生的负反馈则控制了胃液分泌。

3. 组胺

组胺主要是由ECL蛋白质所诱导形成的，并常以旁位分泌的方式相互作用于壁细胞H2受体，从而导致壁细胞产生胃酸。值得一提的是，在肠嗜铬细胞的细胞膜上还分布着促胃液素、缩胆囊素、M3受体，能够和促胃液素、ACH相互作用促使组胺产生进而间接调控胃液分泌，还存在着生长抑素受体，生长抑素能够控制组胺产生进而间接控制胃液分泌。

（罗长江）

参考文献

[1] KIM T H, SHIVDASANI R. Stomach development, stem cells and disease [J]. Development, 2016, 143: 554-565.

[2] YU Z, JIANG X, QIN L, et al. A novel UBE2T inhibitor suppresses Wnt/β-catenin signaling hyperactivation and gastric cancer progression by blocking RACK1 ubiquitination [J]. Oncogene, 2021, 40: 1027-1042.

[3] MCCRACKEN K, WELLS J. Mechanisms of embryonic stomach development [J]. Seminars in Cell & Developmental Biology, 2017, 66: 36-42.

[4] 李晓梅, 魏育才, 唐富天, 等. 上皮-间充质转化与能量代谢对胃癌转移的影响 [J]. 兰州大学学报（医学版）, 2022, 48: 67-71.

[5] ALZEEB G, METGES J, CORCOS L. Three-Dimensional Culture Systems in Gastric Cancer Research [J]. Cancers, 2020, 12: 56-61.

[6] COATI I, FASSAN M, FARINATI F. Autoimmune gastritis: Pathologist's viewpoint [J]. World Journal of Gastroenterology, 2015, 21: 79-89.

[7] RAMSAY P, CARR A. Gastric acid and digestive physiology [J]. The Surgical clinics of North America, 2011, 91: 977-982.

[8] WANG C, PU W, ZHAO D. Identification of Hyper-Methylated Tumor Suppressor Genes-Based Diagnostic Panel for Esophageal Squamous Cell Carcinoma (ESCC) in a Chinese Han Population [J]. Frontiers in Genetics, 2018, 9: 356-361.

[9] 易素琴, 安家兴, 金海, 等. 促肾上腺皮质激素释放激素家族蛋白在消化疾病中的作用机制 [J]. 中国实用内科杂志, 2021, 41: 447-450.

[10] DELOOSE E, JANSSEN P, DEPOORTERE I. The migrating motor complex: control mechanisms and its role in health and disease [J]. Nature Reviews Gastroenterology & Hepatology, 2012, 9: 271-285.

[11] TAKAHASHI T. Interdigestive migrating motor complex—its mechanism and clinical importance [J]. Journal of Smooth Muscle Research, 2013, 49: 99-111.

[12] CHU S, SCHUBERT M. Gastric secretion [J]. Current Opinion in Gastroenterology, 2012, 28: 587-593.

[13] ZHANG S, SHI D, LI M, et al. The relationship between gastric microbiota and gastric disease [J]. Scandinavian Journal of Gastroenterology, 2019, 54: 391-396.

第四章
胃占位性疾病的病因学

第一节　概述

一、病因学研究

病因学研究是对疾病发生本质的根本挖掘。若要提升某个结果实现的概率，那便必须从原因入手，原因往往是结果实现背后的重要影响因素，引申到医学理念同样适用。谈到医学领域的病因观点，在20世纪末期，美国流行病学专家Lilienfeld教授通过将病因的本质与因果概念结合，遂将病因看作能够使人群发病概率提升的一切内部因素或外部因素，相反，当这些因素较弱或不存在时人群则不易患病。以上述为依据并结合自身理解，我们将病因的概念阐述为可以促使疾病发生的一切"催化剂"或"导火索"，并可以贯穿时间线，且有多类型、多分布特征。例如，病因既可以来源于患病群体本身，如遗传、代谢、免疫和行为等，我们所生活的大环境同样是病因的来源，如病原微生物、物质的理化特性、人文及宗教信仰等。然而，需要注意的是，基于一些复杂的病因，当人们无法找出其与目标疾病的直接作用关系时，则往往更愿意将其视为一种可诱导疾病产生的现在风险因素。以慢性肺源性心脏病为例，长期细菌感染是慢性支气管炎最主要的病因，但烟雾吸入、理化刺激、自身免疫环境及居住条件等同样可称病因，也可称风险因素。

将病因深入到医学层面，复杂的哲学观点则表示同样应该具备充分与必要的划分。一种病因若能导致该疾病发生的概率是100%，则将其设定为充分病因，反之，已经确定某种疾病处于发生、发展状态，并进一步确定这种状态前病因是已然存在的事实，那便可视其为必要病因。从临床实际工作看，相较于充分病因，通过逆向思维去挖掘，必要病因是占大多数的，以传染病结核病为例，如某患者存在肺结核、骨关节结核或肠结核等，那么该患者必然存在相应的结核分枝杆菌感染。但是，充分病因并不容易寻找，例如电击伤、贯穿伤或虫咬伤等，尽管原因明确成立，但结果往往表现不一，因此容易受到忽视。鉴于此，复合病因的概念则被提出，即"多个既不属于必要病因又不属于充分病因的病因可以构成能引起某个疾病的复合病因"。譬如大部分非传染性疾病均是复合病因所致。

流行病学通常将复合病因设定为一主多辅，即某种疾病的发病往往只可能存在一种主要病因，而其他尚且称为病因的病因则是加速主病因进展的促进因素。推类到传染性疾病方面，比如，仅接触结核分枝杆菌尚未明确导致结核疾病的发生，如加上患者免疫力缺失、自身基础病如糖尿病、高血压或其他慢性病如肝肾功能不全，则可能在多种因素共同作用下表现出协同发病。因此，我们可以这样认为，疾病的发生包含这一类复杂的多种因素网格，诸多因素可能存在着不同程度的协同或拮抗现象并可能直接或间接与疾病发生相关。因此，若从流行病学、分子生物学及遗传学等方面将某种疾病的病因划分与总结全面，工作量将巨大。

临床研究的研究对象是患病个人或群体，研究方向及主要内容则主要包括各类疾病的病因、病理、诊断、治疗、预后等，依托临床医疗、教学、科研服务机构为主要研究基地，并由多学科人员共同参与、组织、实施。因果判断是流行病学研究的目标理念，流行病学病因的研究是以患者本身为研究对象并辅以相应流行病学特征或各类风险因素而综合判断因果相关性的研究手段。因此，疾病病因规范且合理的研究过程，是每位临床医生提高对疾病认识和把握的关键环节。

二、基于病因学的胃占位性病变

胃占位性病变一般是指胃的肿瘤性病变，通常将实质性肿瘤称为占位性病变。胃占位性病变是临床诊疗工作中非常常见的疾病，以胃癌、胃平滑肌肉瘤或存在潜在恶变风险的肿瘤如胃肠间质瘤、胃神经纤维瘤的等作为重点关注对象，诊断通常依靠活检取证并行病理学检查。但是，胃占位性病变的诊疗工作中对于良性病变尚缺乏足够的关注度。

（一）胃癌（gastric cancer）

胃癌的基因组学分析已经确定了四种不同的分子亚型：EB病毒（EBV）阳性型、微卫星不稳定（MSI）型、基因组稳定型和染色体不稳定型。在解剖学上，定位于贲门的肿瘤在流行病学特征上不同于非贲门部位的肿瘤。胃癌的产生是感染因子与环境和宿主因子复杂相互作用的结果，特别是幽门螺杆菌（Helicobacter pylori）感染与非贲门胃癌呈正相关，与贲门癌呈负相关。肥胖也被鉴定为是贲门恶性肿瘤的一个危险因素。胃腺癌是世界范围内导致癌相关死亡的主要原因，幽门螺杆菌感染是这种恶性肿瘤已知的最强的危险因素之一。幽门螺杆菌表现出高水平的遗传多样性，携带某些菌株类型（如含有Cag致病岛或s1型VacA等位基因）的人患胃癌的风险高于携带其他菌株类型的人。胃癌的其他风险因素包括特定的人类基因多态性和特定的饮食偏好（高盐饮食或缺乏水果和蔬菜的饮食）。最后，缺铁性贫血是胃癌的一个危险因素。最近的研究表明胃癌的一些饮食因素直接影响幽门螺杆菌的毒性。尽管全球胃癌的总体发病率普遍下降，但年龄队列分析表明，非贲门胃癌的发病率在老年人中下降，但在年轻人中有所上升，特别是在女性群体中。这些不利的趋势可能与现代生活方式有关，幽门螺杆菌感染性胃炎的重要性降低，自身免疫性胃炎的新作用减弱。

1. 日常饮食

胃癌与日常饮食有着最恒定的关联。果蔬的保障性摄入通过增加抗氧化能力而与胃癌低发病风险密切相关。维生素C、类胡萝卜素、叶酸及维生素E被认为是其中的活性成分。而高盐饮食是胃癌发病的危险因素，类似的还包括一些熏制、烧烤或辛辣刺激的食物等。

2. 胆汁反流

对全胃切除患者行胃切除术中的手术方式为毕Ⅱ式吻合方式，相较于Roux-en-Y吻合多出现明显的胆汁反流现象。

3. 幽门螺杆菌感染

胃腺癌流行病学中最重要的发展是认识到了它与幽门螺杆菌感染之间的关系。既往研究发现，若患者在恶性肿瘤确诊前10年（含以上）经呼气试验检测体内存在幽门螺杆菌抗体，则其手术危险性及预后不良的风险明显增加。发生于大部分胃癌之前的癌前病变可以延续数十年，它包括以下连续步骤：慢性胃炎→多灶性萎缩→肠上皮化生→上皮内肿瘤。幽门螺杆菌是胃中的病原菌之一，对癌症的发生有着极大的促成效应。

目前，该细菌感染与胃癌存在相关性的依据主要有以下几类：

（1）幽门螺杆菌感染率在胃癌高发地域的分布上与低发地域存在明显差异；

（2）幽门螺杆菌可能对胃黏膜肠化生的形成有促进作用；

（3）幽门螺杆菌的持续感染会导致胃黏膜屏障损伤，并诱发炎症性萎缩，从而增加胃上皮基因突变的概率；

（4）幽门螺杆菌感染使自由基等多种氧化性物质生成增加，通过增加超氧化反应来提升癌化风险；

（5）幽门螺杆菌自身是一类促癌细菌，通过释放多种酶或蛋白质来直接诱导DNA重编辑，并通过促癌信号通路致使癌症发生与进展；

（6）幽门螺杆菌会释放碱性物质中和胃内酸性环境，破坏胃内酸碱平衡从而有助于其他破坏性细菌的生长，增加了胃黏膜的二次损伤及致癌风险。

4．其他

如细胞的过度增生、氧化应激反应和DNA损坏等。

（二）胃肠间质瘤（gastrointestinal stromal tumor，GIST）

GIST的发病率与胃癌相比偏低，仅占消化道肿瘤的3%以下，估计年发病率每10万人中仅有1～2例，发病群体主要集中在40岁以上的中老年人，尚未在性别方面发现差异。按照GIST的发生部位，据统计约有50%～70%的病例在胃中发现，其余按照发病频率则依次是小肠、大肠和食管，肠系膜、网膜及腹腔后内的GIST极为罕见。值得注意的是，GIST存在癌化风险，一经确诊优先推荐胃镜或腹腔镜下手术治疗。

临床症状方面，部分患者可能会表现腹痛或黑便，病程数天或数年。一般而言，GIST的症状取决于其部位及肿瘤直径，若GIST位于幽门部，则患者可表现为宿食性呕吐，通常不伴有胆汁。还有少数患者因间质瘤表面黏膜破损而诱发炎症反应，久而久之会出现溃疡样改变，反复发作，严重时甚至会发生胃穿孔，此类情况则类似一般消化道穿孔而表现为急性腹痛、板状腹。另一种情况则是GIST恶变，会表现出类似于胃癌的症状，如贫血、消瘦和黑便等。胃肠间质瘤的直径不等，通常不超过20 mm，肿瘤一般缺乏完整包膜覆盖。由于它们是间质瘤，因此其生长方式多元化，如可表现出外生、腔内生长或混合生长。胃肠间质瘤瘤体往往界限清楚，形态上可呈结节状或分叶状，切面呈灰白色或红色，较为均匀，质地相较于胃息肉则较坚韧。

细胞表面抗原CD117阳性是胃肠间质瘤最具诊断价值的免疫组化标志物。CD117是一种一般只在间叶源性肿瘤表达的蛋白标志物，因其具有较好的敏感性和特异性而在间叶源性肿瘤中被广泛检测。CD34被描述为一种跨膜分布的糖蛋白物质，同样在间叶源性肿瘤中适当表达，但敏感性和特异性相较CD117较差，仅有约60%～70%的胃肠间质瘤中呈现阳性。然而，极少数间质瘤患者的CD117并不明显上调，不排除有家族性胃肠间质瘤诊断可能。因此，对于此类患者则建议行基因检测，以便更有利于指导后续治疗。

DOG1是另一类特异表达于GIST的膜蛋白，该蛋白的功能尚不明确。一项基于139例胃肠间质瘤的DOG1检测显示，约有136例标本中表达呈阳性，敏感度约为97.8%。独特的是，该研究同时对该批样本进行CD117检测，并发现DOG1几乎阳性表达于所有CD117阴性的患者标本中。为进一步验证其猜想，该团队使用免疫组化技术大样本验证了基于438例常规的非间叶源性肿瘤，并证实仅有4例DOG1存在强染色现象。因此，DOG1有希望成为一种针对胃肠间质瘤的新型检测指标，期待更多研究去验证。

KIT基因突变：大多数GIST患者表现出KIT（一种受体酪氨酸激酶）基因的突变，这是GIST发生的主要分子机制。KIT基因编码了一种受体酪氨酸激酶，它参与细胞生长和分化。KIT基因突变导致激酶活性异常，促使细胞异常增殖，最终形成GIST。

PDGFRA基因突变：除了KIT基因，一些GIST患者还可能表现出PDGFRA（血小板衍生生长因子受体α）基因的突变。PDGFRA基因突变同样会导致受体酪氨酸激酶活性异常，进而影响细胞生长和分化。

代谢因素：有研究表明，高脂肪饮食、肥胖和代谢综合征等因素可能与GIST的发病有关。这些因素可能通过激活生长信号通路或影响肿瘤的代谢来促进GIST的发展。

（三）胃淋巴瘤（gastric lymphoma）

1. 病毒感染

迄今为止，胃恶性淋巴瘤的病因仍未完全阐明。有人认为可能与某些病毒感染有关。经分析，黏膜下的淋巴丛或固有层是胃淋巴瘤的最常发生部位，但该处并不与消化道管腔直接接触，因此现有观点更倾向于是全身性或某些特发性因素参与致病。且多项证据表明，不同地域分布患病群体淋巴瘤与胃癌的发病率并无相关性，说明胃淋巴瘤与胃癌的发病原因是不同的。

2. 胃酸

关于胃酸低下与胃淋巴瘤之间的关系尚不明确，各家文献报道也不一致。

3. 幽门螺杆菌感染

幽门螺杆菌与胃恶性淋巴瘤之间的关系更为密切。对胃黏膜相关淋巴组织淋巴瘤（MALT）的病理学与幽门螺杆菌感染率的研究表明幽门螺杆菌感染可能是胃淋巴瘤发生的重要因素。低度恶性的胃黏膜相关淋巴组织淋巴瘤中B淋巴细胞的体外增生效应与热处理后的幽门螺杆菌整体细胞制剂有关，但必须是在肿瘤浸润T淋巴细胞存在的情况下。这是因为肿瘤浸润T淋巴细胞能够对幽门螺杆菌进行识别；因此，胃恶性淋巴瘤具有局限化的趋势，且清除幽门螺杆菌后胃黏膜相关淋巴组织淋巴瘤可以出现逆转现象。研究发现，幽门螺杆菌几乎存在于90%以上的MALT，当胃内发生幽门螺杆菌感染后则频繁地表现出现淋巴组织的增生，且经检测该淋巴组织样式具有MALT的一般特征。

4. 免疫因素

胃淋巴瘤的发生同样与免疫因素有关。据报道，遗传性免疫缺陷者如毛细血管扩张性共济失调、遗传性丙种球蛋白缺乏症等患者患淋巴瘤的概率显著增加。胃黏膜相关淋巴组织淋巴瘤是指由于长期抗原刺激，胃黏膜淋巴组织从无到有，引起免疫反应性淋巴增生，产生免疫应答，这种慢性胃炎的发展可导致淋巴瘤。这种淋巴瘤几乎全是B细胞来源，多呈B细胞低度恶性特征，而与其他淋巴瘤生物学行为完全不同。淋巴瘤可能的发病机制是各种病毒或细菌（胃内以幽门螺杆菌为主）的反复感染、持续或反复的自身抗原刺激，免疫细胞发生增生反应。遗传性或获得性免疫功能低下导致T淋巴细胞的缺失或功能障碍，表现出免疫系统自动调节能力紊乱，最终导致恶性增殖的出现，从而诱导淋巴瘤发生。

（四）除GIST以外的肉瘤

除GIST以外的肉瘤，包括脂肪肉瘤、平滑肌肉瘤和未明确分类的肉瘤，都可能在胃中发生。这些病变通常是大的、侵袭性的肿瘤，伴有不均匀的增强和坏死区域。它们的外观是非特异性的，诊断需要组织学检查。非GIST肉瘤的CD117、CD34和DOG1呈阴性。准确区分非胃肠间质瘤和胃肠间质瘤是极其重要的，因为胃肠间质瘤对伊马替尼反应良好，而非胃肠间质瘤对常规化疗的反应难以预测。需要强调的是，平滑肌肌动蛋白的阳性表达是鉴别平滑肌肉瘤与胃肠道间质瘤的关键。这些肿瘤由交叉的梭形细胞群组成，表现为高细胞计数、丰富的有丝分裂异象和坏死。

（五）胃脂肪瘤（gastric lipoma）

1. 遗传因素

一些研究表明，在家族中存在胃脂肪瘤的情况，可能与遗传因素有关。这暗示了遗传突变或遗传易感性在胃脂肪瘤发生中可能发挥一定作用，但相关的具体基因变异尚未完全明确。

2. 年龄

胃脂肪瘤通常在中年人和老年人中更为常见，这表明年龄可能是一个相关因素。胃脂肪瘤很少在儿童和年轻人中发现。

3. 肥胖

有报道指出，肥胖与脂肪瘤的发病可能有关。由于脂肪瘤主要由成熟脂肪细胞组成，肥胖可能会增加脂肪细胞数量和分布，从而增加脂肪瘤的风险。

4. 代谢因素

一些研究指出，代谢紊乱和激素水平异常可能与脂肪瘤的发生有关，尤其是糖尿病、高胰岛素水平和肾上腺皮质激素异常可能在脂肪细胞的过度增生和分化中起一定作用。

5. 外部刺激

一些研究提出，外部刺激或创伤可能与脂肪瘤的发生有关，如局部创伤、手术或其他形式的炎症。然而，这方面的研究还相对有限。

需要强调的是，虽然有这些潜在的病因因素，但胃脂肪瘤的确切病因仍然不明确。胃脂肪瘤由成熟的脂肪细胞被纤维囊包围组成。小脂肪瘤通常无症状，当脂肪瘤体积偏大时则可表现为腹痛，或因表面黏膜破损而发生消化道出血现象。脂肪瘤很少发展为有蒂的病变，可通过幽门脱垂，引起间歇性胃出口梗阻。CT是诊断脂肪瘤的首选成像方式。CT具有很高的密度分辨率，能准确识别病变内的脂肪成分。其中，腹部CT平扫检查能够将胃脂肪瘤显示为边界清楚且规则的类圆形结节影，普遍呈现均匀或不均匀的低密度质地；而腹部增强CT扫描在造影剂血管注射后在扫描的动脉期、门静脉期及平衡期可表现为不明显的强化改变。但是，体积较大的胃脂肪瘤依靠胃肠道造影尚存在一定的不足，如在造影剂充盈下，病变部位可表现出较清楚的边界与轮廓，通常呈类圆形缺损，但缺点在于准确辨析病变内部的具体结构时，在定性诊断方面存在劣势。除非患者有症状，否则不需要治疗。

（六）胃平滑肌瘤（gastric leiomyoma）

1. 平滑肌起源

胃平滑肌瘤是一种起源于胃壁平滑肌层的良性肿瘤。这种肿瘤主要由平滑肌细胞构成，平滑肌细胞通常在胃肌肉层中存在。尽管其确切病因尚不明确，但相关研究表明这种良性肿瘤与平滑肌细胞的异常增殖和生长有关。

2. 遗传因素

一些研究表明遗传因素可能在胃平滑肌瘤的发生中发挥一定作用。家族中存在肿瘤病史的情况可能增加患病的风险，暗示了遗传突变或遗传易感性可能在疾病发生机制中起一定作用。然而，具体的相关遗传变异尚未完全明确。

3. 性别和年龄

胃平滑肌瘤在女性中相对更常见，在男性中相对较少见。此外，通常在中年人和老年人中更容易出现。这表明性别和年龄可能与发病有关。

4. 代谢因素

代谢紊乱和激素水平异常可能与肿瘤的形成有关。研究表明激素水平的变化和激素受体可能在平滑肌瘤的生长和发展中发挥作用，尽管具体机制尚需更多研究来确认。

5. 基因突变和分子机制

一些研究尝试探讨与胃平滑肌瘤相关的基因突变。尽管没有特定的基因突变得到广泛确认，但已经有研究涉及平滑肌细胞相关的基因，这些基因突变可能与肿瘤的形成和发展有关。

真正的胃平滑肌瘤是罕见的。较早的文献将胃肠间质瘤称为平滑肌瘤；然而，平滑肌肌动蛋白强阳性是胃平滑肌瘤的特征，c-kit 则通常表达为阴性。其中正如前所述，胃肠道间质瘤和胃平滑肌瘤之间的鉴别最为重要，因为胃平滑肌瘤是良性的，而胃肠间质瘤与进展和转移相关。在胃、小肠和结肠中，胃肠间质瘤发生的数量远远超过胃平滑肌瘤。食管是胃肠道中唯一以平滑肌瘤为主的部位。

（七）胃神经源性肿瘤（gastric neurogenic tumor）

1. 遗传因素

家族中存在神经内分泌肿瘤的情况可能会增加患者患此类肿瘤的风险。某些遗传突变可能与胃神经源性肿瘤的发生有关，尤其是与多发性内分泌肿瘤类型 1（MEN1）和神经纤维瘤病相关的遗传突变。

2. 神经内分泌细胞过度增生

神经内分泌细胞的异常增生可能与神经源性肿瘤的形成有关。这可能与激素分泌的异常有关，尤其是在内分泌细胞中产生激素的情况下。

3. 慢性萎缩性胃炎

某些研究表明，慢性萎缩性胃炎可能与神经源性肿瘤的形成风险增加有关。这种胃炎通常伴随着胃酸分泌减少，可能导致神经内分泌细胞过度增生以补偿酸度下降。

需要强调的是，病因学研究仍在进行中，对于胃神经源性肿瘤的病因和风险因素仍然存在一些不确定性。

良性神经鞘肿瘤，即神经鞘瘤，占胃肠间充质肿瘤的 2%～7%。神经鞘瘤被认为起源于胃肠道固有肌层内的肌间神经丛，胃是最常见的受累部位（占神经鞘瘤 60%～70% 的病例），其次是结肠和直肠。在临床检查中，患者可能无症状或出现腹痛或胃肠出血（如果肿瘤有溃疡）。较大的病变可表现为梗阻性症状。神经鞘瘤患者以女性为主，中位年龄为 60 岁。神经纤维瘤是一种罕见的肿瘤，起源于奥尔巴赫肌间丛的交感神经，或较少的迈斯纳黏膜下丛。神经纤维瘤患者可有多发性神经纤维瘤，也有恶性病变的风险增加。

（八）胃血管球瘤（gastric glomus tumor）

血管球瘤是一种良性间充质肿瘤，起源于血管球体。它发生于、动静脉交叉的神经-肌肉-动脉血管球，参与皮肤温度调节。血管球瘤是一种罕见的病变，约占软组织肿瘤的 2%。它可以发生在身体的不同部位，特别是在周围的软组织，即真皮层、手腕和大脚趾。其他受累部位包括舌下区、神经、鼻腔、气管、泌尿生殖区、胃肠道、胆管和腹膜。血管球瘤很少发生在胃内的细胞中。这些肿瘤的组织病理学表现是由 Murray 和 Stout 在 1942 年描述的。临床上，血管球瘤与血管化丰富的肿瘤不同，如胃肠间质瘤、异位胰腺组织、血管肌瘤、血管脂肪瘤、腺癌、生殖细胞瘤和类癌。胃血管球瘤的发生率是 GIST 发生率的 1%。胃血管球瘤是一种罕见的黏膜下肿瘤。腹部 CT 和核磁共振成像在评估中是有用的。免疫组化染色是明确的组织病理学诊断的关键。全胃切除术是推荐的治疗方案。大多数血管球瘤预后良好，病情较轻。

（九）胃血管瘤（gastric hemangioma）

1. 遗传因素

遗传因素在一些胃血管瘤发病中可能起到一定作用。有些患者可能有家族史，提示遗传突变或易感基因可能与疾病的发生有关，尽管相关的遗传因素尚未完全明确。

2. 慢性炎症

长期存在的慢性炎症可能会对血管产生负面影响，导致异常血管的形成。慢性炎症可能促使血管发生异常增生或扩张，从而引发血管瘤。

3. 环境因素

某些环境因素，如食物中的化学物质、慢性酒精滥用或感染，有可能与胃血管瘤的发病有关。关于这些因素与血管瘤的确切关联仍需要更多的研究来确认。

血管瘤通常是孤立的，血管瘤可发生在胃肠道的任何地方。胃血管瘤占所有胃良性肿瘤的1.6%。海绵状血管瘤由内皮排列的大血管间隙组成，而毛细血管瘤由多个小毛细血管组成。目前尚不清楚这些病变是真正的肿瘤还是先天性畸形。偶尔，胃肠道血管瘤与皮肤血管瘤或毛细血管扩张有关。多发性病变的存在与克利普尔特伦努内综合征、马夫奇综合征、蓝橡胶泡痣综合征或奥斯勒-伦杜韦伯病等相关。

（十）胃炎症性纤维样息肉（gastric inflammatory fibroid polyp，GIFP）

据报道，GIFP其实有多种不同的复杂命名，包括Vanek肿瘤、嗜酸性肉芽肿、黏膜下纤维瘤和炎症性假瘤。可以明确的是，上述病变与肺或骨的嗜酸性肉芽肿无关，同时也与外周性嗜酸性粒细胞增多无关。其病因学如下：

1. 炎症

如其名所示，GIFP与炎症过程有关。一种理论是，长期存在的胃黏膜炎症可能导致黏膜下纤维样息肉的形成。这种炎症可能是由不同原因引起的，包括感染、过敏反应或其他炎症性疾病。

2. 免疫反应

有学者提出，免疫反应可能与GIFP的发病机制有关。某些免疫细胞或免疫因子的异常活动可能促使纤维组织增生，最终形成息肉。相关的分子机制尚需更多研究来确认。

3. 遗传因素

遗传因素在一些GIFP病例中可能起到一定作用，特别是对于家族性病例。在一些家族性病例中，可能存在遗传突变或易感基因，尽管这需要进一步的研究来明确。

4. 内分泌因素

GIFP与胃内分泌系统也有一定联系。黏膜下的息肉可能与内分泌细胞或激素分泌有关，但相关机制尚待更多研究来阐明。

（十一）炎症性肌纤维母细胞瘤（gastric inflammatory myofibroblastic tumor，GIMT）

胃炎症性肌纤维母细胞瘤（GIMT）是一种罕见的肿瘤，起源于胃黏膜和黏膜下层的肌纤维母细胞。虽然有关GIMT病因学的研究相对有限，以下是一些可能的病因因素：

1. 炎症和免疫反应

一种普遍的理论是，炎症或免疫反应可能与GIMT的发病有关。炎症或免疫反应可以由感染、自身免疫疾病或其他炎症性因素引发，导致肌纤维母细胞的异常增生。

2. 遗传因素

遗传因素在一些GIMT病例中可能发挥一定作用。家族病史中存在GIMT的情况可能提示遗传突变或易感基因的可能性，尽管相关遗传因素尚需更多的研究来明确。

3. 内分泌因素

与GIMT相关的内分泌因素也值得进一步研究。肌纤维母细胞可能受到内分泌激素或细胞因子的影响，尽管相关机制仍需详细研究。

4. 环境暴露

一些研究表明，某些环境因素可能与GIMT的发病有关。这可能包括暴露于化学物质或其他致癌物质的情况，但需要更多的研究来验证这些假说。炎症性肌纤维母细胞瘤最初被认为是一种反应性炎症过程，现在被认为是一种中恶性潜在肿瘤，具有局部复发和低转移率的倾向。GIMT可发生在腹腔、肺、纵隔、腹膜后以及实体器官。年轻人和儿童最常受到影响，尽管肿瘤可发生在任何年龄的患者。完全切除是首选的治疗方法。

（十二）胃丛状纤维黏液瘤（gastric plexiform fibromyxoma）

胃丛状纤维黏液瘤，也称为胃内黏液瘤或胃内黏液血管瘤，又称丛状血管黏液样肌纤维母细胞瘤，是一种在胃黏膜内生长的罕见肿瘤。丛状纤维黏液瘤是一种良性肿瘤，似乎只见于胃，几乎总是发生在胃窦。这些壁内肿瘤的大小从2 cm到15 cm不等，可表现为溃疡或黏膜侵犯。胃丛状纤维黏液瘤患者可表现为胃肠出血、腹部肿块或胃出口梗阻。关于其病因学的文献非常有限，根据部分已知的文献，以下是一些可能的病因因素：

1. 血管生长异常

一种可能的病因因素是血管生长异常。血管瘤通常是由血管组织构成的，因此异常的血管生长可能促使这种肿瘤的形成。这可能与血管生长因子或其他细胞信号通路的异常有关。

2. 遗传因素

遗传因素在一些胃丛状纤维黏液瘤病例中可能发挥一定作用。家族病史中存在胃丛状纤维黏液瘤的情况可能提示遗传突变或易感基因的可能性，尽管相关遗传因素尚需更多的研究来明确。

3. 炎症和免疫反应

某些研究表明，炎症或免疫反应可能与胃丛状纤维黏液瘤的发病有关。

4. 内分泌因素

与胃丛状纤维黏液瘤相关的内分泌因素也可能值得进一步研究。某些内分泌激素或细胞因子的异常分泌可能影响肿瘤的生长和形态。

（十三）类癌瘤（carcinoid tumor）

类癌瘤是一种起源于神经内分泌细胞的罕见肿瘤，这些肿瘤最常发生在胃肠道（占类癌肿瘤67%的病例），其次是气管-支气管系统（33%）。在胃肠道中，小肠是最常见的位置，其次是直肠、阑尾和胃。胃类癌瘤比较罕见，占所有胃恶性肿瘤的1.8%。类癌瘤通常起源于胃黏膜中的肠嗜铬细胞样细胞（库尔奇茨基细胞）。然而，通常肿瘤的大部分是在黏膜下的，它们应该被包括在黏膜下胃肿瘤的鉴别诊断中。类癌瘤的病因学是复杂的，根据部分已知的文献，以下是一些与类癌瘤病因学相关的信息：

1. 神经内分泌细胞异常增生

类癌瘤起源于神经内分泌细胞，这些细胞分泌生长因子、激素和其他生物活性物质，用于调节身体内的生理过程。异常的神经内分泌细胞增生可能导致类癌瘤的形成。这可能受到遗传和环境因素的影响。

2. 遗传因素

一些家庭或遗传综合征与类癌瘤的发病有关。例如，多发性内分泌肿瘤类型1综合征（MEN1）和神经纤维瘤病与类癌瘤的发病风险增加有关。这些遗传突变可能引发神经内分泌细胞异常增生。

3. 慢性炎症和肠道细菌群

慢性肠道炎症、胃肠道感染和肠道细菌群的异常可能与类癌瘤的发病风险增加有关。这些因素可能通过损害肠道的黏膜屏障或引发慢性炎症来促进肿瘤的发展。

4. 药物暴露

某些药物，尤其是长期使用的贝特噻噻二胺类药物，被认为可能增加患类癌瘤的风险。这类药物可能影响神经内分泌细胞的活动，尽管相关机制尚需进一步研究。

第二节 环境因素

一、胃癌与环境因素

（一）幽门螺杆菌

虽然幽门螺杆菌感染是胃癌的主要危险因素，但大多数感染者不会发展为疾病。这部分归因于幽门螺杆菌菌株之间的遗传多样性。Nothal等的研究结果表明，幽门螺杆菌菌株暴露于致胃癌环境时发生体内遗传适应。他们在幽门螺杆菌分离株的基因组中发现了单核苷酸多态性（SNPs），这些分离株来自维持缺铁或高盐饮食的动物。FurR88H变异是在体外连续暴露于高盐或低铁几天后出现的。在一项应用欧洲幽门螺杆菌分离株的全基因组关联研究中，Berthenet等人鉴定了与胃癌相关的SNPs和基因，包括Cag致病岛（PAI）基因和较少探索的基因中的非同义SNPs。他们提出了一个风险评分系统来识别可能导致癌症的菌株，但其实施还需要进一步的研究。

慢性幽门螺杆菌感染导致的恶性转化的机制仍不完全清楚。幽门螺杆菌可能通过干扰肿瘤抑制的途径而增加胃癌发生的风险。事实上，Horvat等的研究结果表明，幽门螺杆菌可诱导肿瘤抑制因子p14ARF的泛素化和降解，从而抑制胃细胞的自噬。作者证实，幽门螺杆菌在体外上调TRIP12E3泛素连接酶，这一作用是由细菌毒力因子CagA介导的，并且TRIP12在幽门螺杆菌感染患者的胃黏膜中也上调。Hu等的研究结果表明，幽门螺杆菌下调了RACK1的抑癌活性。他们提出，幽门螺杆菌抑制RACK1会导致整合素β-1的上调，激活典型的NF-κB信号通路，并释放促炎细胞因子，这可能是癌变的促进者。

由幽门螺杆菌介导的细胞-细胞连接的破坏所导致的上皮细胞完整性的丧失也可能导致胃癌的发生。Haggle等的研究结果表明，幽门螺杆菌感染可诱导小鼠胃内紧密连接蛋白Claudin-18的衰减/丢失。在这些动物中，Claudin-18的缺失导致了参与细胞增殖和癌症干细胞发育的多种信号通路的激活，导致炎症反应的增加，以及胃上皮内瘤变的出现和肿瘤的发生。Marx等的研究结果表明，幽门螺杆菌下调了多种上皮细胞连接成分，包括黏附连接蛋白Afadin。幽门螺杆菌在体外和体内下调Afadin，Afadin的丢失导致上皮间充质转化（EMT）的出现和胃细胞获得侵袭性表型。因此，也有报道称幽门螺杆菌通过激活YAP信号通路促进胃癌发生中的EMT。

Holokai等提出胃化生细胞通过表达程序性死亡配体1（PD-L1）提高了存活率。他们证明了幽门螺杆菌诱导PD-L1的表达，这一过程由Hedgehog（Shh）信号通路介导，并涉及CagA。在幽门螺杆菌感染患者的活检中，PD-L1表达与裂解多肽表达的肿瘤标志物共定位。在患者来源的类器官与自体免疫细胞共培养的系统中，幽门螺杆菌感染导致了PD-L1的类器官表达，并抑制了细胞毒性T淋巴细胞（CTL）的增殖。用PD-L1抑制剂治疗幽门螺杆菌感染的共培养导致增殖CTL的增加和表达PD-L1的胃上皮细胞的减少。这些结果表明，在幽门螺杆菌感染的背景下，PD-L1的表达是上皮细胞存活和保护免疫应答的一种机制，从而增加了致癌的风险。连接幽门螺杆菌和胃癌之间的多种机制代表了阻止其发展的潜在靶点，无论是基于对幽门螺杆菌毒性的干扰或者是抑制由感染激活的途径。

（二）Epstein-Barr病毒（EBV）

一般来说，胃癌是一种侵袭性疾病，预后较差。然而，EBV阳性胃癌患者比其他分子亚型患者有更好的生存率。EBV阳性的胃癌具有DNA高甲基化表型，磷脂酰肌醇-4，5-二磷酸3-激酶催化亚基α（PIK3CA）基因的频繁改变，以及PD-L1过表达。我们认为EBV阳性胃癌通过PD-1/PD-L1通路逃避T淋巴细胞免疫识别的免疫。EBVDNA以表皮形式存在于每个癌细胞核中。中山等定量分析EBV阳性胃癌中的病毒载量，结果显示高EBV拷贝数与癌细胞中PD-L1的表达相关。

EBV阳性的胃癌表现为局部强烈的淋巴样浸润。Kamchatka等的研究结果显示，特异性趋化因子和PD-L1的局部改变反映在体循环中。当肿瘤组织不可用于诊断时，对这些免疫反应介质的分析可以使EBV状态的无创诊断成为可能。免疫检查点封锁已经改变了许多癌症的治疗模式，是EBV阳性胃癌的一种有前途的新治疗选择。很少有关于晚期或复发性胃癌患者的研究报道了免疫治疗的益处，并且评估检查点抑制剂对EBV阳性肿瘤患者影响的临床试验正在进行中。

（三）非幽门螺杆菌菌群

越来越多的使用胃组织和粪便样本的人类微生物群研究提供了胃癌发生中生态失调的证据。然而，大多数分析都受到小样本量和可变的微生物组测量的限制。此外，许多可能改变胃微生物群组成的因素（如种族/民族、年龄、性别、吸烟、饮酒、饮食、抗生素使用、益生菌使用、质子泵抑制剂的使用和免疫抑制）对胃癌的影响方式尚未得到充分解决。

重要的是，幽门螺杆菌感染患者的胃微生物群与未感染个体胃微生物群不同。幽门螺杆菌虽然曾经在人类胃微生物群中普遍存在，但幽门螺杆菌感染的流行率在连续几代中一直在下降。这种古老细菌的逐渐消失，似乎是经济发展和抗生素广泛使用的结果。幽门螺杆菌感染的丧失可能为其他对胃黏膜有有害影响的微生物打开一个生态位。Gandhi等报道了链球菌属、副流感嗜血杆菌属和螺旋体SP是幽门螺杆菌阴性胃炎患者的候选致病菌种类，定义为胃炎的组织学诊断为阳性，培养、组织学、免疫组化、血清学、快速脲酶检测和16SrRNA基因扩增子测序结果均为阴性。Coke等人对来自中国和蒙古的胃黏膜样本进行评估，发现了一些胃癌特异性的微生物，包括口腔胃链球菌、心绞痛链球菌、微小单胞菌。此外，他们还发现，与癌前阶段相比，口腔致病性类群的成员在胃癌中占过多的代表，并形成了较强的共现网络。另一项研究表明，梭状芽孢杆菌和梭状芽孢杆菌在台湾胃癌患者中经常数量丰富，这种特定的细菌特征可能具有诊断意义。

胃微生物群在胃的不同部位表现出异质性。使用配对样本，Liu等人比较了肿瘤和瘤周区域与正常非恶性组织的微生物组谱。幽门螺杆菌在肿瘤组织中明显减少，而幽门螺杆菌的相对丰度影响了正常区和瘤周区胃微生物群的整体结构。此外，他们还发现来自不同微生境的细菌表现出不同的相关网络和功能。在一些人群中，牙周病和牙齿脱落与胃癌发生风险增加相关。

(四) 生态环境

胃癌发病的分布存在种族和地域上的差异。有资料表明，在日本、智利、哥斯达黎加和冰岛等胃癌的高发可能与火山来源的土壤有关。我国也发现黄河上游地区、河西走廊及长江两岸、闽浙等胃癌高发区均为火山岩地带。也有研究报道，土壤中锌和铜含量的比例与胃癌发病有关；钙和硫酸根的比值与胃癌死亡率呈负相关，而镍和硒含量与之呈正相关；环境中硝酸盐和亚硝酸盐的含量与胃癌发病率呈正相关，硝酸盐本身不会与其他含氮物质作用形成致癌物质，但它可被还原成亚硝酸盐特别是亚硝胺和亚硝酰胺，亚硝胺和亚硝酰胺是导致胃癌发生的主要因素。有报道，移居夏威夷的第1代日本人中，胃癌发病率与国内同代人相似，而第2代日本人中发病率降低，接近当地居民，主要是生活习惯发生了改变。

二、胃淋巴瘤与环境因素

胃淋巴瘤由反应性MZB细胞的多步骤发展过程导致。根据目前的假设，慢性抗原刺激是主要的损伤。这些抗原可以是外源性的，如肺淋巴瘤和胃淋巴瘤都经常与环境颗粒接触，并与各种感染源有关。目前有两种感染源与胃淋巴瘤相关：幽门螺杆菌和海尔曼螺杆菌。眼部和皮肤的淋巴瘤也分别与感染病原体鹦鹉氏衣原体和伯氏疏螺旋体有关，但这种关联强烈依赖于地理区域。其他的淋巴瘤，如唾液腺和眼部附件的淋巴瘤，更常与自体抗原刺激和自身免疫性疾病有关。正是在慢性免疫系统激活和持续的淋巴细胞增殖的背景下，恶性淋巴细胞转化最终发生。与胃肠道的其他部分不同，胃在生理条件下因为低pH值会阻止胃壁中淋巴细胞的存活。在胃中生长的微生物通过细菌脲酶的分泌缓冲局部pH值。细菌抗原和胃酸的降低会引发淋巴细胞浸润。

胃淋巴瘤发病机制的假设模型有3个阶段。第1阶段：幽门螺杆菌感染吸引B细胞、T细胞和中性粒细胞到胃黏膜。幽门螺杆菌激活反应性T细胞以及细胞因子。第2阶段：这些B细胞的慢性增殖状态以及中性粒细胞介导的慢性炎症区域活性氧（ROS）的释放，诱发额外的致癌事件，最终使淋巴细胞增殖独立于抗原刺激。第3阶段：反复发生的遗传畸变都通过各种机制对NF-κB表现出失调。

（一）抗原刺激作用

胃淋巴瘤DNA中抗原驱动的变化支持了抗原刺激在胃淋巴瘤发生中的作用。这些变化包括体细胞高突变和克隆内变异。对胃淋巴瘤DNA中免疫球蛋白重链位点（IGH）的序列分析证实，存在体细胞高突变，约50%的肿瘤也显示了IGH位点的克隆内变异。

除了体细胞高突变过程中固有的遗传不稳定性引起的变异和易位外，B细胞的持续增殖和随后的DNA复制也会导致转录错误的积累。DNA错配修复（MMR）机制通常会在生理条件下修复这些错误。20%的胃淋巴瘤中10个微卫星位点（BAT25、BAT26、D534S2、D17S250、D2S123、TGFB、BAT40、D18S58、D17S787、D18S69）存在RT-PCR缺陷，进一步支持了抗原刺激在胃淋巴瘤发生中的作用。抗原刺激在肿瘤进展晚期的作用很可能只是次要的，这可以通过持续突变率的降低来说明。ROS诱导的遗传异常随着时间的推移而积累，结果是越来越多的与抗原刺激无关的淋巴细胞增殖可以解释这种变化。

（二）幽门螺杆菌感染

幽门螺杆菌是为数不多的能在胃里存活的病原体之一，其与胃淋巴瘤、胃癌和消化性溃疡病（PUD）的关联可以通过几个因素得到明确。流行病学研究显示，在胃淋巴瘤患者中，胃黏膜中有幽门螺杆菌感染。幽门螺杆菌的血清阳性远高于人群平均水平，高达98%的患者的记录血清阳性。胃淋巴瘤的发病率在幽门螺杆菌流行地区最高。此外，幽门螺杆菌根除治疗导致约80%的早期疾病患者的淋巴瘤完全消退。对细胞系的体外研究和对小鼠模型的体内研究都进一步支持了幽门螺杆菌的因果作用。幽门螺杆菌促进胃淋巴瘤发生。第一，幽门螺杆菌通过激活CD40途径来触发T细胞介导的克隆性B细胞扩增。第二，慢性幽门螺杆菌感染诱导小鼠胃淋巴瘤。第三，特定的细菌蛋白，如CagA（由细胞毒素相关基因A编码），已知具有致癌作用，已被证明可以在体外易位到B细胞中，并可通过NF-κB的激活和白细胞介素（IL）-8的上调来影响慢性炎症。

幽门螺杆菌和胃淋巴瘤之间的因果关系仍需要进一步的研究，因为并不是所有的幽门螺杆菌感染的患者发展为淋巴瘤，相反，2%~10%的胃淋巴瘤患者的幽门螺杆菌阴性。值得注意的是，胃幽门螺杆菌阳性的胃淋巴瘤能识别各种自身抗原，而不是幽门螺杆菌。对这一观察结果的一种可能的解释是，胃淋巴瘤起源于受幽门螺杆菌刺激，但其他方面是自身反应性的B细胞。

导致幽门螺杆菌感染和胃淋巴瘤可能是宿主的遗传背景，但一项在大队列患者中调查淋巴瘤易位蛋白1（MALT1）基因多态性的研究未能确定一个危险因素。第二种可能的解释是免疫反应的确切性质和效力。特定的T细胞亚群，如T辅助细胞1和T辅助细胞17与胃炎和PUD的发展相关。另一方面，T辅助细胞2和调节性T细胞反应调节组织损伤，但可能导致病原体的持续存在并通过持续的慢性炎症促进恶性肿瘤。然而，这些数据大部分是在小鼠模型中产生的，仍然需要在人类中进行验证。幽门螺杆菌阴性的胃淋巴瘤很可能是由其他未被常规识别的病原体（如海尔曼螺杆菌）引起的。因为根除幽门螺杆菌治疗对这些病例有效。在其他情况下，幽门螺杆菌感染可能根本没有被诊断出来。因此，一个幽门螺杆菌阴性的胃淋巴瘤患者进行幽门螺杆菌试验后，应常规进行^{13}C-尿素呼吸试验、血清学抗体试验、活检组织样本的免疫染色和/或粪便培养。在这种情况下，进行活检检测幽门螺杆菌，阴性结果的样本解释应谨慎进行，由于一些胃淋巴瘤发生在萎缩的黏膜上，幽门螺杆菌的细菌负荷很低。

第三节 饮食因素

一、食物类别与胃癌风险

大量的流行病学研究结果表明饮食是影响胃癌发病的重要因素，尤其是亚硝胺类化合物，目前被认为与胃癌的发生有关。

饮食致胃癌的可能机理是：①食物本身致癌；②食物作为致癌物的载体；③食物可能含有致癌物的前体；④食物可能含有致癌物的促进因子。

目前认为与胃癌发病有关的食物有腌制泡菜、熏制烧烤、油炸食品和霉变的食物等；蛋、奶、鱼、豆制品等食品的摄入与胃癌发病呈负相关；饮食过快或不规律、喜食过烫、过硬或暴饮暴食等同样有助于胃癌发病。

大量的研究已经报道了高盐食物摄入量与胃癌风险增加之间的联系。人类的膳食盐摄入量差异很大，在一些胃癌发病率高的人群中，平均膳食盐摄入量为每天6 g。一项研究分析了来自24个不同国家人的尿钠排泄量，结果显示盐摄入量与胃癌死亡率之间有很强的相关性。在哥伦比亚，与摄入低盐食物相比，摄入高盐食物（以高尿硫肌酐比值衡量）的人与胃癌前病变（慢性萎缩性胃炎、肠上皮化生和发育不良）的风险增加有关。此外，一项针对日本人群进行的为期14年的前瞻性研究表明，与食用高盐饮食的幽门螺杆菌感染受试者相比，食用低盐饮食的幽门螺杆菌感染受试者患胃癌的风险更高。

对病例对照研究的Meta分析表明，大量摄入水果和非淀粉类蔬菜对预防胃癌的发生有显著的好处，这种影响在亚洲比在美国或欧洲更强。具体来说，类黄酮的摄入量与女性胃癌风险的显著降低（20%）相关。最近的一项Meta分析显示，膳食纤维摄入量与胃癌风险呈负相关。维生素C也被研究为预防胃癌发生的潜在保护因子，可能是通过其抗氧化作用。血浆中较高的维生素C水平与较低的胃癌风险相关，无论解剖部位如何；然而，饮食中摄入维生素C并没有与显著降低患胃癌的风险有关。酒精摄入与远端胃癌的发生，而不是近端胃癌的发生呈弱正相关。最后，非甾体类抗炎药物的使用与胃癌风险的降低相关。

在过去的一个世纪里，发达国家在储存和保存食物的方法上发生了许多变化。冷藏设备的供应导致了新鲜水果和蔬菜的消费增加，减少了对防腐剂方法（如腌制）的依赖，并减少了对变质食物的消费。在20世纪，许多人群中胃癌发病率的逐渐下降可能至少部分归因于伴随冷藏而来的饮食的变化。

二、铁缺乏和胃癌风险

铁缺乏与胃癌以及胃肠道其他部位发生肿瘤的风险增加有关。铁缺乏可能有多种机制，包括失血和膳食缺铁。在许多可能的失血原因中，某些幽门螺杆菌菌株的定植与出血性胃炎和由此导致的铁的流失有关。长期的幽门螺杆菌感染也可导致胃萎缩的发展，从而导致低氯血症、维生素C水平降低，同时也会导致对铁的吸收减少。病例对照研究表明，膳食铁摄入量与胃腺癌成反比关系，这表明不仅失血导致的铁缺乏，而且低铁饮食导致的缺铁也是与之相关的。

三、吸烟与胃癌风险

一项前瞻性研究的Meta分析得出结论，男性吸烟者的胃癌风险为从不吸烟者胃癌风险的1.62倍，女性吸烟者的胃癌风险为从不吸烟者胃癌风险的1.20倍。患胃癌的风险与烟草接触量呈线性关系，无论是通过每天吸烟量或吸烟时间来衡量。此外，与当前吸烟者相比，以前吸烟目前戒烟者患胃癌的风险更低。当结合幽门螺杆菌和CagA状态进行分析时，烟草带来的胃癌风险协同增加；与未感染的非吸烟者相比，感染CagA+或CagA菌株的人感染幽门螺杆菌的吸烟者的相对风险分别为16.6和9.2。在幽门螺杆菌感染的非吸烟者中，与未感染的非吸烟者相比，携带CagA+或CagA-菌株的人的相对风险分别为6.1和2.4。

第四节 遗传因素

一、胃癌的遗传因素

（一）基因组学

Oh等人在多个队列患者中发现并验证了两种不同的胃癌分子亚型，即间充质表型（MP）和上皮表型（EP）。MP的特征是激活作为EMT驱动因素的信号通路。安德森等评估了来自美国的胃组织和血液样本。韩国鉴定并验证了三标记甲基化蛋白（ELMO1、ZNF569、C13orf18）用于胃癌检测，灵敏度为86%，特异性为95%。需要使用优化的标记蛋白进行进一步的研究来扩展和证实这些早期有希望的发现。

(二) 甲基化

使用胃镜评估和/或X射线成像的人群筛查仅在亚洲的高发地区进行。识别早期疾病的非侵入性生物标志物对于制定预防胃癌的全球筛查策略至关重要。所有胃癌分子亚型表现出不同程度的DNA高甲基化，EBV阳性肿瘤的甲基化比癌症基因组图谱生物组的变化更可能是胃癌的一个指标。DNA甲基化在胃癌发生中起重要作用，其可以在循环无细胞DNA中检测到。该DNA被认为对于肿瘤的早期发现和预防具有潜在的应用价值。口腔、胃和粪便的微生物群是不同的。因此，包括来自这些不同体室样本的研究将阐明微生物群对胃癌风险的联合影响。

只有少数研究使用散弹枪宏基因组测序检测了微生物群和胃癌之间的关系。胡等的研究结果表明，与浅表性胃炎相比，胃癌的微生物群具有多种细菌属和细菌种的富集特征，通常以共生菌或条件致病菌的形式定植于口腔。对人类微生物群的认识显著扩大。然而，大多数关于胃微生物群的研究仅限于小的横断面系列，需要前瞻性研究，包括大量的个体，以阐明胃微生物群在胃癌发生中的作用。

(三) 蛋白质组学

一些研究已经使用蛋白质组学分析来进行胃癌分型。Ni等从胃的7个解剖区域建立了正常黏膜的蛋白质组图谱。在确定了区域特异性蛋白及其与功能差异的联系后，他们生成了一个胃蛋白质组参考范围，它被用于表征晚期胃癌患者的肿瘤和肿瘤附近组织（TNT）的基线。根据肿瘤样本的蛋白质组，可以鉴定出三种胃癌亚型：T1，富集细胞周期蛋白；T2，富集与免疫功能相关的蛋白；T3，富集代谢特征。但这些亚型与总生存率没有关系。根据TNT的蛋白质组，鉴定出4个亚型：P1，在RNA代谢过程中富集；P2，富集于肠/结肠蛋白；P3，没有显著的功能富集，但含有最大的蛋白质组；P4，富含发育调控蛋白。P1亚型和P2亚型的总生存率最差、P3亚型的总生存率最好，结果表明，邻近组织的蛋白质组学特征优于晚期组织分型。Ge等分析了弥漫型胃癌的蛋白质组学景观，并确定了三种不同的亚型：PX1，富含与细胞周期相关的蛋白；PX2，富含参与EMT过程的蛋白、参与细胞周期的蛋白；PX3，富含免疫反应蛋白。PX3亚型的总生存率最差，对化疗不敏感，但表达了多种潜在的免疫治疗靶点，包括IDO1和ARG1，它们在临床试验中具有抑制药物作用。对于浸润型胃癌，作者确定了潜在的蛋白质组学药物靶点。这些靶点包括典型的癌症生长Notch和IGF通路、代谢和氧化应激、细胞黏附和侵袭以及肿瘤/微环境免疫调节。

Mun等对弥漫性早发性胃癌进行了基因组学和综合蛋白质组学分析。他们鉴定了6个显著突变的基因，包括CDH1、TP53、RHOA、ARID1A、BANP和MUC5B，后两个以前没有在胃癌中报道过突变。体细胞突变和蛋白磷酸化之间的相关性与信号通路的变化有关。更强的阳性mRNA-蛋白丰度相关性与患者生存相关，并有可能识别胃癌中的致癌基因和抑癌基因。通过整合mRNA、蛋白质、磷酸化和N-糖基化数据，鉴定出了4种主要的弥漫性早发胃癌亚型：

1型：与细胞增殖相关；
2型：与免疫应答相关；
3型：与代谢相关；
4型：与侵袭相关。

2型肿瘤的网络模型显示具有强大的免疫活性，这可能与良好的预后有关；4型肿瘤具有很强的侵袭潜力，这可能与它们的不良预后有关。总之，这些发现表明，除了基因组学外，胃癌的蛋白质组学特征可能改善患者分层和药物靶点识别。

(四) 血型与胃癌

胃癌发病包含了潜在的遗传因素，很多研究都发现"A"型血患者易患胃癌，而"O"型血者则少见。另外，家族聚集性倾向是胃癌发病的一大特点，流行病学调查也显示胃癌患者直系亲属中发生胃癌的概率比正常人高2.5倍左右。

二、胃淋巴瘤的遗传因素

特定的基因异常与位置相关，并被认为反映了潜在的发病机制的差异。不同解剖位置的淋巴瘤暴露于不同的炎症因子，这可以解释随后的遗传差异。3、7、12和18号染色体三体易位t（11；18）（q21；q21）、t（1；14）（p22；q32）、t（14；18）（q32；q21）和t（3；14）（p13；q32）均在胃淋巴瘤和非胃淋巴瘤中发生。通过逆转录PCR和荧光原位杂交（FISH），可以在新鲜冷冻和石蜡包埋的肿瘤组织中检测易位。其中一种或两种技术在大多数实验室都可以用于各种癌症的筛查测试。非整倍体可以通过核型分析或FISH（使用特殊探针）来鉴定，但这两种技术只能在更专业的实验室中可用。

(一) t（11；18）（q21；q21）

胃淋巴瘤中多见t（11；18）（q21；q21）结构染色体异常。不同的研究报道了10%～50%的胃淋巴瘤中存在这种畸变，但在除肺淋巴瘤外的其他非胃淋巴瘤中并不常见，而在其他类型的淋巴瘤中也没有发现。胃淋巴瘤中的t（11；18）（q21；q21）与CagA阳性Hp菌株的感染有关。幽门螺杆菌CagA蛋白可以诱导多种癌症相关的信号转导途径和一种参与中性粒细胞激活的趋化因子IL-8的表达。因此，一个大胆的假设是基因异常t（11；18）（q21；q21）是与炎症反应相关的氧化应激增加的结果，特别是在经常暴露于外源性抗原的器官的MALT中。

易位t（11；18）（q21；q21）将BIRC3基因的氨基（N）端杆状病毒IAP重复序列3（以前称为API2，在染色体11q21上）融合到MALT1基因的羧基（C）端（位于18q21染色体上），得到融合基因BIRC3-MALT1。BIRC3是凋亡抑制剂家族的成员，可抑制某些caspases的生物活性。该蛋白包含三个杆状病毒凋亡重复抑制剂（BIR）结构域，MALT1（MALT淋巴瘤定位蛋白1基因）是导致NF-κB激活的抗原受体信号通路的关键中间产物。该蛋白包含1个N端死亡结构域、2个免疫球蛋白样结构域和1个C端半胱天冬样结构域。BIRC3和MALT1中的断点都有很好的记录。MALT1断点的位置似乎与t（11；18）（q21；q21）阳性的胃淋巴瘤中的特异性基因表达谱相关，但所有变异均产生类似的BIRC3-MALT1融合蛋白。BIRC3在框架内与MALT1融合，所得到的蛋白总是包含N端BIRC3部分的3个完整的BIR结构域和C端MALT1部分完整的caspase样结构域。这种结构畸变的存在与其他遗传异常的缺失相关，但最近的高分辨率基因组研究显示，每个淋巴瘤中存在基因不同的亚克隆，具有不同数量的其他遗传畸变。在较小的淋巴瘤细胞中，细胞大小和遗传复杂性之间的遗传畸变最小。这进一步证实了t（11；18）（q21；q21）易位并不排除向DLBCL进展的发现。

多项研究表明，t（11；18）（q21；q21）阳性的胃淋巴瘤比缺乏这种易位的肿瘤更容易对幽门螺杆菌根除治疗产生耐药性。然而，20%的t（11；18）（q21；q21）阳性的患者在幽门螺杆菌清除术后仍可获得完全的淋巴瘤消退。因此，尽管t（11；18）（q21；q21）的FISH检测可用于识别哪些患者不太可能对幽门螺杆菌有反应。幽门螺杆菌阳性的胃淋巴瘤患者应接受幽门螺杆菌根除治疗，无论其t（11；18）（q21；q21）状态如何。有鉴于此，一旦诊断为淋巴瘤就有了（11，11，21）易位不是强制性的，但可用于难确诊的病例。

（二）t（14；18）(q32；q21)

产生融合基因 IGH-MALT1 的易位 t（14；18）(q32；q21) 在 2%～20% 的胃淋巴瘤中检测到。这种易位将位于 18q21 的 MALT1 基因与位于 14q32 的 IGH 转录增强子区域并置，从而导致 MALT1 蛋白的过表达。然而，与 t（11；18）(q21；q21) 阳性肿瘤相比，t（14；18）(q32；q21) 阳性淋巴瘤主要发生在非胃组织。

（三）t（1；14）(p22；q32) 和 t（2；3）(p22；p12)

胃淋巴瘤中有 5% 存在 t（1；14）(p22；q32) 异位。这些易位在其他淋巴结外淋巴瘤中也很少报道，不包括肺（9%）或其他淋巴瘤亚型。这两种易位在这里聚在一起，因为它们携带了相同的基因，BCL10 位于 14 号染色体上的 IGH 基因或 2 号染色体上的 IGK 基因附近，分别编码免疫球蛋白重链和轻链。这使得 BCL10 基因（位于染色体 1p22）受到位于 14q32 的 IGH 转录增强子或位于 2p12 的 IGK 免疫球蛋白轻链κ基因增强子的控制，这两种基因都会导致 BCL10 的过表达。这个基因编码一种含有卡片的蛋白，在抗原受体信号传导和 NF-κB 调控中起关键作用。t（1；14）(p22；q32) 或 t（1；2）(p22；p12) 阳性的患者往往表现为更晚期的胃淋巴瘤，他们的肿瘤通常有多种其他的遗传畸变，如其他结构染色体异常或染色体数目的改变。

（四）t（3；14）(p13；q32)

易位 t（3；14）(p13；q32) 在胃淋巴瘤中报道的频率较低（不超过 10%），其中大多数是结外的 DLBCL。同样，14 号染色体上的 IGH 增强子区域导致了一个易位基因的过表达，在这种情况下是 FOXP1（位于染色体 3p13）。有趣的是，高达 10% 的 t（3；14）(p13；q32) 阴性的淋巴瘤有很强的 FOXP1 核表达。这表明了其他的遗传畸变，如 3 号染色体的三体，这也可能导致核 FoxP1 的过表达。近年来，多项研究揭示了更多关于 FoxP1 的潜在致癌功能。FOXP1 基因编码 FOX 转录因子家族的一个成员，该家族的特征是一个共同的 DNA 结合有翼螺旋或叉头结构域。FOXP1 已被证明可以抑制促凋亡基因，如 Bcl2 同源性 3（BH3）基因（BIK and Harakiri）、p53 调控基因（TP63、RASSF6 和 TP53INP1、AIM2 和 EAF2）以及浆细胞分化的转录因子（PRDM1、IRF4、XBP1）。重要的是，FOXP1 通过进一步增强 NF 细胞在 NF-κB 活性期间的存活来补充 NF-κB 活性。核 FOXP1 过表达在淋巴瘤中的预后意义至今仍存在争议。先前的研究认为 FOXP1 过表达与 DLBCL 患者生存率降低有关。根据一项专门针对胃淋巴瘤的研究（27 例），FOXP1 的表达与更不良的总生存率相关。另一项对 115 例淋巴瘤中 FOXP1 表达的回顾性研究发现，在一般队列中对生存没有影响，但对甲状腺病例的预后有潜在的负面影响。该队列中 FOXP1 阳性组的浆细胞分化更多，Ki-67 增殖指数更高。FOXP1 的表达在具有大细胞成分的淋巴瘤病例中也较高。这与之前的两项研究结果一致，即 FOXP1 的强核表达在胃淋巴瘤仅存在于一组有转化为 DLBCL 风险的淋巴瘤亚组中。

（五）其他转移

上述易位都是在 20 世纪 90 年代通过细胞遗传学和 FISH 分析确定的。最近描述的淋巴瘤易位为 t（5；14）(q34；q32)/ODZ2-IGH、t（9；14）(p24；q32)/JMJD2C-IGH、t（1；14）(p21；q32)/CNN3-IGH 和 t（X；14）(第 11 页。4；q32)/GPR34-IGH，它们都受到 IGH 增强子区域的影响。由于在少数纳入的胃淋巴瘤病例中，每种易位的发生率较低，且没有这些易位，因此不再进一步讨论。

三、胃间质瘤（GIST）的遗传因素

（一）c-kit基因突变与GIST的关系及意义

1. c-kit基因的发生机制

定位于人类4号染色体上c-kit基因编码的c-kit蛋白被认为参与调控GIST的发生、发展。据报道，GIST中可检测出95%以上的c-kit蛋白阳性和95%以上的CD117阳性，尚有5%未明确定位，这意味着还可能有其他位点诱发的突变蛋白参与肿瘤进展中。

2. c-kit基因突变部位、突变方式及相关意义

GIST中c-kit基因的突变位点并不单一，多突变位点是其标准的存在模式。外显子9、11、13、17在目前受到较多关注。缺失、点突变、插入和重复等是其较常见的突变形式。有研究进行基因组学分析，11号染色体外显子上频繁出现c-kit基因突变。Comandone等人也支持c-kit基因约66%~71%的突变发生在11号染色体外显子上。值得关注的是，13、17号外显子c-kit基因并未检测到显著突变。甚至有研究人员从21号外显子上检测出c-kit基因突变，突变率可高达43.5%。由此可见，c-kit基因非常有可能参与GIST的形成过程。同样，多项研究指出，c-kit基因突变与一些肿瘤的临床病理特征如直径、是否恶性及生存预后并无确切的统计学层面的关系。

（二）PDGFRA基因突变与GIST的关系及意义

据报道，约35%~67%的GIST患者经基因组学检测显示存在血小板源性生长因子受体α（PDGFRA）的突变现象，由此给GIST发病机制的研究指出了新方向。PDGFRA是一种定位于染色体4q12~13上的原癌基因，表现出与GIST的紧密联系。需要强调的是，有足够的证据表明，在PDGFRA突变的大多数肿瘤中同时存在c-kit突变。Hirota等研究发现，Cajal间质细胞发生恶变则可能是由PDGFRA突变引起，不仅如此，该位点的突变与心T蛋白具有潜在的交互反应，两类机制共同参与GIST的进展。

正如前所述，类似于c-kit，PDGFRA同样被发现存在多突变位点模式，其中90%以上位于18号外显子上，极少数位于12号外显子上、14号外显子上。Medeiros等认为，不表达CD117的GIST更容易发生PDGFRA基因在18号位点的突变。非常关键的是，有证据证实与c-kit基因突变相比，PDGFRA基因突变所产生的肿瘤具有较为一般的侵袭特性，这可能会为这类患者带来更好的生活质量。

（三）野生型GIST

目前，已经证实的野生型GIST包括两大类：第一类是琥珀酸脱氢酶（SDH）缺陷型GIST；第二类是非SDH缺陷型GIST，其又可以分为两个亚类，包括BRAF基因突变型GIST和NF1基因突变型GIST。

1. SDH缺陷型GIST

这是一种较罕见分型的GIST，仅占全部GIST的7%左右。它具有明显的性别特征，发病多见于女性，部位上则以胃多见，一般均呈多结节性生长，少数生长不规则。除GIST外，此类患者往往伴发副神经节瘤和肺软骨瘤，另有少数患者还表现胃副神经节瘤。值得注意的是，该型GIST发生转移的间歇期往往较长，且并不依据肿瘤一般特征如部位、形态、核异常去评估其危险性，这是非常特殊的。

SDH被报告可以在正常组织中持续表达，并在三羧酸循环反应中起催化琥珀酸发生脱氢反应的作用。令人惊讶的是，SDH在癌细胞中却呈表达缺失现象。随着矛盾的提出，许多科学家猜测

可能与SDH的亚型分类有关。SDHA、SDHB、SDHC和SDHD是SDH的亚型大分类，据报道，仅SDHA在成人和儿童中突变频率就存在差异，前者约40%而后者仅有7%。SDHA和其他三类亚型一样，其突变也经常在胃中表现，不同的是SDHA外显率是微乎其微的。目前的证据显示，高度甲基化是SDH缺陷型GIST的主要特征，且以SDHC最为显著，并在统计学上显著高于c-kit突变型。在c-kit和SDH的突变比较中，证实约95%SDH表达型GIST存在c-kit突变，这在临床上可表现为Ⅰ型神经纤维瘤病。

2.BRAF基因突变型GIST

最新报道显示，V600E基因频繁地作为BRAF基因的突变替换而出现在野生型GIST中。不仅如此，BRAF突变也表现出与c-kit位点突变的显著相关性，并可能与甲磺酸伊马替尼治疗耐药有关。从信号蛋白的分布上看，BRAF是c-kit下游的接收信号之一，而V600E位于BRAF激酶区域，突变则可能导致跳过c-kit基因调控的生长。因此，BRAF突变后，肿瘤细胞非常可能表现为对c-kit抑制剂治疗的不敏感。

3.NF1基因突变型GIST

此种类型是一种常染色体显性遗传性疾病，顾名思义其发生于NF1基因突变。GIST是目前最常见的NF1基因突变相关性胃肠道肿瘤，在免疫组化染色分析上几乎均存在CD34的过表达现象，同时可有CD117不同程度的阳性显示，但目前并无证据证实其与c-kit突变有关。Yang等的研究结果显示，CD117也可以在无c-kit基因突变的状态下表达于伴发NF1的GIST。综上所述，NF1基因突变与GIST之间存在着密切关系，并能够显著增加GIST的危险程度，因此以NF1基因为靶点进行研究有助于进一步深入了解GIST的潜在机制。

（四）与GIST相关的其他基因

Ki-67、p16、p53、bcl-2、p15等基因在胃肠间质瘤中同样发挥作用，但目前报道较少，它们之间也可能存在某种协同或拮抗作用以最终确定GIST的结局。

第五节 其他

NF-κB信号通路参与了一些关键的生理功能，包括细胞增殖、凋亡、血管生成和炎症。30多年前，Sen首次将其描述为在B细胞或NF-κB中κ轻链基因附近的核因子。到目前为止，已知NF-κB不是一个单一的转录因子，而是一个五相关蛋白家族，它们共享一个N端REL同源结构域：RelA（p65）、RelB、c-Rel、NF-κB1（p105/p50）和NF-κB2（p100/p52）。同源结构域是二聚化、序列特异性DNA结合和抑制蛋白结合所必需的。两个独立的通路控制NF-κB信号的典型通路和非典型通路。

一、典型通路

广泛的受体如B细胞受体（BCR）、toll样受体（TLR）、核苷酸寡聚化结构域样受体（NOD）和TNF家族受体（TNFR）可以激活典型通路。因此，潜在的触发因素是来自细菌和病毒的病原体相关分子模式（PAMP）促炎细胞因子，如TNF和IL-1。所有的上游信号都集中在IκB激酶（IKK）复合物上，在未受刺激的B细胞中，iκB蛋白与RelA和p50结合，形成潜在的复合物，并保留在细胞质中。该典型通路的激活诱导了多聚泛素化和"NF-κB必需修饰剂"（NEMO）的激活，这导致了iKK催化亚基iKKα对iκB的磷酸化和随后的蛋白酶体降解。由于iκB的降解，p50/RelA和p50/c-Rel异质二聚体和p50/p50同型二聚体可以形成并易位到细胞核，在那里它们影响基因的表达。上调的蛋白包括各种细胞因子、趋化因子、黏附分子和抗凋亡蛋白（Bcl2、Bcl2相关蛋白A1、Bcl2样蛋白1）以及增殖促进蛋白，如cyclin-D2。在生理条件下，典型通路是短暂的，由于IκBα、IκBε和TNFAIP3/A20诱导的负自动调节器起作用。

二、非典型通路

一组更有限的触发器激活非典型通路，特别是TNF超家族成员的一个子集，如B细胞激活因子（BAFF，也被称为13B或BLyS）、淋巴毒素-β（LTβ）和CD40配体。非典型刺激导致TRAF2/3-cIAPE3连接酶复合物的不稳定，在未受刺激的细胞中，会诱导蛋白激酶NF-κB诱导激酶（NIK）的降解。稳定的蛋白激酶NIK磷酸化并激活IKKα，IKKα反过来磷酸化前体蛋白p100的C端丝氨酸残基。泛素-蛋白酶体系统介导的p100C端一半的降解产生p52，并最终导致RelB/p52异源二聚体的核易位。在生理条件下，非典型通路比典型通路激活有更长期的影响，如淋巴器官发生在适应性免疫的不同调节功能，包括上调CXCL13（CXCmotif趋化因子配体13，以前称为B淋巴细胞趋化剂）和TNFSF13B。淋巴瘤中的许多基因畸变通过典型通路激活NF-κB信号通路，这已经得到了最深入的研究。然而，非典型的NF-κB信号通路也参与了胃淋巴瘤的发病。此外，体外实验表明，幽门螺杆菌直接激活B淋巴细胞中的非典型NF-κB通路。然而，超过16个不同的、经常相互矛盾的信号级联涉及幽门螺杆菌诱导的促炎信号通路，这使得解释变得困难。

本章小结

尽管最近我们对胃占位性病变病理生理学的理解有了重要进展，但诊断为该疾病的患者预后仍然较差。不幸的是，我们对胃癌生物学的了解很少被转化为成功的临床管理和预防策略，因为其他癌症类型快速发生，如结肠直肠癌、肺癌和乳腺癌。胃癌的分子生物学（基因组学、表观遗传学和蛋白质组学水平）及其与其微生物环境的关系提供了新的见解。新的表观遗传学和蛋白质组衍生的生物标志物为早期诊断策略的发展确定了良好的前景。同样地，在胃癌患者中使用基于免疫的治疗方法也可能受益于交叉的信息，包括关于肿瘤的遗传景观、msi相关的突变负担和EBV阳性肿瘤的鉴定。最后，关于微生物群、癌症发展和治疗反应之间关系知识的不断涌现，也有可能转化为胃癌患者的临床相关信息。因此，我们对我们利用最新的工具和知识改变胃癌治疗和预防范式的短期和中期能力持乐观态度。

表4-5　胃占位性病变病因学

	胃占位性病变病因学
胃占位性病变类型	胃癌、胃肠间质瘤、胃淋巴瘤、胃肉瘤、胃脂肪瘤、胃平滑肌瘤、胃神经源性肿瘤、胃血管球瘤、胃血管瘤、胃炎症性纤维样息肉、胃炎症性肌纤维母细胞瘤、胃丛状纤维黏液瘤和胃类癌等。
病因	大多数胃占位性病变与遗传、饮食、细菌感染、病毒感染、遗传突变、胃酸分泌过多、胃黏膜屏障破坏、免疫系统损害、吸烟、饮酒和不良生活方式等有关。其中，胃癌、胃淋巴瘤和胃间质瘤发生的主要病因如下： 胃癌病因： ①环境因素：幽门螺杆菌、Epstein-Barr病毒、非幽门螺杆菌菌群和生态环境等。 ②饮食因素：饮食类别（缺乏果蔬摄入）、铁缺乏和吸烟等。 ③遗传因素：基因组学、甲基化、蛋白质组学和血型等。 胃淋巴瘤病因： ①环境因素：抗原刺激和幽门螺杆菌感染等。 ②遗传因素：t(11;18)(q21;q21)、t(14;18)(q32;q21)、t(1;14)(p22;q32)和t(2;3)(p22;p12)、t(3;14)(p13;q32)、其他转移、其他遗传突变等。 胃间质瘤病因： 遗传因素：c-kit基因突变、PDGFRA基因突变、SDH缺陷、BRAF基因突变和NF1基因突变等。
临床表现	一般为腹痛、腹胀、食欲不振及消化不良等非特异症状，占位较大时可伴有梗阻。 胃癌、胃间质瘤、胃淋巴瘤和胃肉瘤可表现癌症相关症状，如黑便、贫血、乏力、消瘦等。部分合并胃黏膜溃疡者可表现为类似于溃疡样改变。
诊断与鉴别诊断	诊断：结合临床症状，辅以B超、CT、MRI等影像学检查及内镜下活检确诊。 鉴别诊断：各类胃占位性病变可互为鉴别诊断。

（郭凌云）

参考文献

[1] ZHAO S, BI Y, WANG Z, et al. Accuracy evaluation of combining gastroscopy, multi-slice spiral CT, Her-2, and tumor markers in gastric cancer staging diagnosis[J]. World Journal of Surgical Oncology, 2022, 20(1): 152-160.

[2] BRAY F, FERLAY J, SOERJOM I, et al. Global cancer statistics 2018: GLOBOCAN estimates of incidence and mortality worldwide for 36 cancers in 185 countries[J]. Cancer Journal for Clinicians, 2018, 68(6): 394-424.

[3] Anderson W, Rabkin C, Turner N, et al. The changing face of noncardia gastric cancer incidence among US non-Hispanic whites[J]. Journal of the National Cancer Institute, 2018, 110(6): 608-615.

[4] NOTO J, CHOPRA A, LOH T, et al. Pan-genomic analyses identify key Helicobacter pylori pathogenic loci modified by carcinogenic host microenvironments[J]. Gut, 2018, 67(10): 1793-1804.

[5] ZHANG W, CHEN H, ZHU L, et al. Gastroduodenal intussusception caused by gastric gastrointestinal stromal tumor in adults: a case report and literature review[J]. Journal of International Medical Research, 2022, 50(5): 665805596.

[6] MADHUSUDHAN K, DAS P. Mesenchymal tumors of the stomach: radiologic and pathologic correlation[J]. Abdom Radiol (NY), 2022, 47(6): 1988-2003.

[7] Hagen S, Ang L, Zheng Y, et al. Loss of tight junction protein Claudin 18 promotes progressive neoplasia development in mouse stomach[J]. Gastroenterology,2018,155(6):1852-1867.

[8] SIERRA J, SUAREZ, PIAZUELO M, et al. a - Difluoromethylornithine reduces gastric carcinogenesis by causing mutations in Helicobacter pylori cag[J]. Proceedings of the National Academy of Sciences of the United States of America,2019,116(11):5077-5085.

[9] SIERRA J, ASIM M, VERRIERE T, et al. Epidermal growth factor receptor inhibition down regulates Helicobacter pylori - induced epithelial inflammatory responses[J]. Gut,2018,67(7):1247-1260.

[10] YANG Q, YASUDA T, CHOI E, et al. MEK inhibitor reverses metaplasia and allows reemergence of normal lineages in Helicobacter pyloriinfected gerbils[J]. Gastroenterology,2019,156(3):577-581.

[11] RADERER M, KIESEWETTER B, MAYERHOEFER M. Positron emission tomography/magnetic resonance imaging (PET/MRI) vs. gastroscopy: Can it improve detection of extranodal marginal zone lymphomas of the stomach following H. pylori treatment[J]. Expert Review of Hematology,2022,15(7):565-571.

[12] MARQUES P, SANTOS A, GERMANO A. Ulcerated Gastric Lipoma Presenting with Gastrointestinal Bleeding and Hypovolemic Shock[J]. Journal of the Belgian Society of Radiology,2022,106(1):20-28.

[13] KANG W, XUE L, TIAN Y. Leiomyosarcoma of the stomach: A case report[J]. World Journal of Clinical Cases,2019,7(21):3575-3582.

[14] WU Z, SHI L. Laparoscopic enucleation for gastric leiomyoma in the antrum (with video)[J]. Asian Journal of Surgery,2022,45(7):1473-1474.

[15] PEREIRA J, FERREIRA R M, PINTO I, et al. Helicobacter pylori Infection, the Gastric Microbiome and Gastric Cancer[J]. Advances in Experimental Medicine and Biology,2019,11(49):195-210.

[16] LIU X, SHAO L, LIU X, et al. Alterations of gastric mucosal microbiota across different stomach microhabitats in a cohort of 276 patients with gastric cancer[J]. Ebio Medicine,2019,40:336-348.

[17] SUN J, LI X, YIN J, et al, A screening method for gastric cancer by oral microbiome detection[J]. Oncology Reports,2018,39(5):2217-2224.

[18] WU J, XU S, XIANG C, et al. Tongue coating microbiota community and risk effect on gastric cancer[J]. Journal of Cancer,2018,9(21):4039-4048.

[19] XU J, XIANG C, ZHANG C, et al. Microbial biomarkers of common tongue coatings in patients with gastric cancer[J]. Microbial Pathogenesis,2019,127:97-105.

[20] CUI J, CUI H, YANG M, et al. Tongue coating microbiome as a potential biomarker for gastritis including precancerous cascade[J]. Protein Cell,2019,10(7):496-509.

[21] HU YL, PANG W, HUANG Y, The gastric microbiome is perturbed in advanced gastric adenocarcinoma identified through shotgun metagenomics[J]. Front Cell Infect Microbiol,2018,8:433-445.

[22] OH SC, SOHN BH, CHEONG JH, et al. Clinical and genomic landscape of gastric cancer with a mesenchymal phenotype[J]. Nat Commun,2018,9(1):17-77.

[23] ANDERSON B, SUH Y, CHOI B, et al. Detection of gastric cancer with novel methylated DNA markers: discovery, tissue validation, and pilot testing in plasma[J]. Clinical Cancer Research,2018,24(22):5724-5734.

第五章 幽门螺杆菌与胃占位性疾病

第一节 幽门螺杆菌

一、生物学性状

（一）形态与染色

幽门螺杆菌是一种革兰染色阴性的单极多鞭毛螺旋形或弧形弯曲杆菌，菌体长2~4 μm，宽0.5~1.0 μm，运动活泼，有菌毛。幽门螺杆菌的形态可以发生变化，当使用抗生素治疗或胃黏膜发生病理性改变时，其可由螺杆状转变为圆球形。球形的幽门螺杆菌细胞黏附力低，尿素酶活性低，机体炎症反应弱，具有生存能力，不能繁殖，没有传染性，但不容易被根除且有一定返祖能力。

（二）培养特性

幽门螺杆菌是一种微需氧菌，生长时需5%~10%的二氧化碳和5%的氧气，营养要求高，培养时需加入动物血清或血液，最适生长温度为37 ℃，培养2~6天可见针尖状无色透明菌落。

（三）生化反应

生化反应不活泼，不能分解糖类。过氧化氢酶和氧化酶阳性，并且尿素酶含量丰富。

二、流行病学

（一）流行病学特征

全球将近有一半的人感染幽门螺杆菌，最近的一项研究显示有44亿人幽门螺杆菌检测阳性，在不同地区感染率有差异。我国是幽门螺杆菌感染的高发国家，流行病学调查显示我国幽门螺杆菌感染率为43.0%~45.5%，平均为44.2%。在我国，不同省份间幽门螺杆菌感染率存在着差异，主要是西北地区和西南地区幽门螺杆菌感染率较高，并且研究表明幽门螺杆菌感染随着年龄的增长而增加，幽门螺杆菌感染的年龄与疾病的结局有一定的关系。

（二）传播方式

1. 口-口传播

许多资料证实，幽门螺杆菌可存在于唾液、胃液、反流呕吐物和牙斑中。胃反流将幽门螺杆菌带入口腔，口腔成为储存库而唾液成为传播媒介。一篇 Meta 分析显示胃中有幽门螺杆菌感染者口腔感染率远高于胃中无幽门螺杆菌者。

2. 粪-口传播

有学者发现幽门螺杆菌与甲型肝炎的血清学存在高度一致性，在人末段结肠和直肠分泌物中可培养到幽门螺杆菌，这些都提示幽门螺杆菌可通过粪-口途径传播。大肠中培养到的幽门螺杆菌以球形存在，这为排出体外的幽门螺杆菌能够存活并传播提供了依据。

3. 环境传播

关于饮用水是否会引起幽门螺杆菌感染的研究结果存在争议，有人利用荧光原位杂交技术从污水中成功培养出活菌，但也有研究发现饮用水与幽门螺杆菌感染并不存在联系。食物会造成幽门螺杆菌感染，一项波兰的研究发现牧羊人幽门螺杆菌感染率高达97.6%，远高于一般人群。还有文献报道绵羊胃中分离出了幽门螺杆菌且与人感染的幽门螺杆菌具有高度同源性，在动物奶制品中也发现该细菌，但这一方面的研究较少，需要更多的流行病学证据和实验结果来证实食物传播这一途径。

三、致病性与免疫性

幽门螺杆菌的致病过程十分复杂，有两类因子尤其重要：定植因子和毒力因子。幽门螺杆菌需要在胃内附着、繁殖才会引起疾病，其定植有以下四步：能够在胃酸性环境中存活；鞭毛摆动介导细菌向上皮细胞移动；黏附素-受体相互作用介导细菌附着于宿主细胞；释放毒素引起组织损伤。幽门螺杆菌产生的尿素酶分解胃中的尿素生成氨，在菌体表面形成"氨云"，中和胃酸，缓解局部胃酸的杀菌作用。此外，尿素酶还具有免疫调节功能，可以诱导炎症因子、趋化炎性细胞、阻碍调理、诱导细胞凋亡，并具有抗氧化应激作用，这是幽门螺杆菌在炎症部位存活的重要因素。幽门螺杆菌的运动能力是其生存条件之一，与其外形和鞭毛密切相关。幽门螺杆菌的螺旋形态有利于穿过黏液层到达胃黏膜上皮细胞。关于在胃黏蛋白培养基上游泳速度直杆形比螺旋形低。鞭毛摆动是主要的动力来源，幽门螺杆菌的趋化性也有利于其移动。细菌黏附素与胃黏液蛋白和胃黏膜表面受体结合介导黏附，血型抗原黏附素（BabA）可以与口腔和胃内的许多受体结合，Lewis b 血型抗原（Leb）在胃上皮细胞占优势，是 BabA 结合的主要受体。幽门螺杆菌外膜蛋白 Q（HopQ）能与人癌胚抗原相关的细胞黏附分子家族（CEACAMs）相结合，并且部分 HopQ 可借助与可溶的分泌型受体 CEACAM1、CEACAM6 结合来避免过度的胃上皮黏附。还有一些其他黏附因子，如脂多糖、相关脂蛋白 A 和 B、外膜蛋白 Z 等，生物膜也有助于幽门螺杆菌的定植，还可以帮助其逃避免疫攻击。还有研究发现高盐饮食有利于幽门螺杆菌的定植。

幽门螺杆菌能产生多种毒力因子，各毒力因子引起损伤的机制有区别（见表5-1）。细胞毒素相关蛋白 A（CagA）是最重要的毒力因子，根据 CagA 基因是否会编码蛋白分为 I 型和 II 型，I 型能编码 CagA，致病性更强，细菌代谢前体脂多糖合成后转移到胃黏膜上皮细胞，激活与肿瘤坏死因子相互作用的蛋白质驱动炎症反应，CagA 可引发机体释放高水平的白细胞介素-8产生炎症反应，CagA 在胃上皮细胞经酪氨酸磷酸化与相应结构作用，可影响细胞信号转导（如细胞外信号调节激酶/丝裂原活化蛋白激酶途径），未磷酸化的 CagA 与其他信号蛋白结合，激活 PI-3k/Akt、NF-κB、Wnt/β-catenin 和 Ras 信号通路，这些通路的激活促进上皮增生和炎症发生。CagA 使调节肠道分化的转录因子 CDX1 异常表达，促进细胞增殖和迁移，胃上皮化生，导致癌变。同时，CagA 会影响胃上皮细胞抑制肿瘤发生的机制。空泡毒素 A（VacA）最重要的特性就是在细胞内形成空泡，促进凋亡。VacA 影响宿主细胞物质运输，破坏线粒体功能，使质膜去极化及各种离子外排，有研究发现 VacA 通过 TOM 复合物进入线粒体内外膜间经 PGAM5 插入内膜，由 PINK1/Parkin 途径介导线粒体自噬。而且，VacA 能抑制免疫细胞的活化和增殖使机体免疫反应失调。除了上述两种主要的毒力因子，上皮接触毒性蛋白（IceA）、外层炎症蛋白（OipA）、十二指肠溃疡诱导因子（DupA）等诱导炎症因子的释放，促进中性粒细胞的浸润，增加溃疡性疾病的发生。

表 5-1 幽门螺杆菌的致病因子

细菌组成	毒力因子	细菌毒力机制
鞭毛	鞭毛	介导细胞运动
		趋化白细胞
		炎症和免疫反应
黏附素	血型抗原结合黏附素（BabA）	黏附胃上皮细胞
		传递毒素
		促进炎症反应
	唾液酸结合黏附素（SabA）	中性粒细胞活化
		定植
		氧化应激
		黏附胃上皮细胞
		黏附相关脂蛋白 A 和 B 定植
		形成生物膜
		释放促炎因子
	乳酸钠特异黏附素	黏附胃上皮细胞
酶	脲酶	抗酸
		迁移增殖
		营养细菌
		调节宿主免疫反应
		血小板活化
		血管生成
	过氧化氢酶	DNA 损伤和诱变
		诱导炎症
		避免吞噬
	超氧化物酶歧化酶	胃定植
		抵抗活性氧

续表 5-1

细菌组成	毒力因子	细菌毒力机制
酶	超氧化物酶歧化酶	抑制细胞因子的合成
		活化巨噬细胞
	精氨酸酶	细胞凋亡
		抗酸
		抑制T细胞和B细胞生成使免疫反应失调
		巨噬细胞凋亡
	磷脂酶	降解脂质
		溶解黏液层
		诱导慢性炎症
		胃定植
	胆固醇α-葡萄糖基转移酶	逃逸免疫和吞噬
		分泌促炎因子
		介导抗生素耐药
		细菌生长
	γ-谷氨酰转肽酶	促进SOR释放
		细胞凋亡和坏死
		诱导促炎因子的释放
		DNA损伤
		细胞活力下降
	高温丝氨酸蛋白酶A(HTRA)	胃上皮损伤
		细菌迁移
蛋白质	细胞毒素相关基因A(CagA)	诱导炎症反应
		细菌运动
		活化成纤维细胞
		癌基因形成(RUNX3、ASPP2、CDX1、AFADIN基因失调)
		microRNA-134、PDCD4、GSK-3表达下调
		通过诱导肿瘤干细胞样特点促进肿瘤进展
	空泡细胞毒素(VacA)	诱导自噬和自噬体形成
		诱导细胞凋亡和坏死
		抑制T细胞和B细胞生成使免疫反应失调

续表 5-1

细菌组成	毒力因子	细菌毒力机制
蛋白质	外层炎症蛋白(OipA)	诱导凋亡
		诱导促炎因子的释放
		传递CagA
		促进microRNA-30b的表达
	外膜蛋白Q(HopQ)	介导细菌黏附到胃上皮细胞
		抗酸
		诱导促炎因子的释放
		抑制免疫反应
	外膜蛋白Z	黏附胃上皮细胞
		促进胃酸分泌
	中性粒细胞激活蛋白(NAP)	促进中性粒细胞黏附在胃上皮细胞
	热休克蛋白(Hsps)	维持细胞蛋白完整功能和结构特征
		促进慢性炎症和血管生成
		黏附胃上皮细胞
		诱导细胞凋亡自噬
		激活脲酶
		促进胃肿瘤细胞迁移
毒素	脂多糖(LPS)	通过中性粒细胞活化刺激炎症反应
		保护细菌
		减少胃黏膜黏液产生
其他	Lewis抗原	避免宿主攻击
		保护细菌
		促进细菌黏附
	促十二指肠溃疡基因A(DupA)	促进炎症反应
		诱导细胞凋亡(内源性途径)
		对酸性环境耐受

机体对幽门螺杆菌感染产生免疫反应。在感染者血液、胃液和唾液中可检测到特异性IgG和IgA抗体，其会诱发一定程度的细胞免疫应答。机体产生的免疫应答很难有效清除该病原菌感染，可能与该菌的免疫逃逸有关。幽门螺杆菌可以躲避那些对革兰阴性肠病原体特异的受体，具有抵抗吞噬的能力，可以靶向破坏NADPH氧化酶，导致吞噬体功能障碍。VacA可以影响细胞内钙信号通路，谷氨酰转肽酶能抑制免疫细胞的增殖。CagA诱导表达Th1 Fas配体促使其凋亡抑制机体的免疫。OipA能抑制树突状细胞的成熟，减少白细胞介素-10分泌。幽门螺杆菌可以改变脂多糖

的结构减弱了免疫原性，躲避了模式识别受体家族的识别从而逃避机体免疫系统的攻击。

四、检测

(一) 侵入性试验

1. 直接镜检

胃镜下取胃黏膜组织活检标本，涂片后作革兰染色，观察革兰阴性弯曲状或螺旋形细菌。

2. 快速尿素酶试验

将胃黏膜活检组织加入以酚红为指示剂的尿素试剂中，如果试剂由黄变红则为阳性，提示胃黏膜组织中可能有活的幽门螺杆菌，但是这种方法只能提供是否有细菌感染且受干扰因素干扰。

3. 细菌培养

将胃黏膜活检组织直接或研磨后接种于含抗生素的选择培养基，微需氧条件下培养。但是由于培养条件的严苛加上污染菌过度增殖和其他污染物抑制幽门螺杆菌的生长，细菌培养的结果并不理想。

4. 基因诊断技术

该技术包括核酸分子杂交和聚合酶链反应（PCR）。PCR不仅能检测有无感染，还能区分感染的细菌基因型，即使在感染数量很低时，该技术的敏感性仍很高且不受临床用药的干扰。

(二) 非侵入性试验

1. 尿素呼气试验

目前有两种类型的碳核素：^{13}C 和 ^{14}C，该项试验基于幽门螺杆菌产生尿素酶分解尿素生成氨和二氧化碳，再用同位素比值质谱仪检测标有核素的二氧化碳。由于 ^{14}C 具有放射性，不适用于儿童和妇女，所以 ^{13}C 更广泛用于临床。

2. ^{15}N-尿氨排出试验

其原理与尿素呼气试验相同，无放射性，但是其排泄依赖肝、肾，所以肝、肾功能不全的病人不建议使用。并且有研究显示该试验准确性不如尿素呼气试验，故临床较少应用。

3. 血清学检测

目前幽门螺杆菌血清学检测方法主要有酶联免疫吸附法、免疫印迹技术和酶免疫分析法等，不同的检测方法应用有差异，现在应用最广泛的就是酶联免疫吸附法。幽门螺杆菌感染后数周才会出现抗体，并且在细菌清除后也能持续几个月，阴性也无法排除感染，只能用于筛查试验。

4. 粪便抗原检测

该试验不需要服用任何试剂，在尿素呼气试验不适用时，是一种良好的替代方法。但是这种方法需要细菌在胃内达到一定的水平，药物治疗会干扰检测结果出现假阴性。

五、治疗

(一) 三联疗法

质子泵抑制剂（PPI）+阿莫西林+克拉霉素作为标准的三联疗法广泛地应用于临床，但随着临床的大量使用，细菌的耐药性增加，幽门螺杆菌的根除率下降。第五次全国幽门螺杆菌感染处理共识报告指出，如果要选择含有克拉霉素、甲硝唑或左氧氟沙星的三联方案，用药前应进行药敏试验。考虑到左氧氟沙星的高耐药率，不建议将其用于初治方案而是用于补救治疗方案。

（二）四联疗法

四联疗法包括非铋剂四联方案和铋剂四联方案。非铋剂四联方案（PPI+克拉霉素+阿莫西林+甲硝唑）根据给药方法不同分为序贯疗法、伴同疗法和混合疗法。在克拉霉素和甲硝唑耐药率高的地区并不推荐此种方案。含铋剂的四联方案（PPI+铋剂+两种抗生素组合）可作为经验性根除幽门螺杆菌的首选方案，我国现有7种组合（阿莫西林+克拉霉素，阿莫西林+左氧氟沙星，阿莫西林+呋喃唑酮，四环素+甲硝唑，四环素+呋喃唑酮，阿莫西林+甲硝唑，阿莫西林+四环素）。一项高剂量二联疗法与四联疗法的Meta分析结果表明，高剂量二联疗法的效果与四联疗法的效果相当并且不良反应事件更少。

（三）草药

一些植物提取物或其特定化学物质对幽门螺杆菌具有抗菌活性，它们通过抑制细菌DNA回旋酶、毒力因子和脲酶等来抑制幽门螺杆菌定植和繁殖。姜黄素对耐药的幽门螺杆菌仍有效，并且与抗生素有协同作用。姜黄素、槲皮素的抗菌活性在小鼠模型中得到验证，大蒜素的活性在人体试验中得到验证。总之，大多数研究支持植物提取物与抗生素联合使用比单用抗生素治疗幽门螺杆菌更有效。

（四）益生菌

益生菌作为肠道微生物制剂，用于调节肠道微生态的失衡，故被临床用于幽门螺杆菌感染的治疗。但是益生菌提高幽门螺杆菌根除率的效果存在差异，有的研究只表明了联合益生菌可以减少不良反应，却未能提高根除率，所以益生菌的作用尚不清楚。

第二节　幽门螺杆菌与胃良性占位性疾病

一、胃息肉概述

胃息肉（GPs）是起源于胃黏膜层或黏膜下层的突向胃腔的宽基底或带蒂的隆起性病变，GPs发生癌变的风险与病理类型有关。根据组织病理可将胃息肉分为非肿瘤性息肉和肿瘤性息肉，非肿瘤性息肉包括胃底腺息肉（FGPs）、胃增生性息肉（GHPs）、胃炎性纤维性息肉、Peutz-Jeghers综合征、幼年性息肉病综合征、Cronkhite-Canada综合征。肿瘤性息肉包括管状腺瘤、绒毛状腺瘤、管状绒毛状腺瘤、幽门腺腺瘤、腺癌和神经内分泌肿瘤（NET）。研究发现，某些病理类型的胃息肉与幽门螺杆菌感染有关。

二、胃息肉的临床特征

（一）胃增生性息肉

GHPs发病部位以胃窦、胃体为主，以增生性小凹伴有炎症基质为特征，本质上是胃局部的炎症反应，胃黏膜细胞过度增殖，与幽门螺杆菌感染关系密切，在该菌感染率高的地区，GHPs较为常见。其发生可能与幽门螺杆菌产生毒力因子，介导炎症因子的释放使原癌基因过表达，抑制细胞凋亡，幽门螺杆菌诱导的白细胞介素-8通过整合素和金属蛋白酶激活表皮生长因子促进细胞增殖。GHPs很少进展成肿瘤，但当息肉有蒂且大于10 mm时，其发展成肿瘤的风险增加。要重视增生性息肉的活检和幽门螺杆菌感染的检测，对幽门螺杆菌感染进行根治，有利于胃癌的早期预防，有研究发现息肉治疗但未根除幽门螺杆菌者癌变风险增加4%。目前建议对>5 mm的GHPs行切除术。

（二）胃底腺息肉

FGPs主要分布在胃底和胃体，由一个或多个扩张的泌酸腺组成，内衬扁平的壁细胞和黏液细胞。在各类型息肉中平均直径最小，80%直径<5 mm，99%直径<10 mm，包括散发性胃底腺息肉和家族性腺瘤息肉病，FGPs通常是良性病变，癌变风险很低，但家族性腺瘤息肉病患者中的胃底腺息肉有可能发展为胃癌且这种情况的发生率正在增加。据报道，FGPs的发生与APC基因变异有关，与幽门螺杆菌感染呈负相关，而质子泵抑制剂的应用以时间和剂量依赖性的方式诱导FGPs。幽门螺杆菌感染后产生酶溶解黏液，防止胃底腺囊性扩张，这是其抑制FGPs发生的可能机制，而质子泵抑制剂诱导FGPs的具体机制尚不清楚，可能与泌酸腺中分泌物潴留引起囊性扩张有关。通常FGPs无须切除，若息肉较大或黏膜糜烂等异常，往往需再次活检明确诊断。

（三）胃腺瘤

胃腺瘤是公认的癌前病变，可发生于胃的任何部位，好发于胃窦，常在萎缩性胃炎基础上发生，其癌变的风险与大小和类型有关。按照来源，腺瘤可分为上皮来源腺瘤和胃腺来源腺瘤两大类，前者包括肠腺瘤和小凹腺瘤，后者包括幽门腺瘤和泌酸腺瘤。肠腺瘤和幽门腺瘤具有高度恶变的可能，小凹腺瘤通常不恶变。肠腺瘤与结肠腺瘤基本上无法区分，它们都以假复层柱状上皮、细长、铅笔形和重叠的细胞核和成簇的染色质为特征。切片中可以观察到不同数量的杯状细胞、潘氏细胞，甚至神经内分泌细胞。大多数息肉呈管状，但也可以观察到管状绒毛状或绒毛状结构。小凹腺瘤与增生性息肉一样都是由柱状或立方小凹上皮组成，顶端有中性黏蛋白帽，小凹腺瘤特征性地表达MUC5AC和MUC6。这两种组织学亚型都存在APC、KRAS、ERBB和TP53基因的改变，并且还可能有错配修复基因的失活。幽门腺瘤最常在泌酸黏膜中检测到，平均直径为20 mm，低级别幽门腺瘤由紧密排列的均匀小管组成，小管内衬单层立方细胞或柱状细胞，胞质淡嗜酸性，基底核圆形，这些细胞显示出特征性的磨玻璃外观，并且与中央凹细胞不同，它们没有形成良好的顶端黏蛋白帽，基质通常很少。高级病变表现出更复杂的结构，通常呈筛状外观和恶性倾向的细胞学特征，包括更高的核质比、核深染、核极性丧失和突出的核仁。免疫组化上幽门腺分化的标志是表达MUC6，还经常在局部检测到中央凹标志物MUC5AC，目前已识别出三种模式："混合型"（最常见，具有可变比例的MUC6和MUC5AC标记）、"纯幽门型"（以弥漫性MUC6染色为特征，但在表面覆盖的小凹上皮仍表达MUC5AC）和比较罕见的"中央凹型"（MUC5AC弥漫性表达，MUC6阳性仅限于腺体的基底部分）。

（四）胃炎性纤维性息肉

胃炎性纤维性息肉也称为"胃Vanek肿瘤"，是极为罕见的病变，在所有胃息肉中占比不到0.1%。内镜下表现为质硬、单个、有蒂或无蒂，有溃烂。组织学表现为黏膜下增生和以嗜酸性粒细胞为主的炎性浸润。因此，这种息肉有时也被称为嗜酸性肉芽肿。邻近黏膜的变化没有标志性，发病机制尚不清楚，免疫组织化学染色表明该息肉起源于树突状细胞。有研究发现该息肉存在PDGFRA过表达和突变。虽然该息肉被认为是良性的，但有超一半病例存在着血小板衍生生长因子受体α基因的突变，该基因突变有可能导致癌变的发生。虽然有研究认为幽门螺杆菌感染与该息肉存在关系，但具体关系尚不清楚。

（五）胃神经内分泌肿瘤（NET）

胃NET源自肠嗜铬样细胞，是具有惰性行为和神经内分泌分化的罕见病变。胃NET大致分为三种不同的亚型，具有不同的临床特征、病理生理、侵袭性和预后。Ⅰ型胃NET与自身免疫性或幽门螺杆菌感染引起的萎缩性胃炎有关。Ⅱ型胃NET通常见于患有多发性内分泌肿瘤（MEN）-1相关胃泌素瘤的患者，这会导致Zollinger-Ellison综合征（ZES）。ZES患者的胃底黏膜常肥厚，泌酸腺长而密，无明显炎症。Ⅲ型胃NET与高胃泌素血症无关，通常是孤立的，出现在正常的胃黏膜中，并且不伴有肠嗜铬样细胞增生，诊断时转移率高，预后差。这是胃NET传统的三种亚型，现在有研究描述了一种更罕见的亚型，即所谓的Ⅳ型，除了胃酸缺乏外，其特征与Ⅱ型胃NET相似。Ⅰ型胃NET和Ⅱ型胃NET都与空腹血清胃泌素水平升高有关，但两种类型的高胃泌素血症的机制不同。正常情况下，食物刺激胃窦G细胞产生促胃泌素作用于肠嗜铬样细胞产生组胺，组胺再作用于壁细胞促进胃酸的分泌。这一过程受到负反馈调节，D细胞产生的生长抑素可以抑制G细胞释放促胃泌素。在Ⅰ型胃NET中，慢性萎缩性胃炎导致壁细胞进行性丢失使胃酸缺乏，进而导致D细胞介导的负反馈作用减弱和G细胞增生诱导高胃泌素血症。胃泌素能促进肠嗜铬样细胞增生，高胃泌素血症引起肠嗜铬样细胞肥大，最终导致肠嗜铬样细胞NET。相反，在Ⅱ型胃NET中，高胃泌素血症和过多胃酸是由产生胃泌素的G细胞瘤（胃泌素瘤）引起。在Ⅲ型胃NET中胃泌素和胃酸的产生都是正常的。Ⅳ型胃NET被认为是由不明原因的酸分泌障碍导致的高胃泌素血症导致。几乎所有Ⅰ型胃NET和Ⅱ型胃NET都可以采取内镜切除术治疗，但Ⅲ型胃NET只有直径小且高度分化才适用此种方法治疗。

（六）Peutz-Jeghers综合征

Peutz-Jeghers综合征（PJS）是一种常染色体显性遗传病，与胃肠道息肉病、皮肤黏膜色素沉着和癌症易感性有关。PJS型错构瘤性息肉最常见于小肠，但也可发生在胃、大肠和肠外部位，包括肾盂、支气管、胆囊、鼻腔、膀胱和输尿管。胃肠道息肉可导致慢性出血、贫血、反复梗阻和肠套叠，需要反复进行剖腹探查和肠切除术。儿童时期皮肤黏膜色素沉着表现为口腔、眼睛、鼻孔周围、肛周区域和颊黏膜上呈现深蓝色至深棕色斑块。患有PJS的个体患各种上皮恶性肿瘤（结直肠癌、胃癌、胰腺癌、乳腺癌和卵巢癌）的风险较高。PJS的诊断主要基于临床表现，检测到STK11基因突变可确认诊断。常规内镜下息肉切除术可减少因肠套叠导致的紧急剖腹手术和肠切除，肠套叠和恶性肿瘤应以相应标准方式治疗。

（七）幼年性息肉病综合征

幼年性息肉病综合征（JPS）也是一种常染色体显性遗传病，发病部位在胃、小肠、结肠和直肠中。术语"幼年"是指息肉的类型，而不是息肉的发病年龄。大多数患有JPS的人在20岁时会出现一些息肉，有些人一生中可能只有4~5个息肉，而其亲属则可能会有100多个。大多数幼年性息肉是良性的，但是也有恶性转化的风险。JPS家族患胃肠道癌症的风险在9%~50%之间，以结肠癌为主，但也有胃癌、上消化道癌和胰腺癌的报道。JPS的诊断建立在具有以下任何一项的临床表现：结直肠幼年性息肉超过5个；整个胃肠道多处幼年息肉；任何数量的幼年性息肉和幼年性息肉病的家族史。如果临床特征不明确，可以检测SMAD4或BMPR1A基因是否存在突变。常规结肠镜检查和内镜下息肉切除术降低癌症、出血和肠梗阻的风险。当存在大量息肉时，可能需要切除全部或部分结肠或胃。

（八）Cronkhite-Canada综合征

Cronkhite-Canada综合征（CCS）是一种罕见的获得性息肉病，病因不明，可能与心理和躯体压力、自身免疫、幽门螺杆菌感染、过敏反应和基因突变等有关。CCS的典型特征是胃肠道症状，例如腹泻和皮肤变化（例如脱发、色素沉着和指甲萎缩）。内镜表现为除了食道外，遍布整个胃肠道的弥漫性息肉。CCS的病理类型主要包括炎性息肉、增生性息肉、错构瘤性息肉和腺瘤性息肉。CCS可并发多种疾病，具有癌变倾向，死亡率高。此外，CCS没有统一的标准治疗方法。

第三节 幽门螺杆菌与胃恶性占位病变

一、胃癌

（一）概述

胃癌（gastric cancer）是指任何起源于胃食管交界处和幽门之间区域的恶性肿瘤。绝大部分胃癌起源是上皮性的，被认为是腺癌。腺鳞癌、鳞状癌和未分化癌则很少见。胃癌的进展是一个逐步演变的过程。胃黏膜发生了一系列组织病理改变，包括萎缩性胃炎伴壁细胞团块丢失，肠上皮化生和不典型增生，最终导致胃癌的发生。

胃癌是一种全球性疾病，世界上第五大恶性肿瘤，虽然已不是世界上最常见的癌症，但由于一般在晚期时才确诊，死亡率很高，仍是癌症相关死亡的第三大常见原因。胃癌发病率在地域上存在很大的差异。比较各国，发生胃癌可能性最大的是东亚、东欧和南美洲，大部分北美和非洲地区发生胃癌可能性最低。我国属于发病率较高地区，其中以西北地区为甚。随着社会经济的发展和医疗服务水平的提高，世界大部分地区胃癌的发病率持续下降。此外，目前胃癌的5年相对生存率有了显著提高。

（二）病因及发病机制

胃癌的病因不明，机制不清，现一致认为是各种外界环境因素作用于具有遗传易感性的个体，经过长时间多步骤的逐步演化的结果（见图5-1）。

幽门螺杆菌是公认的生物致癌物，存在于严重胃炎和慢性萎缩性胃炎患者的胃黏膜中，已被认为是胃癌的重要危险因素。根据EPIYA基序周围的不同氨基酸序列可将其分为四种不同的基序，包括EPIYA-A、EPIYA-B、EPIYA-C和EPIYA-D。EPIYA-A和EPIYA-B在世界各地的菌株中普遍存在。EPIYA-C一般仅存在于西方国家的菌株中，并且CagA EPIYA-C基序数量的增加导致胃癌发生的风险提高。EPIYA-D基序目前仅在东亚菌株中发现。一项来自利比亚东部114例组织学证实胃癌的研究中，幽门螺杆菌的总体感染率高达67%。幽门螺杆菌感染对胃癌的影响可能取决于解剖位置，例如在幽门螺杆菌高流行区，近端胃癌的发生并不常见。代谢综合征和肥胖患者感染幽门螺杆菌的概率增加。在日本的一项研究中，高血糖已被证明是幽门螺杆菌诱导胃癌发生的共同危险因素。另一项前瞻性研究中，高血红蛋白A1c水平（>6.0%）和幽门螺杆菌感染受试者的胃癌发病率明显较高。

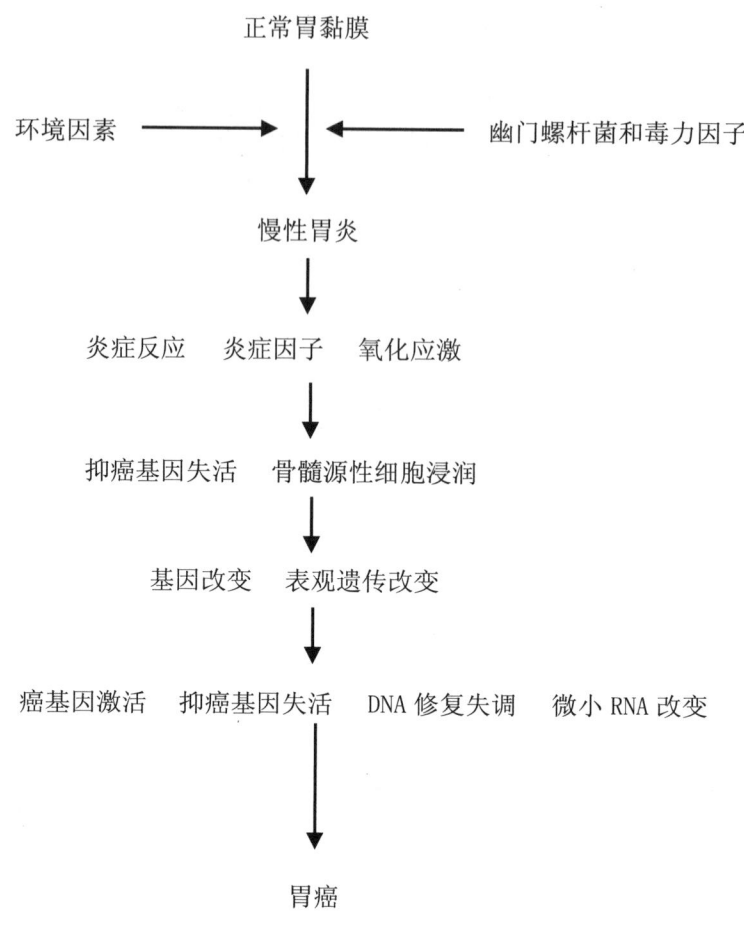

图 5-1　胃癌的演变过程（原创）

幽门螺杆菌感染的结果是由宿主遗传因素、宿主环境及感染菌株的致病性之间的复杂相互作用共同决定的：

1. 感染菌株的致病性

（1）cag PAI

幽门螺杆菌的最重要毒力因子之一是 cag 致病岛（cag pathogenicity island，cag PAI）。cag PAI 是一种 DNA 插入元件，编码 CagA 基因及其他相关基因，以构成 Cag Ⅳ型分泌系统，从而通过这种分泌系统跨过细胞膜，将 CagA 输送至胃黏膜上皮细胞中。系列研究表明 CagA 可能通过以下信号途径在胃黏膜细胞的异常增殖中发挥重要作用。细胞的异常增殖是细胞转化即癌变的一个重要信号。

在胃黏膜细胞中，CagA 被细胞内的酪氨酸激酶在谷氨酸-脯氨酸-异亮氨酸-酪氨酸-丙氨酸（EPIYA）基序处的酪氨酸磷酸化，磷酸化的 CagA 与含有 SH2 结构域的蛋白酪氨酸酶（srchomology 2 domain-containing protein tyrosine phosphatase，SHP2）结合并激活该酶。活化的 SHP2 进而诱导 Ras（rat sarcoma virus）-ERK（extracellular signal-regulated kinases）信号通路介导的有丝分裂。随着 ERK 的核易位，ERK 磷酸化并激活转录激活因子 E-26 样蛋白-1（E-26-like protein-1，ELK1）。活化的 ELK1 与血清反应因子（serum response factor，SRF）共同结合于血清反应元件（serum response elements，SREs）上，从而诱导包括 c-Fos 和 c-Jun 的早期基因表达。c-Fos 和 c-Jun 构成激活蛋白-1（the activator protein-1，AP-1）转录因子，诱导晚期基因细胞周期蛋白 D（cyclin D）的表达。cyclin D 的活化标志着有丝分裂系列进程的启动。cyclin D 表达水平的增高促使CDK4/6（cyclin-dependent kinase4/6）活性提高，导致视网膜母细胞瘤蛋白（retinoblastoma protein，pRB）的磷酸化，从而使得E2F从pRB-E2F复合物中分离释放。E2F通过cyclin E的作用，诱导进入细胞周期S期。活化的cyclin-E-CDK2复合物在复制起点磷酸化微型染色体维持（minichromosomal maintenance，MCM）解旋酶以启动DNA复制，使得胃黏膜细胞异常增殖（见图5-2）。

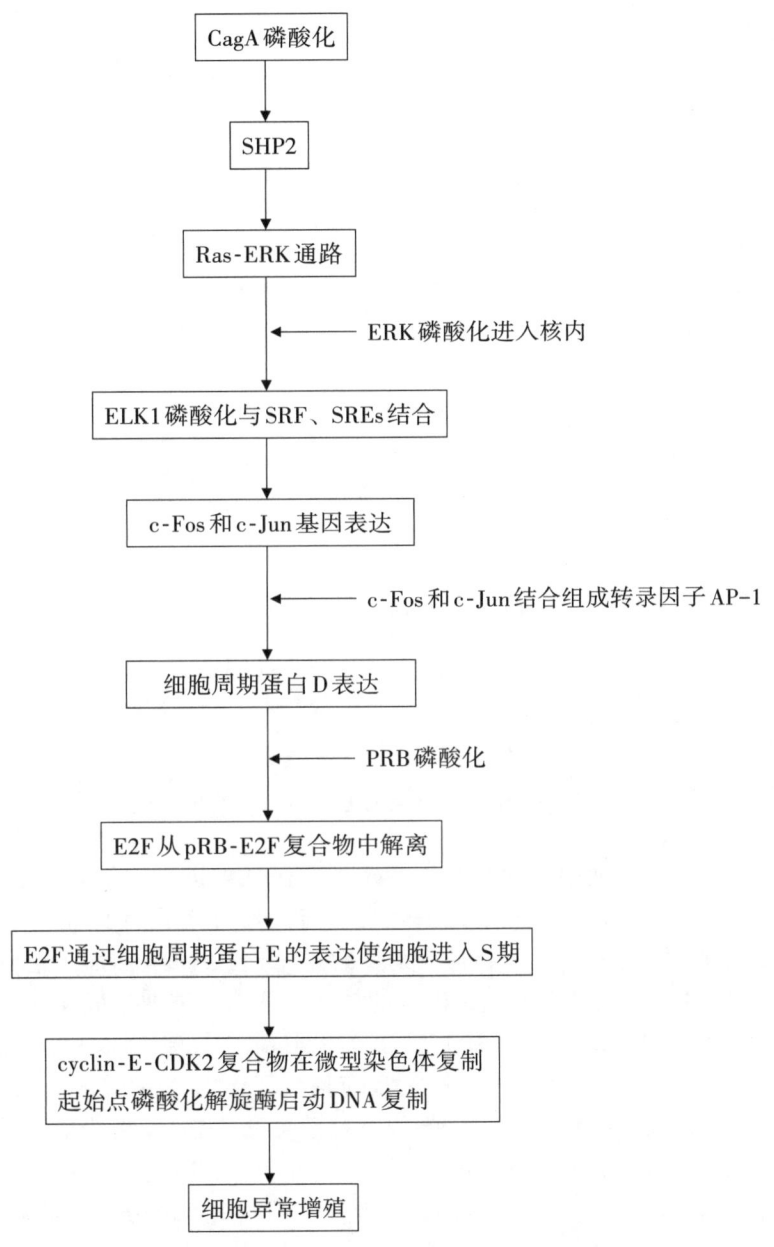

图5-2　CagA通过Ras-ERK信号通路参与胃癌的发生（原创）

此外，非磷酸化的CagA也能诱导胃黏膜细胞的异常增殖，主要包括两种途径。一种途径：非磷酸化的CagA通过与细胞中的上皮钙黏蛋白（epithelial cadherin，E-cadherin）相互作用，导致E-cadherin和β-catenin复合物解离。解离后的β-catenin逐渐积累于细胞中，随之进行核易位与TCF转录因子相结合，诱导cyclin D1和c-Myc基因的表达，从而使得异常细胞增殖。另一种途径：非磷酸化的CagA与生长因子受体结合蛋白2（growth factor receptor-bound protein 2，Grb-2）

相关的SOS（Son of Sevenless，一种鸟嘌呤核苷酸交换因子）相互作用，从而激活介导与细胞增殖相关的Ras-MEK-ERK信号通路，引发细胞的异常增殖（见图5-3）。

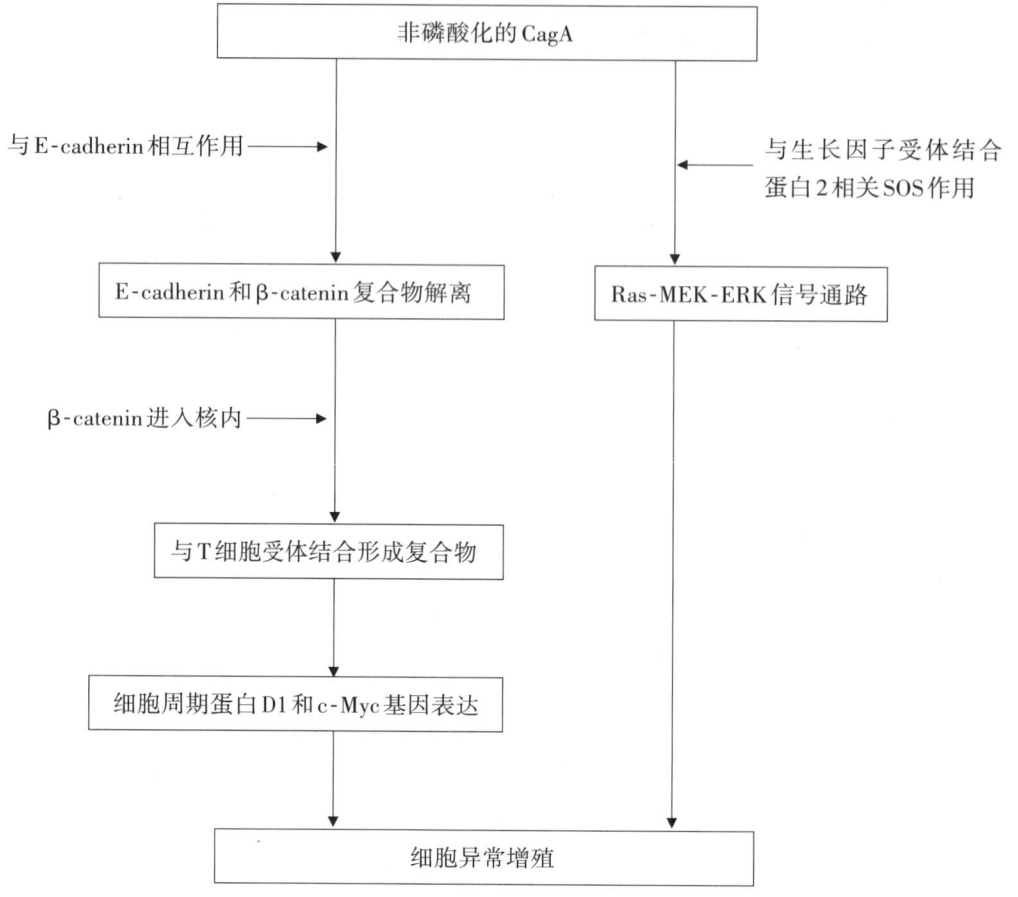

图5-3　CagA非磷酸化途径参与胃癌的发生（原创）

CagA也可通过破坏细胞与细胞间的紧密连接及细胞极性促进肿瘤细胞的演变。非磷酸化的CagA还可与上皮紧密连接支架蛋白ZO-1、跨膜蛋白、连接黏附分子-A相互作用，导致在远离细胞-细胞接触位点的细菌附着位点处新生但不完整的紧密连接组装。CagA还直接结合PAR1b-MARK2，抑制其激酶活性，干扰其调节细胞极性的功能，从而促进细胞极性的丧失。

此外，除了上述所提到的内容，相关研究表明CagA还存在其他作用参与胃癌的发生。其一，CagA可增加胃黏膜上皮细胞中参与调节氧化应激反应精胺氧化酶（spermine oxidase，SMO）的生成，从而控制DNA损伤和细胞凋亡。其二，幽门螺杆菌可通过CagA激活p53，阻止细胞凋亡刺激物相互作用p53蛋白（apoptosis-stimulating protein of p53，ASPP2）诱导的细胞凋亡。此外，CagA并不是唯一通过T4SS运输的细菌产物，幽门螺杆菌的肽聚糖成分也可经此途径进入宿主细胞中，通过与模式识别分子Nod1相互作用，激活NF-κB信号介导的炎症反应；另外，还可以通过PI3K-AKT信号传导，抑制细胞凋亡、促进细胞增殖和细胞转移。

（2）VacA

空泡细胞毒素A（vacuolating cytotoxin A，VacA）也是幽门螺杆菌致病的一种重要毒力因子。成熟的VacA包括两部分，分别为p33和p55。p33结构域构成一个由6个VacA亚基所组成的通道，可用于物质的运输；p55结构域则与细胞表面受体结合有关。VacA对宿主细胞有多种影响，包括细胞空泡化、线粒体膜通透性改变、线粒体自噬、抑制T淋巴细胞活化和增殖以及活化细胞信号传导。但在胃癌的发生、发展中可能主要通过β-连环蛋白信号通路影响细胞的异常增殖，发挥致癌作用。

VacA通道形成于细胞质膜中，通过内体-溶酶体途径诱导内吞囊泡进入内体和线粒体膜。另外，VacA可直接分离胃黏膜细胞之间的紧密连接，从而穿过上皮细胞。进入细胞后的VacA通过磷酸化糖原合酶激酶-3β（glycogen synthase kinase 3β，GSK3β）的磷脂酰肌醇3-激酶 PI3K（phosphatidylinositol 3-kinase，PI3K）激活Akt（也称为蛋白激酶B）。GSK3β调节细胞增殖和存活，而这种作用被磷酸化的Akt所抑制。在没有配体的情况下，β-连环蛋白在含有生长素、腺瘤性结肠息肉病蛋白（the adenomatous polyposis coliprotein，APC）和β-连环蛋白的细胞质复合物中被GSK3β磷酸化。而后，磷酸化的β-连环蛋白被泛素化失活并降解为蛋白酶体。但在VacA的存在下，由于Akt磷酸化导致GSK3β失活，β-连环蛋白得以在细胞质中积累。随着β-连环蛋白逐渐进入细胞核，β-连环蛋白与T细胞因子（T cell factor，TCF）-淋巴增强因子（lymphoid enhancer factor，LEF）转录因子结合，激活β-连环蛋白依赖性基因的转录，如cyclin D1，从而导致异常的细胞增殖。

有趣的是，相关研究表明，VacA和CagA之间能够负性调节两者之间对宿主细胞的作用，但这是一种使得幽门螺杆菌能够持续定植于胃黏膜上皮细胞表面的有效机制。其一，磷酸化的CagA能够抑制VacA运输，以阻止VacA进入细胞内和诱导内吞囊泡的产生。其二，CagA激活活化T细胞核因子家族的转录因子（nuclear factor of activated T cells，NFAT），诱导其核易位，而VacA则阻止了NFAT进行易位。其三，VacA还能灭活EGFR、抑制ERK1/2 MAP激酶的活性，从而抑制CagA的作用。此外，还有一种VacA调节CagA的机制。VacA可与上皮细胞表面的低密度脂蛋白受体相关蛋白1 preotein-1（low-density lipoprotein receptor-related preotein-1，LRP1）特异性结合来诱导自噬和CagA降解。以上研究可进一步表明幽门螺杆菌是如何避免过度的细胞损伤并且在胃黏膜上皮细胞中持续存在。但是CagA和VacA也可协同作用，通过诱导转铁蛋白受体顶端错误定位到细菌附着位点，吸收宿主细胞中的铁。

（3）外膜蛋白

幽门螺杆菌的外膜蛋白大致包括HopB、HopQ和HopH（又称OipA），这些与胃癌的发生、发展也有关联。HopH可通过激活与细胞因子受体相关的非受体酪氨酸激酶的Janus激酶（Janus kinase，JAK）磷酸化转录激活因子1（transducer and activator of transcription 1，STAT1）。磷酸化的STAT1在细胞质中形成同源二聚体，随着核易位并与γ-干扰素激活序列结合，刺激γ-干扰素介导的基因表达。γ-干扰素信号传导还可诱导相关炎症因子表达，产生炎症反应，从而对抗病原体，但所产生的活性氧等化学物质也会破坏DNA，导致基因突变和肿瘤的发生。HopQ与存在于胃黏膜上皮细胞表面的癌胚抗原相关细胞黏附分子（carcinoembryonic antigen-related cell adhesion molecule，CEACAM）结合，使得CagA转运至细胞中，从而发挥作用，这种途径被认为可能是在胃癌中CagA转移到细胞中的主要因素。而HopB可促进幽门螺杆菌定植于胃黏膜上皮上，并且这种蛋白可能与诱导炎症相关。

（4）幽门螺杆菌诱导的表观遗传修饰

幽门螺杆菌诱导的表观遗传修饰也可在胃癌的发病中发挥作用。关键的肿瘤抑癌基因的遗传和表观遗传的改变是炎症诱导的致癌作用重要机制之一。启动子高甲基化是幽门螺杆菌感染诱导的胃癌中抑癌基因常见的表观遗传修饰。幽门螺杆菌感染可诱导O6-甲基鸟嘌呤DNA甲基转移酶（O6-methylguanine DNA methyltransferase，MGMT）的启动子高度甲基化，MGMT表达水平降低和无法修复O6-甲基转移酶，从而导致DNA复制发生突变和异常的细胞增殖。此外，这种异常的启动子高甲基化也可发生在Trefoil因子家族2、E-钙黏蛋白、p16、错配修复基因（mismatch repair gene，hMLH1）叉头盒和RUNX3中，这些变化与胃癌的发生风险增加密切相关。另外，幽门螺杆菌也可通过表观遗传修饰调节microRNA的表达，如减少let-7表达，导致胃黏膜上皮细胞中Ras通路的激活，从而促进胃癌的发生。

(5) 其他

还有许多研究发现，幽门螺杆菌感染相关的胃癌中存在众多致病靶点。Zhang等研究表明，幽门螺杆菌依靠自身多种毒力因子抑制胃黏膜上皮细胞自噬，以维持持续性感染，从而参与胃癌细胞的异常增殖和耐药性的产生。An等观察到微管相关丝氨酸/苏氨酸激酶（microtubule-associated serine/threonine kinase，MASTL）在幽门螺杆菌感染相关的胃癌中表达上调，而这可能通过抑制ERK1/2和激活N-κB信号促进胃癌细胞增殖。Liu等发现胃黏膜上皮细胞中长链非编码RNA lnc-GNAT1-1的表达在幽门螺杆菌感染后受到抑制，从而通过Wnt/β-catenin途径促进胃癌细胞增殖和侵袭。Liu等研究表明幽门螺杆菌可能通过激活MAPK信号通路，上调乙酰肝素酶（Heparanase，HPA）的表达，参与胃癌的浸润、转移。Zhao等实验证明幽门螺杆菌感染通过上调蛋白磷酸酶2A的癌性抑制剂（cancerous inhibitor of protein phosphatase 2A，CIP2A）的表达促进MKN-45胃上皮细胞增殖，并且这种作用很可能是通过JNK2信号通路介导的。Li等研究证实，慢性Cag A阳性幽门螺杆菌感染与N-甲基-N'-硝基-N-亚硝基胍（N-methyl-N'-nitro-N-nitrosoguanidine，MNNG）刺激协同诱导胃黏膜上皮细胞具有间充质和肿瘤干细胞样特性。

2. 宿主环境

幽门螺杆菌感染总会导致慢性胃炎的发生，毒力因素等细菌作用虽然在疾病类型和严重程度上发挥重要作用，但仅凭细菌单一方面的作用还不能够导致幽门螺杆菌感染的结果，宿主本身的免疫反应在胃癌的发生、发展中可能起着决定性作用。幽门螺杆菌感染会激活机体的免疫应答，从而产生相关炎症分子，其中IL-1β、IL-32、IL-10和TNF-α在幽门螺杆菌诱导的疾病进展中起关键作用。

IL-1β是一种Th1细胞因子，是一种强效的酸分泌抑制剂，能产生很强的促炎效应。IL-1β具有基因多态性，特别IL-1β-31和IL-1β-511这两种亚型相对产生增加，在感染幽门螺杆菌的患者中与低胃酸水平、胃黏膜萎缩和远端胃腺癌的风险显著增加有关。并且IL-1β可能促进幽门螺杆菌诱导的胃癌中TGF-β1的甲基化。另一种可能增加胃癌风险的细胞因子是TNF-α。TNF-α也是一种促炎、抑酸的细胞因子，基因的多态性也可能增加胃癌发生的风险。有研究表明，在过表达β-catenin激动剂Wnt1的转基因小鼠中，通过抑制GSK3β可诱导β-catenin信号传导，导致TNF-α表达上调，而这些小鼠会出现胃发育不良。体外研究表明，抑制TNF-α与胃黏膜上皮细胞表面的受体结合，抑制了活化巨噬细胞的上清液诱导的胃黏膜上皮细胞中的β-catenin信号传导。据此可知，TNF-α表达上调可能会增加胃癌发生的风险。另外有趣的是，抗炎细胞因子IL-10基因多态性的减少会增加远端胃癌发生的风险。IL-10启动子的多态性与幽门螺杆菌对河西地区人群胃癌的发生具有协同作用。而随着IL-1β、TNF-α和IL-10多态性之间的组合产生的促炎多态性数量的增加，胃癌发生的风险也逐渐增加。IL-32也是一种在各种炎症性疾病和癌症中过表达的促炎细胞因子。幽门螺杆菌诱导的IL-32表达依赖cag PAI和NF-κB的激活，并且IL-32的表达与细胞因子CXCL1、CXCL2和IL-8的表达相关，这表明IL-32可能作为调控幽门螺杆菌感染中细胞因子表达的调节蛋白。

另外，有研究表明，有些类型的幽门螺杆菌在高盐培养基中培养时，CagA的表达会显著上调，目前发现这种菌株可能在CagA启动子内包含两个拷贝的TAATGA基序，而仅包含该基序的单个拷贝的菌株不太可能具有这种特性。另外，宿主环境的铁缺乏也会增加幽门螺杆菌的毒力。一项沙鼠的研究表明，与从铁水平正常沙鼠分离的幽门螺杆菌相比，从低铁水平的沙鼠中获取的幽门螺杆菌被发现含有更多的T4SS菌毛和IL-8分泌增加。在患者分离的菌株中也可观察到IL-8水平显著升高。

此外，在已有广泛化生性胃炎的患者中，COX-2抑制剂如塞来昔布可诱导癌前病变的消退，防止幽门螺杆菌根除后胃癌的发生。抗氧化剂可通过以下任何一种或多种机制发挥其对胃癌发生的抑制作用，包括防止致癌物代谢活化、灭活致癌物、增强DNA修复机制、降低原癌基因表达、上调抑癌基因、抑制细胞增殖、促进细胞分化和凋亡、刺激免疫反应、调节转录因子和异常信号通路。

3. 宿主遗传因素

胃癌的发生、发展是复杂、多步骤的，涉及众多遗传和表观遗传改变。胃癌的特点是基因组发生不稳定，可能是微卫星不稳定或染色体不稳定、遗传和表观遗传的改变破坏细胞内环境稳态，最终导致胃黏膜的肿瘤转化。特别是，许多调控途径的中断、凋亡的逃避和细胞周期进程的增加可能会为基因组不稳定、侵袭和转移创造一个允许的环境。

一项研究表明，胃癌的遗传风险因素与幽门螺杆菌感染机制之间存在明确的相互作用，与无幽门螺杆菌感染的人相比，有幽门螺杆菌感染家族史的人患胃癌的风险明显增高，表明幽门螺杆菌感染后易患胃癌的人群具有遗传易感性。

（三）病理机制特点

幽门螺杆菌感染对胃癌的影响可能取决于解剖位置，例如在幽门螺杆菌高流行区，近端胃癌的发生并不常见。胃癌好发于幽门窦及小弯侧，其次为贲门部和胃底及胃体部。约90%的胃癌是腺癌，源于胃最浅层的腺体或黏膜。大体类型上，根据胃癌浸润胃壁的程度，将其分为早期胃癌和进展期胃癌。早期胃癌是指浸润不超过黏膜下层，中期胃癌是指侵及肌层，侵及浆膜及浆膜以外者称为晚期胃癌。中、晚期胃癌合称为进展期胃癌。组织学上，国内常用的分类法将胃癌分为腺癌、黏液腺癌、印戒细胞癌、硬癌、未分化癌和混合型癌。

幽门螺杆菌感染引起的胃癌发病经过了一系列病理变化，其中典型的是慢性萎缩性胃炎及肠化生。对于肠化生的分类大致包括两类，分别为胃肠混合型和单纯肠型。胃肠混合型肠化生是由萎缩的胃黏膜上皮细胞和肠细胞组成，这些细胞具体包括黏蛋白核心蛋白5AC阳性的小凹细胞、表达MUC6的幽门细胞、表达MUC2的杯状细胞及CD10或绒毛蛋白阳性吸收细胞。这些细胞是慢性萎缩性胃炎和肠化生进展的标志。单纯肠型肠化生进展的极端，表现为胃隔室消失伴有肠道标志物的充分表达，这些标志物包括CDX2、MUC2及CD10。研究表明肠化生可能是由于胃腺细胞从混合型肠化生逐渐至单纯型肠化生。但幽门螺杆菌只能在MUC5AC阳性表面小凹黏蛋白中定植，不能在MUC2阳性肠道黏蛋白中定植，这种从混合型肠化生到单纯肠型肠化生的黏蛋白变化可能会导致幽门螺杆菌的自发根除。

一些研究表明，利用内镜观察到，幽门螺杆菌感染阳性的标本中扩大或拉长的凹坑在进行细菌根除治疗后病灶得到改善，但在严重胃黏膜萎缩及肠化生的标本中没有观察到这种变化。并且根除细菌后仅仅观察到胃型化生腺体表面小凹上皮的增生和肥大得到减轻，Ki-67阳性细胞的数量在胃型腺体中减少，而肠化生腺体则没有，这表明肠化生可能标志着早期萎缩性胃炎不可逆的变化。

（四）展望

一方面应关注流行病学研究，通过改善公共卫生、在高危地区实施内窥镜筛查计划以及开发用于早期检测的新型、侵入性较小的工具来降低胃癌的发病率。

近年来，幽门螺杆菌的感染率明显上升。而有许多研究用于评估幽门螺杆菌感染造成的胃黏膜上皮细胞的损害是否以及在多大程度上可以通过根除细菌来逆转，证实早期进行根除幽门螺杆菌可以帮助预防胃癌。一项日本的随机对照研究表明，根除幽门螺杆菌可降低胃癌的发病率。另一项研究表明，与未进行根除幽门螺杆菌的对照组相比，根除幽门螺杆菌组进行内镜下早期胃癌切除后复发的可能性明显降低，并且降低了无症状感染者患原发性胃癌的风险。同样，有研究发现根除幽门螺杆菌有效改善胃体或胃窦部病变和减轻胃炎表现。此外，胃发育不良的组织病理学分析显示，根除幽门螺杆菌后肿瘤形态及其特征发生了显著改变。但也有不少研究报告了即使行幽门螺杆菌根除治疗的患者仍可能发生胃癌。另一方面由于幽门螺杆菌的耐药性，根除幽门螺杆菌面临巨大挑战。将分子生物学的最新发现转化为胃癌的有效治疗。胃癌的肿瘤内、患者内和患者间异质性仍然是靶向治疗药物开发的关键障碍，因此需要更多的研究来了解如何克服这些挑战。此外，大多数胃癌对免疫检查点抑制剂单一疗法不敏感，因此胃癌患者可能需要联合治疗以提高对抗PD1治疗或其他免疫检查点抑制剂的反应。接下来可尝试进行不同治疗方法的联合，如分子靶向治疗与化疗结合、抗HER2抗体药物治疗和抗PD1治疗与抗血管生成酪氨酸激酶抑制剂的组合等。

另外，针对幽门螺杆菌制备疫苗是一种极具潜力的替代预防或治疗方案。研究表明，利用生信分析已筛选出5个抗原表位（包括BabA、SabA、FecA、VacA和Omp16）可优先考虑作为候选。制备疫苗是一项重大挑战，在许多研究中都没有成功，但也有一些研究显示出成效。一项针对儿童的研究表明，提供针对幽门螺杆菌重组B脲酶疫苗是有效且安全的，但仍需长期评估。另一项研究证实相较于肌肉注射，口服给药具有更好的保护率。此外，纳米疫苗也有望成为改善幽门螺杆菌感染引发的免疫反应的替代品。

二、胃淋巴瘤

（一）概述

淋巴瘤是原发于淋巴结和淋巴结外淋巴组织的恶性肿瘤。淋巴瘤根据细胞形态特点和组织结构特点分为霍奇金病和非霍奇金淋巴瘤两类。原发性胃淋巴瘤（Primary gastric lymphoma，PGL）是最常见的结外非霍奇金淋巴瘤（non-Hodgkin lymphoma，NHL），疾病范围广泛，从惰性低级别边缘区淋巴瘤或黏膜相关淋巴组织淋巴瘤（mucosassociated lymphoid tissue，MALT），到侵袭性弥漫性大B细胞淋巴瘤（aggressive diffuse large B-cell lymphoma，DLBCL）。PGL是一种相对罕见的癌症，最初症状通常是非特异性的，大多数体征不明显，因其消化道症状不明确而容易被误诊。幽门螺杆菌感染引起的慢性胃炎被认为是MALT淋巴瘤的主要诱因。磁共振成像和超声内窥镜检查有助于这些癌症的分期。本病的临床病程和预后情况主要与淋巴瘤的组织学类型、基因改变类型、EUS检查结果及年龄等密切相关。其中EUS已被用于确定幽门螺杆菌的根除和MALT淋巴瘤的治疗结果。

淋巴瘤的发病率一直呈上升趋势，而这种增加已在结外病变中观察到。淋巴瘤最常见的结外部位是胃，占所有结外淋巴瘤的30%～40%，占所有胃肠道淋巴瘤的55%～65%。PGL是一种罕见的肿瘤，其发生率在非霍奇金淋巴瘤中约为4%～20%。PGL是全球第二常见的胃恶性肿瘤，仅次于胃腺癌。

PGL具有某些地理特征，较常见于中东、北非的阿拉伯人及犹太人，但较少见于生活在欧洲的犹太人。在我国，以海南省的发病率最高。PGL多发生在50岁以上的中老年人，但青年也可能受到影响；男性患PGL的可能性是女性的2～3倍。

组织学上，PGL几乎90%为B细胞系，而T细胞淋巴瘤和霍奇金淋巴瘤极少。PGL的常见组织学亚型为MALT淋巴瘤和DLBCL；值得注意的是，胃MALT淋巴瘤是低级别病变，胃DLBCL是高级别病变。

（二）病因及发病机制

胃淋巴瘤的病因不明，可能幽门螺杆菌感染、HIV 感染、EB 病毒感染、乙型肝炎病毒感染和人类 T 细胞淋巴细胞病毒-1 感染相关，空肠弯曲杆菌也被认为是一种涉及 MALT 淋巴瘤的致病因素。相关研究表明，幽门螺杆菌感染与胃淋巴瘤之间存在联系，且 CagA 是胃淋巴瘤发病的决定因素，大多数弥漫大 B 细胞淋巴瘤患者显示 CagA 阳性。一项涉及 1844 名 MALT 淋巴瘤患者的系统评价显示，幽门螺杆菌感染率为 79%，低级别感染率高于高级别感染率。而根除幽门螺杆菌后大部分幽门螺杆菌感染阳性的 MALT 淋巴瘤患者症状缓解。但近 10% 的 MALT 淋巴瘤与幽门螺杆菌感染无关，其发病机制尚不清楚，可能的假设是与基因改变 t（11；18）和 NF-κB 活化有关。虽然这类患者不存在幽门螺杆菌感染，但一些研究报告了抗生素治疗有一定反应。目前认为这种情况可能是感染了幽门螺杆菌以外的细菌，而抗生素治疗能够根除这些细菌，也可能与抗生素通过其免疫调节作用改变患者的免疫系统有关。

1. 胃 MALT 淋巴瘤的发病机制

（1）幽门螺杆菌的毒力因子 CagA

幽门螺杆菌的毒力因子 CagA 直接诱导了胃 MALT 淋巴瘤的形成。据流行病学调查，抗 CagA 抗体与胃淋巴瘤的风险有关，并且在幽门螺杆菌感染阳性的胃 MALT 淋巴瘤患者中检测出抗 CagA 抗体的滴度明显高于幽门螺杆菌感染阴性的胃 MALT 淋巴瘤的患者。已有研究证实，胃 MALT 淋巴瘤与胃癌的发病机制类似。其一，CagA 磷酸化途径。CagA 可通过 T4SS 转运至 B 细胞中并进行酪氨酸磷酸化，而后磷酸化的 CagA 与 SHP-2 结合，一方面通过异常激活 ERK 和 MAPK 信号途径，磷酸化 Bad，从而抑制 B 细胞的凋亡；另一方面直接上调 Bcl-2 及 Bcl-xL，拮抗 B 细胞的凋亡，以促进 B 细胞的异常增殖。其二，CagA 非磷酸化途径。CagA 可通过刺激丝氨酸/苏氨酸激酶 1（serine/threonine kinase 1，AKT1），诱导人两分钟同源物 2（human homolog of double minute 2，HDM2）表达，随后可抑制具有使 B 细胞凋亡功能的 p53 作用。在 IL-3 依赖性 B 细胞中，CagA 还可在 G1-S 转换期间下调 JAK-STAT 信号以抑制细胞增殖。以上所述表明，CagA 导致的细胞增殖和凋亡的不平衡可能是胃 MALT 淋巴瘤形成的原因（见图 5-4）。

此外，CagA 及其在胃微环境中调节的免疫反应可能参与胃 MALT 淋巴瘤的形成。有研究发现，在幽门螺杆菌与 B 细胞培养期间，CagA 野生型幽门螺杆菌菌株比 CagA 缺陷型幽门螺杆菌菌株诱导的 CD86 上调更高。先前研究表明，CagA 在幽门螺杆菌诱导的 $CD4^+$T 细胞迁移和 Treg 分化诱导中起重要作用。在一项关于消化性溃疡病人 CD4 和 FOXP3 表达之间关系的研究中，$CD4^+$T 细胞的数量与 CagA 呈正相关，而 $FOXP3^+$T 细胞以及 IL-10、TGF-β1、FOXP3 和 INF-γ 的表达与幽门螺杆菌的数量密切相关。据报道，幽门螺杆菌 T4SS 成分激活 p38 MAPK 通路，上调 B7-H1（PD-L1）表达，并引起胃黏膜上皮细胞中 $FOXP3^+$Treg 细胞分化。另一项研究表明，巨噬细胞中 CagA 磷酸化可以增强 M1/Th1/Th17 反应，降低调节性巨噬细胞反应并减少幽门螺杆菌的定植。

在幽门螺杆菌感染阳性的胃淋巴瘤样本中也检测到自然杀伤（natural killer，NK）细胞的浸润。$CD56^+$NK 细胞是先天淋巴细胞（ILC）的重要组成部分，具有调节体液和细胞介导的免疫反应的能力。幽门螺杆菌感染增强了 Th2 细胞因子（IL-10）的产生，可促进 CD56 在胃微环境中的产生。由于 $CD56^+$NK 细胞限制了胃中与幽门螺杆菌相关的自身反应性和肿瘤性 B 细胞的范围，这一发现可以解释 NK 细胞浸润的增加与早期胃淋巴瘤的幽门螺杆菌感染的依赖性密切相关。另外，有研究表明增殖诱导配体（a proliferation inducing ligand，APRIL）参与 B 淋巴瘤的发病机制。APRIL 是肿瘤坏死因子家族的成员，胃 MALT 淋巴瘤样本中的 APRIL 由肿瘤浸润性巨噬细胞释放。在小鼠模型中，大多数 B 细胞和少量 $CD4^+$T 细胞的浸润在 APRIL 转基因小鼠中比在感染幽门螺杆菌的野生型小鼠中占优势。重要的是，这些B细胞表达边缘区起源样B表面标记。

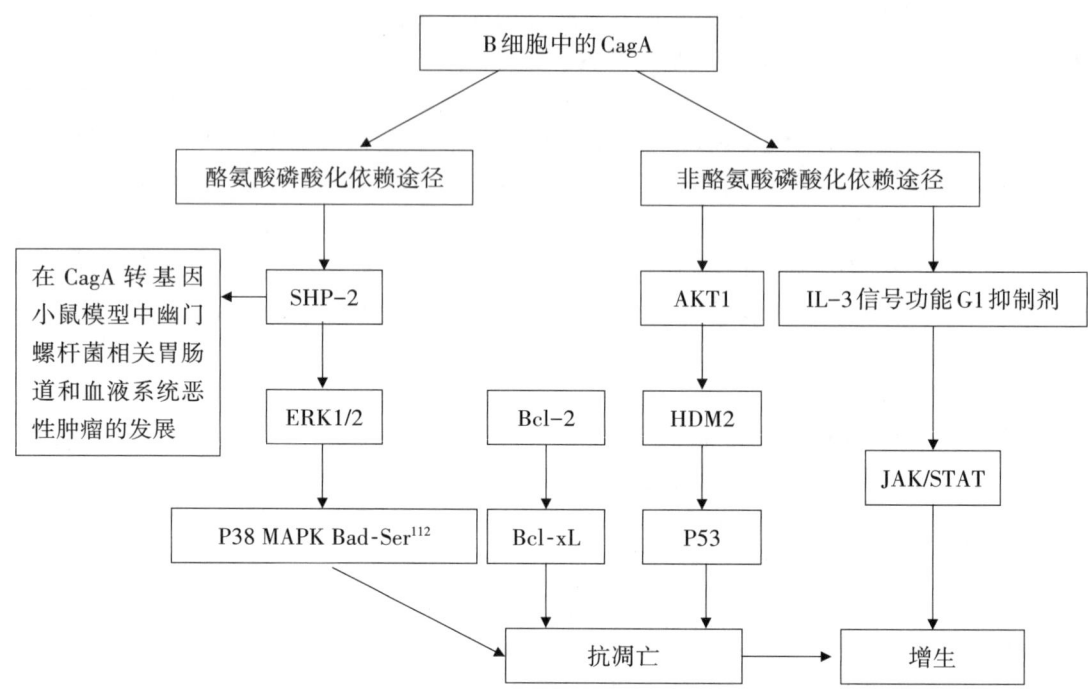

图5-4 CagA参与胃MALT淋巴瘤发生的作用机制（原创）

据报道，CagA通过激活活化T细胞（NFAT）的核因子和NFAT依赖性基因（如胃上皮细胞中的p21）来抑制细胞周期的进程。由钙依赖性丝氨酸/苏氨酸磷酸酶钙调神经磷酸酶信号触发的活化NFAT已被证明与多种淋巴瘤的淋巴瘤发生有关。NFATc1（也称为NFAT2）是NFAT家族的成员，已在B淋巴瘤的肿瘤样本中检测到，包括MALT淋巴瘤、伯基特淋巴瘤和霍奇金淋巴瘤。有研究表明，NFAT/钙调神经磷酸酶信号促进了BCR信号介导的B细胞的凋亡，可能是由于CagA上调了p-SHP-2、p-ERK和Bcl-xL的表达及NFATc1核易位，表现出G1期的抑制，也可能与NFAT信号通路FOXP3+Treg以及Th17辅助细胞相关细胞因子（IL-22）的免疫反应有关。

（2）幽门螺杆菌诱导的免疫反应

胃MALT淋巴瘤的发生、发展可能依赖于幽门螺杆菌抗原及其诱导的肿瘤浸润性T细胞的作用。在胃MALT淋巴瘤发生的早期过程中，幽门螺杆菌抗原诱导的肿瘤浸润性T细胞可通过CD40介导的信号传导及Th2类型细胞因子促进淋巴瘤的增殖和分化。肿瘤浸润性T细胞的功能发生异常，利用穿孔素介导的细胞毒性和Fas及其配体介导的细胞凋亡不能发挥有效作用，有助于淋巴瘤细胞的存活。另外，肿瘤性B细胞的两个共刺激分子亚群即CD80和CD86与T细胞的CD28或细胞毒性T淋巴细胞相关抗原4之间的相互作用，被认为在B细胞肿瘤的发生中起重要作用。除了浸润性T细胞对胃MALT淋巴瘤形成的诱导作用外，胃MALT淋巴瘤的进展也受到自身抗原性B细胞受体（B cell receptor，BCR）信号传导的诱发。之前的研究表明，胃MALT淋巴瘤的B细胞大多表达IgM和IgG，偶尔也表达IgA。来自胃MALT淋巴瘤B细胞的这些Ig抗体与各种内在抗原和外在抗原反应，包括DNA、胃提取物等。并且有研究证实胃MALT淋巴瘤的Ig抗体存在体细胞超突变、可变区重链（variable region heavy chain，VH）基因片段（IgHV1-69）、克隆内变异和重链的更高互补性决定区3（complementarity determining regions 3，CDR3）长度。因此有理由认为，BCR的自身抗原刺激及其信号传导可促进胃MALT淋巴瘤的形成。

趋化因子及其受体参与胃MALT淋巴瘤的形成。有研究发现B细胞相关趋化因子（B cell-attracting chemokine-1，BCA-1）及其受体（C-X-C chemokine receptor 5，CXCR5）在幽门螺杆菌感染阳性的胃MALT淋巴瘤中高表达，表明由幽门螺杆菌感染刺激性树突状细胞和B淋巴细胞诱导的BCA-1参与胃MALT淋巴瘤形成。CXCR3在活化的T细胞和B淋巴瘤细胞上表达。两项研究显示，CXCR3也在幽门螺杆菌感染阳性的胃MALT淋巴瘤中高表达，并且在患者的外周血和淋巴瘤细胞中可检测出，提示CXCR3可能参与了淋巴瘤的血液转移和外周淋巴器官的转移。但有研究进一步发现，CXCR3在胃MALT淋巴瘤的表达与幽门螺杆菌感染阴性、晚期疾病以及t（11；18）（q21；q21）的含有杆状病毒IAP重复序列的2（IAP repeat-containing 2，API2）-MALT1融合蛋白密切相关，这表明CXCR3与幽门螺杆菌感染阳性的胃MALT淋巴瘤无关。另外，与幽门螺杆菌感染阳性的胃炎细胞相比，在幽门螺杆菌感染阳性的胃MALT淋巴瘤细胞中更加频繁检查到CCR7（C-C motif chemokine receptors 1，CCR7）、CXCR3和CXCR7。与幽门螺杆菌感染阳性的MALT淋巴瘤细胞相比，在胃弥漫性大B细胞淋巴瘤中更易检测到CCR1、CCR5、CCR7、CCR8、CCR9、CXCR3、CXCR6、CXCR7和X-C基序趋化因子受体1（X-C motif chemokine receptors 1，XCR1）。值得注意的是，CXCR4经常在淋巴结MALT淋巴瘤和伴有骨髓浸润的淋巴结DLBCL患者中检测到，在胃MALT淋巴瘤患者的肿瘤细胞中则不表达。但有研究显示在55例胃MALT淋巴瘤和胃外MALT淋巴瘤患者中绝大部分检测到CXCR4表达，并且CXCR4的表达与Ki-67的增殖指数相关。此外，生长抑素受体3、4及5的表达在胃MALT淋巴瘤中比在胃外MALT淋巴瘤中更常见。而在小鼠模型中，使用CXCR7抑制剂则会破坏模型并减少脾边缘区B细胞的数量。考虑到CXCL12是与CXCR4和CXCR7相互作用的配体，这些发现表明，在幽门螺杆菌感染期间，CXCL12调节B细胞移向胃黏膜，并通过CXCL12/CXCR4或CXCL12/CXCR7信号传导进一步促进B细胞的异常增殖。

幽门螺杆菌定植于胃黏膜上皮细胞中可诱导免疫反应参与胃淋巴瘤的形成。$CD4^+$、$CD25^+$调节性T细胞已被证明可调节幽门螺杆菌感染的免疫反应，有助于幽门螺杆菌的持续定植、幽门螺杆菌相关炎症及疾病的产生。B细胞淋巴瘤中的肿瘤浸润性调节T细胞是记忆T细胞，通常表达叉头盒转录因子FOXP3（fork head box transcription factor 3），这是一种参与调节T细胞谱系的主基因和特定的标记，抑制DLBCL中效应T细胞的功能和增殖，甚至抑制细胞因子如IFN-γ和IL-4的生成。在诱导的胃MALT淋巴瘤的小鼠模型中发现，MALT淋巴瘤的演变同时需要通过肿瘤Ig抗体与某些抗原反应的BCR信号传导及肿瘤浸润性T细胞的作用。胃MALT淋巴瘤中大多数肿瘤浸润性$CD4^+$细胞显示为$FOXP3^+Treg$，这些Treg通过$FOXP3^+Treg$分泌的CCL17和CCL22被肿瘤细胞募集。此外，体内$FOXP3^+Treg$的全身消耗有助于MALT淋巴瘤的消退。与胃炎相比，胃MALT淋巴瘤样本中更频繁地发现$FOXP3^+Treg$、CCL17和CCL22的表达。有研究表明，与幽门螺杆菌感染阴性的胃MALT淋巴瘤相比，幽门螺杆菌感染阳性的胃MALT淋巴瘤中含有更高的$FOXP3^+/CD3^+$细胞比率。在接受一线幽门螺杆菌根除治疗的患者中，幽门螺杆菌感染阳性肿瘤中$FOXP3^+$的中位数和$FOXP3^+/CD3^+$细胞比率高于幽门螺杆菌感染阴性的肿瘤。在幽门螺杆菌感染阳性的肿瘤中，在接受幽门螺杆菌根除治疗的样本中发现$FOXP3^+$细胞数量减少。还有研究表明，与幽门螺杆菌感染阴性的胃MALT淋巴瘤和慢性胃炎相比，幽门螺杆菌感染阳性的胃MALT淋巴瘤中$FOXP3^+$细数量更多。此外，与幽门螺杆菌感染阴性的肿瘤相比，幽门螺杆菌感染阳性的肿瘤具有更多数量的$FOXP3^+$细胞和更高的$FOXP3^+/CD4^+$细胞比率。

染色质和DNA水平的表观遗传修饰都会影响基因的结构和表达，也与幽门螺杆菌阳性的胃MALT淋巴瘤相关，其中研究最广泛的表观遗传修饰是二核苷酸CpG中的胞嘧啶甲基化。先前的研究表明，幽门螺杆菌感染会导致 DNA 甲基化和 CpG 岛的高甲基化，从而改变抑癌基因启动子区域致使这些基因的缺失和表达丧失。沉默的抑癌基因无法正常发挥作用，细胞增殖和细胞周期失调，进一步驱动这些细胞发生恶性转化。有研究表明，p16INK4A（一种细胞周期蛋白依赖性激酶抑制剂）的甲基化可能与胃 MALT 淋巴瘤的发生有关，并且 p16INK4A 甲基化与 t（11；18）(q21；q21) 的阴性染色体翻译相关。幽门螺杆菌阳性的胃 MALT 淋巴瘤中检测到 p57KIP2 的甲基化，但在幽门螺杆菌阴性的胃 MALT 淋巴瘤中未检测到。此外，两项研究报告了 CpG 岛甲基化表型（CpG island methylator phenotype, CIMP）与胃 MALT 淋巴瘤发展之间的关系，发现 CIMP（p16、hMLH1、MINT1、MINT2 和 MINT31）在幽门螺杆菌阳性的胃 MALT 淋巴瘤中比在幽门螺杆菌阴性的胃 MALT 淋巴瘤更常见，并且特定靶基因（包括 p16、MGMT 和 MINT31）的异常 CpG 高甲基化与幽门螺杆菌阳性的胃 MALT 淋巴瘤相关。这些研究表明，幽门螺杆菌可能导致 DNA 特异性基因（如 p16 和 p57）和 CpG 岛特异性基因（hMLH1、MINT1、MINT2 和 MINT31）的异常甲基化，这是导致幽门螺杆菌阳性的胃 MALT 淋巴瘤发生的重要表观遗传机制。

此外，胃 MALT 淋巴瘤的易感性受 IL-22 基因多态性的影响，IL-22 的产物参与了针对幽门螺杆菌的黏膜免疫，并与淋巴瘤对幽门螺杆菌治疗的反应性有关。在 41 例接受幽门螺杆菌根治的胃 MALT 淋巴瘤患者中，IL-22 的表达与胃 MALT 淋巴瘤的幽门螺杆菌感染的依赖性显著相关。有研究发现，幽门螺杆菌与外周单核细胞或胃黏膜上皮细胞中的 $CD4^+$ T 细胞共培养可刺激 IL-22 的分泌，从而上调两种抗菌蛋白 RegⅢα 和 lipocalin-2 的表达。此外，在胃黏膜上皮细胞衍生的 AGS 细胞中，幽门螺杆菌通过激活 NF-κB 诱导 CCL20 表达，IL-22 通过减弱 NF-κB 活化来抑制 CCL20 的诱导。内源性信号转导和转录激活因子 3（signal transducer and activator of transcription 3, STAT3）的抑制降低了 IL-22 的作用。在胃 MALT 淋巴瘤样本中，CCL20 表达与幽门螺杆菌感染的依赖性丧失相关。这些均可说明 IL-22 与幽门螺杆菌感染阳性的胃 MALT 淋巴瘤之间的作用关系。

综上所述，这些研究表明，幽门螺杆菌进行根除治疗后胃 MALT 淋巴瘤没有消退可能与免疫微环境的变化有关，例如 $CD56^+$ NK 细胞活性降低、巨噬细胞活性缺乏和表达降低 NFATc1。

2. 胃 DLBCL 的发病机制

胃 DLBCL 有时称为胃高级淋巴瘤。与低级别胃 MALT 淋巴瘤相比，胃高级别淋巴瘤的完全缓解率较低，患者生存期较短。尚不清楚 DLBCL 是在胃中新生的，还是由低级 MALT 淋巴瘤转化而来。

癌基因 Bcl-6 常出现在大多数结外高级别淋巴瘤中。该基因的过表达可以解释胃和其他部位的 DLBCL。Bcl-6 启动子区域可能因易位、体细胞过度突变或解除调控突变而改变，导致基因的过表达，这似乎预示着更好的预后。而 Bcl-2 癌基因在胃中的表达明显低于原发性结外高级别 B 细胞淋巴瘤。

（三）展望

目前对 PGL 的病因和分子学方面的更好理解提供了潜在的新的治疗策略，靶向治疗和 CAT-T 治疗可能是未来治疗发展的研究方向。

（宋飞雪、贺娜）

参考文献

[1] REN S, CAI P, LIU Y, et al. Prevalence of Helicobacter pylori infection in China: A systematic review and meta-analysis[J]. Journal of Gastroenterology and Hepatology, 2022, 37(3): 464-470.

[2] CHOI S, YOON C, PARK M, et al. CDX1 Expression Induced by CagA-Expressing Helicobacter pylori Promotes Gastric Tumorigenesis[J]. Molecular Cancer Research, 2019, 17(11): 2169-2183.

[3] WANG L, YI J, YIN X, et al. Vacuolating Cytotoxin A Triggers Mitophagy in Helicobacter pylori-Infected Human Gastric Epithelium Cells[J]. Frontiers in Oncology, 2022, 12: 8818-8829.

[4] POP R, TĂBĂRAN A, UNGUR A, et al. Helicobacter Pylori-Induced Gastric Infections: From Pathogenesis to Novel Therapeutic Approaches Using Silver Nanoparticles[J]. Pharmaceutics, 2022, 14(7): 23-30.

[5] SABBAGH P, MOHAMMADNIA M, JAVANIAN M, et al. Diagnostic methods for Helicobacter pylori infection: ideals, options, and limitations[J]. European Journal of Clinical Microbiology & Infectious Diseases, 2019, 38(1): 55-66.

[6] LIU W, XIE Y, LU H, et al. Fifth Chinese National Consensus Report on the Management of Helicobacter pylori Infection[J]. Helicobacter, 2018, 23(2): 124-175.

[7] SATHIANARAYANAN S, AMMANATH A V, BISWAS R, et al. A new approach against Helicobacter pylori using plants and its constituents: A review study[J]. Microbial Pathogenesis, 2022, 168: 1055-1094.

[8] HAUMAIER F, STERLACCI W, VIETH M. Histological and molecular classification of gastrointestinal polyps[J]. Best Practice & Research Clinical Gastroenterology, 2017, 31(4): 369-379.

[9] KŐVáRI B, KIM B H, LAUWERS G. The pathology of gastric and duodenal polyps: current concepts[J]. Histopathology, 2021, 78(1): 106-124.

[10] WU Z, SANG L X, CHANG B. Cronkhite-Canada syndrome: from clinical features to treatment[J]. Gastroenterology report, 2020, 8(5): 333-342.

[11] BRAY F, FERLAY J, SOERJOMATARAM I, et al. Global cancer statistics 2018: GLOBOCAN estimates of incidence and mortality worldwide for 36 cancers in 185 countries[J]. Cancer Journal for Clinicians, 2018, 68(6): 394-424.

[12] ILIC M, ILIC I. Epidemiology of stomach cancer[J]. World Journal of Gastroenterology, 2022, 28(12): 1187-1203.

[13] CHEN L, LIU Y, ZHENG Y, et al. Furanodienone overcomes temozolomide resistance in glioblastoma through the downregulation of CSPG4-Akt-ERK signalling by inhibiting EGR1-dependent transcription[J]. Phytotherapy Research, 2019, 33(6): 1736-1747.

[14] DUCKER C, CHOW L K, SAXTON J, et al. De-ubiquitination of ELK-1 by USP17 potentiates mitogenic gene expression and cell proliferation[J]. Nucleic Acids Research, 2019, 47(9): 4495-4508.

[15] OLEA M, ZUñIGA M, MENDOZA A, et al. Extracellular-Signal Regulated Kinase: A Central Molecule Driving Epithelial-Mesenchymal Transition in Cancer[J]. International Journal of Molecular Sciences, 2019, 20(12): 45-52.

第六章
胃占位性疾病的病理

第一节　胃良性占位性疾病的病理

一、胃平滑肌瘤

胃平滑肌瘤是起源于平滑肌组织的良性肿瘤，大多数来自胃壁环肌或纵肌，少部分起自黏膜肌层。胃平滑肌瘤的好发位置为胃底、体部，以贲门口最多见；总体来说小弯侧比大弯侧多见，胃后壁较前壁多。胃平滑肌瘤不一定以单一疾病出现，有报道提示常常合并间质瘤，因为间质瘤而进行手术，但是术后病理证实合并胃平滑肌瘤。

内镜下胃平滑肌瘤大多形态规则，椭圆形多见，无溃疡，活动度良好。显微镜下肿瘤位于胃黏膜下层、固有肌层，肿瘤细胞呈长梭形，束状较差排列，细胞边界大多数不清；肿瘤细胞伊红染色阳性，胞浆丰富；细胞核可表现为杆状、椭圆形，核仁不明显；细胞分化良好，镜下核分裂及坏死罕见。既往认为，梭形细胞的肿瘤大多为胃肠间质瘤，但近年来随着对间质瘤及平滑肌瘤的研究加深，尤其是分子病理学的发展，梭形细胞的种类不一定完全为平滑肌瘤。有研究发现，Desmin、SMA在胃平滑肌瘤患者中阳性率高于在胃间质瘤患者中，CD117、CD34、Dog-1阳性率低于胃间质瘤患者（$P<0.05$）。因此在影像学上难以鉴别时，进行免疫组织化学检查是非常有必要的。Desmin、SMA、CD117、Dog-1及CD34免疫组化结果可为胃平滑肌瘤鉴别诊断的重要依据。因此，病理诊断及免疫组化检查在胃平滑肌瘤诊断中必不可少。

二、胃腺瘤

胃腺瘤（gastric adenoma）是发生于胃黏膜上皮细胞的良性肿瘤，但是具有恶变倾向。大体上胃腺瘤多单独发生，大小不等，大多数腺瘤直径不超过2 cm。表面形态不规则、表面有结节以及绒毛状的腺瘤恶变风险较高。

胃腺瘤在显微镜下有一些共同的特征，由非典型增生的腺体细胞所共同构成，上皮层呈假复层，一般不超过2层，核异型性不太显著，极少有核分裂象增加。依据其临床特征、组织学特点可将胃腺瘤分为四种常见类型：肠型腺瘤、胃小凹型腺瘤、幽门腺腺瘤和泌酸腺腺瘤。这四种腺瘤的主要区别为显微镜下的表现，但是流行病学研究发现在发病人群、性别及预后方面也不尽相同。肠型腺瘤患者中男性比例较高，瘤细胞以低级别异型增生为主要表现，MUC2及CD10免疫组化表现为阳性。胃小凹型腺瘤在家族性腺瘤性息肉病患者中较为多见，其中老年人居多。肿瘤由异型增生的胃小凹上皮构成，肿瘤细胞呈柱状，细胞顶端有黏液帽。MUC5AC免疫组织化学分析结果为阳性。幽门腺腺瘤相对少见，在老年人、女性人群中相对高发。镜下观察可见肿瘤由幽门管状腺体构成，黏液分泌细胞常覆盖在腺体上方。细胞核圆形或卵圆形，相对较小，染色深，位于细胞基底部，肿瘤细胞形态温和。MUC6和MUC5AC是幽门腺腺瘤的特异性标志物，免疫组化分析结果为阳性。泌酸腺腺瘤临床少见，女性患者略多。显微镜下可见肿瘤由不规则的、成团的腺体组成，并且相互交错。核异型性并不明显，核分裂象较为罕见。在泌酸腺腺瘤组织中，MUC6、Pepsinogen1组织化学染色为阳性，多数病例可表达突触素和CD56。

胃腺瘤属于肿瘤性病变，因此具有恶变倾向。相对来说，幽门腺腺瘤发生恶变并且转移的风险最高。临床处理原则是将胃腺瘤完整切除，并对其进行病理检查以确定良、恶性。因此，临床工作中遇到胃腺瘤，应尽早处理。由于胃腺瘤体积较小，在进行胃镜检查时常常被发现，因此常常在内镜下就可以切除。若切除后病理检查结果见高级别增生或者切除范围不够大，应每6个月～1年复查胃镜。

三、胃溃疡

以往的理论认为，胃溃疡的发生、发展和转归主要取决于胃酸，即"无酸无溃疡"学说，因此在早期的治疗，以单纯的抑制胃酸分泌为主，但是临床效果不尽如人意，仍然有一部分患者反复出现溃疡，甚至出现穿孔等。直到1983年马歇尔教授与家沃伦教授首次分离出幽门螺杆菌，并证实幽门螺杆菌是胃溃疡的致病因素，才对胃溃疡的病因、治疗及预后有一个全新的认识。由于其自身条件的特殊性，幽门螺杆菌到达胃黏膜的表面后，能产生氨和二氧化碳，氨中和了周围的胃酸，防止胃酸对它的杀灭。幽门螺杆菌进入胃黏膜内持续增殖，并且释放出一系列的致癌、致畸因子，从而启动胃炎、胃溃疡及癌变。自此之后关于幽门螺杆菌的研究也越来越多，流行病学调查结果显示全球一半以上人群感染幽门螺杆菌，在发展中国家及经济欠发达地区，感染率更高。越来越多的研究提示幽门螺杆菌感染与多种胃部疾病有着密切关系，同时也证实幽门螺杆菌是胃恶性肿瘤发生的高危因素，因此在1994年世界卫生组织将幽门螺杆菌定为胃癌Ⅰ类致癌原。

从发病急缓程度来说，可将胃溃疡分为急性胃溃疡和慢性胃溃疡。急性溃疡通常指急性胃黏膜病变、应激性溃疡，内镜下表现为胃黏膜片状或者条带状发红，与正常胃黏膜形成鲜明对比。急性胃溃疡在显微镜下表现胃黏膜缺损或表现为多发性糜烂，大多数急性溃疡仅到达黏膜肌层，但是溃疡面积较大，边界大多不清楚，形状不规则。相对来说，单发溃疡较少，部分溃疡的直径可达2 cm或者更大。应激性溃疡一般预后较好，若及时去除病因，同时给予保护胃黏膜、抑酸等治疗，可在数天之内愈合，且不留疤痕。

胃溃疡发生部位以胃窦、胃角、胃小弯侧多见，临床中也有发现在胃体大弯或胃底者，但相对较少。胃溃疡的直径一般<2 cm，但巨大溃疡（>3 cm）在临床中也常能遇到。随着抑酸药物，尤其是质子泵抑制剂的应用，巨大溃疡的检出率呈现下降趋势。典型的溃疡呈圆形或椭圆形，形态规则，胃黏膜皱襞向溃疡中心聚拢。胃溃疡边缘一般清晰、光滑，活动期溃疡周边黏膜明显充血、水肿，颜色略深且稍隆起，反光增强。在愈合过程中充血水肿慢慢消退，周边黏膜逐渐平坦，且皱襞逐渐向溃疡集中、愈合。胃溃疡的基底一般较平坦，一般而论，活动期时较深，随着愈合逐渐变浅，但溃疡面常被坏死物填充。较浅的胃溃疡仅出现黏膜层破坏，深者可贯穿肌层，甚至到达浆膜层。若深的溃疡穿透浆膜层，仍然没有进行规范治疗，在暴饮暴食后可引起胃穿孔发生。深及肌层的溃疡在治疗过程中，周围组织反复增生、坏死和脱落，因此愈合后多会留有瘢痕。在长期发生慢性胃窦溃疡的过程中，部分患者可出现幽门梗阻、胃扩张等表现，这是由于在胃窦幽门部的溃疡长期得不到治愈，反复发生，瘢痕收缩可导致幽门或者十二指肠球部变形，致使无法完成正常的排空。这种情况也可发生在贲门口，导致患者出现吞咽困难，持续加重的哽咽感、食管扩张等。出现幽门狭窄、贲门口狭窄时，手术是确切有效的治疗方法。

胃高位溃疡指发生在胃底和胃体上部及中部的溃疡，多见于老年患者。胃高位溃疡除发生在胃底外，在体部以小弯垂直部及后壁较多见，溃疡多为纵行，但有时形状不规则，溃疡面积较大、较深，常伴出血。

根据胃溃疡的整个病理过程，可将其分为三期：A期，活动期；H期，愈合期；S期，瘢痕期。胃溃疡发生过程连续，但是表现不一。A期，溃疡面被厚苔覆盖、周边黏膜明显水肿；H期属病变愈合阶段，溃疡面缩小，基底为薄苔覆盖；S期属病变完全恢复阶段，此时溃疡完全修复。各期又可按病变的程度分为2个亚期，即A1~A2，H1~H2，S1~S2。

胃溃疡病程的发展大多数按上述各期顺序演变，但是在胃镜下有时候也可观察到溃疡处于两期之间的过渡阶段，如H2~S1，A2~H1等，这是因为溃疡的发展是一个连续的过程。溃疡有时在愈合过程中受不同因素的影响而可能加重，例如原发病因在此出现或者抑酸、保护胃黏膜药物不合理地停药，使逐渐好转的溃疡又重新回复到前面的阶段，如H2变为A1、S1变为H1等。因此，在胃溃疡治疗过程中强调的是足量、规范、足够长时间。抗溃疡药物一般持续4~6周，若效果欠佳，可持续追加2~4周。若溃疡仍然无法治愈，应怀疑有无合并其他疾病。

由于急性胃溃疡大多数在内镜下就可以完成诊断，因此显微镜下表现黏膜上皮层脱落、灶性坏死，充血水肿、出血。此外，较为特殊的是急性胃溃疡本病病变处血管常不形成血栓，因此在治疗时，除了给予抑酸、止血等治疗，常需要内镜及外科干预。

慢性胃溃疡在显微镜下由四层组成：第一层为急性炎性渗出物，由坏死细胞、组织碎片和纤维蛋白样物质组成；第二层由以中性粒细胞为主的非特异性细胞浸润所组成；第三层为肉芽组织，含有增生的毛细血管、炎症细胞和结缔组织的各种成分，故易出血；最下层为疤痕组织，疤痕组织的多少依病程长短而定。肉芽组织层是决定疾病走向的核心层次，若不断增生，病变逐渐愈合；若坏死不断加重，可有出血或穿孔的可能。在胃溃疡内科保守无效、胃溃疡伴出血或者发生穿孔行胃大部分切除术时，可以在大体标本中观察到溃疡变化的完整变化，这种大体标本的取材可以在显微镜下完整看到完整的四层结构（图6-1）。

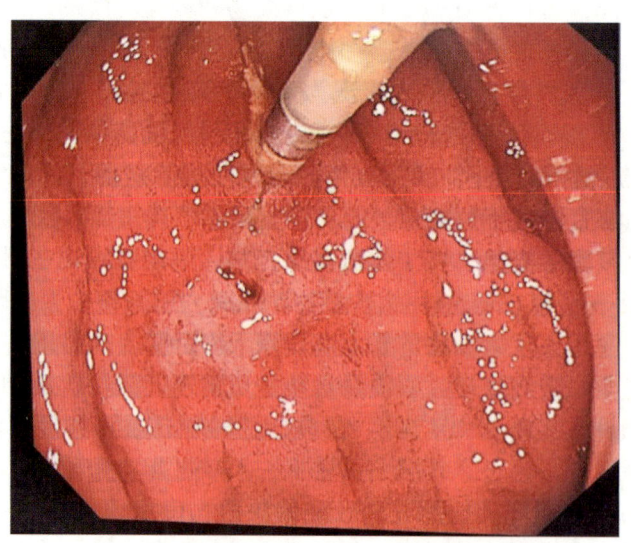

图6-1　胃溃疡镜下表现

（资料来源：兰州大学第二医院）

第二节 胃恶性占位性疾病的病理

一、胃恶性肿瘤

（一）大体分型

胃恶性肿瘤（gastric cancer）的大体分型与肿瘤的大小、浸润深度、是否有转移有密切关系。TNM分型是目前临床最常使用的肿瘤分期方法。T，即Tumor，指肿瘤方面的因素，包括肿瘤的大小，肿瘤浸润的深度，肿瘤与周围组织、器官、血管、神经相应的侵犯以及毗邻关系，从而决定T分期。但不同器官具有特异性，T分期可有差别，消化系统肿瘤主要以浸润的深度进行分析，故不同的肿瘤有一定的特殊性。N，指淋巴结分期，需看是否有淋巴结转移，若有淋巴结转移，可根据转移的位置和数目，将其分为N_1、N_2、N_3，N_0代表无淋巴结转移。转移数目与肿瘤分期有密切关系。M，指是否有远处转移，若没有发生远处转移，即为M_0。若发生远处转移，即为M_1，为Ⅳ期，相对晚期的肿瘤。

根据肿瘤侵犯胃壁的层次不同，将胃癌分为早期胃癌和进展期胃癌。现根据疾病分期逐一介绍。

1. 早期胃癌

癌组织局限于黏膜层和黏膜下层，都称为早期胃癌（early gastric cancer，EGC）。特殊的是EGC对淋巴结的转移没有限定。根据肿瘤形态，可将早期胃癌分为三型：隆起型、平坦型和凹陷型。在早期胃癌中，若直径小于0.5 cm称为微小胃癌。显微镜下，早期胃癌以高分化管状腺癌多见，其次为乳头状癌。肿瘤大小并不影响胃癌的分期，因此在临床工作中可遇到较大的肿瘤，但是显微镜下完全符合早期胃癌的表现，这一类早期胃癌多为胃息肉恶变。

2. 进展期胃癌

当癌组织浸润达肌层或浆膜层时称为进展期胃癌（advanced gastric cancer，AGC）。由于TNM分期与浸润深度、淋巴结转移、脏器转移密切相关，因此浸润越深，T分期越晚。同时，部分患者以发现左侧锁骨上淋巴结肿大为主诉就诊，行淋巴结活检，证实肿瘤来源于胃，此类淋巴结称为Virchow淋巴结，提示肿瘤发生远处转移。对于女性患者，对卵巢进行检查是非常有必要的，因为发生卵巢转移的患者不在少数。

Borrmann分型是目前全球公认的内镜下胃恶性肿瘤分期方法。胃癌的Borrmann分型于1926年提出并推广应用于临床，早期主要用于进展期胃癌的分期。根据肿瘤形态，Borrmann等将胃癌总结为4型：Ⅰ型，息肉型或蕈伞型；Ⅱ型，局部溃疡型；Ⅲ型，浸润溃疡型；Ⅳ型，弥漫性溃疡浸润型。1962年日本内镜学会首次提出了早期胃癌的组织病学分型，包括Ⅰ型为息肉型，Ⅱ型为浅表凹陷型，Ⅲ型为溃疡型。为了推动胃癌研究与临床诊断的发展，日本胃癌学会（Japanese Gastric Cancer Association，JGCA）将早期胃癌分型与进展期胃癌的Borrmann分型纳入同一个体系中，即0型为早期胃癌，进展期胃癌分型不变，5型则为无法归类的胃癌。这为全世界范围内胃癌的规范化、同质化的诊疗以及科学研究等做出巨大贡献。Borrmann分型的内镜下表现总结如表6-1：

表6-1　Borrmann分型汇总

Borrmann分型	内镜表现
0	结节覃伞型，肿瘤呈结节、息肉状，表面可有溃疡，溃疡较浅，主要向腔内生长，切面界限较清楚
Ⅰ	局部溃疡型，溃疡较深，边缘隆起，肿瘤较局限，周围浸润不明显，切面界限较清楚
Ⅱ	浸润溃疡型，溃疡底盘较大，边缘不清楚，周围及深部浸润明显，切面界限不清
Ⅲ	弥漫性溃疡浸润型，癌组织在胃窦内弥漫性浸润生长，浸润部胃壁增厚变硬，皱襞消失，黏膜变平，有时伴浅溃疡，若累及全胃，则形成所谓革囊胃
Ⅳ	无法分类

显微镜下，胃恶性肿瘤主要以腺癌为主，常见类型有管状腺癌与黏液癌（图6-2）。少数病例也可以为鳞状细胞癌，此类肿瘤常见于食管-胃接合部肿瘤。对于食管-胃接合部肿瘤，应根据内镜下表现、肿瘤与齿状线的关系、肿瘤的病理分型，制定合理的治疗方案，因为这一类肿瘤的治疗与典型的胃恶性肿瘤有很多不同之处。

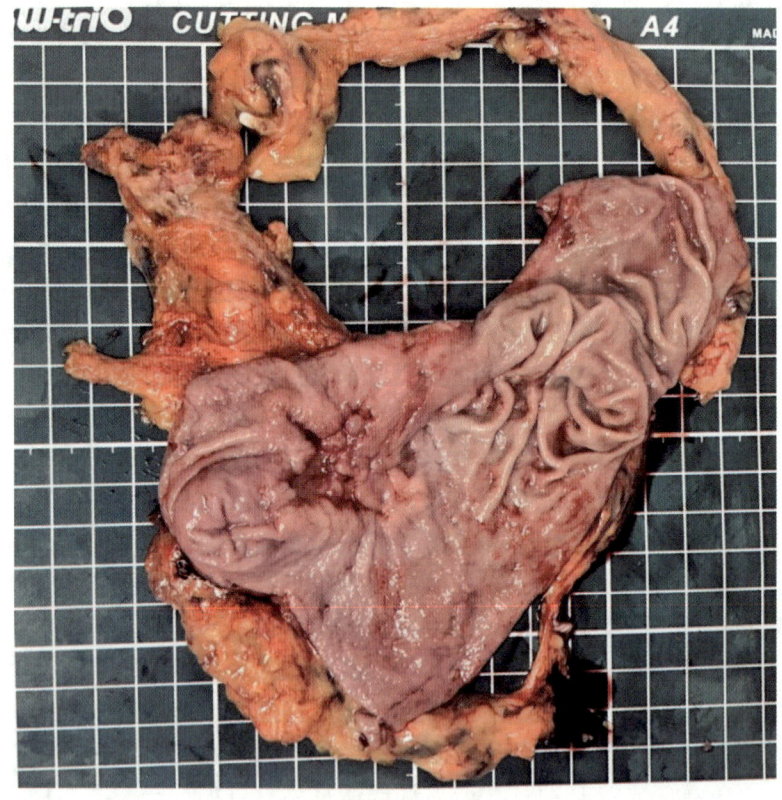

图6-2　胃恶性肿瘤手术标本

（资料来源：兰州大学第二医院）

（二）组织学分型

1979年世界卫生组织（World Health Organization，WHO）提出国际分类法，将胃癌分为常见的普通型与少见的特殊型。

1. 普通型癌

（1）乳头状腺癌；

（2）管状腺癌；

（3）低分化腺癌；

（4）黏液腺癌；

（5）印戒细胞癌。

2. 特殊类型癌

（1）腺鳞癌；

（2）类癌；

（3）未分化癌等。

另外还有芬兰的 Lauren 分类法：（1）肠型胃癌；（2）弥漫型胃癌；（3）其他类型的胃癌。研究表明，肠型胃癌分化程度较高，多见于老年人，恶性程度低，预后较好；而弥漫型胃癌以年轻人多见，容易发生转移，术后也易复发，临床预后差。

二、胃间质瘤

胃间质瘤（gastrointestinal stromal tumors，GIST）是胃肠道最常见的间叶来源肿瘤。从口腔到直肠，均可以发生 GIST，同时有文献报道大网膜、肠系膜和后腹膜等地方也可以发生 GIST。流行病学统计发现，胃部是最常见的发生 GIST 的器官，约占 50%～70%，其次为小肠，约占 25%～35%。

GIST 是一类特殊类型的肿瘤，它的诊断必须依据组织学检测和免疫组织化学检测。对于组织学符合典型 GIST、CD117 阳性的病例可做出 GIST 的诊断。组织学上 GIST 由梭形细胞、上皮样细胞组成，部分 GIST 患者中可见多形性细胞，依据细胞形态可分为三大类：梭形细胞型，约占 70%；胃上皮样细胞型，约为 20%；梭形细胞、上皮样细胞混合型，约占 10%。免疫组织化学上，GIST 特征性表达 CD117。部分患者会表达 CD34、平滑肌动蛋白和 S-100 蛋白。与其他肿瘤标志物不同的是，CD117 表达应定位在肿瘤细胞膜和（或）细胞质。

既往平滑肌源性或神经源性的胃肠间叶肿瘤也被分到 GIST 之中。研究发现大部分 GIST 表达 c-kit 基因蛋白产物 CD117，c-kit 基因有功能获得性突变比例 75%～85%，这是 GIST 的特征性表现。由于这些基础研究的不断突破，因此 2000 年版 WHO 消化系肿瘤分类将 GIST 独立出来，与其他类型的消化道肿瘤（例如平滑肌肿瘤、神经鞘瘤等）相区别。

（郭继武）

参考文献

[1] OKAMOTO Y, KANZAKI H, TANAKA T, et al. Gastric Adenoma: A High Incidence Rate of Developing Carcinoma and Risk of Metachronous Gastric Cancer according to Long-Term Follow-Up[J]. Digestion, 2021, 102(6): 878-886.

[2] KŐVÁRI B, KIM B, LAUWERS G. The pathology of gastric and duodenal polyps: current concepts[J]. International Journal of Molecular Sciences, 2021, 78(1): 106-124.

[3] VOS S, VAN S, BROSENS L. Gastric Epithelial Polyps: When to Ponder, When to Panic[J]. Histopathology, 2020, 13(3): 431-452.

[4] DE B, DA S, SOARES A, et al. Pathogenesis and clinical management of Helicobacter pylori gastric infection[J]. Korean Journal of Gastroenterology, 2019, 25(37): 5578-5589.

[5] LI X, HAN P, WANG W, et al. Multi-slice spiral computed tomography in differential diagnosis of gastric stromal tumors and benign gastric polyps, and gastric stromal tumor risk stratification assessment [J]. World Journal of Gastrointestinal Oncology, 2022, 14(10): 2004-2013.

[6] WANG J, ZHOU X, XU F, et al. Value of CT Imaging in the Differentiation of Gastric Leiomyoma from Gastric Stromal Tumor [J]. Canadian Association of Radiologists Journal—Journal de L Association Canadienne Des Radiologistes, 2021, 72(3): 444-451.

[7] AKAHOSHI K, OYA M, KOGA T, et al. Current clinical management of gastrointestinal stromal tumor [J]. World Journal of Gastroenterology, 2018, 24(26): 2806-2817.

[8] HILDENBRAND F, WOHLWEND C, VON S, et al. Clinical parameters associated with gastric portal hypertensive polyps [J]. Scandinavian Journal of Gastroenterology, 2022, 57(8): 984-989.

[9] 中华医学会病理学分会消化疾病学组. 胃肠道腺瘤和良性上皮性息肉的病理诊断共识 [J]. 中华病理学杂志, 2020, 49(1): 3-11.

[10] WU T, WANG C, WANG W, et al. Association of preoperative and postoperative CA72-4 with gastric cancer outcome [J]. Journal of Surgical Oncology, 2021, 123(8): 1699-1707.

[11] CHEN L, HONG J, HU R, et al. Clinical Value of Combined Detection of Serum sTim-3 and Pepsinogen for Gastric Cancer Diagnosis [J]. Cancer Management and Research, 2021, 13: 7759-7769.

[12] SENCHUKOVA M. Helicobacter Pylori and Gastric Cancer Progression [J]. Curr Microbiol, 2022, 79(12): 383-391.

[13] SCHATZ R, ROCKEY D. Gastrointestinal Bleeding Due to Gastrointestinal Tract Malignancy: Natural History, Management, and Outcomes [J]. Digestive Diseases and Sciences, 2017, 62(2): 491-501.

[14] NUKALA K, SRINIVASAN V, SAGAR R. Clinical Presentation of Cases with Upper Gastro-Intestinal Bleeding [J]. Journal of the Association of Physicians of India, 2022, 70(4): 11-12.

[15] YANG H, JIELILI A, CAO Z, et al. Clinical features & treatment of early-stage gastric mucosa-associated lymphoid tissue lymphoma [J]. Indian Journal of Medical Research, 2021, 154(3): 504-508.

[16] VLĂDUȚ C, CIOCÎRLAN M, COSTACHE R, et al. Is mucosa-associated lymphoid tissue lymphoma an infectious disease? Role of Helicobacter pylori and eradication antibiotic therapy (Review) [J]. Experimental and Therapeutic Medicine, 2020, 20(4): 3546-3553.

[17] VIOLETA P, CUCIUREANU D, SORINA L, et al. MALT lymphoma: epidemiology, clinical diagnosis and treatment [J]. Journal of Medicine and Life, 2018, 11(3): 187-193.

第七章
胃占位性疾病的内镜诊断

第一节 概述

胃占位性疾病是常见的消化系统疾病。胃部在消化内镜或影像学检查过程中，发现性质不明的结节、团块等。在临床上，胃占位性疾病可以分为良性和恶性两大类。常见良性胃占位性疾病主要有胃息肉、胃腺瘤、胃黏膜神经纤维瘤及良性胃间质瘤等，此类病变可通过药物治疗、手术治疗、物理治疗等方式达到根治性治疗目的，对患者的生命安全基本不会产生威胁；恶性胃占位性病变主要指胃癌，包括胃底-贲门癌、胃体癌、胃窦癌，还包括恶性间质瘤等，恶性肿瘤细胞具有转移以及扩散等特征，若不能及时得到治疗，则会危及患者生命安全。对于胃占位性疾病患者，均应遵循早发现、早治疗的原则，以更好提高治愈率和远期疗效。

一、胃息肉（gastric polyps，GP）

胃息肉大多是由于胃黏膜内部的突出性疾病所造成的，大部分胃息肉属于良性病变，但有部分会出现恶变。由于胃镜技术检验的应用，胃息肉的检测率也随之增大，在内镜下显示为扁平无蒂或带蒂的局部隆起性病变，一般临床表现并不突出，但在极罕见情形下，会发生腹胀、贫血、消化管出血以及上消化道梗阻症等非特异性表现，从而被医生检出。胃息肉具有恶变的可能，且被视为癌前病变，需行切除治疗。目前内镜下切除术是治疗胃息肉的优选方法。

（一）病理类型

胃息肉属于一个很常见的胃肠疾病，可以按照病理划分为肿瘤性息肉（adenomatous polyp，AP）和非肿瘤性息肉。肿瘤性息肉属于管性、绒毛状和混凝土强度的胃腺瘤，而且绒毛成分越多，癌变的可能性越大。非肿瘤性息肉一般分为胃底腺息肉（fundic gland polyp，FGP）、增生性息肉（hyperplastic polyp，HPP）、炎性息肉（inflammatory polyp，IP）、炎性纤维性息肉（inflammatory fibroid polyp，IFP）等，增生性息肉与炎性息肉是同一种非癌症性息肉。但癌症性息肉癌变的概率很大，非癌症性息肉和胃底腺息肉癌变的概率较小。疾病学定义，将胃息肉称为异型增生的上皮内瘤变（intraepithelial neoplasia），此阶段是癌变增殖的开始时期，它包括了轻度、中度、重度三种。异型增生越严重，则癌变的可能性越高。按照形态学的划分，将胃息肉分为山田Ⅰ型、山田Ⅱ型、山田Ⅲ型、山田Ⅳ型等类型，其中山田Ⅰ型呈丘状，于胃黏膜突出的起始部位比较光滑而没有明确的界限；山田Ⅱ型则表现为半球形；山田Ⅲ型具亚蒂，胃黏膜隆起的起始部位略缩短；山田Ⅳ型具明显的蒂部（图7-1）。

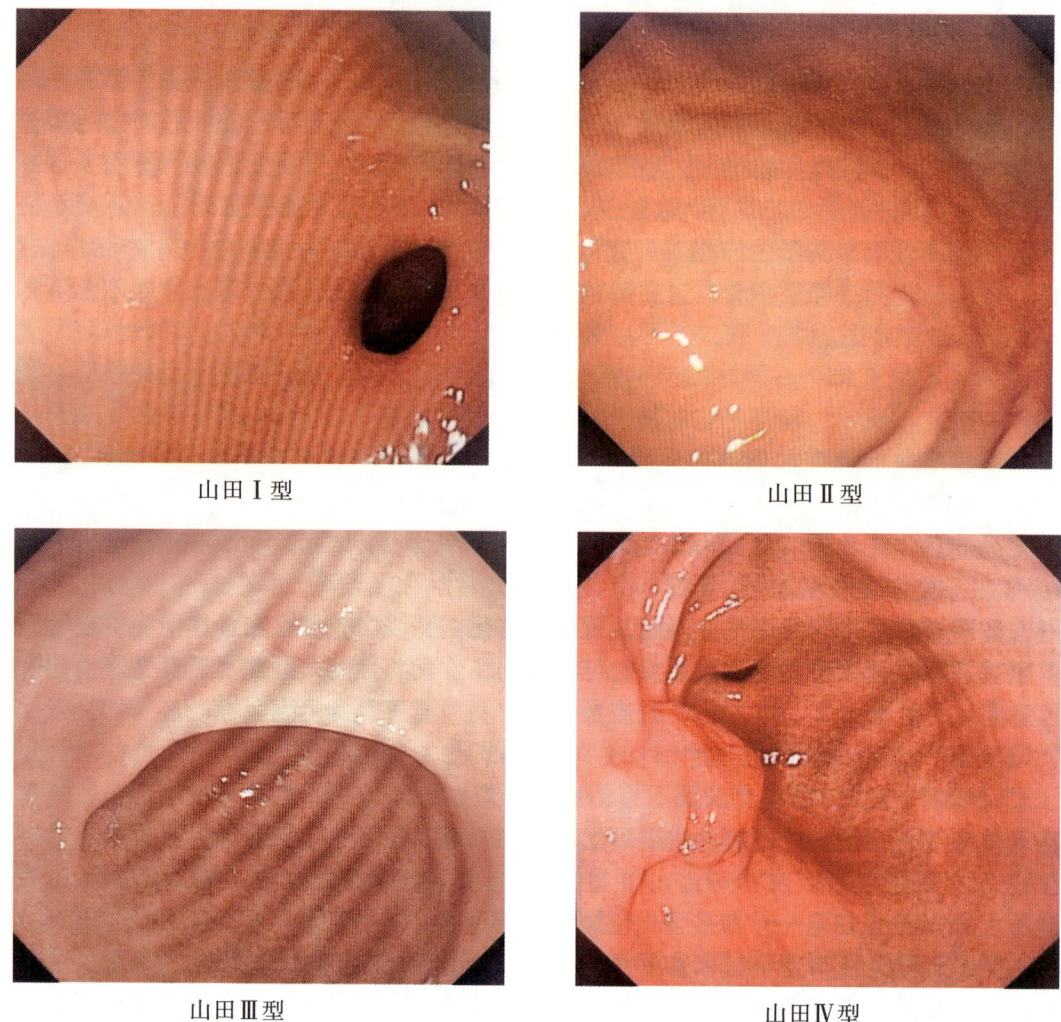

图7-1　胃息肉山田分型

（资料来源：兰州大学第一医院）

（二）流行病学

胃息肉多见于女性，比较少见于男性，中老年人更易发生，检出率约为2%～8%，其中胃息肉直径不足1 cm占约90%，且大多是山田Ⅰ型和山田Ⅱ型。胃息肉外形复杂多样，没有明显的外观特点，在胃镜下直接判断胃息肉病变类型比较困难。所以在临床诊断中，通常内镜下将切除的胃息肉送至病理科进行组织学检查，以便确定胃息肉的病变性质、肿瘤特征和严重程度。全胃均可发生胃息肉，大于1 cm的胃息肉多发生在胃窦，小于1 cm的胃息肉多发生在胃底。FGP多出现在胃底和胃体，HPP则多出现在胃窦、胃体，AP可出现于身体多种部位，尤其在胃窦易发。中国当前没有明确的胃息肉流行病学统计数据，因此临床医生在开展胃镜检查时应详细查看胃体和胃窦以避免遗漏，而且还需要对胃息肉开展组织学检查，以便于更进一步地确定其疾病种类。

(三) 胃息肉不同病理类型的临床特征

胃息肉一般无明显症状，约90%以上为偶然检出。其中特别严重的胃息肉出现出血、梗阻、腹部不适等临床症状。大多数胃息肉呈山田Ⅰ、Ⅱ型，外表较平滑，出现溃疡、糜烂和出血，其色泽通常和周围胃黏膜相同，但充血后发红或略淡。其中FGP、HPP和AP是最常用的胃息肉病理分型，研究其临床特征便于内镜医师定性评估胃息肉的特征。

1. FGP

在胃息肉类型中，FGP直径<5 mm的占80%，直径<10 mm的占99%，且胃息肉平均直径最小。患者在使用质子泵抑制剂超过6个月后，FGP出现的可能性增加了，但目前对于能否因为质子泵抑制剂的停用而缓解FGP，尚未明确。FGP包括了散发型FGP和家族性腺瘤性息肉综合征，FGP多出现于年龄较轻患者中。在胃肠息肉组织学检查发现为异型增生时，就必须关注家族性腺瘤性息肉综合征，并逐步进行结肠镜等相关检查。散发型FGP基本无异型增生，所以FGP无须摘除，但外表有溃疡等特殊者则除外。

2. HPP

HPP主要出现于东亚民族中，其占所有胃息肉的30%～93%，且一般出现于有慢性炎症和萎缩现象的胃黏膜。临床特点是增生性小凹，并存在大量炎症基质以及多数伴有Hp感染。HPP直径可超过3 cm，但小于1 cm的约占70%～90%，直径稍大于FGP的直径，而且息肉直径波动范围大。HPP随生长时间无明显变化，但也会慢慢变大，也可消退。即使HPP不在内镜下切除，大约80%的HPP都可以在根除Hp后消退。近年来，中国国内研究表明，人类HPP约有0.53%～5.31%发病原因为异型增生，有0.3%产生癌变，但因为研究对象的偏倚以及种族、地区的差异，会造成偏差。

3. AP

AP是广泛的癌前病灶，主要为由生长不良的上皮细胞排列成管状和/或由绒毛组织产生的水螅样病灶，为胃息肉的1.2%～3.5%，可伴有收缩性胃炎和肠化生。AP长度低于1 cm的占70%，而长度约在1～2 cm的息肉约为20%，长度超过2 cm的息肉占10%。AP直径差别很大，多为单发，患者平均年龄为约65岁，与其他类型息肉比较，患者年龄约大10岁。AP属良性上皮型肉瘤，部分腺瘤在短期内可转变为癌，其余的则不会在长期内转变为癌。AP普遍伴随着不同程度的异型增生，息肉直径越大，癌变风险越高，癌变率为60%～85%。因此，通过检测并确定细胞异型增生分级，就可以预测致癌可能性。可见制订内镜下诊断和监测胃息肉的方案必不可少。

(四) 胃息肉的处理策略

目前，临床上治疗胃息肉的手段主要有内镜下活检钳夹除、电凝、黏膜切除术、黏膜下剥离术等。当胃息肉小于0.5 cm时，通过使用胃镜下活检钳进行活体组织检查诊断可满足97%胃息肉是否异型增生的病理诊断需要。当活检发现异型增生的胃息肉时，必须切除完整息肉，以防胃息肉癌变。引起胃息肉的高危因素，主要是黏膜上红斑、溃疡、小结节等。临床诊断AP时，用内镜黏膜下剥离法摘除胃息肉效果优于内镜下黏膜切除，切除过程中出血以及穿孔风险升高，从而必要时需手术治疗。

综上所述，胃息肉也有进展为胃癌的可能性，其癌变概率主要与胃息肉的病变类型、息肉直径息息相关。当胃息肉直径小于0.5 cm时，异型增生胃息肉癌变的可能性非常小，而且有些胃息肉还可在活体组织检查、根除Hp后自动消失。但如果胃息肉是FGP类或长期应用质子泵抑制剂的小息肉，则可以不必活体组织检查；对于小息肉或长期伴有Hp的患者，要根除Hp治疗，然后再依据胃镜检查结果，确定胃息肉能否摘除。胃息肉多数属良性，因此应当减少过度诊疗，以防止加重患者心理和经济负担。目前关于胃小息肉疾病的研究还很少，且胃息肉患者在切除术后随访时间较少，因此无法评价术后是否切除小息肉的优良性。所以关于胃小息肉是否必须在内镜下切除、确定术后适当的随访患者时间期，值得进一步研究。

二、胃淋巴瘤（gastric lymphoma，GL）

恶性淋巴瘤包括霍奇金淋巴瘤和非霍奇金淋巴瘤，其中非霍奇金淋巴瘤又包括淋巴结源性淋巴瘤和淋巴结外源性淋巴瘤，淋巴结外源性淋巴瘤易发部位为胃。原发性胃淋巴瘤（primary gastric lymphoma，PGL）是胃黏膜下层淋巴组织的恶性肿瘤，其中胃淋巴瘤仅占所有胃肠恶性肿瘤的2%～7%。胃原发恶性淋巴瘤95%以上是非霍奇金淋巴瘤，普遍浸润在胃壁，可产生大面积的浅溃疡，其最常见的症状为腹部不适感、消化道大出血，或腹部的肿块。超声胃镜和组织活检已经成为诊断及评估胃淋巴瘤肿瘤深度的检查手段，免疫表型、Hp检测及遗传和分子学检测可辅助诊断胃淋巴瘤。清除幽门螺杆菌手术、放疗和化疗都是目前治疗胃淋巴瘤的重要技术，在患者发生大出血、梗阻、穿孔等情况后，通常采取手术处理，或者术后再进行化疗或放疗。其预后大多与癌症临床分期、诊断方法等因素有关，且优于胃癌。

三、胃间质瘤（gastric stromal tumor，GST）

胃间质瘤属间叶源性肿瘤，为胃肠内、肠系膜、网膜下和腹膜间质中最常见的肿瘤，主要来源于胃的Cajal细胞，约占所有胃肠恶性肿瘤的3%，呈膨胀性生长，并逐渐向黏膜及黏膜下浸润生长，进而产生球状或分叶状的硬块。当肿瘤体积较小时，并无明显临床体征，可伴随与上腹部症状和溃疡病相关的消化道体征；当肿瘤体积很大时，上腹部发现硬块，并伴随消化道出血。超声内镜下穿刺活检是确诊GST的主要方式，它可以反映黏膜下瘤的大小、来源、边界形状、血供等，同时还有助于确定胃间质瘤的侵入性质。GST存在潜在的恶性，其中极低危型、低危型预后较好。在临床中，胃间质瘤最重要和有效的治疗方法是根治性切除，其中肿瘤早期最佳治疗是手术切除结合分子靶向药物治疗。内镜检查和微创技术的日益发达，以及广大人民群众普查意识的增强，为GST早期发现和彻底切除带来了便利。内镜微创切除术属微创，具有失血量少、手术时间短、住院时间短、手术并发症少等特点。因此，在GST及小的胃间质瘤手术中内镜手术被广泛应用。

四、胃神经内分泌肿瘤（gastric neuroendocrine tumor，G-Net）

神经内分泌肿瘤（neuroendocrine tumor，Net）是一个在肽能神经元与神经内分泌细胞之间产生的差异性肿瘤。Net均存在恶变的可能，其主要特征为储存、产生不同的多肽与神经胺。G-Net是一个罕见的肿瘤，其死亡率远低于普通胃肠恶性肿瘤，其在美国人的患病率中仅次于结直肠癌。G-Net的诊断金标准为病理组织学活检。HE染色仍不能完全诊断，目前突触素蛋白（synaptophysin，Syn）和嗜铬粒蛋白A（chromogranin A，CgA）与免疫组织化学染色法均为其必检方法，且根据核分裂象和Ki-67比例对其分级。

五、胃平滑肌瘤（gastric leiomyoma）

胃平滑肌瘤主要来源于间叶组织，且多发部位在胃窦和胃体，通常肿瘤体积较小，肿瘤生长缓慢，预后良好。大多数胃平滑肌瘤并无明确的临床特点，X射线钡餐显示为圆形或椭圆形而非龛影；胃镜检查下表现明确的胃黏膜下肿块。超声内镜（endoscopic ultrasonography，EUS）下既呈现出胃壁及邻近组织器官结构，又呈现出肿瘤病变与胃壁的关系，如病变的起源层、大小、边界。确诊胃平滑肌瘤后针对肿瘤程度、部位和恶变趋势，选用内镜黏膜下剥离手术（endoscopic submucosal dissection，ESD)、内镜SMT挖除术（endoscopic submucosal excavation，ESE)、经黏膜下隧道内镜摘除术（submucosal tunnel endoscopic resection，STER)、内镜下全层摘除术（endoscopic full-thickness resection，EFTR)、胃部分摘除术、胃大多数摘除术或全胃切除术等方案进行治疗。

六、胃癌（gastric cancer，GC）

在临床观察中，由于早期胃癌并无明确体征，而有非特异性的消化系统表现，所以很难确诊为早期胃癌。进展期胃癌最先发生的临床表现主要是上腹部不适，并伴随食欲不振、厌食、体重降低等特殊表现。腹部症状开始时为上腹部饱胀，餐后伴随隐痛，并偶尔呈规律性溃疡样的疼痛，并不能通过被食物或口服制酸药减轻腹痛。而厌食主要是指患者有早饱感或身体软弱而无力，其中早饱感的主要症状是指患者有饥饿感，而且刚进餐就会饱胀。胃壁受累的主要症状则是晨饱感以及厌食等，在皮革胃或局部梗阻时胃壁受累区域尤其突出。当胃癌存在并发症或转移时，还可发现贲门癌累及的食道下段吞咽功能障碍等特殊表现。幽门梗阻会出现呕吐，溃疡型胃癌的大出血也可导致大量呕血以及黑便，进而导致贫血症。当胃癌转移入肝时会导致右上腹部胀痛、黄疸和/或高热；当胃癌转移入肺时会导致干咳、呃逆或咯血，此外，在胸膜中形成的胸部积液导致患者通气及换气功能障碍；当肿瘤侵及胰腺时会在背部出现强烈放射性疼痛。

早期胃癌并无显著的症状，进展期胃癌上腹部可扪及肿块，可伴有强烈疼痛感，且肿块主要位于胃窦处。当胃癌迁移至左肝后，肝脏肿大，发生黄疸和腹水；在腹膜外移动时发生腹水，腹部查体可出现移动性浊音阳性等体征；当胃癌癌细胞浸润门静脉以及脾静脉时会出现脾肿大；在淋巴结较远处转移时也会扪及Virchow淋巴结，且质硬。在肛门指检中，于直肠及膀胱尿道下陷部位可扪到硬块。有的胃癌患者还会发生副癌综合征（paraneoplastic syndromes），其表现为表浅性血栓性静脉炎、异常色素沉着、皮肌炎、膜性肾病、影响感觉与运动通路的神经组织疾病等，其中表浅性血栓性静脉炎反复发生；黑棘皮征，表皮褶皱区特别是双腋下都存在异常的色素沉着。

第二节　消化内镜检验的适应症与禁忌症

目前胃占位性疾病的检查金标准主要为消化内镜检查和内镜下活检。近年来，由于无痛胃镜技术的快速发展，再加上对胃癌高危人群内镜检查，也增加了胃镜检查的使用量，从而使患者广泛接受消化内镜检查。如上消化道大出血选择内镜下止血处理。胃占位性疾病一般以内镜检查为主，其结果更为精确、灵敏，且可较快地发现上消化道早期肿瘤性病变，增加上消化道癌变的早期检出率，从而更好地筛查自然人群。内镜和其他影像学检测方法，如钡餐等一样各有优缺点，无法彻底替代其他影像学检测方法。所以在医学上进行内镜检查时要明确胃镜检查的主要指征，特别是对心肺机能低下、多脏器疾病的老年患者要权衡利弊，选择正确的检查方式。目前常用的消化内镜检查的主要适应症和禁忌症如下。

一、消化内镜检查的适应症

在无其他临床表现以及未知因素的消瘦，导致体重减轻。无明显腹胀或发生黑便或柏油样便，以及大量失血原因不明。上腹不适，仅有上腹痛而无其他症状，或者上腹痛伴有恶心、呕吐等症状，疑似上消化道病变。在X射线钡餐造影以及CT、B超复查时，食道、胃、十二指肠形态疑似改变或局部增厚，不能确诊或疑有病变者。需随诊检查或治愈后再检查的疾病，如胃溃疡、胃息肉、萎缩性胃炎、Barrett食管等癌前病变及胃癌手术后。对有癌症家族史，年龄在40多岁的正常人，每年都应做上消化道内镜检测，以便于识别和诊断出癌前病变。对特殊人群尤其是胃癌高发人群的筛查。必须进行胃镜下处理者，通常包括将异物取出、止血、病灶的内镜下摘除等情况。有消化内镜检查意向的自然人群，且无明显内镜检查禁忌。

二、消化内镜检查的禁忌症

随着检查技术的发展，以前被列为禁忌症的疾病现在已经有一些不再被列为禁忌症了，但对大多数人来说，下列的一些禁忌症还是需要了解的。

（一）消化内镜检查的相对禁忌症（除外非常必要）

1. 心肺功能不全且不能严格监护；
2. 消化道出血量大、血压不稳定；
3. 重症高血压、血压控制不稳定；
4. 严重出血倾向、血红蛋白低于50 g/L或凝血酶原时间（PT）延长超过1.5 s；
5. 重度脊柱畸形；
6. 已知消化道巨大憩室存在穿孔风险；
7. 伴有严重精神疾病而不配合内镜技术检查；
8. 消化道较重的急性炎症；
9. 明显的胸腹主动脉瘤；
10. 急性脑出血。

（二）消化内镜检查的绝对禁忌症

1. 同时具有心律失常、心肌梗死急性期、重度心力衰竭，或重度的慢性心肌病；
2. 有哮喘、呼吸衰竭不能平卧等严重的肺部病变；
3. 意识明显障碍不能合作；
4. 食、胃、十二指肠急性穿孔及穿孔后的急性期；
5. 因急性咽喉部病变而胃镜无法插入；
6. 腐蚀性食管破裂的急性期。

大多数患者都能接受胃镜检查，多数情况下禁忌症是相对的。对于有些拒绝胃镜检查或精神紧张者，应充分解释检查的必要性、检查时的情况，使患者理解、精神放松而自愿接受检查。由于胃镜检查可能诱发心律失常，因此对于已有心律失常而又必须行胃镜检查者，则需要在充分了解病情、对心律失常程度及危险性做出判断并对受检者术前应用药物治疗，使其能顺利耐受胃镜检查，最好施行心电监护以保证安全。由于内镜检查会在一定程度上减少呼吸量引起轻度低氧血症，因此对肺部疾患有呼吸困难者应根据病情权衡利弊。如果患者尚能平卧，可请有经验的医生检查，使患者在能承受的较短时间内完成检查。精神疾病患者，在病情平稳能合作时亦可进行检查。

三、常见消化内镜检查技术的应用及注意事项

(一) 普通白光内镜检查

普通白光内镜 (white light endoscopy) 检查作为内镜检查的基础，首先应用于疾病或疑似疾病领域，记录病灶部位的状态，后进行其他内镜检查，从而着重关注部分黏膜的形态 (淡红色或褪色)、部分黏膜下血管网的状态 (不清晰或减弱)、部分黏膜的形态 (隆起或塌陷)、皱襞变细或间断、蠕动减少以及易自发性出血现象等 (图7-2)。内镜检查前应抽取胃液，并给气使胃腔充盈，以全面检查胃腔，及时发现可疑的病灶，并确定病灶部位周围皮肤黏膜的面积、厚薄、硬度和浸润深度等，为进一步诊断提供重要依据。

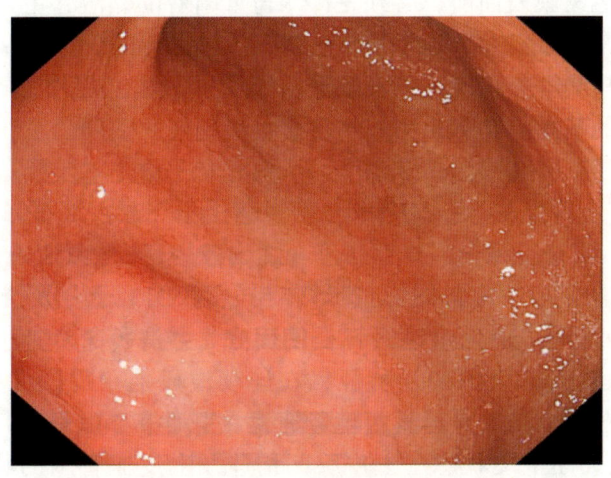

位置为胃窦前壁；大小约为1.5 cm×1.2 cm；肉眼形态为表浅隆起型病变 (0～Ⅱa+Ⅱc型)

图7-2　镜下特点

(资料来源：兰州大学第一医院)

(二) 化学染色内镜检查

化学染色内镜 (chromoendoscopy) 检查是指将一定浓度的特殊试剂或色素染料溶液喷洒或口服散布至病变黏膜表面，然后通过镜下观察病灶与正常黏膜表面颜色进行诊断，其技术是在常规内镜检查的基础上实施的。在早期胃癌的诊断过程中，化学染色内镜检查具有较高的诊断效能，其准确率高于白光内镜。目前临床使用的重要染料剂有卢戈氏碘液、靛胭脂、亚甲蓝、美兰红和冰醋酸等，在必要时也可结合应用。染色剂必须喷洒在疑似疾病黏膜及其附近的广泛范围，通过仔细观察黏膜的形状、色泽及其厚度的微小差别，进行定性判断和对疾病程度进行评估。镜下诊断早期胃癌使用的染料剂一般有美兰、靛胭脂、醋酸、药理剂等。根据染料反应，通过向可疑病灶喷射染色剂将病灶组织和附近的细胞形成彩色对照，即可找到白光内镜下易遗漏的细微病灶。

化学染色内镜检查属于染色技术，针对病灶以及一般的消化道黏膜对化学染色剂反应的不同特征，发明了此种检测方法，并由此增强了内镜的检测能力。1965年，奥田等学者利用刚果红对胃底腺泌酸功能开展了研究；1966年，津田等学者又发明了胃黏膜染色内镜技术检查法，应用染色法可大大提高早期胃癌诊断的效率，是诊断早期胃癌的一种有力手段。其原理或方法有：

1. 物理染色

色素染料和病灶区的皮肤黏膜都属于物理覆盖，主要是通过病变黏膜表层微结构和正常黏膜表层微结构之间的区别，使染料在涂抹于黏膜表层后对光照发生了差异反应，并由此可以观察到病灶黏膜区域和附近的正常组织。其染色的病变黏膜和橘红色胃黏膜形成了鲜明对比，常用的色素染料有靛胭脂和亚甲蓝。

2. 化学染色

色素染料因与病灶部位黏膜接触产生化学反应，引起病灶部位黏膜色泽改变，使病变区域的边界更加清晰。其主要是利用上皮细胞分泌的糖原或酸性液体与色素染料发生化学显色反应，从而进行黏膜染色。使用的染色剂包括卢戈液（Lagol液）、醋酸、肾上腺素、刚果红以及龙胆紫等。

另外，色素染料染色黏膜表面前，必须先冲净胃壁附着的黏液，主要原因是胃壁附着的黏液会影响染料染色，从而影响病变区域的观察。色素内镜检测有成本低、操作简便、安全的优点，且配合放大内镜检查后检测对早期胃癌的发现灵敏度和科学性也大大提高。同时尚需注意对染色剂过敏为染色内镜检查的禁忌症。

（三）电子染色内镜检查

电子染色内镜法（digital chromoendoscopy）可以通过特殊光源清晰地看到黏膜上浅表的血管结构。电子染色内镜法主要有窄带图像技术（NBI）、智能电子分光技术（FICE）及智能电子染色内镜技术（i-Scan）。电子染色内镜法就是使用滤光器滤掉了赤蓝白色光波中的宽带频谱，保留了窄带频谱，并根据光入射的传播特征，在连续波段上获得图像并进行研究和重建影像的。NBI（窄带图像技术）使用滤光器滤掉宽频光谱，只保留540 nm和415 nm的绿、蓝色窄带光谱，是具有精确研究黏膜上皮状态（上皮腺凹构造及上皮血管网的状态）的内镜检测手段，该方法既有助于进行对微小疾病的早期发现和治疗，同时也有助于联合放大内镜观察研究疾病的微观构造，进而判断其特征和检测组织病理学结果（图7-3）。它还有助于观测到黏膜表层腺管开口和黏膜表层的毛细血管网状态，和放大内镜共同应用时还能将黏膜表层结构显示得更为清晰。但实际操作时，因为胃腔的空间较大，而NBI的光源比较暗淡，直接找到病灶很有难度，所以首先使用普通白光内镜找到可疑的病灶，然后再采用NBI检查。据报道，NBI联合放大内镜观察能够提高早期胃癌（EGC）的诊断准确性和敏感性。

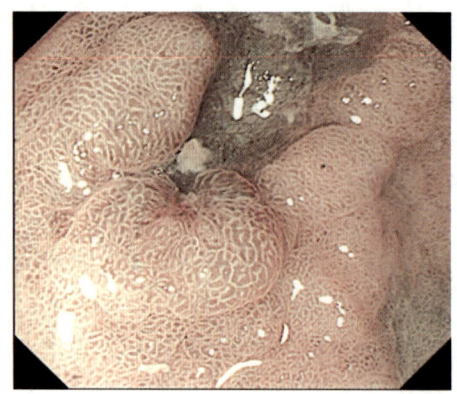 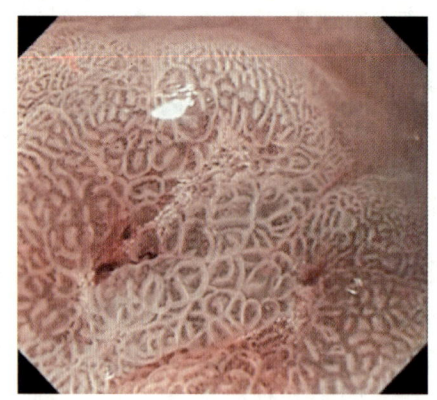

图7-3 内镜窄带成像技术及内镜放大

（资料来源：兰州大学第一医院）

(四)放大内镜检查

放大内镜技术(magnifying endoscopy)是将图像范围放大数百倍的变焦镜头技术,具备图像范围大和分辨率高的优点。在临床中应用其检查时,由于可以很清晰地看到患者胃黏膜腺上皮细胞的表面构造和微血管形状,所以放大内镜又被叫作显微内镜。显微内镜是在普通白光内镜的基础上扩大变焦镜头,可将皮肤黏膜组织光学地放大1.5~150倍,可以更清晰地观察到患者胃黏膜腺体表面小凹结构,以及皮肤黏膜小毛细血管网形状特征上的微小改变,从而更好地判断胃黏膜疾病状况和病灶边界以及区域(图7-4)。在内镜看到的胃黏膜微血管(MV)和微表面(MS)的清晰度提高,以便更有效地协助医生内镜下进行疾病初步判断和有针对性的病理活检。所以在临床利用放大内镜检测时,能更有效地检测出早期胃癌,也因此提高了对早期胃癌的发生率。

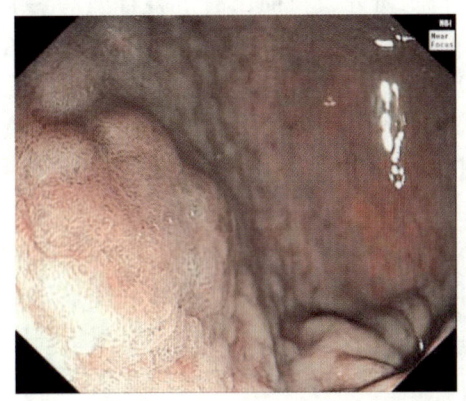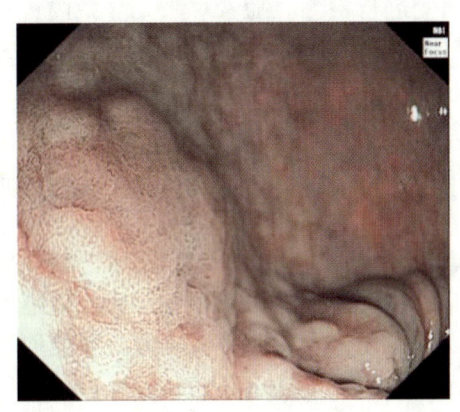

图7-4 放大内镜检查

(资料来源:兰州大学第一医院)

(五)超声内镜检查

超声内镜(endoscopic ultrasonography,EUS)是一类将超声波与内镜技术融合的内镜检查技术,在普通内镜的基础上,将微量高频超声探头放置于内镜顶端并加入超声波探针,在内镜下直接扫描病灶,并对病灶的各层次组织进行超声波探测,可以更有效地观测到癌细胞的浸润深度以及胃附近淋巴结和邻近脏器的转移状况,用于评估胃癌侵犯范围及淋巴结情况。在EUS下,早期胃癌显示为不规律的低回声、黏膜层或黏膜下组织混浊、破裂或增厚、结构紊乱和破坏等临床现象。EUS对病灶的浸润深度以及淋巴结转移等情况具有良好的诊断价值。EUS检查中,正常人的胃壁从里向外表现为高回声(黏膜层)、低回声(黏膜肌层)、高回声(黏膜深层)、低回声(固有肌层)、高回声(浆膜层),其中低回声区(黏膜肌层)或第3层高回声区(黏膜深层)的临床表现为不规则狭小、隆起以及与回声区不一致。EUS检查是影响早期胃癌诊断标准的最主要原因,受内镜医生的操作方式以及超声不同时间和不同的检查部位等影响,如胃窦部较胃底部、体部更容易检查。

超声内镜检查适应性很广,主要用来鉴定胃小肠突出性病变的特点与原因,区分腔内肿瘤还是腔外压迫,有助于判断消化性溃疡深度、愈合后是否易复发,对胰腺、胆囊、胆道许多疾病的诊断与鉴别有重要价值。

（六）其他内镜检查技术

激光共聚焦显微内镜方法（confocal laser endomicroscopy，CLE）是将常规的电子内镜方法和共凝聚显微镜结合的新型内窥镜造影方法，可采用在局部喷洒或静脉注射荧光显影液后进行对组织的直接成像，又称为激光扫描术。该方法具备高分辨率特点，可以直接对细胞进行断层扫描，以研究黏膜的深层构造，从而检测形态学和组织病理学，所以称之为"光学活检"。CLE 主要是在内窥镜镜头上集成的共焦点激光探测器，可以直接对活体细胞进行细胞水平成像，并可以放大1000 倍，从而形成显微结构，从而达到光学活检的目的。产生激光束，即以特定的最大荧光剂量（静脉注射荧光素钠或表面喷洒吖啶溶液等）为载体，通过激光发射而形成局部的影像，从而使扫描的影像范围扩大了 1000 倍。激光共聚焦显微内镜检查能够很清晰度地观测到胃小凹的形状、开口、组织细胞和小凹内部的间质组织，从而可以迅速、精确地对不同分化水平、不同起源的早期病变进行检测。随着对激光显微内镜技术的进一步研究，目前已有了整合型共凝聚激光显微内镜（endoscope-in-tegrated confocal laser endomicroscopy，eCLE）和探头式共凝聚激光显微内镜（probe-based confocal laser endomicroscopy，pCLE）等激光显微内镜，其中 eCLE 主要是通过将 CLE 镜头集成到普通白光内镜中，而 pCLE 则主要是通过将活动性微探针集成到普通内镜的活检钳道，以便于对靶组织进行检测。eCLE 在临床应用相对较早，其主要优点是拥有更大的视角、更高的清晰度和更大的检查深度，然而由于 pCLE 简单方便，其主要优点则是可以和各个类型的内镜检查相互融合，提高了成像速度，它可以在较小的距离内进行组织测量。共聚焦显微内镜对早期胃癌的检测准确性达到了 90.7%，敏感性可达 88.9%。共聚焦显微内镜对治疗早期胃癌具有很大的优越性，在未来还可以成为一项能取代传统病理活检的全新技术手段，应用于临床。

荧光内镜（fluorescence endoscopy）是可以比较详细地找到和鉴定其他在常规内镜下比较难以找到的癌前病灶以及一些比较隐蔽的恶性病灶，由于这个技术的仪器设备要求比较严格，所以在临床上推广应用的情况比较少。

第三节　消化内镜检查方法和流程

上消化道内镜检查可以很清晰地观察到患者的食道、胃部及十二指肠球部、下降段、水平段等的皮肤黏膜形态、生理结构和病理过程的变化，并且同时还可以检测病理组织学和细胞学，从而做出更为确切的诊断。所以目前上消化道内镜检查已作为临床检查消化道病变的常规检查。近年来，虽然在中国上消化道内镜检查技术已获得了广泛普及，并且多数消化科医生也已经娴熟地掌握了其操作技术。但大部分医生仍然是采用"师带徒、手把手"的形式学习并掌握上消化道内镜检查的技术，甚至有一些医生仍选择双人检查法开展上消化道内镜检查。所以目前上消化道内镜检查还没有确切的操作规程以及相应的诊断和治疗标准。多数医生已经能够对溃疡、胃食道反流、胃息肉、进展期胃癌等常见病变做出准确的诊断，但对早期上消化道肿瘤领域却还不够关注。如果医生能够从癌前病变的阶段识别和诊断上消化道恶性肿瘤，则可以提高上消化道癌症的早期诊断率和治愈率。本节主要介绍了上消化道内镜检查在胃占位性疾病诊断中的规范化技术方法，就内镜检查的前期准备、检查技术和操作条件等方面进行详尽阐述，同时也就胃占位性疾病的检查注意事项展开探讨。

一、消化内镜检查的条件

上消化道内镜检查对内镜检查医生的要求是必须具备一定的临床经验和规范的基本专业技能，且通过培训；对内镜检查实验室的要求是必须拥有并能保持完善的检验仪器和相应配件、规范的内镜检查设备冲洗灭菌等条件。要进行静脉复合麻醉或内镜检查，就必须配备符合资格的静脉复合麻醉医生、适当的静脉复合麻醉设备和术后的检查管理。要求对内镜实验室的设备和附件必须做好定期检查、维护工作，并保证其功能稳定与安全。另外，还必须具有记载了内镜检查的病变情况数据库系统以便于检查和对照后的进一步研究工作。上消化道内镜一般包括了纤维内镜和电子内镜，前者现已逐渐淘汰。电子内镜检查从20世纪80年代开始进入医学领域，主要利用在内镜先端部的CCD元件成像，分辨率一般在3万～85万像素。虽然高分辨率内镜检查能够识别10～70 μm大小的病灶，但裸眼的识别水平仅为125～165 μm。电子内镜主要包括前视镜、斜视镜和侧视镜等。前视镜最为多见，用于常规上消化道内镜检查，斜视镜现多见于超声内镜，而侧视镜多用于胆胰系统疾病的内镜诊治（endoscopic retrograde cholangio pancreatogruphy，ERCP）。

二、检查前准备

（一）仪器的准备

内镜、光源计算机、活检钳、细胞刷、必需的各类诊断仪器、表面麻醉药、各类抢救药物（备用）和内镜消毒装置。检查前应检查一下内镜的控制钮和冲洗功能是否正常。

（二）技术准备

1. 患者基本状况

了解病史、检查目的、特别需要、其余体检状况、有无内镜检查禁忌症、有无药品敏感及急/慢性感染等。需明确的是，需要知道患者有无出血倾向性或相关家族性疾患，如疑似该类疾患需检测凝血功能。活检患者不需停止使用注射抗凝药或阿司匹林，但如需开展息肉摘除、早期病灶的EMR（黏膜切除法）、ESD（黏膜剥离术）、EST（十二指肠乳头括约肌切开术）等，治疗时则需要停止使用影响凝血物质功能的药品，一般来说阿司匹林在手术前需要停止使用7～10 d，术后则常常停止使用2周以防止迟发性出血。应当向患者解释检查目的和应注意的事情，而患者在术前须签订知情同意书。

2. 消化道准备工作

检查前需禁食6～8 h，禁水4 h，在空腹情况下进行检查，若胃中残存有药物将影响进一步检查。已做钡餐检查者应在将钡剂排出后，再做胃镜检查。幽门梗阻患者宜禁食2～3 d，在必要时手术洗胃使胃里堆积的食物排出。

3. 口服去泡剂

如二甲基硅油，具有减小表面张力的效果，使附着在皮肤黏膜表面的小气泡破裂或消失，视野也变得更清晰。

4. 咽部麻醉

目的是减轻咽部反应，使入镜顺畅、减轻患者疼痛。检查前约15 min，可用2%～4%利多卡因或普鲁卡因喷雾或口含，也可含服腹腔内注入的麻醉祛泡糊剂。对患者还应使用润滑胶，或将润滑胶直接涂在内镜的前部以减轻内镜检查时与口腔咽部之间的摩擦，有麻醉药过敏史的人可不用腹腔内注入直接麻醉。

5.术中药物

一般不必定期使用镇静药、解痉药等，如有些精神紧绷以及胃肠蠕动过强则应于进行检查前 15 min 肌肉注入阿托品 0.5 mg 及丁溴东莨菪碱 10 mg，以并行镇静或止痛麻醉，具体药物可依据患者的年龄、病史和一般条件选择。除对不配合的幼儿取出异物外，一般都不实施全身麻醉。一般也不要求预防性使用抗生素，但对有心脏病变的患者，如做过人造瓣膜、手术体肺分流、肥大型心肌病和防止传染性心内膜炎等，应选择在检查后中短期使用抗生素。

6.其他

嘱患者松开领口和裤带，若患者有活动假牙应拔出，并轻轻拧紧咬牙垫，采取左侧卧位躺在检查床边，头稍往前倾，松弛身体，双腿屈曲，口侧垫上消毒毛巾、上置弯盘以接受由口腔内排出的口水及呕出物。

（三）医生准备

1.在检查前，先了解病历、体检结果和影像学检查结果；对患者进行讲解工作以缓解其焦虑心情。说明检查时采用的体位及插镜后的吞咽运动，以获得患者正确的配合。

2.将各种仪器及附件准备妥当，检查胃镜的所有功能如角度调节钮、吸引注气及光源等能否工作正常，如果胃镜不能正常工作，将会大大影响检查，患者出现并发症的危险会明显增高。若冲洗系统不能正常工作，则不能清洗镜头，黏液、血液等会遮盖部分视野，严重干扰检查；若吸引管道受阻塞，积液、积气不能排出，会影响检查并给患者增加不适；镜身弯曲装置的正常工作是顺利进镜和检查贲门、胃底和胃小弯的保证；光学系统保证良好的视野和成像。如均无故障，可准备进镜。

三、操作方法

（一）患者体位

1.经调整的床高可以符合内镜医生高度。

2.患者采取左侧卧位，双腿适当屈曲，头稍前倾以与口腔咽部和食管入口构成一个圆滑曲线，以防止因过伸或过屈引起的插入障碍。

3.如患者有活动假牙时应拔出，并解开领口和裤带，轻轻紧咬牙垫。

（二）插镜

插镜既是观察的基础，也是判断胃镜医生技术是否熟练的标志。提倡单人插入方式，减少双人插入方式。消化道内镜的基本操作已经是内镜诊疗工作的基础技能，所以必须在基本操作中培养良好的使用习惯。近年来内镜检查和处理方法创新，这就需要内镜医生动作变得柔和、精准、无废动作。与双人插入方式比较，单人插入方式无论在动作协调性、操控性、活检的诊断精度等方面均远远高于双人法，所以将逐步取消双人插入方式。

1.直视法

医生面对患者，左手持内镜手柄操纵部，右手在相距镜端 20 cm 处持镜，使镜身尾部对齐患者舌根系，将镜端经过牙垫送至患者咽后壁，左手向上下压控制大旋钮，使之顺畅抵达患者喉咙部，再稍稍回调大旋钮，沿患者左端梨状窝进镜并轻轻右旋镜身顺势轻柔地进入患者食管。切忌用暴力硬插，进入困难时可嘱患者做吞食运动，吞食过早对进入毫无助益。极少数患者无法正确地做吞食运动，或单手插镜不易时，可将左手示指及中指探入患者喉咙部，右手持镜端送入患者口腔（务必使镜面方向或先端部曲线弧度与舌根系相水平）。再于左手示、中2指之间，将先端部置入于患者喉咙部。若有阻碍，可将左手稍抬起，改变插镜方位，但切忌强行通过。

2. 盲插法

盲插法是指在由口咽部向食管前段的插管过程中，嘱患者做吞咽运动，并在患者恶心反射后进入食管而不需要影像指导，此过程与直望法相似，适时在食道的最前端开放时入镜。但在实际运用时要注重插入的手感，以防止盲目地强行插入，盲插法一般应用于双侧视镜的嵌入。

（三）胃镜检查步骤

检查者左手持手柄操纵部，右手持弯曲部。调节上下方向大旋钮，使弯曲部略弯曲。纵轴与食管方向一致。将胃镜的先端部从齿垫中插入。由镜体底端略下弯，随舌根弯度顺势前进，穿过舌根时，即可见上厌软骨，食管入口一般为封闭状态，通常从一侧的梨状窝插入。如有阻力，嘱患者做吞咽动作，用胃镜检查可以透过环咽肌深入食道上段。在直视下"边进镜、边注气、边观察"，在距门齿约40 cm以内，可见贲门及以上的有齿线，在完全开放状况下，透过贲门深入胃体。胃镜深入胃体后，在胃体上端出现一条圆形切迹，其右上方为胃底穹隆区，左下角则为胃体下部。所以调整视角钮朝左（或向左转动镜身），先上下深入胃体，然后使镜片稍微上翘，再顺着胃体上端和胃底后壁的最低凹处黏液湖向上，然后接着"边注气、边进镜"，就可以发现向胃大弯的纵形条状黏膜皱襞。此时再调整视角钮，将胃镜顺着胃腔慢慢推到胃角和幽门部。保持幽门位于视野中心，在幽门打开情况下可以推胃镜进入十二指肠球部；但如果幽门紧闭，且胃窦运动也很强烈，则进入十二指肠球部出现障碍。此时医生应嘱患者放松并平稳呼吸，尽可能地将胃镜的先端部正对幽门，如果幽门没有病变，则当先端部紧靠幽门时，出口也将自动打开。若适度后退胃镜观察幽门，则会产生落空感。进入幽门后如无良好视野，则提示胃镜紧贴入球处前壁，可通过少量注气或稍退镜即可观察球腔四壁。如果要进入十二指肠降段、胃镜先端部靠近十二指肠的上角，可以向右转动镜身，大角度钮向上至底，小角度钮向右至底即可进入十二指肠降段。操作过程中动作宜柔和，伸入食管，在通过贲门、幽门部时应缓慢，并待其扩张后准确进入。切忌盲目、粗暴地使用。插入过程中可适当注气，如果因镜头被黏液污染而影响观察时可送清水，并把镜头冲刷干净。

对初学者而言，胃镜检查的难题除了插入不易之外，较为普遍的问题还有经过贲门后或径直深入胃底后，寻找不到胃窦腔和幽门进入障碍。通常的处理办法是将胃镜的前端在经过贲门后，先略作休息，等充气待胃腔逐渐扩大时，看到胃大弯的纵行皱襞、胃体上方圆形的突起，向左上方为胃底穹隆区域，右下方为胃体，再向右下方以调节方式沿大弯皱襞，入镜后深入肠道、胃窦。在经过幽门时应先慢慢地靠近幽门，在瞄准后再稍微使用，经过时出现"落空感"。在深入幽门部时，由于胃镜的前端贴近球处面壁而视线不清，稍退镜或注气后则出现于球腔四壁。偶有幽门紧闭、胃窦运动强烈而无法对准的情形发生，此时可稳住镜体，慢慢靠近幽门口并注气，幽门常能自动打开。若有些患者蠕动过大，或受压变形幽门位置变异而入镜困难者，可考虑调整先端定位并锁紧调整小钮，用旋转镜体代替调整小钮常可成功入镜。如果幽门长期闭合要小心幽门周围出现疾病的危险。

（四）胃镜观察方法

插镜后，在内镜下直视时从食道的最前部开始循腔入镜，然后分别检查食道、贲门、胃体、胃窦、幽门、十二指肠球处、十二指肠降段等。然后在退镜时分别从十二指肠降段、十二指肠球处、幽门、胃窦、胃角（低位倾斜）、胃体、胃底（高位倾斜）、食道等，边检查边退镜。依次进行全面检查，运用倾斜镜体、屈曲镜端等手段，观察上消化道全貌，包括皮肤黏膜颜色、表面毛细血管分布情况、皮肤黏膜光滑性、黏液颜色的分布、蠕动和内室的形态等。若出现疾病要明确其位置、程度和特征，并仔细记录、摄影、染色、切片检查和细胞学检查取材。检查完毕前抽出胃肠内气体以缓解患者腹痛和不适感，并退镜。

插镜过程中为了不分散检查者的注意力及减少患者的不适感，不作一般检查，仅在接触十二指肠球腔甚至降段后退镜的进程中，才仔细观察身体各部变化。主要的检查顺序为：十二指肠区（降部、上角、球部）、幽门管及幽门、胃窦区、胃角、胃体部、贲门、胃底、食道等。对病变区域进行拍照及摄像，同时做皮肤黏膜切片和细胞学诊断并取材送检。除注意黏膜情况外，还需观察胃的运动情况。十二指肠的观察及定位沿用胃的定位法，看作是胃的延长，所以也可按大弯、小弯和前壁、后壁定位。十二指肠降段的长筒状肠腔上有环形皱襞（Kerekring皱襞），呈典型的小肠管腔构造，内侧壁有副乳头和主乳头。前视型的胃镜常不能满意地看到乳头开口，侧视型内镜则可满意地观察乳头部及其开口。十二指肠镜通常为侧视式，便于看到乳头并在乳头开口通过插管做逆行胰胆管造影（ERCP）或其他有关胆管、胰管的检查和治疗。十二指肠球部黏膜有绒毛，呈天鹅绒样外观。胃镜退至幽门缘，稍稍注气，十二指肠球部前壁即在视野中。观察十二指肠球部小弯与后壁则需要调节角度钮向上及向右，大弯可在幽门口观察，前视型内镜一般不能看到近幽门的球基底部。超细型前视型内镜，在十二指肠球部可行J形返转，可看到基底部。

1. 胃镜的检查

胃内的定位对于胃癌治疗，尤其是手术诊断非常关键。国内外惯例上把胃内的各组成部分，从食道尽头阶段起先后分成贲门、胃底、胃体、胃角切迹、胃窦、幽门。

（1）幽门和胃窦区

以幽门部为研究重点。调节旋钮，可以观察胃窦四壁。若小弯无法进行窥视，应将胃镜沿大弯侧行反转检查。正常人的幽门紧缩时为星芒状，打开后即为一环状口，在幽门腔可见到十二指肠的局部皮肤黏膜，也可检查到球部的有些病灶，而胃窦部特别是胃窦大弯侧为胃癌的好发位置，胃镜检查时可先俯视全貌再进行近距离仔细观察。注重检查有没有溃疡、糜烂、小结节、局部褪色、僵直变化等疾病，在找到胃癌病灶后应详细检查幽门管能否顺利、正确开口，以确定胃癌是不是已累及幽门管，但一般来说，早期胃癌很少累及幽门管。

（2）胃角切迹

胃角切迹是胃镜内检查困难的一种。胃角切迹是由胃小弯皮肤黏膜折转而来。在贲门侧处观察为拱门式，所观测的对象为贲门侧黏膜；在胃窦处使用低位反转法（J形倒置法），即尽可能使弯角方向推进胃镜、退镜居高直视下胃角为及脊背状，即看到左、右2个腔：上部明显看到胃体腔（可视镜身），下方为胃窦（可视幽门口），此时影像为上下颠倒。而胃角的左、右2边则为早期胃癌中比较典型的区域，因此需要特别注意观察。

（3）胃体

胃体腔内类似隧道，向下部大弯侧黏膜皱襞较粗，纵向行走似脑回形；上方小弯成胃角延续部。左、右分别是胃体前壁。胃部体积很大，依次为胃体上、中、下端，中间称为垂直区，因为后壁与镜轴面有切线关联，所以极易遗忘该区域。胃体的检查通常使用U形倒镜和退镜有机地结合的方式。出现可疑病灶应将摄像头贴近病灶区域进行重点观察。怀疑垂直部有病变时，可调节旋钮向右仔细观察。

（4）贲门或胃下部

该区域可通过高位或中位U形倒置法检查。U形反转是把胃镜送到胃体中心。当发现胃腔弯向后壁侧时，将内镜位置旋钮方向顺时针转动约90°~180°，边检查后壁黏膜边将内镜顺时针方向推移。此时内镜将向幽门侧前进，直至能够见到贲门和经贲门流入胃内的气体插入管。此时置入管呈U字形，故称为U形倒置。U形倒置时发现的内镜置入管（镜身）正处于小弯侧。内镜的前端物镜正由大弯侧对向小弯侧。插入管遮盖的地方是小弯侧的黏膜。转动操纵部分，可以把遮挡的地方全部暴露。要考虑到在倒置观察时，胃镜检查底部为小弯，上端为大弯、左边为后壁，右边为正面壁。因此如需全面观察贲门口和胃底部检查手法的关键是以多方位旋转镜身和提拉胃镜检查。这些检测手段也是当前早期贲门癌治疗最关键的内镜技术环节。

2. 食道、贲门的检查

在胃检查时，应吸出胃中空气以减轻检查后腹痛。将胃镜检查口退至食道下，然后正面看贲门口。除了仔细观察贲门皮肤黏膜和有齿的线之外，还应该关注贲门启、闭运动状况。食道长度在 25 cm 左右，等分成上、中、下三段，在食道中部有左心房压迹，并有搏动运动。因食道是一直走的通道，所以食道的位置与胃和十二指肠有所差异，视野上方为右壁，下方为左壁，左、右方仍依次为中、后壁。

对疑似黏膜病灶的检查则将着重在退镜时展开，调节视角以达到观看全貌的目的。而胃角则为胃镜检查的重中之重，主要是由于它为疾病的好发位置，其观察过程比较困难，且容易出现遗漏。一般在胃窦处低位倒置，并尽可能扣住调节钮，若一并进镜，则可看到用胃角把胃腔分为上部的胃体腔和底部的胃窦腔，应考虑正确调节角度钮以较准确地看到胃角2端，从而防止漏过病灶。当胃镜退至胃体中下部时，也可对胃角做正向观察。但胃体小弯和后壁，因在退镜时和镜轴成切线状而容易遗漏病灶，因此应尽可能在低位倒置时观察，如怀疑病灶，可在退出时调节角度钮向上、向右仔细观察。检查过程中，若发现黏液和泡沫应用清水或去泡剂和除黏液药剂进行清洗，并进一步检查。

图 7-5 为胃镜检查操作流程。

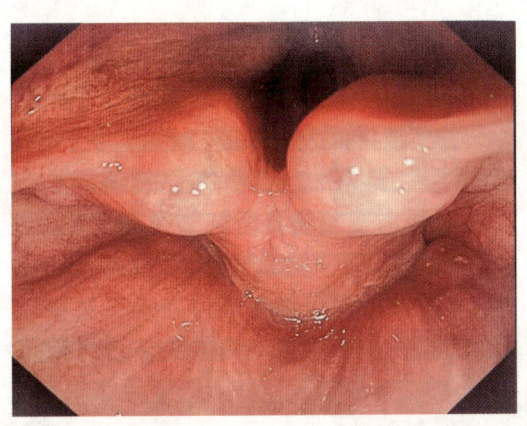

1 咽喉部

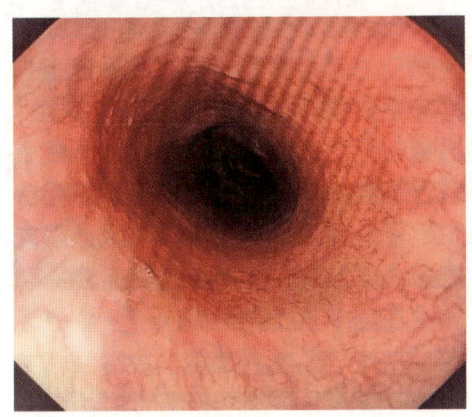

2 食管

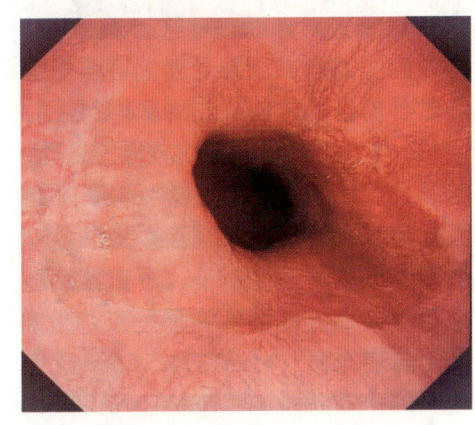

3 贲门

图 7-5　胃镜检查操作流程

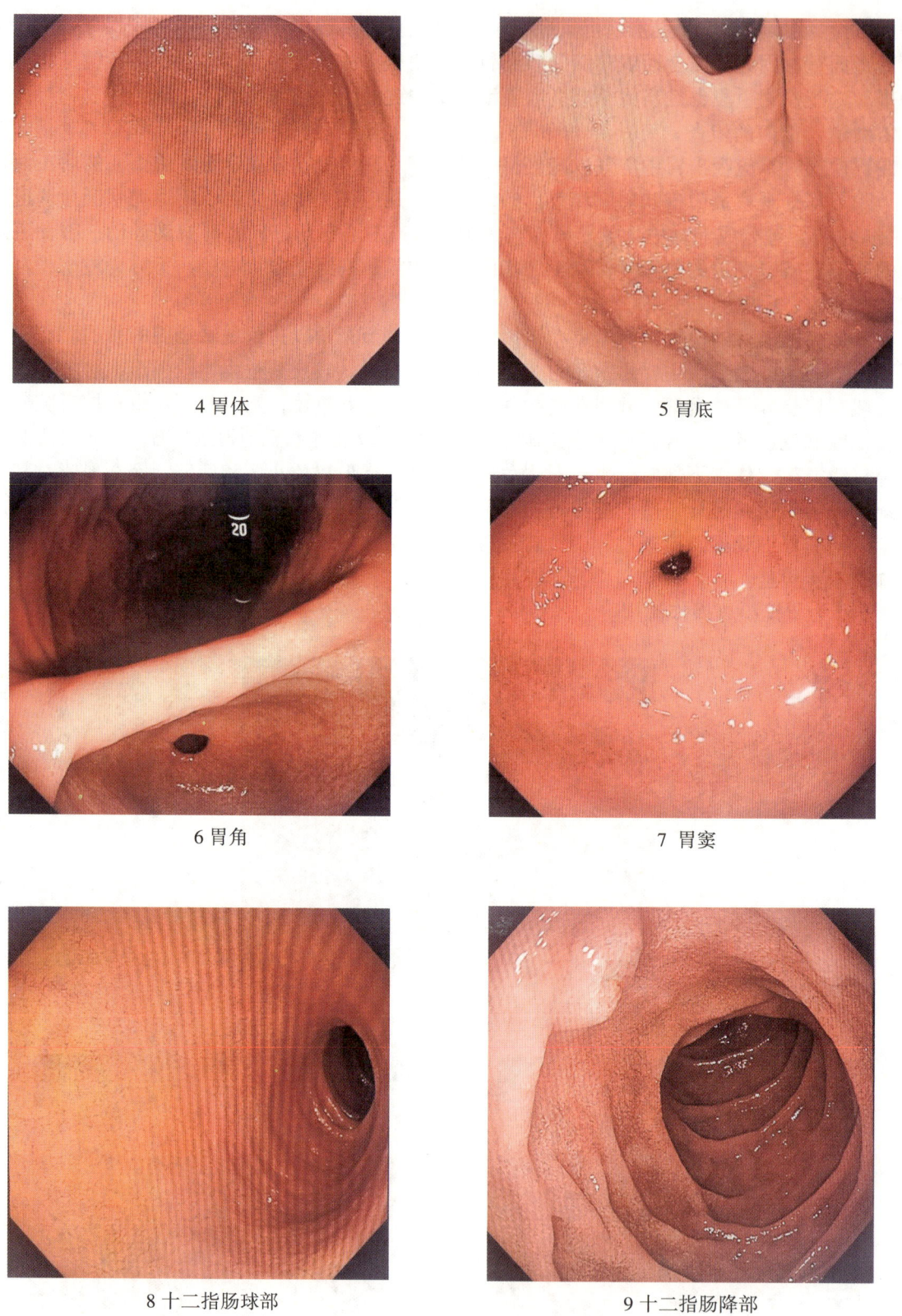

续图7-5　胃镜检查操作流程

（资料来源：兰州大学第一医院）

(五) 病变部位观察

发现病变后，应先确定病变部位。当因疾病而引起的胃腔畸形或由于外压造成解剖组织变化者，可适当鼓气扩大胃腔协助诊断，但切不可过量注气以免造成穿孔等并发症发生。如果病灶较小而无法确定病灶，可在内镜下进行染色、切片和进一步检查。

(六) 照片

工作期间要及时做好图像资料的保管。记录影像资料必须在活检时完成。拍照前要保证视线清楚，准确拍摄影像、清楚表达病变目标的特点，并有位置标记和染色前后、放大前后、处理前后的对照，以提高内镜留图量和效率。另外，确证还必须检查整个胃腔，而一旦找到了病灶，则另须额外留图。应提高每张照片的清晰度。国内专家较为推崇保留至少40幅图。必要时酌情采用色素内镜手术/或电子染色内镜检查，或增强内镜手术或影像增强。

(七) 活体组织学检查 (活检)

活检应在胃镜观察留图结束后进行，以免影响观察和留图。胃镜检查的大多数异常情况应活检以确定诊断。还有黏膜粗糙、颜色变化、表面苔样分泌物、正常的皮肤黏膜表面纹理减少、运动能力减少或僵硬、与皮肤黏膜接触时可出血等。当然溃疡、片状溃烂、息肉、根瘤、半球状及丘疹样突起等都应做活检。活检前应先询问患者有无出血病史。必要时行凝血时间及凝血酶原时间等相关检查。对于良、恶性局灶性病变，要注意取材部位，在找到病灶后首先要做全面、细致的观察，初步掌握病灶的特性后再决定切片位置。调整好胃镜的方位后将病灶放在视野正中位置，要将切片检查钳尽量垂直地导向活检部位，胃镜的头端与离病灶的间距适中 (3～5 cm)。隆起病灶宜取其顶端 (易发生糜烂、恶变等) 及其基下部的组织。糜烂微凹或黏膜凹凸不平、颜色变化等扁平性病灶应在病灶周围黏膜皱襞间断处及中心处取活检。溃疡性病变以骑跨损害边界为佳，避免溃疡中心取材，应取四块上面的黏膜，随即放入4%甲醛液 (10%福尔马林) 中固定或贴标记。剪切弥散性损害的皮肤黏膜，宜按食道、胃分瓶定位。需做快速尿素改性酶试验的人员，宜于幽门部前区取一块上述标本，并迅速置于试剂箱内试验。通常大切片检查组织大多是黏膜，但偶可取到部分黏膜下组织，如怀疑黏膜下疾病则选择用大切片检查钳或开挖隧道取材方法，但一般检查阳性率都不高，如条件允许则考虑用超声胃镜检查，另外，也可考虑圈套器进行大切片检查，事先在黏膜下注射生理盐水或稀释肾上腺素有利于抬举病灶，从而减少了穿孔的发生率。

如经内镜检查和染色或用特殊内镜方法检查后未找到可疑病灶，则可不取活检。

1. 活检部位

为了增加活检阳性率，不同种类疾病取活检时应注意选择活检部位：

(1) 带蒂病变：应于病变头部取活检，不应活检病变蒂部。

(2) 隆起型病变：应于病变顶部活检，不应活检病变基底部。

(3) 溃疡型病变：应于溃疡堤内侧活检，不应活检溃疡底或溃疡堤外侧。

2. 怀疑的早期肿瘤性病变

对于直径在2 cm以内病变，可取1～2块切片，长度每增大1 cm就可加1片；倾向于进展期癌的胃黏膜，避开坏死的部位，取材为6～8片。

3. 胃镜活检标本处理规范

(1) 标本前期处置

活检标本离体后，应由内镜医师或助手用小针将切片检查钳上的组织立刻取下，而后应在指尖上用小拨针使其展平，然后取出小块滤纸片，将已展平的黏膜平贴于滤纸片上，使黏膜的基底层面贴附在滤纸上立即投入固化液内固化。

（2）标本定位法

应准确、完整定位，使用10%的中性缓冲福尔马林固定液，固定液应达到原标本容积的10倍以上，保持稳定时间为6～72 h，稳定室温为正常温度，并于固定容器表面标明患者姓名、年龄、性别、活检部位及送检组织数目。

（3）石蜡包埋

先去掉滤纸，再使其垂直或定向地包埋。包埋后，用烧烫的小锤加热，不要直接碰标本，而要使蜡面减热后才能夹起组织，防止灼伤组织。

（4）HE制片要求

修整好蜡片，并要求连续切6～8次组织片，然后捞起放在同一个载玻片上，常规HE染色，封片。

（八）细胞学取材

细菌毛刷主要是通过收集在黏膜表层的细菌来帮助检查。细菌毛刷一般由两部分构成，即细菌刷头和外套筒，细菌刷头由尼龙的毛刷丝构成，用以刷取细菌并开展细胞学研究，刷头刷取细菌后再收入外套管内抽出，以减少对刷取胃体的污染和对口腔咽部的杂菌污染。用细菌毛刷取材必须在切片检查时，或检查结束时完成。通常制作2～4个涂片。涂片完成后立即置于95%乙醇中，固定送交检验。细菌毛刷应用在不能完成切片检查部位的取材，如当食管发生狭窄时，或可开展胰胆管细胞学检查的取材位置上。当因胃腔狭小，或病灶受限而导致切片检查取材不理想时，或活检钳不论采用哪种调节方式都是侧着病灶取材时，均应采取向正望的细胞毛刷检查方式，以补充切片检查的缺失。全部的细胞学检查测试，均在内镜观察或活检后实施。

内镜下做细胞学检查的方法如下：

组织印片法：将活检所取的小块组织之黏膜面或病灶面在玻片上多次按压，然后固定染色并做显微镜检查。印片检查阳性率稍低于活检。但是对于活检不能确诊的病例，细胞形态学检查可弥补其不足。

细胞刷方法：先去掉活检刷上的活检阀门，再更换细胞刷阀门（其橡皮垫孔较大能通过细胞刷），使细胞刷沿切片的检查孔道伸入病灶处，在黏膜的明显病灶部位，尤其是糜烂溃疡等部位轻轻擦拭，刷拭的力度也可稍大一点；刷拭方式是通过不断转动细胞刷弹簧钢丝，使刷头的各面均能沾上细胞，刷拭不能用力过大，以免擦伤胃黏膜引起出血等并发症。刷毕再轻轻抽拉细胞刷至活检通道的出口处，与镜一同退出（附鞘细胞刷可在不退出胃镜的情况下单独将细胞刷抽出）。在玻片中间自上而下地由左往右抹片，如刷头上血迹、黏液较多，用棉签将吸出来后再继续进行抹片。抹片后，必须同时转动抹头位置，抹4～6片，晾干后即可固化（固定液为乙醚及95%的乙醇各半）。

直望下冲洗法：首先把清洗用的塑胶管送入病灶部，冲注清洗溶液（常用pH值为5.6的醋酸缓冲液，每次200～300 mL）。然后回抽冲洗液，并立即将冲洗液离心沉淀，将沉淀进行涂片、干燥固定后染色检查。

直接吸收方法：先置入孔径2 mm的塑料管中，将管末端靠近病灶，再外接50 mL注射仪，以负压吸取病灶的黏液进行涂片检查。

四、无痛内镜检查

消化道的内镜检查，对绝大多数患者而言都是不满意的体验，有的患者因为心理上的害怕而拒绝接受或暂缓检查，有的患者则因为过于紧张或焦虑无法配合检查，从而提高了检查困难。在检查流程中常出现干咳、呕吐、腹泻、血压突然上升等明显的疾病，以至出现了心绞痛、心肌梗死和心搏骤停等其他重大事件。因此，为了减轻患者疼痛、提高敏感性，就出现了"无痛"的内镜检查。所谓无痛内镜检查，是在内镜检查法中或诊断前给患者以镇静催眠药或麻醉性止痛药，使患者达到了清醒镇定或浅麻醉治疗的境界，在操作过程中保持了平静、没有其他自觉症状。因此，部分研究者也称之为无痛内镜检查、清醒镇静内镜检查等。无痛内镜的使用可追溯至20世纪50时代，在当时由于内镜镜身粗且硬，对患者影响很明显。但由于当时内镜器械的改进，对患者的不良刺激已大大减少了，作为一个侵入式的技术，仪器的改进以及操作方法的轻柔均无法彻底减少对患者的影响，加之现代人对生活条件要求的增加，使得近年来"无痛"的内镜也日益被患者所认可。

在内镜检查前和检查过程中，通过采用静脉注射一定量的速效镇定药和麻醉药物，让患者在不知不觉中进行的检查称为无痛内镜检查。其好处在于减轻了患者焦虑和不安心情，并增加了对检查流程的敏感性；对整体检查流程无印象、无痛苦感；胃肠道蠕动明显减弱，更易看到微细病灶；从而降低了患者因疼痛或不自觉行为所造成的机械性损害的发生率。但无痛内镜检查由于需要应用静脉注射麻醉药，因而具有一定的危险，患者虽可获得较充分的镇静镇痛效果，但却无法很好地配合医生指令，也给内镜检查人员带来了一定的麻烦。所以宜由技能娴熟的专职麻醉医生给药，并在严格监视下实施，检查后观察时应待患者全部清醒方可离院，在检查过程中宜配有专用的急救器械与药物，同时也宜严密了解施行无痛内镜检查的适应症。内镜技术静脉复合麻醉药物，常以作用较快、复苏快速的静脉麻醉药居多，辅助镇定药与/或止痛药，常用镇静安全药（咪唑安定）、麻醉性镇痛药（芬太尼、异丙酚）等。

五、超声内镜检查（EUS）操作规范

EUS被视为胃肠道癌症局部分期的最准确方式，对于胃癌T分期（特别是早期癌）和N分期的价值不亚于甚至超过CT，特别适用于区别黏膜层病灶和黏膜下病灶，可动态监视肿瘤与相邻脏器之间的关联情况，并可采用在EUS诱导下穿刺或活检淋巴结，以进一步提高对局部T、N分期的准确性，但由于EUS主要是对操作者依赖性检查，因此建议在医学技术水平较高的诊所或中心实施。对拟施行内镜下黏膜切除术（endoscopic mucosal resection，EMR）、内镜下黏膜下剥离术（endoscopic submucosal dissection，ESD）等内镜治疗者需要开展这些检查。EUS能发现直径5 mm以上的淋巴结，淋巴结回声形式、范围和位置为重要的诊断依据，认为转移性淋巴结多呈圆形、类椭圆的低回声构造，其回声常与肿瘤组织接近或更低，但边缘较清晰，内回声平均，孔径>1 cm；非特异性炎性较重淋巴结常呈现为椭圆形低至三角状高回声的变化，且界限模糊，内部回声平均。

超声内镜检查中，合理的操作流程和完整、无错误的扫查是正确分期的重要依据，以胃肿瘤分期为标准的EUS应该涵盖从幽门折回至食道-胃接合部的全面扫查步骤，但为了正确定位第一站淋巴结，仍建议先从十二指肠球部折回。在折回过程中做好分期定位，可以同时保存恶性肿瘤的影像和关键解剖标记物（Landmarks）的影像，如能进行动态的多媒体数据保存，大大提高了分期的准确性和增加了回溯机会。扫查过程中还需要考虑胃腔的充盈以及使用正确的探头信号和合理的探头设置，在适当的摄像头焦距下影像比较清晰，防止压迫病变造成误分期。

六、消化内镜检查的注意事项

内镜检查前患者通常有畏难心理，宜简要说明检查操作的过程和患者注意事项，以便于在最大程度上取得患者的配合。虽然上消化道内镜检查是相对安全的，但检查完毕后仍然要关注患者

身体状况、有没有其他症状出现并防止发生，内镜检查完成1h后，如需要饮食则先行少许饮食，无呛咳后可进餐。行无痛内镜检查的患者术后应在亲属陪伴下离开而且不能开车。

七、早期胃癌内镜检查及随访流程

（一）早期胃癌的筛查

1. 筛查对象

胃癌在一般人群中发病率较低（33/10万），通过内镜检查进行胃癌普查耗费巨大的人力、物力资源并且患者接受度低下。所以仅针对胃癌高危群体开展检查才是最可能有效的办法。因此，目前建议所有在40岁以上及有胃癌家族史者均需开展胃癌检查。具备以下第一条和第二至六中任何一项者都应当纳入胃癌高危群体，并建议为重点检查对象：

（1）年龄在40周岁以上，性别不限；

（2）胃癌暴发地区；

（3）幽门螺杆菌感染者；

（4）既往合并缓慢萎缩性胃炎、胃溃疡、胃息肉、切除术后的残胃、肥厚性胃炎、恶性贫血等胃癌前期病变；

（5）胃癌患者的第一家属；

（6）具有胃癌或其余高风险原因者（高盐、腌制食品、抽烟、严重酗酒等）。

2. 内镜检查

内镜及内镜下切片都是目前对胃癌检查的黄金指标，近年来无痛胃镜技术发展得很快，并已广泛应用于对胃癌等高危患者的内镜检查，在很大限度上改善了胃镜检查的患者接触度。

（二）早期胃癌精查及随访流程（图7-6）

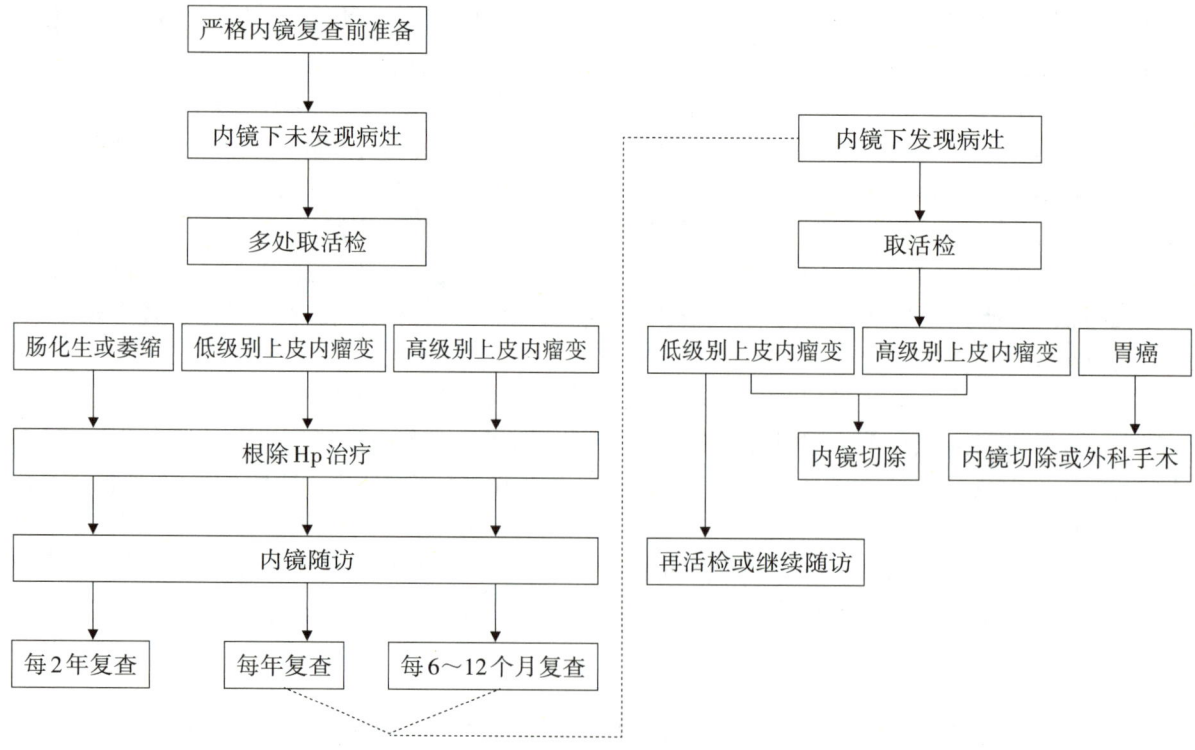

图7-6　胃癌精查和随访流程（原创）

第四节 胃占位性疾病的内镜表现

胃占位性疾病是最常见的消化系统病症之一，发病率与死亡率较高，进展期胃占位性疾病治疗效果较差，早期胃占位性疾病经有效治疗后5年生存率比较高，因胃占位性疾病的临床表现缺乏特异性，多数胃占位性疾病患者无任何症状。所以胃占位性疾病的早期临床检查结果相对较少，而上消化道内镜检查大大提高了早期胃部占位性疾病、特别是对早期胃癌的确诊率，有着重大意义。消化内镜检查是对胃占位性疾病诊断与防治过程中必不可少的检查方法，其敏感度与特异性度均较高，是胃占位性疾病检查的重要手段。本节将对胃占位性疾病的临床病理特征与内镜下表现加以阐述。

一、胃癌

胃癌（gastric cancer，GC）是指来源于胃肠道黏膜上皮细胞的恶性肿瘤，大多数是腺癌。胃腺癌占所有胃部恶性肿瘤的95%以上，世界卫生组织（WHO）癌症研究报告表明，约60%的胃癌患者生活在发达国家地区，就地理范围来说以日本和东亚国家为高发区。虽然近年来我国胃癌死亡率已大幅降低，但患者死亡率的降低并不突出，而且男子和女子胃癌死亡率仍居全部恶性肿瘤患者的第二位和第五位，男童与女童病死率则依次为第三位和第二位，55～70岁为高发年龄段。

按照胃癌的发展阶段胃癌可分成早期胃癌和进展期胃癌。早期胃癌是指病灶较局限而未到达黏膜层的胃癌，不管有没有向局部转移。其通常无症状，可出现上腹隐痛、胃气胀、食欲不振、体重减少、恶心、腹泻、呕血、黑便、血枯病等，但上述表现并不具有特异性，因此极易被视为一般胃病而不被注意，这也是胃癌患者经常确诊较晚的理由所在。进展期胃癌深入远达皮下黏膜层，或直接进入肌层者称之为中期胃癌，再侵及浆膜或浆膜外者称晚期胃癌。

胃癌的发生是一个多步骤、多因素、进行性发展的过程。研究已证实胃癌与食物、基因、幽门螺杆菌感染有关，其中幽门螺杆菌感染是胃癌最为重要的危险因素。幽门螺杆菌感染启动了胃癌的发生过程，胃黏膜组织形态学变化过程为：幽门螺杆菌感染→慢性活动性胃炎→慢性萎缩性胃炎→肠上皮化生→异型增生→胃癌。其癌前疾病包括慢性萎缩性胃炎、胃息肉、胃溃疡、胃术后、疣型胃炎等。癌前病灶中常有异型生长和肠上皮化生，由于上述原因或病理变化导致胃癌暴发的风险增大。胃癌的主要好发位置分别是胃窦、贲门、胃体、全胃以及胃底。

（一）胃癌的癌前状态

胃癌的癌前状态分为癌前疾病和癌前病变，前者是指与胃癌相关的胃良性疾病，有发生胃癌的危险性；后者是指较易转变为癌组织的病理学变化。胃癌的进程如图7-7所示。

1. 癌前疾病
（1）慢性萎缩性胃炎。
（2）胃息肉：炎性息肉约占80%，直径多在2 cm以下，癌变率低；腺瘤性息肉癌变的概率较高，特别是直径>2 cm的广基息肉。
（3）胃溃疡：癌变多从溃疡边缘发生，多因溃疡边缘的炎症、糜烂、再生及异型增生所致。
（4）残胃炎：毕Ⅱ式胃切除术后，癌变常在术后10～15年发生。

2. 癌前病变

（1）肠化生

肠化生有小肠型和大肠型两种。大肠型化生又称不完全肠化生，其肠化生细胞不含亮氨酸氨基肽酶和碱性磷酸酶，被吸收的致癌物质易于在细胞内积聚，导致细胞异型增生而发生癌变。

化生（metaplasia）：长期慢性炎症使胃黏膜表层上皮和腺体为杯状细胞和幽门腺细胞所取代，其分布范围越广，发生胃癌的危险性越高。

胃腺化生分为：

①肠上皮化生（intestinal metaplasia）：以杯状细胞为特征的肠腺替代了胃固有腺体；②假幽门腺化生（pseudopyloric metaplasia）：泌酸腺的颈黏液细胞增生，形成幽腺样腺体，它与幽门腺在组织学上一般难以区别，需根据活检部位做出判断肠上皮化生的危害大小，要分析其范围、程度，必要时参考肠上皮化生分型。

（2）异型增生

异型增生（dysplasia）又称不典型增生，是细胞在再生过程中过度增生和分化缺失，增生的上皮细胞拥挤，有分层现象，核增大失去极性，有丝分裂象增多，腺体结构紊乱。世界卫生组织（WHO）国际癌症研究协会推荐使用的术语是上皮内瘤变（intraepithelial neoplasia）；低级别上皮内瘤变包括轻度异型增生和中度异型增生，而高级别上皮内瘤变包括重度异型增生和原位癌。异型增生是胃癌的癌前病变，轻度者常可逆转为正常；重度者有时与高分化腺癌不易区别。胃黏膜腺管结构及上皮细胞失去正常的状态出现异型性改变，组织学上介于良、恶性之间。因此，应密切观察慢性炎症向胃癌发展。

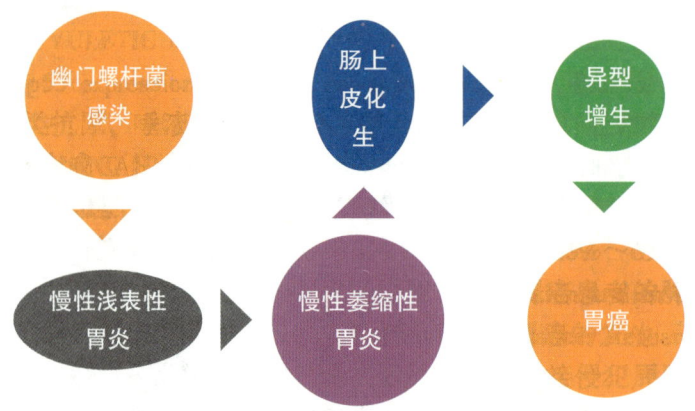

图 7-7　胃癌渐进性演进过程示意图（原创）

（二）内镜检查

内镜检查和黏膜活检是目前最安全的检查方法。有经验的内镜医生检查准确性已超过95%，为此应多取活检，并应在病灶边界和正常边界之间至少选取6个以上。而对于早期胃癌，内镜检查才是最好的检查手段。

1. 早期胃癌

早期胃癌又称浅表性胃癌。其中癌未侵入腺体基质膜者，就叫作原位癌；而癌侵入局限于黏膜固有层者，叫作黏膜内癌；癌侵犯或停止于黏膜下者，称为黏膜下癌。在内镜下早期胃癌可呈现为较小的息肉样突起或塌陷。癌灶口径不足1 cm者称为小胃癌，不足0.5 cm者称为微型胃癌。

早期胃癌往往难以识别，可于内镜下对可疑病灶行美蓝染色，在癌性损害处应用染料，便于指示活检部位。新的放大内镜可以更容易仔细观察微小病灶，从而大大提高了对早期胃癌的诊断率。

(1) 早期胃癌内镜下分型

早期胃癌的分型由日本内镜学会1962年首先提出并沿用至今，先后于2002年、2005年更新。早期胃癌的内镜下分型根据2002年的法国分型标准和2005年法国分型标准进行。

1) 浅表型胃癌（Type0）包括隆起型疾病（0-Ⅰ）、平坦型疾病（0-Ⅱ）和塌陷型疾病（0-Ⅲ）。0-Ⅰ型又分有蒂型（0-Ⅰp）和无蒂型（0-Ⅰs）。而0-Ⅱ型又按照病灶的突出程度、扁平或轻度塌陷，分成了0-Ⅱa、0-Ⅱb和0-Ⅱc三种类型。

2) 0-Ⅰ型与0-Ⅱa型的界限为隆起宽度超过0.5 mm（活检钳闭合层厚），0-Ⅲ型与0-Ⅱc型的区别为凹陷深入超过1.2 mm（活检钳张开单个钳层厚）。同样存在轻度隆起和中度塌陷的病灶由于隆起/陷比为0-Ⅱc+Ⅱa及0-Ⅱa+Ⅱc型。凹陷与轻微塌陷结合的病灶可按照塌陷/凹陷比例，分成0-Ⅲ+Ⅱc型和0-Ⅱc+Ⅲ型。

(2) 早期胃癌内镜下各型特征

0-Ⅰ型：此类型在临床上比较罕见，内镜下显示为息肉样隆起，高度通常大于正常黏膜厚度的2倍，其实质病变为不规则的结节性增殖细胞，多广基底，表面凹凸不平，颜色为发红或苍白，突起的顶端也可有浅表溃疡，可引起出血。隆起型病变的形态分成8种类型，即丘状型、半球型、亚蒂型、短蒂型、长蒂型、双颈型、菊花状型及菜花状型。早期胃癌大多为菊花状型及菜花型，黏膜表面平滑类病变大多为良性，表面凹凸不平的病灶中部分可能为恶性，正确的诊断必须依赖活检病理。

0-Ⅱa型：早期癌变的病灶略高于正常黏膜，但通常不超过正常黏膜的2倍。外表粗糙或凹凸不平，但常有浅表糜烂及溃疡，且边界混乱。可分成细微隆起状、平坦息肉状、花坛状等形态，一般实际工作中不再细分。表面呈细颗粒状，为黏膜层癌的特征；扁平状隆起中心部有凹陷、浅糜烂，则为黏膜下浸润的表现。其凹陷的深度与癌的浸润深度有密切关系，一般来讲凹陷越大、越深，癌的浸润亦越深。

0-Ⅱb型：病灶区及周边黏膜同处于一个位置，局部整体黏膜颗粒状变化或黏膜表面凹凸不平，周边黏膜发红或黄白色。与周围界限不明显，病变附近的黏膜可表现为平坦、微细皱纹、颗粒状小岛或黏膜皱襞肥厚。单独Ⅱb型病灶称为孤立Ⅱb型。如在Ⅰ、Ⅱa、Ⅱc、Ⅲ型早期胃癌病变区周围出现Ⅱb型病灶称为伴随Ⅱb型。而在实际工作中所遇到的大多为类似Ⅱb型，即病灶区微隆或微凹。该型肉眼诊断最为困难，迄今为止我国检出的Ⅱb型早期胃癌大部分是在未意识到是恶性病变表现的情况下经活检发现的。一般来说，发现病灶直径大于1 cm的Ⅱb型早期胃癌并不困难，但即使应用美蓝或刚果红双重染色，肉眼下对病变性质的正确判断仍是困难的。判断Ⅱb型小胃癌或微小胃癌则更加困难。

0-Ⅱc型：在内镜下主要表现为浅表的凹陷，凹陷深度通常不大于3 mm，内表面有浅表的糜烂及溃疡，并常有白苔附着，由于对皮肤黏膜的不断损害和再生，在溃疡基底部产生细小颗粒、小结节及岛样结构，时而伴有出血，周围组织较脆，局部胃壁扩张性较差，病灶的边界不规则，并呈现虫蚀样或锯齿形的变化，周围黏膜呈苍白、灰白或发红，但亦可呈充血状。周围黏膜的界限与其浸润深度相关。癌组织浸润仅限于黏膜层时，其境界不清；浸润至黏膜下层时则境界较清晰；而浸润至肌层或浆膜层时（进展期）则境界很分明。不同组织类型的Ⅱc型早期胃癌，其表现亦略有不同：未分化型Ⅱc早期胃癌的中心凹陷部的不平、结节、颗粒、粗糙的程度较明显，与周围黏膜境界清楚，周围集中的黏膜皱襞前端呈切割样、笔尖样、肥大及融合征象等改变较多见；分化型Ⅱc早期癌的中心凹陷部相对较平坦、均匀，与周围黏膜境界较模糊，集中的皱襞前端多呈逐渐变化样。

0-Ⅲ型：Ⅰ型和Ⅱc型早期胃癌的区别仅在于凹陷或溃疡深浅程度上的差别。Ⅱc型为浅凹陷或浅溃疡，Ⅲ型则为病灶范围较深，深度超过5 mm、成溃疡形，基底有灰黄色至灰褐色的损伤性渗透物包裹，表层常布满白苔，散布程度不一，边界不规则，周边皮肤黏膜常散在甲状腺结节，对病灶区域有僵直感觉，或周围皮肤黏膜皱襞突然断裂、虫蛀样中断、与皮下黏膜皱襞融合等，癌可能仅占1/4环周，因此需要仔细观察整个溃疡边缘和环周取活检。

混合型早期胃癌：混合型早期胃癌由上述各型早期胃癌混合而成，如在Ⅱb型病变基础上出现隆起小结节即为Ⅱb+Ⅱa型；微隆起型病变附近出现小糜烂称为Ⅱa+Ⅱc型；Ⅲ型早期癌在溃疡周边或部分边缘伴有Ⅱc样改变为Ⅲ+Ⅱc型等。混合型早期胃癌在内镜下不易做出正确判断，因为注气量的多少以及胃肠蠕动等可影响正确判断。

应用色素染色法可发现更细微的黏膜改变，确定早期胃癌的范围及发现多发病灶及肠化生和异型增生的存在，并为活检取材提供正确目标，可提高内镜直视下早期胃癌诊断率，也是诊断极早期胃癌的一种有力手段。近年来，放大内镜的出现可使病变在直视下放大15～60倍，发现癌特有的微细结构时则诊断为癌和黏膜染色相结合进行检查，有利于提高早期胃癌诊断率。

（3）特殊类型的早期胃癌

中国医科大学癌症研究院在1985年明确提出了特殊类型的早期胃癌这一命名，分为了早期胃癌中的平坦弥漫型、平坦局限型、微小胃癌及小胃癌、一点癌、早期多发癌、残胃早期癌。这种早期胃癌的病理结构、生理学特性具有较大的特点，预后也有很大不同。

1）平坦弥漫型（又称浅表广泛型，简写Super型）早期胃癌：平坦弥漫型早期胃癌是指癌灶中最大直径超过4 cm的黏膜内癌、皮肤黏膜肌无损伤、或皮肤黏膜肌轻微损伤的黏膜下癌。这种早期胃癌侧向扩展的能力很强，但向深度浸润的能力较差或很缓慢，大多表现为浅表胃炎伴糜烂样改变，糜烂面不光整、粗糙或颗粒样变，可伴有浅表凹陷，有时病变呈黏膜剥脱样发红和浅凹陷，对这类可疑区域应做多方位的活检。

2）平坦局限性型（又称浅表局限性型，penetrating growth type，又称pen型）早期胃癌：平坦局限性型早期胃癌系指癌灶周围最高口径在4 cm之内的黏膜下癌，此型容易出现肝脏转移，患者的5年存活率只有65%。

3）微小胃癌与小胃癌：日本学者于1978年正式命名直径在0.5 cm以下的胃癌为微小胃癌，直径为0.5～1.0 cm的胃癌为小胃癌。由于病灶面积很小，外形变化也不明显，与一般黏膜层或良性病灶无法区分，小胃癌内镜下的形态分型依据早期胃癌分类法来进行，而大部分的小胃癌都位于黏膜层，并没有侵及脉管。

4）一点癌：在内镜检查中发现某一可疑点后经活检病理检查证明是胃癌，但手术切除标本经连续切除的组织病理学检验后无法再找到癌症组织，通常认为这是一个癌灶局限的微小胃癌。

5）多发性早期胃癌：多发性早期胃癌是指在相邻胃中出现的各自单独的或2个以上的早期胃癌，一般将大癌灶称为主癌灶，其他的相对小癌灶称为副癌灶。不少内镜操作者对该型胃癌的警觉性不够，发现一个病灶后常忽略搜寻其他病灶，若遗漏离主癌灶距离远的副癌灶将会给胃癌根治术带来困难，必须努力避免。

6）残胃早期胃癌：残胃作为一个癌前病变，根据文献的研究其致癌概率只有1%～5%，残胃早期胃癌的检出率较低。

胃癌镜下特点见图7-8。

（4）常用于早期胃癌诊断的内镜检查

1）白光内镜检查：白光内镜检查在临床使用上最为普遍，检测胃癌的灵敏度和特异性度在33%～75%和57%～94%。早期胃癌在白光内镜下，一般以黏膜表层的微小变化为特点。内镜医生还必须注意黏膜颜色有没有变化，有没有皮肤黏膜皱襞的稀薄或断裂，并且有没有自发性出血。调查结果显示，对内镜检查显示为炎性反应和化生的病例，复查日期应适当拉长，而假如用胃镜复查时间超过7 min，则异型增生和胃癌的检出率提高。

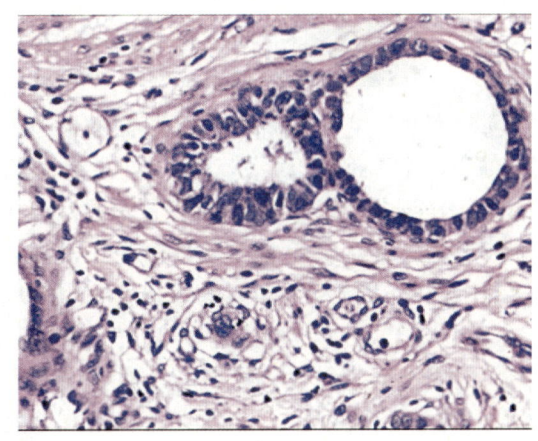 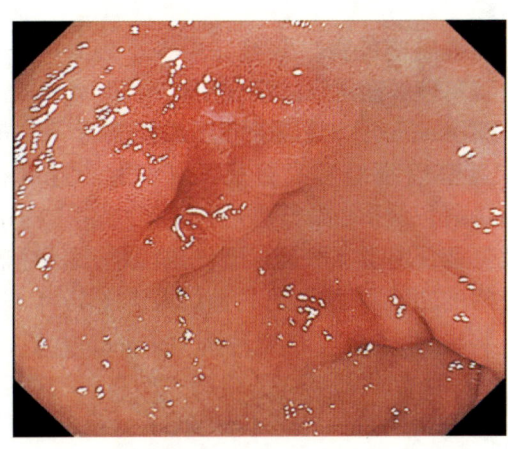

镜下特点：

位置：胃窦前壁；大小：1.5 cm×1.2 cm；肉眼形态：表浅隆起型病变（0-Ⅱa+Ⅱc型）；病理：腺癌，高分化>中分化

图7-8　胃癌镜下特点

（资料来源：兰州大学第一医院）

2）内镜窄带造影术：镜下观测到的微解剖组织为微血管（microvascular，MV）和微表面（microsurface，MS），常具有微血管系统的不规则微表面组织之一，并具有在癌症与非肿瘤黏膜之间澄清的界限，可以确诊为早期胃癌（VS分类标准）。有无法放大的窄带图像，能够帮助内镜医生鉴别分化型早期胃癌和未分化型早期胃癌。"白球形态"是一种新的放大内镜-窄带成像标志，是一种白色的小病灶，呈球状，在癌性上皮下，用于分辨早期胃癌与低度恶性腺瘤，不过还需深入的研究来充分地证明其可行性。其中NBI系统通过使用特制的滤光镜，使构成白光各部分的光谱范围变窄，同时通过将短波段的蓝光作为相对主要的构成部分，增加了对黏膜表层结构和小血管系统形态的细节观察，在一定程度上具有了与染色内镜相同的显示功效，同时由于其操作简单、易于切换、减少了染色分配不均引起的假阳性等也具备了一些优点，而且由于其对皮肤黏膜血管形态的显示清晰使识别肿瘤性病变和非肿瘤性病变更加简单。目前在上消化道最多用于检查食管和胃癌的早期发现等。

3）放大内镜：放大内镜在常规内镜水平上显示效果扩大了100倍以上，可清晰地显现胃小凹和微血管等微细构造的改变。扩大内镜-窄带成像技术能够比较明确地看到黏膜微结构和微血管结构，也可以确定皮肤黏膜受损害的周围背景皮肤黏膜的位置，从而辨别癌性病变与非癌性病变。Meta分析结果表明，放大内镜-窄带成像技术检测早期胃癌的敏感性率和特异性率，分别达到86%和96%。

4）共聚焦激光显微内镜：通过放大1000倍的组织学样影像，对胃肠管疾病进行组织学评价。内镜医生对可疑的病灶区开展靶向活检，以增加胃癌发现率，对早期胃癌的敏感性与特异性也较好。

消化道内镜诊断的进展很快，新方法不断涌现，从不同意义上对上消化道疾病的诊断和防治有帮助。除以上所说的上消化道内镜检测技术手段外，高分辨率胃镜（high resolution endoscopy）、荧光胃镜（fluorescence endoscopy）、光学相干层析技术（optiealcoherence tomography，OCT)、胶囊内镜（capsule endoscopy）等也都显示出良好的发展前景。这些内镜的进展仍需大量临床检验，以确定其使用价值。因为不管什么内镜技术，都建立在常规内镜的标准化操作基础上，所以标准化操作和细心、认真地病变观察，对于内镜医生来说是十分关键的。

2. 进展期胃癌

（1）进展期胃癌的内镜下分型

Borrmann分型是国外使用最普遍的一个进展期胃癌分型法，它依据癌肿在黏膜面的形态特征和在胃壁内浸润形式分成4型。由于进展期胃癌的病灶通常都很大、较深，经内镜下检出Borrmann Ⅰ、Ⅱ、Ⅲ型癌灶并不困难，在Borrmann的4个类型中，以Ⅲ型和Ⅱ型最多见，而Ⅰ型则最少见，内镜下确诊Ⅳ型比较困难，因为癌肿在胃壁内已广为浸润，且浸润部分与正常皮肤黏膜之间的边界并不清楚，预后最差。近年来，人们在Borrmann分型原4型的基础上又增加了2类，将全部早期胃癌型称为Borrmann 0型，并将不能纳入以上4类型者称为Borrmann Ⅴ型。Borrmann类型也与癌症的组织大小和类型有必然的关系，通常分离较大的乳头状、乳头管型及管状腺癌往往呈Borrmann Ⅰ型及Borrmann Ⅱ型，而通常分离较小的腺癌，未分化癌和印戒细胞癌往往呈Borrmann Ⅳ型及Borrmann Ⅲ型。

（2）进展期胃癌内镜下各型特征

在进展期胃癌，由于癌细胞已进入了固有肌层或浆膜层，损害程度越来越大，形状变化显著，内镜下极易被发现，各型进展期胃癌在内镜下都有各自的特征（图7-9）：

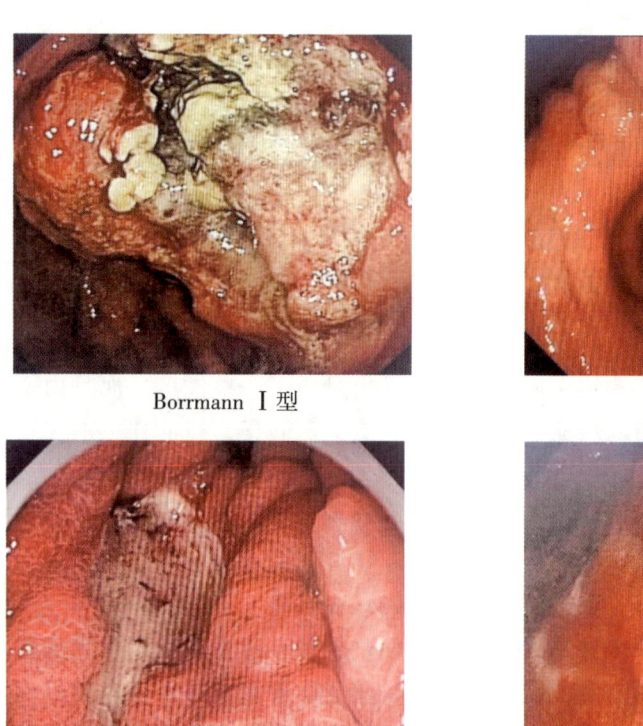

Borrmann Ⅰ型　　　　　　　　Borrmann Ⅱ型

Borrmann Ⅲ型　　　　　　　　Borrmann Ⅳ型

图7-9　各型进展期胃癌内镜下表现

（资料来源：兰州大学第一医院）

Borrmann Ⅰ型（息肉型或蕈伞型）：该类型并不多见，通常呈单一病灶，长度一般在 3 cm 以上，凸向胃腔中生长，表层上高低不平，呈块状、根瘤样或菜花形，头侧可发生充血、溃疡及浅糜烂，伴有大量渗血，被覆有污秽苔及内分泌物，个别表层上可较平滑；癌肿界限清楚，基底较宽；组织一般较脆，有接触性出血。病灶周围的黏膜绝大部分为萎缩性胃炎，显微镜下可见萎缩性胃炎和肠上皮化生；活检时应钳夹表面高低不平处。

Borrmann Ⅱ型（溃疡型）：此型多见，溃烂较大、较深，管径>2 cm，在溃烂基底污秽处出现，用生理盐水清洗溃烂基底时发现基底高低不平，有小岛样结节出现，这种根瘤常称为癌根瘤，边界不规则、组织较脆，常有接触性出血，溃烂附近有堤样隆起，物质为中等硬度，有一定坚硬性，环堤皮肤黏膜的色泽泛白或变灰白，时有表浅糜烂；溃疡病灶和周边黏膜界限清楚，向周围浸润现象不明显。由于伴有肿块病变，因此多易于和良性溃疡相鉴别，有时类似于良性溃疡，此时应多处活检。活检时一定要取在环堤结节隆起处及溃疡偏内侧面，因为此处活检的阳性率较高；溃疡底部的岛样结节处活检亦常为阳性，而坏死组织中癌细胞少见，应避免直接取溃疡处；要注意裸露的血管，活检可导致大出血。该型别必须与恶性黏膜下肉瘤相区分，包括平滑肌肉瘤、淋巴肉瘤等。

Borrmann Ⅲ型（溃疡浸润式）：此类型最多见，其特点为兼具口腔溃疡类型和浸润式胃癌的表现。癌肿表面上有突出的口腔溃疡出现，且口腔溃疡常较大，边界由隆起向外偏斜呈坡形，且与周边的一般黏膜界限并不清楚；向溃疡中央聚集的皮肤黏膜皱襞骤然间断或骤然变细，成杵形或互相融合；向溃疡附近的皮肤黏膜为结节诊断状，呈现灰白色或为溃疡、出血；附近的皮肤黏膜和胃壁因由于癌浸润变坚硬，胃腔变化得更强烈，覆盖范围也更大。尽管有浸润，溃疡常被正常的黏膜覆盖，所以活检阳性率较低，此时应在溃疡基底部、边缘不规则处、结节变形部位取活检，阳性率较大。

Borrmann Ⅳ型（弥漫浸染型）：此类型较少见，癌组织主要产生在皮肤黏膜表层以下，向胃壁各层呈泛滥性浸润生长发育，同时伴纤维组织的增殖，癌灶可以是局部的，也可以是弥漫的，甚至累及全胃（称"皮革胃"）。胃壁变厚、坚硬，但胃腔变窄，在充气完成后又无法膨胀，胃壁的蠕动逐渐减弱；胃黏膜皱襞粗大，呈结节样，有时在其黏膜上也出现充血、溃疡现象，可与胃炎相混淆，癌肿与邻近的正常黏膜间界限不清。一般在不规则的黏膜区域、结节处取活检样本，为了增加活检的阳性率，需深取活检样本，或以深凿方式及剥离性取活检样本，组织学上以印戒细胞癌居多。使用超声内镜可见癌灶位于胃壁的哪一层及浸润的深度，结合气钡双重对比造影检查有助于诊断。

（三）超声内镜在胃癌诊断中的应用

超声内镜检查具备内镜与超声的双重特点，既能实现内镜下直视检查，也能紧靠病变区开展超声内镜检查。超声内镜减小了超声探针和靶脏器之间的距离，使超声波分辨率更高，从而使得超声内镜的实际作用达到了超声波与内镜的结合，弥补了它们各自的不足。超声内镜检查区分了早期胃癌与进展期胃癌、确定胃癌浸润深度的准确性达到90%，针对检查中确定的胃癌可根据侵犯深度、周围淋巴结的位置、术前TNM分期或可切除性进行判断；对良恶性溃疡、胃内隆起性病变的诊断与鉴别具有很高的准确率；对其他检查发现胃壁僵硬者，可进行病因诊断。除对疑有胃肠道穿孔者应避免进行超声内镜检查外，没有其他绝对禁忌症。

在超声波的频谱约为5～20 MHz时，在一般人胃壁上可表现出高回声-低回声-高回声-低回声-高回声等五种胃壁分层，它们与组织象的相对关系依次为：第1层回声带相当于皮肤黏膜表面和浅表的黏膜；第2层低回声带相当于黏膜上层；第3层高回声带相当于黏膜深层；第4层回声带相当于固有肌层；第5层回声带相当于肌层和浆膜外的组织。

而胃癌的声音图显示为低回声病灶代替了几层或全层组织,并产生缺损、不规则状、间断的情况。而按照在超声内镜表现的病灶损害的深浅不同,可把胃癌分成:①黏膜层癌(m癌),第1、2层增厚、不规则状,第3层持续性好;②黏膜深层癌(sm癌),第3层部分变狭或不规则状,且无间断发生;③固有肌层癌(mp癌),第3层间断而第5层平滑;④浆膜层癌(s癌),第5层不规则状、破碎,与周边组织的界限不清。而且m癌和sm癌为早期胃癌,而mp癌和s癌为进展期胃癌。BorrmannⅣ型广泛浸润的"皮革胃"可见胃壁广泛增厚,失去正常层次结构(主要是黏膜下层和固有肌层)。还可以超声引导下对淋巴结针吸活检以明确肿瘤的性质。

表7-4 胃癌超声内镜(endoscopic ultrasonography,EUS)分期征象

分期	病理学意义	主要参考征象	备注
uT_1	侵犯固有层或黏膜肌层	第2层(黏膜层)暗区增厚	采用高频(12 MHz以上)EUS探头理论上有助于区分uT_{1a}
uT_{1b}	侵犯黏膜下层	增厚的暗区自第2层(黏膜层)扩展至第3层(黏膜下层)但尚未到第4层(固有肌层)	
uT_2	侵犯固有肌层	增厚的暗区达到但尚未穿透第4层,且外层保留有光滑的回声边界	
uT3	肿瘤穿透浆膜下结缔组织,但未侵犯脏层腹膜	各层结构完全消失,但最外侧保留有光滑的高回声带(浆膜层)	
uT_{4a}	侵犯浆膜(脏层腹膜)但未侵犯邻近结构/器官	各层结构消失,同时浆膜层高回声带消失,或可见明确浆膜层强声线突破的毛刺征或蟹足征	
uT4b	侵犯邻近结构/器官	全层受累,且与邻近脏器结构(主动脉、胰腺、肝脏等)间的回声界线消失	
uN	根据淋巴结转移数目分为N_0~N_3	类圆形、边界清晰且直径>10 mm的低回声结构通常提示为恶性淋巴结	如果能够不经过瘤体实施穿刺,强烈推荐采用EUS-FNA
uM	根据是否远处转移分为M0~M1	EUS有时可探及部分肝内转移灶,或发现胃周腹水,这些有可能作为M1的表现	肝内转移灶可通过EUS-FNA明确,但通过存在腹水征象诊断M1有时并不可靠

引自:邹晓平,于成功,吴毓麟.消化内镜诊疗关键[M].南京:江苏科学技术出版社,2009:52.

二、胃息肉和黏膜下良性肿瘤

胃良性肿瘤比较罕见,根据其组织学来源分为上皮性肿瘤和非上皮性肿瘤(也称间质性肿瘤)。前者包括腺瘤、乳头状瘤,后者则包括平滑肌瘤、脂肪瘤、动脉管性瘤、神经源性瘤、小纤维瘤、嗜酸式细胞肉芽肿、假性淋巴瘤和化学感受器肿瘤等,在临床上比较常见的为腺瘤和平滑肌瘤。这里按内镜下特征介绍几种常见的良性病变。

（一）胃息肉

胃息肉指单发或多发性胃黏膜肿瘤样隆起，一般指良性的上皮样隆起。其发病率一般较结肠息肉为低，且多无明确特征，检查时也偶尔出现。内镜下所看到的胃息肉特点为由皮肤黏膜向腔内的局限突出，经注气后并不绝迹。胃息肉好发于胃窦下部，其次为在胃体上，呈圆形至长椭圆状，个别呈分叶状、乳头样或蕈伞形，管径多在 0.5～1 cm，也有个别管径超过 2 cm。其表层黏膜通常平滑，有时候呈现细小而均匀分布的微粒或外观呈现草莓样，常为橙红色至深红色，个别呈现分叶状，或表层发红溃疡以至出血。胃息肉大体形态可为无蒂息肉、亚蒂或有蒂息肉。分型方式繁多，最常见山田分类法：山田Ⅰ型，广基的突起；山田Ⅱ型，半球状突起（息肉的根部与顶端的长度差别较小）；山田Ⅲ型，隆起根部缩狭，形成亚蒂；山田Ⅳ型，有明显的蒂形成。有的息肉较大，短蒂形，伴大量血供，可看到息肉的血液在搏动。

内镜下见到如下征象，应怀疑息肉有恶变的可能：息肉表面凹凸不平，有纤维素覆盖或有表浅糜烂及坏死，颗粒大小不等、排列不均匀，或息肉相当大呈明显疣状或结节状，表面黏膜不规则并有明显的色泽变化，息肉底部有浸润性变化，牵引周围黏膜形成异常皱襞，短期内有增大倾向等。组织学上将胃息肉细分成3类：①增殖性息肉及再生性息肉；②腺瘤样息肉；③错构瘤性息肉（息肉病）。

1. 增生性息肉

胃息肉大多是增生性息肉，而再生性息肉则一般都是由细菌的过度增殖、腺体再生导致，故属同一类。增生性息肉是一种典型的胃息肉样疾病，远比腺瘤样息肉常见，占胃息肉的90%。一般在窦部或胃体底部，也可发生于胃切除术后的残部。管直径常不足2 cm，可单发或多发，有蒂或无蒂。小息肉上的黏膜可正常，大息肉上的黏膜常发红且质脆，在息肉的顶部有小糜烂或溃疡。与腺瘤样息肉不同的是增生性息肉不随时间增大，一般无恶变倾向。亦有人认为增生性息肉常发生在萎缩性胃炎的胃黏膜中，这些息肉从不癌变，但萎缩胃其他部位癌变的危险性轻度增加。

炎性息肉被看作一种特殊的病理类型，病变主要表现为肉芽细胞中无腺叶香茶的物质（又称假息肉），并具有明显炎性细菌所浸润的纤维组织。形成的原因是由于炎症刺激而引起的黏膜增生。其大小及形态不一，以山田Ⅰ型和Ⅱ型居多，质地较软，表面多有糜烂，较少癌变。

2. 腺瘤样息肉

腺瘤样息肉又称胃腺瘤，指产生在胃黏膜上皮细胞中的良性肿瘤，可出现在任何年龄段，多见于40岁以上男性。腺瘤多在胃窦部位，胃体部少见，常单发。腺瘤通常无蒂，但可见带蒂腺瘤样息肉。常为多叶，外表平滑或具小颗粒性，如桑椹样改变，多数息肉的颜色比周围表皮黏膜红，较大者表面可出现糜烂及溃疡，周围黏膜多有萎缩性胃炎的表现。病理分为管状腺瘤、绒毛状腺瘤、混合性腺瘤（管状绒毛状）。

腺瘤的癌变率高，被认为是癌前病变。恶变程度主要与息肉多少、形状大小和细菌种类等因素相关，但通常认为，如果腺瘤具有下列特点：多发性细胞，广基，直径>2 cm，形状不规则，内表面为小结节、颗粒状或溃疡，色泽暗红或多彩，活检提示有中重度异型增生，经组织学分类为绒毛状腺瘤后，其致癌的风险增大。文献报道管状腺瘤的致癌比为10%，而绒毛状腺瘤的致癌比为40%～50%。

关于胃肠腺瘤性息肉的诊断方法还有争论，但近年认为，凡出现的息肉，无论其大小，均在活体解剖后行电切电凝、高频率电圈套摘除术、激光治疗以及微波等方法治疗，并尽可能取出整个息肉活检确定组织学类型，此后内镜定期随访，以便发现再发的息肉或癌变。腺瘤切除后，有2%～3%的可能发生胃癌。如果多发、无蒂、长度>2 cm、细胞学检查有明显恶变或可疑者，应予以手术摘除。

3. 错构瘤性息肉（息肉病）

息肉病（Polyposis）患者除了结肠多发息肉外，胃和十二指肠亦可发现息肉。

（1）家族性腺瘤病（familial polyposis coli，FPC）

该病是常染色体的显性遗传性病变，多发性息肉主要见于结肠，也可见于胃和小肠。内镜下息肉多偏球形，无蒂，橘黄色，息肉直径为 2～7 mm。息肉主要是腺瘤性的，也有增殖性的。据研究其病变类型与胃肠内分布相关，胃底的多偏向于增殖性，而胃肠窦的则多偏向于腺瘤性。腺瘤癌变率较高，所以对 FPC 患者有必要行内镜检查，并行内镜下息肉切除治疗。

（2）P-J 综合征（Peutz-Jegher syndrome）

P-J 综合征，亦称为大黑斑息肉综合征，为常染色体显性遗传性病变，症状为全消化道多发性息肉，伴皮下色素沉着。色素呈黑色或黑棕色，常见于口唇周围、颊黏膜和手脚的掌面。息肉多发，在胃肠道散在生长。小肠较多，其次为大肠道，在胃与十二指肠中也出现。多数息肉具蒂，少数无蒂或分叶状，外表平滑，色泽发红，有的顶端形成溃疡，其病理是错构瘤性，一般无恶变。

（3）克-坎综合征（Cronkhite-Canada syndrome）

此为罕见的非遗传性病变，中年以后发病，多见于 60～70 岁，症状主要为弥漫性胃肠道息肉，伴表皮色素沉着、指甲萎缩和脱毛以及外胚层生长异常，可因消化道丢失蛋白质而引起低蛋白血症。息肉主要位于结肠和胃小肠，十二指肠也可受累。内镜下见多发息肉，无蒂，直径为 0.5～1.0 cm，密集地分布在增厚的黏膜上，胃窦尤为明显。病理变化为腺体囊性地扩大，并内含蛋白纤维液和慢性水肿的炎症固定层，经治疗部分患者的息肉可逐渐减少或消失。

（二）黏膜下良性肿瘤

生长于黏膜下层、被黏膜覆盖而生长发育的肿瘤，称为黏膜下肿瘤，包括上皮性和非上皮性 2 类，以及异位胰内的囊肿，但大部分胃黏膜的肿瘤都没有上皮性的。

胃黏膜下的良性赘生物比较少见，有平滑肌舒张瘤、纤维瘤、脂肪瘤、血管瘤等。内镜下呈球形或半球形隆起，基底较宽广，突出部的表层黏膜颜色与周边黏膜相同，表面光洁平整。极少数突出处的顶端黏膜有充血、渗液、溃疡现象，有的会伴溃疡，覆有大量白苔和出血性分泌物，溃疡可能是肿瘤生长过旺，而血液供应不足造成坏死所致。肿瘤的大小变异较大，从 1 cm 到 10 cm 不等，如果病变较小，则很难与增生性息肉或腺瘤性息肉相鉴别。正常皮肤的黏膜皱襞被黏膜下肿块顶起，常可在硬块的某侧面产生一个或几个小皱襞，以放射状散向四周，因形似拱桥，故俗称为桥状皱襞。在内镜下通常很难辨别哪一个为良性肿瘤。但由于为黏膜下的疾病，病理活检常无法做出准确判断，但在顶端溃疡及糜烂处的活检以及在相同位置反复深凿活检均可增加确诊阳性率，用切除息肉方法取得的标本可做出组织学诊断。超声内镜诊断黏膜下肿块有独特的优势，因为超声可使黏膜下病变显像，确定其大小、来源，是否局限，还能用于指导针刺活检和细胞学检查。

1. 胃平滑肌瘤

胃平滑肌瘤（gastric leiomyoma）是最典型的胃部良性肿瘤，占所有胃部良性肿瘤的 25%，多发源于固有肌层平滑肌细胞，很少发源于黏膜肌层。

该瘤亦可出现在胃肠的其他部分，以胃体部为最明显，其次是胃肠窦，常为单发，也偶有多发型。肿瘤常呈圆形至卵圆形，质硬，内无真正包层，表面平滑，或呈分叶状，多数无蒂。肿瘤大小不一，一般直径在 0.5～1.0 cm，但也有达 2.0 cm 以上者。位于肌壁内者直径常<1.0 cm，可无任何症状，肿瘤直径>3 cm 者常产生症状。按照肉瘤与胃壁的相对位置，可将其分成 3 类：①

胃内型（黏膜下型）：肉瘤向胃腔内凸出；②胃外型（浆膜下型），癌细胞向腹膜腔内凸出；③混合型（哑铃形），一些较大的肿瘤可向胃腔及腹膜腔内同时凸出，以胃内型为多。肉瘤细胞由分化良好相互交织的平滑肌舒张束组成，肿瘤细胞为长梭形，通常没有或很少核分化。胞浆穿透呈空泡状者称为平滑肌母细胞瘤，此为平滑肌瘤的一个特有性质，很可能恶化，常会出现细胞变性、坏死、缺血、囊性改变和肉瘤变。

内镜下肿瘤体呈圆形或半球隆起，基底较宽，瘤表面黏膜平滑，界限明显，质地强韧，用手钳触者多数能在皮肤黏膜下自由滑动。顶端处有时可见糜烂及溃疡，并可见桥状皮肤黏膜皱襞。记录平滑肌瘤可采用山田分类。活检病理阳性率低，如采用深凿活检可提高诊断阳性率。

通常指出对于单发或肿瘤直径<2 cm的胃平滑肌瘤，应采用内镜下电切；多发、无蒂直径>2 cm、表面上有小口腔溃疡出现，进行细胞学检查后怀疑恶变者，应予以手术摘除，通常切除术后预后较好。借故不能治疗时，需定期内镜检查。

2. 胃脂肪瘤

胃脂肪瘤（gastric lipoma）少见，90%位于黏膜下，多见于胃窦部。组织学上，癌细胞由大量分化完善的脂肪细胞构成，排列密集，并以纤维小柱将其分割为大小不等的小叶。胃肠脂肪瘤多数无症状，因肿块或挤压黏膜而引起溃疡者常可发生大量呕血或黑便。

内镜下可看到在黏膜下不明显的黄色或黄白色小突起，呈圆形、椭圆形或分叶状，大小不等。孔径可达数厘米至数十厘米，以1~5 cm为多，质地柔软。可有蒂或无蒂。有时顶端伴糜烂和溃疡。内镜下活检常难以确诊，而行圈套电切肿瘤组织则既可达到确诊目的，又可治疗疾病。有的取活检组织后，局部渗出黄色物质；内镜下电切时可能出现低密度脂质受高热面融化，切下后的伤口会出血，而且很难在内镜下止血。目前，胃脂肪瘤尚无恶变报道。

3. 胃异位胰腺

异位胰岛是指出现在除正常人胰岛部位以外的所有胰岛组织，又称为迷路胰岛（aberrant pancreas）或胰岛残留（pancreas rest），是一类罕见的先天性异常，不是真正的肿瘤。胰腺组织多数位于黏膜下层，少数可达肌层。大多数病例可终身无症状，在X射线检查或内镜检查时偶然发现。偶可引起溃疡、出血或梗阻，也有发生胰腺炎、假囊肿及恶变的报道。

异位胰腺在内镜下的表现：

（1）主要病变在胃窦，一般位于胃窦大弯侧至幽门部6 cm范围内或在后壁及正面墙，很少位于小弯侧。

（2）表面皮肤黏膜下半球形的突起，通常直径为1~2 cm，很少大于4 cm，表面皮肤黏膜颜色一般，中央呈脐样凹陷或有分泌的导管开口，少数呈圆锥形，或乳头状至近圆锥形。

（3）质地比较细腻，境界清楚，周边黏膜较平滑。但由于多数在黏膜下部，活检时常无法提取到胰腺细胞，在皮肤黏膜切除后进行病理检验可明确发现。

（4）从中央开口插管，吸取胰液并多次清洗该开口处，再吸取此液做淀粉酶功能检查，其淀粉酶活力数值可几倍于甚至十几倍于正常人的胃液淀粉酶活力数值。

异位胰腺在内镜下必须与平滑肌瘤、平滑肌肉瘤、息肉、早期胃癌、隆起糜烂型胃炎、类癌及淋巴瘤等相鉴别，这些病变可呈顶部凹陷的隆起病变。如果活检证实为胰腺组织，则可诊断。另外也可将造影剂注入排泄管开口中，在X射线下可见有约1~2 cm长度的中央管腔及分支；注射肠促胰液素后可见脐样凹陷处有胰液流出。有症状的病变可用套圈器电凝切除，创伤小，效果令人满意。如较大的胰腺组织位于肌层以下则需外科手术局部切除。

其他几种累及胃壁的肿瘤有胃血管瘤、胃纤维瘤和胃神经源性肿瘤。胃血管瘤较少见，多发生于胃体前壁，为蓝色或红色隆起，质坚硬，直径为1~4 cm，无蒂，黏膜糜烂者可见活动性血管出血，易误诊为胃平滑肌瘤或类癌，活检应慎重。胃纤维瘤（gastric fibroma）主要由密集的纤维细胞束组成，大部分位于幽门附近，常表现为无蒂小息肉或黏膜下圆形或卵圆形隆起，质硬，表面黏膜可发生糜烂、溃疡及出血，胃纤维瘤很少恶变。胃神经源性肿瘤包括胃神经鞘瘤（gastric neurolemmoma）及胃神经纤维瘤（gastric neurfibroma），好发于胃体部，内镜下呈圆形或卵圆形肿物，突入胃腔，表面黏膜可正常或糜烂，边界清楚，无蒂。此类恶性肿瘤术前检查一般比较困难，多由术后病理学检验而得以诊断，也需要通过免疫组化和电镜检查等方式鉴定。

（三）胃恶性淋巴瘤

胃淋巴瘤主要分为原发性与继发性两大类，前者原发于胃黏膜下的淋巴细胞，而后者则主要为全身性恶性淋巴细胞在胃部的继发性损害。一般认为，继发性淋巴瘤比原发性淋巴瘤多10倍，胃淋巴瘤一般指原发性胃淋巴瘤。原发性胃淋巴瘤约占整个胃部恶性病变的2%～8%，主要来源于胃黏膜下的淋巴细胞，且常常弥漫性分布，多数是非霍奇金淋巴瘤，其中50%以上为胃黏膜下相关性淋巴样细胞淋巴瘤（mucosa-associated lymphoid tissue lymphoma，MALT）。MALT的幽门螺杆菌感染率曾高达90%，在根除幽门螺杆菌之后，60%～80%的低度恶性MALT可以逆转，但高度恶性淋巴瘤则对抗幽门螺杆菌治疗无效。

淋巴癌最多见于胃窦部和幽门部，然后是胃体。肿瘤大小不一，直径常为5～10 cm。一般分成4型：口腔溃疡型、病变型、多发性结核型、浸润型。

1. 溃疡型

多发溃疡，在凸出于胃腔的隆起中央有巨大溃疡，溃疡呈平皿状，边缘呈刻凿样锐利、堤防状隆起、皱襞中断。此型与溃疡型胃癌不易区别。

2. 肿块型

一般占60%～70%，表现为向胃腔凸出之黏膜下肿块。其表面覆有正常黏膜或黏膜有糜烂，但中央部无明显坏死或溃疡。

3. 多发结节型

胃黏膜内的多发性根瘤，表面可见浅溃疡，且根瘤内黏膜上有粗大皱襞。

4. 浸润型

胃壁呈局限性或弥漫性增厚。局限浸润型和Ⅱc型的早期胃癌很类似，但在Ⅱc型溃疡为单一病变，而在恶性淋巴瘤溃疡为多发性、颜色浅、外形不规则的病变；弥漫浸润型为皮革状胃，与弥漫性胃癌相比，恶性淋巴瘤的胃壁扩张性相对较好。

内镜活检是胃淋巴瘤最主要的诊断方法，但常规活检的诊断准确性仅为60%～80%。理由是：（1）溃疡表面被过多的坏死细胞包裹；（2）肿瘤位于黏膜下层。因此，有人认为如果怀疑淋巴瘤应取10～15块为宜，深凿活检，在一部位进行连续取材（3～4块），更易获得阳性标本。

有时主张采用圈套器，将黏膜或黏膜以下提起并切断，以获得足够大的组织标本做病理检查从而提高确诊率。早期胃淋巴瘤的检出率低，因此应在可能活检阳性的区域，如溃疡处、结节和异常黏膜处取活检和多处活检是特别重要的。内镜指引下带鞘细胞刷的使用也有助于诊断。超声内镜检查不仅能够判断其类型，同时能够判断癌细胞浸润的深度和周围淋巴结的状况，对胃淋巴瘤的术前分期非常有用。

第五节 消化内镜检查风险的预防及处理

上消化道内镜检查并发症的发生率大约为 0.1%，检查后直接引起的死亡率在 0.0005% 以下，其中超过一半是由心、肺并发症引起的。对有经验的内镜医师而言，上消化道内镜检查一般比较安全，即使妊娠及胃十二指肠术后的患者，也可以实施。由于急性上消化道大出血行急诊胃镜操作的概率远比择期胃镜多，故没有资料指出上消化道内镜检查会发生大出血。本节就消化内镜检查的常见并发症及预防策略介绍如下。

一、心血管意外

心血管意外风险相对较小，一般包括心绞痛、心肌梗死、心律失常和心搏骤停。原因可能是在插镜后触动了迷走神经，加上患者精神紧张、焦虑，检查后的憋气甚至挣扎等均会增加病情并引起心脏的意外发作。如果出现严重并发症，应立即停止检查，若发生心搏骤停可采取胸外心脏按压等复苏方法。因此，内镜病房要配备应急药品、设备等，对老年患者宜采用细径内镜。心血管意外也可由喉迷走神经反射所致。针对当时的心脏状况，应予以适当的处置，包括吸氧、给予抗心律失常药、复苏手术等。

二、肺部并发症

内镜检查时发生的低氧血症，通常均为极轻度，其起因为患者由于焦虑而憋气，检查时胃镜部分挤压通气道，从而造成通气功能障碍。由于吸入唾液或胃镜误入气管或局麻、外伤产生轻度暂时性咽部运动功能失调可产生吸入性肺炎。

三、穿孔

胃镜检查时发现食道、胃肠穿孔是十分严重的并发症，最容易发生穿孔的部分为上咽喉梨状窝和下段食道。咽喉梨状窝穿孔的原因多为患者不合作，或检查者盲目插镜、操作粗暴所造成的身体伤害；食道下段靠近贲门处有不正常的生理特征狭窄，使用侧视图镜操作不当时可引起穿孔，可引起剧烈的胸、背部疼痛，纵隔气肿和颈部皮下气肿，脑膜渗出和纵隔炎，食管气管瘘等，胸部 X 射线检查可确诊。一旦明确诊断，需行外科手术治疗，如不准确治疗延误病情可危及性命。其余穿孔部分为胃部和十二指肠，主因为检查者技能不纯熟及动作粗鲁，也因有的患者存在较深溃疡、肿瘤等基础疾病，由于在检查中注气而导致穿孔，又或者切片检查操作不当而导致穿孔，一旦穿孔将继发气腹和腹膜炎。

为了防止穿孔，操作员应熟练掌握胃镜检查操作技术，掌握上消化道的解剖构造，操作轻柔，入镜前注意检查咽喉部功能，循腔入镜，适当注气速度，在退镜时也要小心不要卡住操作钮。

另外，由于十二指肠肠壁比较薄，也是溃疡好发位置，在盲目、粗鲁地操作时穿孔发生率也相应较高。因为十二指肠位腹膜后并包绕在胰内，因此穿孔后的内、外科治疗均较为麻烦，所以应该尽量避免穿孔；如果出现穿孔则应该及早准确进行治疗，可以分别选用胃肠减压、内镜技术下的钳夹缝合、抗感染和营养支撑疗法等，必要时还需急诊开腹术。

四、感染

与胃镜检查有关的感染甚少，可能出现的并发症之一如前述吸入性肺炎、插镜时损伤咽部组织或梨状窝可导致咽喉部感染或脓肿，会出现声音嘶哑、咽部疼痛，甚至发热。

胃镜检查是否引起了乙型肝炎病毒感染历来就被患者和医务人员高度重视，但按常规进行清洗和消毒后，不可能由于胃镜检查而传播乙型肝炎病毒；在术前行肝炎病毒检测、对乙型肝炎等患者使用专用的内镜或暂缓胃镜检查，让患者更有安全感和更易于接受检查。为避免交叉感染，做好防护工作，在检前也应做HIV及HCV等检测。

胃镜治疗与感染之间的关系已引起注意，有研究报道50%的食道静脉曲张患者在行硬化处理后发生了暂时的细菌血症，用激光或微波处理后，发生了伤口部位的继发感染，所以主张在行内镜处理时及后使用抗生素3 d，以降低感染概率。

五、出血

出血的原因一般为黏膜伤口的撕裂，但出血量一般不大，多可自动终止。切片检查时取材太深或误取血管疾病如血管瘤和静脉曲张等，或出血性病变均可引起大出血；在检查过程中当患者出现严重呕吐时，如在不松开定位钮时进镜、退镜，或在迅速转动内镜门时，或在切片检查钳打开后迅速滑动入镜，均可致食管贲门的皮肤黏膜撕裂大出血；在息肉摘除过程中电凝不完全或焦痂脱落也易导致出血。

六、下颌关节脱位

下颌关节脱位是一种少见的并发症。患者有习惯性下颌关节脱臼史或安放口器时过分用力、张口较大或插镜时恶心导致，一般无危险，手法复位即可。

七、喉头痉挛

喉头痉挛系胃镜插入气管所致，患者出现剧烈咳嗽、哮鸣、呼吸困难、颜面发绀，应立即拔镜，症状可很快解除。

八、腮腺肿大

腮腺肿大因检查过程中腮腺导管口阻塞及腮腺分泌增加引起，常可自愈，必要时给抗感染治疗。

九、其他

如癔症、假急腹症、颌下腺肿胀、胃镜嵌顿、急性胃扩张、短暂性脑缺血、胃镜检查后急性胃黏膜病变等发生较少。

十、无痛胃镜检查的并发症及预防

从将胃镜检查运用于临床开始，其舒适性与耐受性就备受医疗各方的重视。无痛胃镜检查安全性好。此外，因无痛胃镜检查贲门黏膜撕裂而出血者，亦可能因其呕吐反应而致。相比于常规胃镜检查，无痛胃镜检查的咽喉肿痛、胃擦伤等发生率明显下降，但十二指肠擦伤的发生率却高出常规胃镜检查，这或许是由二者在操作过程中的差异所致。

无痛胃镜检查进入食道简单，咽喉部受伤概率小；无痛胃镜检查过程中，由于患者身体肌肉放松，减少了舌头等组织对镜头的阻挡，而双侧梨形隐窝、声门等解剖部位较易于清晰显露，胃镜检查时先端因"盲进"擦伤口咽部的概率明显降低。且因呕吐较少，由此产生的胃内容物与胃液反流减少，反流物对口咽部黏膜的化学性腐蚀也减少。

无痛胃镜很易于进入胃底和幽门，在使用中擦伤胃肠黏膜的可能性很小，因为无痛胃镜检查的患者都处在浅睡眠中，并没有呕出注入的空气，胃肠运动也减少，且幽门摆动范围较小，可以确保操作者将胃镜进入胃底、插入幽门的一连串动作的正确、安全。与此相反，由于普通胃镜检查操作时产生的强烈呕吐反射使十二指肠向口内侧逆运动，其纵径线明显变短，镜先端绕过十二指肠前角下弯部到十二指肠降段相对于无痛胃镜更轻松，这也使十二指肠遭受意外擦伤的概率降低。

与普通胃镜检查不同，无痛胃镜检查呃逆和窒息的发生率则明显降低了，这或许与异丙酚、芬太尼等镇定性麻醉药大大改善了呼吸系统对刺激的敏感相关。此外，在无痛胃镜检查中出现窒息的病例具有急性呼吸道感染病史，表明伴发急性肺部感染会提高在无痛胃镜检查中死亡的风险，但机理目前还不明确。

综上所述，一般胃镜检查和无痛胃镜检查的一般并发症存在差异，而且导致这些差异的因素或许与在麻醉状况下，胃镜技术作业方法的特点以及镇静麻醉药有关相关，为避免上述并发症的发生，术前评估就显得非常重要。

（朱晓亮）

参考文献

[1] CASTRO R, PIMENTEL P, DINIS M. Evaluation and management of gastric epithelial polyps [J]. Best Practice & Research Clinical Gastroenterology, 2017, 31(4): 381-387.

[2] MARTIN F, CHENEVIX G, YEOMANS N. Systematic review with meta-analysis: fundic gland polyps and protonpump inhibitors [J]. Alimentary Pharmacology & Therapeutics, 2016, 44(9): 915-925.

[3] NAM S, PARK B, RYU K, ET A. Effect of Helicobacter pylorieradication on the regression of gastric polyps in National Cancer Screening Program [J]. Korean Journal of Internal Medicine, 2018, 33(3): 506-511.

[4] SUNG J. Diagnosis and management of gastric dysplasia [J]. Korean Journal of Internal Medicine, 2016, 31(2): 201-220.

[5] KANG D, CHOI C, KIM H, et al. Predictors of upstage diagnosis after endoscopic resection of gastric low-gradedysplasia [J]. Surgical Endoscopy and Other Interventional Techniques, 2018, 32(6): 2732-2738.

[6] WALDUM H, FOSSMARK R. Gastritis, Gastric Polyps and Gastric Cancer [J]. International Journal of Molecular Sciences, 2021, 22(12): 6548-6557.

[7] YAKIREVICH E, RESNICK M. Pathology of gastric cancer and its precursor lesions [J]. Gastroenterol Clin North Am, 2013, 42(2): 261-284.

[8] MANTESE G. Gastrointestinal stromal tumor: epidemiology, diagnosis, and treatment [J]. Current Opinion in Gastroenterology, 2019, 5(6): 555-559.

[9] DIAS A, AZEVEDO B, ALBAN L, et al. Gastric neuroendocrine tumor: review and update [J]. Abcd-Arquivos Brasileiros de Cirurgia Digestiva-Brazilian Archives of Digestive Surgery, 2017, 30(2): 150-154.

[10] MORINO G, CAPONNETTO A, MAIO P, et al. Leiomyoma of the stomach. A report of a case with exogastric development [J]. Minerva Chirurgica, 2019, 47(10): 941-944.

[11] SUNG H, FERLAY J, SIEGELR L, et al. Global cancer statistics 2020: GLOBOCAN estimates of incidence and mortality worldwide for 36 cancers in 185 countries [J]. CA-A Cancer Journal for Clinicians, 2021, 71(3): 209-249.

[12] PASECHNIKOV V, CHUKOV S, FEDOROV E, et al. Gastric cancer: prevention, screening and early diagnosis [J]. World Journal of Gastroenterology, 2014, 20(38): 13842-13862.

[13] KONO Y, KANZAKI H, IWAMURO M, et al. Reality of Gastric Cancer in Young Patients: The Importance and Difficulty of the Early Diagnosis, Prevention and Treatment [J]. Acta Medica Okayama, 2020, 74(6): 461-466.

[14] SEXTON R E, HALLAK M, DIAB M, et al. Gastric cancer: a comprehensive review of current and future treatment strategies [J]. Cancer and Metastasis Reviews, 2020, 39(4): 1179-1203.

[15] SMYTH E, NILSSON M, GRABSCH H, et al. Gastric cancer [J]. Lancet, 2020, 396(10251): 635-648.

[16] RAHNEMAI A, RAHNEMAIAZAR A, NAGHSHIZADIAN R, et al. Percutaneous endoscopic gastrostomy: indications, technique, complications and management [J]. World Journal of Gastroenterology, 2014, 20(24): 7739-7751.

[17] MIN J, KWAK M, CHA J. Overview of Deep Learning in Gastric cancer: prevention, screening and early diagnosis [J]. Gut and Liver, 2019, 13(4): 388-393.

[18] MIHMANLI M, LHAN E, IDIZ O, et al. Recent developments and innovations in gastric cancer [J]. World Journal of Gastroenterology, 2016, 22(17): 4307-4320.

[19] KONDO A, DE MOURA E, BERNARDO W, et al. Endoscopy vs surgery in the treatment of early gastric cancer: Systematic review [J]. World Journal of Gastroenterology, 2015, 21(46): 13177-13187.

[20] SHIGEFUKU R, MATSUNAGA K, TAMURA T, et al. Detection of early gastric cancer facilitated by surveillance for a pyogenic liver abscess caused by Streptococcus intermedius [J]. Nihon Shokakibyo Gakkai Zasshi, 2016, 113(2): 263-272.

[21] Necula L, Matei L, Dragu D, et al. Recent advances in gastric cancer early diagnosis [J]. World Journal of Gastroenterology. 2019, 25(17): 2029-2044.

[22] ITO M, TANAKA S, CHAYAMA K. Characteristics and Early Diagnosis of Gastric Cancer Discovered after Helicobacter pylori Eradication [J]. Gut and Liver, 2021, 15(3): 338-345.

[23] TEH J, SHABBIR A, YUEN S, et al. URecent advances in diagnostic upper endoscopy [J]. World Journal of Gastroenterology, 2020, 26(4): 433-447.

第八章
胃占位性疾病的生物标志物检测

第一节 肿瘤标志物在胃癌诊断中的应用价值

一、血清学肿瘤标志物

肿瘤标志物通常有两种存在方式：一种是只在肿瘤细胞中存在，或这种物质只有肿瘤细胞能够产生；另一种是因为肿瘤细胞在宿主体内生长，引起宿主各种反应，从而由宿主本身产生。第二种肿瘤标志物以抗原、蛋白质、激素及酶等各种形式存在于机体组织内，或进入体液。根据肿瘤标志物的存在部位不同，可将其分为癌基因、细胞表面及血清三类肿瘤标志物。使用单个或者联合检测某一组肿瘤标志物，有时可以反映肿瘤的发生、发展或消亡的过程，同时在一些已知的恶性肿瘤中监测肿瘤标志物可以很好地提示患者对治疗的反应和预后的好坏。自1846年肿瘤标志物被用于恶性肿瘤的检测以来，随着组学、分子生物学、肿瘤免疫学的理论及各种检测技术的快速发展及不断深入，肿瘤标志物的检测及研究不断深入。肿瘤标志物的表达情况对于明确肿瘤性质、诊断以及临床治疗都具有至关重要的意义。理想的肿瘤标志物应具有如下特点之一：能够特异性鉴别肿瘤和非肿瘤性病变；具有一定的敏感性，在肿瘤早期即可发现；具有一定的特异性，可提示肿瘤的组织细胞来源或分化方向；血清中肿瘤标志物浓度大小能够反映肿瘤的动态变化，即与肿瘤的发生、发展、大小和预后密切关联，然而研究发现，一种恶性肿瘤可以没有任何肿瘤标志物，也可以表达多种不同的肿瘤标志物，并且不具有任何特异性，因此需要联合检测多种肿瘤标志物以帮助我们提高肿瘤检测的准确度和敏感度。

二、CEA在胃癌诊断中的价值

CEA是一种大分子多糖蛋白复合物，由内胚层衍生的消化道腺癌细胞及胚胎的肝、胃肠道上皮组织细胞等合成。最早于1965年，该肿瘤标志物由加拿大的学者Gold等从人正常的结肠黏膜组织和结肠癌组织中分离而来。正常情况下，妊娠2个月后机体的消化道上皮细胞开始产生CEA，出生后其浓度降低，待成年后健康成人血清中CEA<2.5 μg/L。而当机体发生肿瘤时又可重新高表达。CEA不是特异性的肿瘤标志物，有研究发现，在发生胃黏膜肠化生、异型增生及胃癌的患者中CEA的值明显高于正常组织，其中胃癌的诊断敏感性为66.7%，特异性为80%，提示CEA是胃癌治疗及癌前病变监测的敏感度指标。邱大胜等人的研究结果显示，如果CEA>60 μg/L，则可诊断为胃癌。随着胃癌的不断进展，血清CEA的水平也随之增高，这进一步反映了CEA是胃癌治疗及癌前病变监测的敏感度指标。一般情况下，肿瘤根治术后6周，血清中CEA基本恢复至正常水平，若其保持较高的水平或持续升高，则表示可能存在肿瘤细胞的残余或肿瘤复发的情况。此外，当胃癌发生肝转移时，血清CEA水平明显升高，这说明CEA也可以作为判断胃恶性肿瘤转移的依据。

三、糖类抗原CA72-4在胃癌诊断中的价值

糖类抗原CA72-4最早在肝脏的转移灶中分离出来，是一种具有双抗原决定簇的高分子黏蛋白，其主要在消化系统的恶性肿瘤中表达，可以识别肿瘤细胞上2种单株抗体B72-3及CC49。正常情况下，CA72-4在机体中不表达或者很少表达，其异常升高主要见于腺癌组织。异常情况下，CA72-4水平在部分乳腺癌、肺癌、卵巢癌、胃癌患者血清中可以出现不同程度的增高，尤其胃癌患者较明显，在胃癌诊断中具有一定的敏感性和特异性，是目前公认的一种胃癌肿瘤标志物。丁志祥等人对胃癌肿瘤标志物CA72-4、CEA和CA19-9研究的过程中发现，胃癌患者血清CA72-4的敏感性接近45%，特异性高达90%以上，诊断的准确性高于71%。周正菊等人在血清CEA、CA199、CA72-4及胃蛋白酶原联合检测对胃癌诊断价值的研究中通过对75例胃癌患者分析发现，CA72-4对胃癌诊断的灵敏性为45.3%，这与丁志祥等人的研究结果一致。此外，相对于胃癌的其他肿瘤标志物，CA72-4对于早期胃癌的诊断也有着较高的准确率，其血清水平可在患者出现临床症状的前3~10个月明显升高。同时CA72-4的表达与胃癌患者的临床分期密切相关，与CEA相似，随着患者病情的不断恶化，CA72-4的表达也随之升高，而在行手术治疗的患者中，CA72-4的表达逐渐降低，这说明其不仅可用于监测胃癌的发生和发展，还可以用于胃癌手术治疗后效果的评估。

四、CA19-9在胃癌诊断中的价值

CA19-9是一种糖类抗原，唾液糖蛋白和唾液酸是其主要成分，正常情况下，人的子宫内膜、胃和胰腺等组织也可以合成CA19-9，但是在血清中含量较少，不超过37 U/mL。当机体发生肿瘤性病变时，这种肿瘤细胞如果产生CA19-9，可以进入血液循环，使血清CA19-9的水平明显高于正常水平。有关研究表明，在胃癌诊断中，CA19-9的敏感度为26%~69%，但特异性不强，所以在早期胃癌诊断中价值很有限；但其血清中水平异常升高与胃癌患者的肿瘤转移有一定程度的相关，可以评估患者的预后。这说明血清CA19-9水平不仅与胃癌的发生、发展及肿瘤大小有一定程度的相关性，还与癌组织是否转移至淋巴结或远处器官或直接侵犯周围组织有关联，当出现周围组织的侵犯时，血清CA19-9水平明显增高，这可能与宿主机体组织在受癌组织侵犯、转移或损伤后反应性再生或增生有关。然而CA19-9在Lewis抗原阴性的个体中可能无法检测到，在晚期癌症患者中可能表现为阴性，所以相关肿瘤标志物的联合使用至关重要。总之，CA19-9可作为判断胃癌患者预后的独立指标，与肿瘤大小、浸润、转移有一定的相关性，与其他指标联用检测，有些胃癌患者中可提示肿瘤复发、转移，血清中CA19-9水平异常增高预示胃癌患者预后不良。

五、CA72-4、CEA和CA19-9三种肿瘤标志物联合使用的价值

随着检测技术的发展，越来越多的肿瘤标志物被用来研究与恶性肿瘤的关系，然而由于组织器官发育的同源性，一种标志物可以在多种恶性肿瘤中表达，也可以多种标志物同时出现在一种恶性肿瘤中；因此，在使用单一的肿瘤标志物进行辅助诊断时，很难使灵敏性、特异性和准确性达到理想的状态。同时，由于个体的差异性和病理生理的复杂性，大多数患者可能不表达任何一种肿瘤标志物，使用单一的肿瘤标志物在检测时可能出现假阳性或假阴性的情况。因此，在日常

的临床检测工作中，尽量联合检测多种肿瘤标志物，从而提高检出率，进一步提高辅助诊断的意义。

同样地，单个检测CEA、CA19-9和CA72-4对胃癌诊断具有很大的局限性。临床上一般联合检测这三种标志物用于胃癌辅助诊断。吴玉波等人检测了40例胃癌患者血清CEA、CA19-9和CA72-4，发现单项检测时，特异性约为86%，敏感性约为60%，准确性约为73%；而联合检测时敏感性约为92%，准确性约为88%，而特异性较低，为79%。李果等人的研究也得到了一致的结果，在他们的研究中，联合检测敏感性约为93%，准确性约为90%，特异性相对也较低，约为76%，明显地，三项指标联合检测的灵敏性和准确性均提高，而特异性却低于单一指标的检测，提示临床诊断需结合影像学、病理活检等进行综合分析，才能明确诊断。

六、展望

胃癌诊治进展涉及了多种分子标志物，研究这些分子标志物可以深入了解胃癌的发生、发展及预后。随着分子生物学的发展，涌现出多种分子标志物，对胃癌早期诊断、改善肿瘤患者预后有着重要意义，但部分标志物用于临床肿瘤诊断的准确性和特异性均不尽如人意，因此，还需筛选有价值的标志物，真正做到基于分子背景的个体化诊断和治疗。

第二节　HER2基因、p53基因、MSI基因

一、HER2基因

（一）HER2基因简介

原癌基因人类表皮生长因子（human epidermal growth factor receptor-2，HER2）基因是表皮生长因子受体（epidermalgrowth factor receptor，EGFR）家族的一员，具有重要的信号转导作用。HER2又名C-erb-B-2，是染色体17q12-21.32上的一个基因，主要调控细胞增生、转化和凋亡。作为EGF家族的其他成员，HER2与其他EGF家族受体（如EGFR和ERBB3）形成同源二聚体和异源二聚体。与表皮生长因子受体（EGFR）不同，HER2的激酶活性不依赖于配体结合，事实上，尚未建立任何配体。

这些受体的重要性在于异常的HER2蛋白过表达与一些腺癌有关，这些腺癌包括乳腺癌、卵巢癌、子宫内膜癌、宫颈癌以及肺癌、食管癌、胃食管接合部癌、胃癌和膀胱癌。该蛋白质与增加的疾病复发密切相关，并且是生存的不良预后因素。因此，HER2是治疗各种癌症的重要预后靶点。大约20%~30%的人类乳腺癌、一些卵巢癌和胃癌发生HER2扩增或过表达。它赋予乳腺癌更差的生物学行为和临床侵袭性。

HER2的过表达主要归因于HER2基因扩增并导致HER2下游信号通路的组成型激活。乳腺癌可以拥有多达25~50个HER2基因拷贝，并且HER2蛋白增加多达40~100倍，导致200万个受体在肿瘤细胞表面表达。HER2表达于细胞表面，易被抗体接近。因此有了第一个针对HER2的靶向治疗药物——曲妥珠单抗，曲妥珠单抗已经临床应用了很多年，而且已经被证明是一个效果非常好的药物。它的使用适应症为IHC检查结果为HER2（+++）或FISH检查结果为（+）。

(二) HER2 的结构功能

人类基因 HER2 的 5′区域定位在基因组 DNA 的克隆片段中。该克隆包含 HER2 的外显子 1~4，跨越 191 个氨基酸的编码序列。HER2 的启动子区域通过核酸酶 S1 作图和功能测定在外显子 1 上游鉴定，其中启动子区域驱动氯霉素乙酰转移酶基因的表达，表明 HER2/neu 的转录可以通过涉及 TATA 盒的机制以及其他未识别的调节元件进行调节。

HER2 启动子与表皮生长因子受体基因（HER1）的启动子不同，表皮生长因子受体基因启动子的典型 GC 盒在 HER2 启动子中不存在，确定了位于起始 ATG 上游的核苷酸 178、244 和 257 处的一个主要 RNA 起始位点和两个次要 RNA 起始位点。

(三) HER2 与肿瘤

人类表皮生长因子受体 2（HER2）的致癌潜力和激活已在几种人类恶性肿瘤中得到证实，尤其是在乳腺癌和胃癌、胃食管交界处（GEJ）癌中。这些癌症中 HER2 激活的主要机制是 HER2 基因扩增导致细胞膜上 HER2 蛋白完全过表达。近年来，HER2 的其他基因组改变也被认为会导致蛋白质激活，其中 HER2 基因突变代表了最重要的形式。HER2 突变通常是激活型的，其中大多数是在没有并发 HER2 基因扩增的情况下观察到的。在前列腺神经内分泌癌、转移性皮肤鳞状细胞癌和膀胱尿路上皮癌中观察到 HER2 突变的最高流行率（>10%）。此外，在肺癌、结肠直肠癌和乳腺癌等常见癌症中也有 HER2 突变的报道，表明 HER2 靶向治疗在这些癌症中具有潜力。

(四) HER2 与乳腺癌

HER2 是重要的乳腺癌靶向治疗以及预后判断因子，其过度表达导致肿瘤细胞异常增殖、侵袭性和转移危险增加，是乳腺癌预后不良的重要独立因素。HER2 扩增的乳腺癌具有独特的生物学和临床特征，例如增殖率增加、组织学和核分级高、ER 和 PR 水平低、更多的非整倍体、转移至 CNS 内脏的倾向、对内分泌治疗的相对耐药性以及对多柔比星的敏感性增加。

将人类表皮生长因子受体 2（HER2）确定为乳腺癌的靶点以及随后开发的 HER2 靶向疗法已经彻底改变了 HER2 阳性乳腺癌的治疗。然而，人们越来越意识到肿瘤的 HER2 低表达或异质表达的频率。现在已经认识到，这会影响 HER2 靶向治疗的获益程度。随着新型和更有效的抗体药物偶联物的出现，在具有 "HER2-low" 表达的传统 HER2 阴性肿瘤中靶向 HER2 成为可能。必须完善围绕 HER2 表达的命名法，以使临床医生能够优化针对 HER2 表达谱乳腺癌的治疗。HER2 异质性可以通过常规 IHC、基因表达谱或其他方法检测，许多研究已经证明 HER2 异质性的存在与较短的无病生存期（DFS）和总生存期（OS）之间的相关性。需要验证临床中识别 HER2 异质性的技术，并同时开发有效治疗 HER2 表达不均匀肿瘤的药物。

大约 20% 的乳腺癌患者有 HER2 基因的过度表达和/或扩增，使肿瘤细胞具有侵袭性，但也为靶向治疗提供了机会。在晚期环境中，自从引入曲妥珠单抗以外的新抗 HER2 药物后，乳腺癌患者的预后得到了很大改善。对大多数患者来说，曲妥珠单抗和帕妥珠单抗联合紫杉醇已经成为一线治疗，其次是曲妥珠单抗-埃坦辛作为二线治疗，应被视为当今的治疗标准。然而，激素受体阳性、HER2 阳性乳腺癌中的无化疗抗 HER2 策略也可以在选定的患者中考虑。在三线及以后，一些新兴的抗 HER2 疗法正在变得可用，包括图卡替尼、fam-trastuzumab deruxtecan-nxki（DS-8201a）neratinib 和 margetuximab-cmkb。此外，新的化合物和组合在后期治疗中显示出有希望的结果。HER2 阳性晚期疾病的治疗格局在不断发展，帕妥珠单抗和曲妥珠单抗等活性药物正在进入早期阶段，包括 HER2 本身的量化在内的许多生物标志物正在探索中，以改善患者选择，以及患有以下疾病的患者群体特定需求正在出现，例如脑转移患者。

综合研究结果显示，在HER2基因阳性的乳腺癌患者中，赫赛汀既可以作为单药使用，也可以联用标准化疗使用或在标准化疗后使用，均可以提高治疗效果。因此，通常在临床上，乳腺癌检测都会做HER2基因的免疫组织化学染色或FISH检测，若基因扩增阳性，则可以应用赫赛汀进行治疗，效果比较好。

HER2阳性的乳腺癌往往对化疗敏感性较差，预后更差，更容易转移，也更容易致死。但与此同时，HER2也是治疗这类乳腺癌的关键。

对于乳腺癌HER2阳性的患者尽可能早进行规范性治疗，比如手术治疗、靶向治疗、内分泌治疗、放化疗等。

（五）HER2与胃癌

中国胃癌患者HER2阳性率为10.8%～12.5%，其中肠型、胃食管接合部以及肝转移型胃癌患者HER2阳性率更高。在胃癌中，HER2蛋白过表达被认为增加了肿瘤细胞的增殖活性并抑制了细胞凋亡。

HER2异常在早期胃癌的发生、发展中起重要作用，是早期胃癌独立预后不良因素。胃癌中HER2扩增的发生率取决于所使用的方法和每个报告系列中胃食管肿瘤的异质性。在评估一线曲妥珠单抗联合化疗治疗晚期胃癌的ToGA试验中，与弥漫型（6.1%）相比，肠癌的HER2扩增/阳性率最高（31.8%），胃癌和胃食管交界处癌的HER2扩增/阳性率分别为21.4%和32.2%。HER2阳性与男性、肠型和细胞分化良好有关。然而，检测HER2的情况可能会帮助使用曲妥珠单抗进行胃癌的靶向治疗。在人胃癌中，HER2过表达显著增加了血管生成的强度，那么在HER2阳性胃癌中，HER2的联合靶向和血管生成将是未来临床试验中考虑的选择。

（六）HER2相关药物——曲妥珠单抗

曲妥珠抗HER2的作用机制包括：抑制促血管生成相关因子表达、细胞生长信号传递细胞周期停滞、组织DNA损伤修复基因的表达。曲妥珠单抗是一种特异性针对生长因子受体p185（HER2）的重组人源化单克隆抗体，该受体可以在大约25%的乳腺癌患者中过表达。当与紫杉醇、多柔比星、各种细胞因子或他莫昔芬一起给药时，曲妥珠单抗在体外和体内显示出附加的抗肿瘤活性。在肿瘤过度表达HER2的转移性乳腺癌患者中，曲妥珠单抗（4 mg/kg负荷剂量，然后静脉输注每周2 mg/kg）在213名患者中的21%产生了客观反应。另有7%的患者有轻微反应，30%的患者病情稳定。曲妥珠单抗和紫杉醇或多柔比星（或表柔比星）加环磷酰胺的联合治疗产生了更高的反应率（49%）、更长的疾病进展中位时间（7.6个月）、更高的一年生存率（78%）。在一项纳入469名患者的Ⅲ期研究中，中位总生存期（25.4个月）高于单独使用抗肿瘤药物（缓解率为32%，疾病进展时间为4.6个月，一年生存率为67%，总生存期为20.3个月）。曲妥珠单抗通常耐受性良好。寒战、发热、恶心、呕吐、虚弱和头痛是临床试验中最常见的不良事件，在首次输注药物期间发生在40%～50%的患者中。

二、p53基因

（一）p53基因检测

1979年p53基因首次被报道，编码p53肿瘤抑制蛋白，被亲切地称为"基因组的守护者"。它的主要生物学功能似乎涉及保护细胞的DNA完整性。p53在发育、衰老和细胞分化中发挥额外的作用。p53蛋白是一种转录因子，可控制许多基因的输出。已知激活p53的应激信号包括癌基因激活、DNA损伤和复制应激。为应对这些压力，p53进行翻译后修饰，根据压力类型促进参与特定细胞反应的基因转录，从而控制细胞的命运。大量研究表明p53发挥作用的生物学过程是细胞周期停滞、衰老、DNA修复和细胞凋亡。

（二）p53的结构与功能

p53蛋白结构包括5个主要区域：反式激活结构域、富含脯氨酸结构域、DNA结合结构域、四聚化结构域和调节结构域。反式激活结构域（TAD）位于N端并细分为2个区域：TAD1和TAD2。这些结构域允许p53与不同的辅因子结合，并且两者都是p53介导的抑制肿瘤发生以应对急性DNA损伤等应激所必需的。尽管如此，每个反式激活结构域都为p53提供辅因子结合特异性，进而影响细胞对特定压力的最终反应。TAD还允许与其负调节因子MDM2结合。在急性DNA损伤反应ras癌基因表达的背景下，TAD1的破坏消除了野生型p53反应，而是表现得像p53-null细胞，尽管仍然诱导了一些基因。另一方面，TAD2的破坏保留了类似的野生型功能，能够诱导p53靶基因p21、Bax、Noxa和Puma以及诱导细胞周期停滞和细胞凋亡。同时删除TAD1和TAD2会完全消除p53功能，导致p53无效反应，包括无法在体内诱导衰老和对肿瘤病变的易感性。这些发现表明TAD为p53蛋白提供了一定程度的特异性基因转录，这是否适用于对其他压力刺激和体内癌症模型的反应仍有待阐明。

（三）p53在生物反应中的作用

p53蛋白的结构域经过翻译后修饰，这允许p53稳定、寡聚化和反式激活。ATM、ATR、Chk1、Chk2、HIPK2、DNA-PK和p14ARF等传感器蛋白负责细胞应激时的初始信号转导，导致p53翻译后修饰导致其激活。p53已被证明被激活并整合了许多细胞应激，包括DNA损伤、癌基因激活、缺氧、复制/翻译应激以及细胞代谢变化。毫不奇怪，由于p53参与的所有过程的性质，其活动受到严格控制。p53最终的生物反应不仅受细胞应激类型的影响，还受在执行p53靶基因转录之前与p53蛋白结合的蛋白质修饰剂/辅因子的影响。这些蛋白质修饰物负责通过关键位点的特定翻译后修饰激活p53，为p53反应提供初始指导。

除p53细胞应激对结果解码机制的复杂性外，细胞反应还依赖于环境。因此，响应结果受到给定细胞类型中存在的信号传感器、修饰剂和辅助因子的存在和可用性的影响。此外，p53不仅通过反式激活机制发挥其肿瘤抑制作用，还通过蛋白质-蛋白质相互作用发挥其肿瘤抑制作用，其中蛋白质也因细胞类型而异。总之，p53的适当激活对于将应激信号微调到其相应的生物反应结果以防止癌症形成至关重要。

（四）p53与癌症

癌症的发展和进展以不受控制的细胞增殖为特征。这通常是细胞的多重遗传和表观遗传损伤的结果，特别是涉及癌基因和肿瘤抑制基因。p53抑癌基因是人类癌症中最常发生突变的基因之一。p53抑癌基因被认为在防止癌症不受控制的细胞增殖中起关键作用。最近的研究报道，p53的突变可能导致在恶性肿瘤组织中观察到的COX-2表达增加。癌症的发展和进展通常被认为依赖于高速率的细胞增殖率和低速率的细胞凋亡率。当p53突变时，细胞凋亡和细胞周期停滞可能会减少，从而允许癌症生长和进展。

（五）p53与胃癌

胃癌（GC）是世界上常见和死亡率极高的肿瘤，是人类非常重要的健康问题。尽管手术治疗和化疗取得了进展，但预后仍然很差，特别是大多数胃癌被诊断为晚期。目前，由于能够缩小癌灶以提高R_0期切除率，推荐新辅助化疗作为局部晚期胃癌的标准治疗。化疗还可以改善不可切除胃癌的预后。基因p53，或"细胞基因组守护者"，对基因畸变的发生具有预防作用，防止（肿瘤）细胞异常扩增。p53诱导基因3（PIG3）最初是在一项调查中分离出来的，以鉴定p53在人类结肠直肠癌细胞中诱导的基因。PIG3还可以通过抑制MDM2介导的p53泛素化过程来调节p53的稳定性。p53表达与胃腺癌进展指标显著相关，这可能有助于识别具有侵袭性胃腺癌表型的患者。p53状态在对许多抗癌药物的反应中起关键作用。然而，关于p53突变对胃癌对抗癌药物的敏感性或耐药性的影响尚未见一致的结论。Meta分析表明，p53状态可能是胃癌化疗反应的有用预测生物标志物，KDM5C在胃癌细胞系和胃癌组织中过表达，但在正常胃组织中没有。KDM5C过表达的细胞表现出p53表达大大降低，而KDM5C表达的沉默显著增加了信使RNA和蛋白质水平的p53表达。小干扰RNA对p53的抑制逆转了KDM5C诱导的增殖和侵袭，在大多数情况下，在胃癌细胞中突变的p53基因的高表达，与胃癌的预后和特定的临床病理特征相关。研究表明，p53的高表达可能与通过调节TIGAR表达促进胃癌中的糖酵解有关。

三、MSI基因

（一）MSI基因简介

微卫星不稳定性（MSI）指的是与正常组织相比，某一微卫星在肿瘤中由于重复单位的插入或缺失从而造成微卫星长度发生的改变，并且出现新的微卫星等位基因现象。

在人类DNA序列中，有超过100000个称为微卫星的短串联重复序列区域，当MMR通路受损时，这些区域特别容易出现错误。如果具有异常功能的MMR通路的细胞无法纠正DNA复制过程中的错误，会导致产生不一致数量的微卫星核苷酸重复，从而导致微卫星区域的不稳定。MSI反映了由DNA MMR受损导致的遗传超易变状况，并伴随着突变率增加100～1000倍。MSI的存在是由各种因素引起的MMR通路的散发性或遗传性功能障碍的标志，包括MMR相关基因的突变、启动子区域的高甲基化可以致使MMR基因转录失活或炎症介导的转录受到抑制抑制，要保证人类基因组准确性，可以通过DNA修复等途径进行维持，从而修复DNA损伤或者复制错误。

MSI是Lynch综合征相关癌症的标志，MSI的特征在于称为微卫星的简单重复序列内的长度变化。Lynch综合征主要由MMR基因突变引起，主要是MLH1和MSH2，在MSH6中不太常见，在PMS2中很少见，大基因组重排占所有突变的5%～20%。MLH1或MSH2的种系半等位基因甲基化被称为表观突变，并已被确定为Lynch综合征的病因。此外，EPCAM基因的种系3′缺失与MSH2甲基化有关。在约15%的散发性结直肠癌（CRC）、胃癌（GC）和子宫内膜癌（EC）中也观察到MSI，MSI在其他癌症中频率较低，通常与MLH1基因的高甲基化有关。Lys36 H（3K36 me3）上组蛋白H3的三甲基化是DNA MMR体内所需的表观遗传组蛋白标志。因此，H3K36三甲基转移酶SETD2的突变已被报道为MSI的潜在原因。已经确定了伴有和不伴有MSI的癌症之间的遗传、表观遗传和转录组学差异。

（二）MSI与癌症

MSI主要由散发性胃肠道癌、子宫内膜癌和其他癌症的一部分中的MLH1甲基化引起，相关的突变表型遵循DNA错配修复（MMR）基因的遗传和表观遗传失活，并导致癌症相关基因和癌症发展中的移码突变。在癌症中经常观察到人类白细胞抗原（HLAI）类抗原亚基和抗原加工机制成分的下调。在MSI阳性癌症中，MMR缺乏会产生许多被移码突变截断的异常蛋白质，从而提供可呈递给细胞毒性T淋巴细胞（CTL）的异常肽源。肽呈递所需的HL和β_2-微球蛋白基因的失活突变是癌细胞逃避CTL免疫识别的一种机制。在MSI阳性癌症中经常检测到β_2-微球蛋白和抗原加工机制基因的移码突变，这表明这些癌症处于消除抗原呈递的选择性压力下，具有和不具有MSI的胃肠道癌症在参与抗原呈递的基因失活方面表现出差异。此外，据报道，散发性MSI+CRC和Lynch综合征以不同的方式导致HLAI类表达的丧失。MSI可能是一种连续的表型，而不是离散的表型，它可以在各种癌症类型中提供信息。

（三）MSI与胃癌

在所有癌症类型中，胃肠道腺癌以相对较高的比例表现出MSI特性。胃肠道腺癌的综合分子分析显示，MSI-H腺癌主要见于远端胃和近端结肠。癌症基因组图谱研究网络分析表明，胃和胃食管交界处腺癌根据其分子特征分为4种亚型：表现出染色体不稳定性（CIN）肿瘤、MSI-H肿瘤、爱泼斯坦–巴尔病毒（EBV）阳性肿瘤和基因组稳定的肿瘤。其中，MSI-H肿瘤约占GC的22%，少数MSI-H GC与MMR相关基因的种系突变有关。病理生理学上，MSI-H GC与女性、老年、肠道类型和远端位置有关，几乎所有散发性MSI-H GC在CpG岛甲基化表型的背景下表现出MLH1的表观遗传沉默。有趣的是，MSI表型是在非遗传性、散发性GC发展的早期阶段在癌细胞中建立的。MSI-H GC具有很高的体细胞突变发生率，包括与受体酪氨酸激酶–RAS信号传导相关的基因突变，但与在受体酪氨酸激酶中具有治疗性靶向扩增的CIN型GC相比，通常缺乏可靶向的改变。重要的是，MSI-H或EBV阳性GC具有高干扰素-γ基因表达特征水平，并且与PD-L1阳性高度相关。因此，具有转移的晚期MSI-H GC可能是抗PD-1治疗的合适靶点。引人注目的是，Kim等人报道，MSI和EBV阳性转移性胃癌患者对pembrolizumab有显著反应。MSI-H肿瘤患者的ORR为85.7%，EBV阳性肿瘤患者的ORR为100%，而其他类型肿瘤患者的ORR为6.3%。这些结果暗示了MSI和EBV检测在胃癌治疗选择中的重要性。

第三节 E-钙黏蛋白

钙黏蛋白（cadherin）是一种黏附分子，是钙介导的膜糖蛋白超家族。钙黏蛋白家族包含大量的跨膜或膜蛋白相关的糖蛋白，是特异性调节细胞间连接的黏附分子，且是多种器官形态发生的关键分子。钙黏蛋白主要包括Ⅰ型钙黏素、Ⅱ型钙黏素、桥粒钙黏素和截短型钙黏素。E-钙黏蛋白（E-cadherin）是E-钙黏蛋白类的原型，与连环蛋白连接形成细胞骨架。最近的证据表明，E-cadherin作为一种黏附分子，在几乎所有上皮性恶性肿瘤的侵袭和转移中起着重要作用，因此被称为侵袭抑制基因。钙黏蛋白是钙介导的膜糖蛋白超家族，相对分子质量为120000，形成4类黏附分子之一。

上皮细胞表达的常见钙黏蛋白有E-cadherin、N-cadherin和P-cadherin。经典钙黏蛋白的细胞内结构域与β-catenin、γ-catenin（也称为plakoglobin）和p120ctn相互作用，以组装细胞质细胞黏附复合物（CCC），该复合物对细胞外细胞黏附的形成至关重要。β-连环蛋白和γ-连环蛋白直接与α-连环蛋白结合，后者将细胞黏附复合物连接到肌动蛋白细胞骨架。钙黏蛋白负责同种型细胞间黏附。E-cadherin是上皮细胞表达的主要钙黏素，属经典Ⅰ型钙黏素，具有钙依赖性，属跨膜糖蛋白，其胞外区域为5个110个氨基酸长度的免疫球蛋白样结构域，其相互结合形成细胞的黏附连接；胞内结构域则与Catenin家族分子结合并进而结合肌动蛋白，促进细胞骨架的形成而维持细胞正常形态。研究发现，E-cadherin与肿瘤的发生、发展密切相关，通过调节多条信号通路影响细胞的增殖、代谢、凋亡、侵袭和转移。

一、E-钙黏蛋白在肿瘤转移中的作用

E-钙黏蛋白在所有上皮细胞类型中均有表达。在胃癌和其他癌症中发现E-钙黏蛋白表达不足，并和浸润及转移能力相关。有人提出，E-钙黏蛋白介导的细胞黏附丧失是肿瘤细胞侵袭和转移形成的先决条件。重建功能性钙黏蛋白复合物，例如通过强制表达E-钙黏蛋白，导致培养的肿瘤细胞从侵袭性间质表型向良性上皮表型逆转。因此，E-钙黏蛋白基因也被称为侵袭抑制因子。

二、E-钙黏蛋白在肿瘤发生中的作用

现在人们越来越认识到E-钙黏蛋白在调节细胞内信号传导从而促进肿瘤生长方面也可能发挥作用。有几条证据。钙黏蛋白介导的细胞黏附可影响Wnt信号通路。β-连环蛋白（以及γ-连环蛋白）通常由钙黏蛋白在钙黏蛋白-连环蛋白复合体中隔离。在大肠腺瘤性息肉病（APC）-axin-GSK-3复合物中，当E-钙黏蛋白功能丧失时，非隔离的游离连环蛋白通常被糖原合成酶激酶3（GSK-3）磷酸化，随后通过泛素-蛋白酶体途径降解。在许多癌细胞中，肿瘤抑制因子APC功能的丧失、β-连环蛋白的突变或激活的Wnts信号通路对GSK-3的抑制导致β-连环蛋白在细胞质中的稳定。随后，它转移到细胞核，在那里它与Tcf/Lef-1转录因子家族的成员结合并调节Tcf的表达，并调节Tcf/Lef-1靶基因（包括原癌基因c-myc和细胞周期蛋白D1）的表达。除了作为肿瘤侵袭的抑制剂外，E-钙黏蛋白功能的丧失可能在肿瘤初始发展的易感性中发挥作用。

三、E-钙黏蛋白在胃癌中的表达

最近的研究表明，E-钙黏蛋白实际上在癌症发生中起着重要的作用，并作为一种肿瘤抑制基因发挥作用，特别是在胃癌中。进一步深入了解E-钙黏蛋白的作用及其与细胞外环境和细胞内功能的关系非常重要。幽门螺杆菌感染患者胃上皮E-钙黏蛋白甲基化的逆转可能会阻止胃癌的发展。此外，可溶性E-钙黏蛋白可能是胃癌的一个有用的预后标志物。

许多研究者在胃癌中观察到E-钙黏蛋白在弥漫型胃癌和肠型胃癌中表达减少。在所有这些研究中都观察到E-钙黏蛋白与肿瘤分化程度之间的直接相关性。Gabbert等人对413例胃癌患者的研究表明，E-钙黏蛋白阳性肿瘤患者的3年和5年生存率明显高于E-钙黏蛋白阴性肿瘤患者。在其他表现出E-钙黏蛋白下调的癌症中也观察到类似的无病生存率下降趋势。

研究者还通过免疫组化染色研究了胃癌中E-钙黏蛋白复合物沿Correas级联的表达变化。观察到染色模式、强度和阳性染色细胞的比例沿Correas级联死亡；也就是说，在正常胃上皮中，染色强烈且呈膜状，但在慢性萎缩性胃炎、肠化生、异型增生中，染色强度和比例逐渐降低，并向细胞质方向改变，最终转变为腺癌。

四、E-钙黏蛋白与癌细胞生长抑制和凋亡的关系

尽管E-cadherin提高了癌细胞在二次转移形成中的存活率，但E-cadherin的表达也与诱导癌细胞凋亡有关。例如，胆囊癌浸润时的自发凋亡与E-钙黏蛋白表达密切相关，显示E-钙黏蛋白对侵袭癌细胞凋亡的潜在影响。科学家们已经提出了在癌细胞中E-钙黏蛋白表达和凋亡诱导之间的相关性背后的几种机制。除了与E-钙黏蛋白结合，β-连环蛋白在被Wnt信号通路激活时，还通过与LEF-1/TCF家族的转录激活物相互作用而发挥转录激活作用。这种相互作用上调了c-Myc和cyclin-D1等靶基因，导致细胞增殖和肿瘤转化。此外，除了对由β-连环蛋白介导的细胞增殖的细胞内信号施加限制外，E-钙黏蛋白也显示出通过外源性凋亡途径调节凋亡信号的传递。外源性凋亡信号由与细胞表面死亡受体结合的同源配体启动，并通过死亡诱导沉默复合物

(DISC)的组装和半胱天冬酶激活级联传递。死亡配体之一是肿瘤坏死因子相关凋亡诱导配体（TRAIL）及其同源受体死亡受体4和5（DR4/DR5）。

五、E-钙黏蛋白表达：通过改变细胞周期分布抑制癌细胞生长

在导致癌细胞凋亡的生长抑制效应中，E-钙黏蛋白通过调节细胞周期蛋白依赖性激酶（CDK）水平对细胞周期分布的影响进一步支持了其生长抑制作用。接触抑制是一个术语，用于当细胞达到一致性并相互接触时，细胞迁移率和有丝分裂率降低。从早期对正常人乳腺上皮细胞接触抑制的研究结果来看，E-钙黏蛋白水平在饱和细胞密度下升高了5倍，并通过对抗表皮生长因子受体（EGFR）通过其广泛的细胞黏附激活。St Croix等人发现，E-钙黏蛋白介导的EGFR有丝分裂途径失活实际上通过上调CDK抑制剂p27KIP1诱导细胞周期Go/G1期阻滞，从而导致各种癌细胞的接触抑制。在甲状腺未分化癌中也有类似的表现，即E-钙黏蛋白再表达提高p27KIP1水平并抑制细胞周期蛋白E CCdk2复合物活性，随后生长停滞。

六、E-钙黏蛋白与肿瘤预后的关系

异常的E-钙黏蛋白表达与许多癌症的侵袭性获得和肿瘤阶段进展相关，其中包括胃癌、前列腺癌等。据报道，细胞表面E-钙黏蛋白表达的缺失与乳腺癌更大的侵袭性和肿瘤恶性相关。E-钙黏蛋白的缺失也与卵巢癌转移和腹膜播散有关，而E-钙黏蛋白在缺乏E-钙黏蛋白的癌中的重新表达使细胞恢复为侵袭性和侵袭性较小的表型。因此，E-钙黏蛋白可以准确测定癌症的侵袭性。这一信息可用于识别癌症患者，他们将受益于更积极的治疗，从而增加生存机会。

大多数研究报告了异常E-钙黏蛋白表达与肿瘤分级之间的关系。Kim等人报告说，E-钙黏蛋白表达的缺失与更高的病理分级阶段有关。除了E-钙黏蛋白与转移以及肿瘤分级之间的关系外，对于E-钙黏蛋白在癌症患者中的其他预后价值，也有人已研究多年。对印戒细胞癌（一种罕见的大肠腺癌）进行的一项研究表明，肿瘤E-钙黏蛋白表达缺失的患者生存时间较短，而且与转移、肿瘤分化、浸润深度、淋巴结转移和肿瘤分期相关。

第四节　HCFR（c-MET）

MET，也称为N-甲基-N0-亚硝基胍人类骨肉瘤转化基因，是一种原癌基因，编码肝细胞生长因子（HGF）受体酪氨酸激酶c-MET。c-MET激活通常对细胞形态发生、分散和运动、增殖以及防止凋亡至关重要。MET通路在伤口愈合、损伤后反应以及肾和肺纤维化等退行性疾病中起着重要作用。在各种恶性肿瘤，特别是非小细胞肺癌（NSCLC）、胃肠道癌（GI）和肝细胞癌（HCC）中广泛观察到异常MET表达。MET受体过度表达、基因组扩增、突变或选择性剪接导致细胞对MET基因表达的调控解除。

肝细胞生长因子及其受体（c-MET原癌基因的产物）被认为是许多组织和器官的正常生长和发育所必需的。这种配体/受体系统组成的HGF/c-MET信号通路控制着细胞的基本反应，如细胞增殖和运动，以及形态发生和分化。

一、HGF/c-MET信号通路

MET基因位于染色体7q21eq31上，长约125kb，有21个外显子。c-MET是一种异二聚体，

由相对分子质量为500000高度糖基化的α链亚单位和相对分子质量为145000β链亚单位组成。这种跨膜蛋白由一个大的细胞外区域、跨膜段和细胞内酪氨酸激酶结构域组成。c-MET是唯一已知的HGF高亲和力受体，广泛表达于上皮内皮细胞，包括肝细胞、成纤维细胞、造血细胞和角质形成细胞。HGF，也称为分散因子，最初被确定为肝细胞生长因子和成纤维细胞源性细胞运动因子。HGF形成由相对分子质量为69000α链亚单位和相对分子质量为34000β链亚单位组成的异二聚体，通过二硫键连接。下游MAPK、PI3K、SRC和STAT信号通路相继磷酸化和激活。瀑布状的磷酸化反应一步一步地放大信号。最终，c-MET途径触发多种细胞反应，包括细胞迁移、有丝分裂、形态发生、增殖和血管生成。在一些非小细胞肺癌中，c-MET通路被认为是主要的驱动机制，尤其是MET外显子14（METex14）的改变和MET基因的扩增。在大约3%~4%的肺腺癌和20%~30%的肺肉瘤样癌中检测到METex14改变。这些改变导致c-MET降解降低、持续的MET过度表达和肿瘤发生。

大量研究表明，HGF/c-MET信号通路的异常激活可导致消化系统癌症的细胞增殖、侵袭和转移。此外，c-MET的过度表达与这些癌症的不良预后有关，提示HGF/c-MET轴可能成为潜在的治疗靶点。

二、c-MET去调控在肿瘤中的作用

c-MET去调控在肿瘤的形成、生长、维持和侵袭中起着重要作用，它与多种癌症有关，包括肺癌、结直肠癌、肝癌和胃癌。因此，c-MET已成为肿瘤治疗和药物开发的一个有吸引力的靶点。

生长和再生过程中观察到的HGF/c-MET信号转导的严格调控导致各种癌症中不同程度的失调，尤其是在耐药或转移的情况下。未能调节该途径会导致蛋白质过度表达或扩增以及基因突变。此外，HGF/c-MET与其他信号通路之间的串扰和增加的旁分泌和自分泌相互作用也有报道。所有这些最终导致c-MET的致癌激活。先前的一项研究表明，小鼠中c-MET的过度表达最终导致肝癌的自发发展，而转基因的失活被发现会导致肿瘤消退。研究还表明，在转移部位可以发现更多的c-MET突变，这表明此类突变与肿瘤进展密切相关。在胃食管癌或CRC患者中，c-MET突变的发生率仅为1%~2%和2%~5%。c-MET基因的扩增也占胃肿瘤（3%~6%）和CRC（0.5%~2%）的一小部分。在功能上，这种扩增导致c-MET蛋白的过度表达，从而导致疾病的预后恶化。特别是，在转移性肝癌患者中可以发现更多的c-MET基因扩增。

大量实体瘤被发现大量表达HGF和c-MET，这可能是由于旁分泌和自分泌的相互作用。体内研究提供了直接证据，证明自分泌HGF/c-MET信号对肺腺癌细胞的增殖和生长非常重要。此外，HGF的表达可以在全身检测到。一项研究表明，HGF是一种系统性细胞因子，也来源于肿瘤基质（旁分泌模式）。c-MET激活的另一个可能机制是与其他信号通路的串扰。例如，在研究HCC时，研究人员发现HGF触发了c-MET的激活，从而导致Caveolin（参与信号转导的一种完整膜蛋白）的同时磷酸化和表达，而Caveolin的过度表达促进了c-MET信号通路。类似地，EGFR刺激也会导致膀胱癌细胞中c-MET通路下游的信号转导，显示中等水平的EGFR和c-MET表达。一些研究人员发现胰岛素样生长因子-Ⅰ（IGF-Ⅰ）介导的胰腺癌细胞的进展依赖于c-MET，而c-MET的下调几乎完全抑制了IGF-I的致癌作用。一些研究表明，c-MET和其他受体酪氨酸激酶家族成员（如HER2和AXL）之间也存在串扰。总的来说，这些研究表明c-MET信号可以通过多种方式被激活。在非小细胞肺癌（NSCLC）中，MET外显子14（METex14）的改变被认为是肿瘤发生的主要驱动机制。这些改变与MET过度表达和肿瘤发生密切相关。先前的数据表明，在3%~4%的肺腺癌和20%~30%的肺肉瘤样癌中可以检测到METex14改变。迄今为止，很少有关于消化系统癌症中METex14改变的报道。一项研究检查了230个实体瘤标本（包括42个胃癌标本

和43个结肠癌标本)在3个胃样本(7.1%)和4个结肠癌样本(9.3%)中发现METex14改变。此外,所有阳性METex14样本均伴有c-MET蛋白的过度表达。这项研究初步证明METex14的改变可能在消化系统癌症中起驱动作用。

三、胃肠道癌中的MET抑制剂

胃癌是全球第五种最常见的癌症,也是癌症相关死亡的第三大原因。与c-MET阴性肿瘤患者相比,c-MET高表达的胃癌患者预后较差。近4%~10%的上消化道癌显示MET扩增,50%的进展期胃癌患者显示c-MET蛋白过度表达。结直肠癌(CRC)患者也可能表现出c-MET的过度表达或扩增,这与结直肠癌浸润和远处转移有关。因此,许多临床试验试图对胃肠道癌患者单独或与细胞毒性化疗联合使用MET抑制剂进行评估,其中大多数没有显示出疗效。许多临床前研究和临床研究已经产生了抗HGF/c-MET轴单克隆抗体的数据,这为胃癌的治疗提供了可能的靶点。

利洛单抗(AMG102)是一种针对HGF的人IgG2单克隆抗体,可阻断HGF与c-MET的结合。一项随机Ⅱ期临床试验表明,与对照组相比,该抗体与表阿霉素、顺铂和卡培他滨(ECX)联合使用可延长进展期胃癌患者的PFS,尤其是c-MET高表达患者。基于这些结果,使用两个Ⅲ期试验(RILOMET-1和RILOMET-2)对利洛单抗联合ECX治疗胃癌的效果进行了进一步研究。不幸的是,这两项试验均被终止,因为与安慰剂相比,利洛单抗治疗的患者因并发症导致的死亡人数增加。

根据其作用机制和结构的不同,HGF/c-MET轴抑制剂可分为抗HGF抗体和抗MET抗体以及小分子c-MET激酶抑制剂。基于化学结构和与激酶的不同对接位点,有三种类型的小分子c-MET激酶抑制剂,包括选择性c-MET抑制剂、非选择性c-MET抑制剂和特殊结构c-MET抑制剂。目前,抑制c-MET激酶活性的方法主要有三种:用中和抗体或生物拮抗剂阻止c-MET与HGF的细胞外结合;使用小分子抑制剂防止激酶结构域中酪氨酸的磷酸化;通过相关信号传感器或下游信号组件阻断c-MET激酶依赖性信号。一些小分子抑制剂和c-MET单克隆抗体已在临床前研究中得到评价。到目前为止,消化系统癌症中的大多数HGF/c-MET抑制剂已在临床前研究和Ⅰ/Ⅱ/Ⅲ期临床试验中进行了评估。

一项Ⅱ期试验将121名胃肠道癌症患者随机分为利洛单抗组或安慰剂联合表阿霉素、顺铂和卡培他滨(ECX)组。在利罗单抗加ECX组中观察到34例OS和PFS改善,没有意外的安全信号。然而,利洛单抗加ECX作为二甲双胍阳性晚期胃食管腺癌(GEC)患者一线治疗的Ⅲ期RILOMET-1研究并未达到其增加OS的主要终点。结果显示利洛单抗在OS方面并不优于安慰剂;此外,利洛单抗组的PFS和客观缓解率(ORR)在统计学上更差。这种缺乏疗效的原因是,由于疾病进展,利洛单抗组的死亡率增加,并且无论MET阳性表达水平如何,都会出现这种情况。另一项Ⅱ期MEGA研究评估了改良FOLFOX6(奥沙利铂、5-氟尿嘧啶和亚叶酸)单独或联合利洛单抗作为晚期GEC患者的一线治疗。

一般来说,HGF/c-MET轴是一个很好的治疗靶点,但它需要更深入的研究。未来研究的关键挑战包括选择可能从治疗中获益的患者,开发最佳的治疗组合,以及识别用于监测疾病预后的高度敏感的生物标志物。

onartuzumab是一种重组人源化抗c-MET单克隆抗体,在大肠杆菌中产生。对onartuzumab联合mFOLFOX6治疗HER2阴性胃癌患者的安全性和有效性的评估表明,将onartuzumab添加到mFOLFOX6中未能改善c-MET免疫组化阳性人群甚至整个人群的有效性。类似地,一项Ⅲ期临床试验显示,HER2阴性和c-MET阳性的晚期胃食管腺癌(GEC)一线化疗的临床疗效没有显著改善。另一种小分子AMG 337也是一种针对c-MET的选择性抑制剂。一项Ⅱ期临床研究评估了

45例胃/胃食管交界处/食管肿瘤患者和诊断为c-MET扩增肿瘤的AMG 337单药治疗患者，结果显示ORR为18%，表明AMG 337具有一定的抗肿瘤活性。

emibetuzumab（LY2875358）是一种人源化免疫球蛋白G4单克隆抗MET抗体。该药物通过阻止HGF与其受体c-MET结合和降解c-MET来抑制HGF/c-MET途径的激活。一项Ⅱ期研究评估了emibetuzumab治疗进展期胃癌的安全性和有效性。8周PFS发生率为47%，DCR为40%。尽管样本量很小，但emibetuzumab的单一疗法耐受性良好，并显示出一定的抗肿瘤活性。一项Ⅰb/Ⅱ期研究评估了emibetuzumab联合ramucirumab（一种单克隆抗VEGFR-2抗体）对97例实体瘤患者（包括16例胃或胃食管交界处腺癌，45例HCC）的疗效。结果表明，联合治疗具有更显著的抗肿瘤活性。

telisotuzumab（ABT-700）是一种新型的抗c-MET抗体，它以高纯度结合c-MET并抑制c-MET信号传导。与大多数其他c-MET抗体不同，它破坏了细胞表面HGF或c-MET诱导的产生性二聚化和激活。

一项Ⅰ期研究评估了晚期实体瘤患者使用替异脲单抗的安全性和有效性。然而，仅在MET扩增的胃食管癌患者中观察到显著的临床抗肿瘤活性。考虑到主要MET基因组扩增在大多数肿瘤中是一个低频事件，研究人员开发了一种抗体-药物结合物，即telisotuzumab cvedotin，也称为ABBV-399，该结合物由telisotuzumab和细胞毒性单甲基auristatin E（MMAE）通过缬氨酸-琥珀酸连接物组成。telisotuzumab cvedotin并不要求肿瘤对癌基因上瘾。它将细胞毒素MMAE直接输送至c-MET阳性肿瘤细胞，并已证明在肿瘤中具有抗肿瘤活性，而不会增加Met基因的拷贝数。一项Ⅰ期临床试验正在研究替利异珠单抗对晚期实体瘤患者的安全性和初步疗效（NCT02099058）。

savolitinib是一种新型的高选择性c-MET抑制剂。在一项临床前研究中，savolitinib在c-MET扩增小鼠中显示出可耐受的副作用和显著的抗肿瘤作用。最近，一项多组临床试验评估了772例转移性胃癌患者靶向治疗的有效性。结果显示，第四组（c-MET扩增savolitinib单药疗法）的应答率最高。一名患者在卡培他滨/奥沙利铂治疗失败后出现恶性腹水。在savolitinib治疗后，肿瘤明显减小，患者获得了治愈性切除。Tivantinib、Foretinib和其他c-MET酪氨酸激酶抑制剂（TKIs）以前在胃癌患者中没有明确的抗肿瘤活性。尽管最近几项临床试验的结果没有显示抗c-MET药物的前景，但针对多种下游信号转导的联合治疗策略可能具有临床潜力，尤其是在c-MET阳性患者中。

四、HGF/c-MET信号通路对消化系统肿瘤预后的影响

以往的临床试验表明，c-MET基因的高表达与许多疾病的预后不良和高风险有关。因此，科学家们广泛研究了c-MET基因过度表达与单个肿瘤预后之间的关系，主要关注结直肠癌、胃癌、乳腺癌和肺癌。对11项回顾性研究（包括1895例大肠癌患者）的分析表明，c-MET阳性患者的OS（HR 1.33，95%可信区间1.06~1.59）和PFS持续时间（HR 1.47，95%可信区间1.03~1.91）较低。同样，对14项回顾性研究（包括2258例胃癌患者）的另一项Meta分析表明，胃癌中c-MET基因的高扩增和表达与不良预后显著相关。此外，对1408例肝癌术后患者的Meta分析显示，c-MET过度表达患者的无复发生存率（HR 1.26；95%置信区间，1.02~1.56）和总生存率（HR 1.16；95%置信区间，1.03~1.31）显著降低。在诊断为胰腺癌、胆道癌、食管癌以及其他类型癌症的患者中进行了类似的研究。所有这些结果表明，c-MET基因的过度表达与这些肿瘤显著相关，并可能导致这些肿瘤的不良预后。

五、c-MET抑制剂疗效的局限性

大量临床试验证明HGF或c-MET抑制剂的安全性是可靠的；然而，对患者没有明显的临床益处。各种潜在因素促成了令人遗憾的结果。c-MET途径信号转导极其复杂，c-MET与其他致癌途径之间存在广泛的串扰，可能导致HGF靶向治疗，或者c-MET不能完全阻断下游信号转导。此外，c-MET的抑制促进PDL1的稳定性，并使肿瘤细胞逃避免疫监视。一项研究发现，经c-MET抑制剂治疗的小鼠肝癌细胞中PDL1的表达上调，这导致T细胞功能失活，并使肝癌细胞逃避T细胞的杀伤。在非小细胞肺癌的体外实验中也观察到了类似的结果。因此，靶向c-MET的单一疗法可能不会给患者带来显著的临床益处。采用新颖的组合策略是研究的关键。

六、联合治疗

一项研究表明，抑制c-MET信号通路可代偿性激活EGFR通路。此外，MET扩增是EGFR TKI耐药机制之一。因此，针对c-MET和EGFR通路的联合治疗策略可能带来更显著的抗肿瘤效果。特别是，一些研究表明，联合治疗对非小细胞肺癌、黑色素瘤、乳腺癌、大肠癌和肝癌有显著的益处。一项体外研究表明，同时抑制c-MET和EGFR途径可抑制HCC肿瘤生长。同样，c-MET和EGFR的联合消除显著抑制了肝细胞的增殖。MET阳性结直肠癌患者的Ⅰb期研究表明，卡马替尼与西妥昔单抗（一种抗EGFR单克隆抗体）联合使用的治疗策略是可耐受的，并显示出初步的抗肿瘤效果。总的来说，联合抑制c-MET和EGFR是一种有前途的治疗策略，值得进一步探索。

第五节　miRNA

MicroRNAs（miRNA）是一种大小为19~25个核苷酸的短RNA分子，可调节靶基因的转录后沉默。由于miRNA是基因表达的关键调节因子和生物标志物开发有希望的候选分子，因此在过敏反应中的miRNA研究正在扩大。单个miRNA可以靶向数百个mRNA，并影响许多基因的表达，这些基因通常参与功能性相互作用途径。

一、miRNA简介

在过去的15年中，Ambros和Ruvkund发现线虫秀丽隐杆线虫在其幼虫发育阶段需要小RNA来抑制特定的蛋白质编码基因。Lin-4（谱系）基因能够在秀丽隐杆线虫中产生小RNA，其长度仅为21个核苷酸长度。该过程导致幼虫发育从第一阶段到第二阶段的过渡期Lin-14的翻译受到抑制，这些小RNA被称为microRNA（miRNA）。发现miR-Lin-7之后不久，其他研究人员在探究秀丽隐杆线虫幼虫的生长发育进程中，发掘了其他类型的miRNA，目前已鉴定出1500多种不同的人类miRNA。

miRNA能够通过结合信使mRNA在基因中起调节作用，介导不同的生物学功能，其属于一种非蛋白质编码的小RNA，该复合物与靶mRNA结合后，miRNA的5′端与mRNA的3′-UTR可形成2种互补配对方式（完全互补结合和不完全互补结合）发挥作用。完全互补是以剪切靶基因的方式使其失去生物学效应；不完全互补是与靶基因的mRNA的3′端非翻译区结合，通过降解mRNA或抑制其翻译过程从而调节基因表达，进而调节细胞增殖、凋亡、分化、代谢、血管生成和病理

过程（如缺血和缺氧条件下的炎症和氧化应激）。目前 miRNA 的研究更多聚集于心脑血管疾病、癌症、糖尿病等多种疾病，因其高度的稳定性及特异性为这些疾病的早期发现及诊治提供了重要依据。

二、miRNA 分离

miRNA 可以从细胞、组织和体液（如血清、血浆、眼泪或尿液）中分离。miRNA 的表达可以在组织样本和无细胞生物液体（如血清或血浆）中检测到。目前用于检测 miRNA 的方法包括定量 PCR（qPCR）、原位杂交、微阵列和 RNA 测序。由于 miRNA 的长度通常只有 2 到 23 个碱基对，因此设计 PCR 引物在技术上具有挑战性，因为传统的 PCR 引物大约有 20 个碱基对长。解决方案是在逆转录步骤中通过使用 miRNA 特异性干环引物进行转录或通过向 miRNA 中添加 39poly-a 尾部进行通用逆转录，然后使用在 3′端附加通用序列的 poly-t 引物进行逆转录，从而延长 miRNA 的长度。随后，qPCR 使用针对每个 miRNA 的正向引物和探针以及与茎环或 poly-t 引物的通用序列互补的反向引物进行。

三、miRNA 在生物体中的作用机制

目前，针对 miRNA 在生物体中的作用机制有不同的观点，既往的研究报道，当 miRNA 抑制 mRNA 的表达水平时，其在翻译的时候，就会出现激活的多核糖体，然后多核糖体就会被 mRNA 偶联，因而，表明 miRNA 的抑制作用没有发生在翻译的初始，而是发生在其他时间。此外，有学者对 miRNA 的作用机制进行推测，发现，一些新生的多肽链的翻译以及同步进行的降解可能是由 miRNA 诱导的。miRNA 能够调控其靶基因的表达高低，此观点已经被现有的研究证实。既往的研究发现，miRNA 在肿瘤的发生和发展过程中有着非同小可的作用，其与胃癌的发病机制密切相关。

四、miRNA 在肿瘤发生中的作用

大量人类转录本受 miRNA 调控。这些转录物在各种重要的生物学过程中具有关键功能，如细胞命运控制、分化、炎症反应调节、增殖、细胞死亡和信号传递。因此，miRNA 调控肿瘤发生过程并不奇怪。一些研究报道了 miRNA 编码区的基因组改变与癌症发展之间的关系。此外，在许多癌症中已经发现了 miRNA 表达的失调。这种异常表达预计会改变编码癌基因或肿瘤抑制基因的靶转录物的数量或活性。此外，动物研究证实了许多 miRNA 在致癌过程中的直接作用。

五、miRNA 表达与幽门螺杆菌感染之间的关系

基于幽门螺杆菌在胃癌发展中的作用以及 miRNA 在这一过程中的作用，我们可以假设幽门螺杆菌感染与 miRNA 的异常表达之间存在关联。以前的研究已经证明了在幽门螺杆菌相关性胃炎和胃癌中，包括 miR-146、miR-155、miR-21、miR-27a、miR-106-93-25 和 miR-221-222 和 miR-200 家族在内的 miRNA 表达的作用。与幽门螺杆菌诱导的炎症相关的 miRNA 是 miR-218，该 miR 的过度表达消除了核因子 κB（NF-κB）的激活。最近，Lee 等人发现胃癌组织中 156 个 miRNA 的表达与非癌黏膜相比存在差异。值得注意的是，与幽门螺杆菌阴性的非癌胃黏膜相比，他们在胃组织中检测到较高水平的 hsa-miR-135b-5p 和 hsa-miR-196a-5p，较低水平的 hsa-miR-145-5p。同时，与幽门螺杆菌阳性的非癌黏膜相比，胃癌组织中的 hsa-miR-18a-5p、hsa-miR-135b-5p 和 hsa-miR-196a-5p 水平上调。基于这些数据，他们得出结论，与幽门螺杆菌状态相关的胃肿瘤发生中存在不同的潜在事件。Shiotani 等人已经证明，在使用三种抗生素方案根除幽门螺杆菌后，胃黏膜中肿瘤抑制剂 miRNA let-7 和 hsa-miR-204 过度表达。然而，hsa-miR-21、 hsa-miR-25和hsa-miR-93癌基因的表达并未减少，这意味着即使在根除幽门螺杆菌后，某些致病事件仍可能存在。幽门螺杆菌诱导的黏膜相关淋巴组织淋巴瘤也与许多miRNA的失调有关。值得注意的是，许多miRNA的表达与淋巴细胞浸润或幽门螺杆菌感染有关。此外，在胃炎淋巴瘤的发展过程中，hsa-miR-150、hsa-miR-550、hsa-miR-124a、hsa-miR-518b和hsa-miR-539的表达逐渐增加。

进一步的研究显示了与幽门螺杆菌感染相关的miRNA功能的潜在机制。例如，miRNA-29a-幽门螺杆菌感染细胞中3p的上调通过A20介导的上皮-间质转化增强了细胞迁移。另一方面，miRNAfi99b通过靶向mTOR增强幽门螺杆菌启动的自噬并抑制肿瘤发生。因此，这种miRNA可能具有抑制幽门螺杆菌相关性胃癌的功能。此外，在幽门螺杆菌阳性胃癌细胞中上调miRNA-143-3p可通过下调AKT2抑制肿瘤生长、迁移和侵袭。

六、miRNA作为胃癌的预后/诊断标志物

miRNA的异常表达不仅存在于胃癌组织中，也存在于患者的体液中，包括外周血、胃液和尿液中。因此，miRNA被认为是这种恶性肿瘤的潜在生物标志物。它们可用于癌症诊断、临床分期、肿瘤行为预测、患者对治疗方案的反应、手术切除肿瘤后肿瘤复发的机会以及患者的生存。此外，外泌体中miRNA的异常表达促进了它们作为生物标志物的潜在作用。例如，与健康受试者相比，胃癌患者的外周血中miR-221过度表达。值得注意的是，肿瘤手术切除后其水平降低。其他研究表明，与健康受试者相比，胃癌患者血浆中miR-106a-5p和miR-19b-3p的外显子水平更高。

七、胃癌中的miRNA和化疗耐药

miRNA可以通过不同的机制影响对化疗药物的反应。miRNA在确定化疗药物反应中的意义主要通过细胞系实验或肿瘤组织中的表达测定来探索。例如，miR-23b-3p通过抑制ATG12和HMGB2抑制自噬并增强对5-氟尿嘧啶、长春新碱和顺铂的敏感性。miR-218靶向平滑增强胃癌细胞对阿霉素、奥沙利铂和5-氟尿嘧啶的反应。另一方面，miR-106a通过靶向RUNX3并加速这种化疗药物的外排而对阿霉素产生耐药性。

胃癌是由幽门螺杆菌、遗传因素、饮食因素和环境因素在癌基因和抑癌基因调控下相互作用引起的。miRNA在癌基因诱导的癌症和肿瘤抑制基因下调导致的癌症中都具有作用。因此，评估miRNA在胃肿瘤发生中的作用将有助于确定这一过程的潜在机制。值得注意的是，一些miRNA已经被鉴定出具有促炎或抗炎作用，从而调节由幽门螺杆菌感染引起的炎症反应。这些miRNA可以改变胃上皮的恶性转化以及癌细胞的侵袭性和迁移潜能。因此，这些miRNA表达之间的平衡可以确定胃癌发生过程中的最终事件。此外，miRNA已被证明可改变多种癌症相关途径（如PTEN-PI3K-AKT、NF-κB、AKT-mTOR、MAPK、TGF-α和VEGF）的功能。

八、胃癌相关miRNA在细胞增殖和凋亡中的作用

微阵列是一个有用且方便的平台来表达人类癌症中的miRNA。通过比较胃癌组织和非肿瘤组织中的表达，不同的miRNA标记与胃癌的进展和可能的预后相关。miRNA标记比mRNA表达谱具有更高的准确性和再现性，超过80%的配对胃样本通过miRNA标记正确分类。下游靶点的预测和验证在miRNA研究中变得越来越重要；超过92%的胃癌患者在人类实体肿瘤中表现出miR-21的上调。目前，已有报道miR-21不仅在癌组织中上调，而且在幽门螺杆菌感染的胃黏膜中也上调。胃癌是遗传因素和环境因素之间多步骤和长期相互作用的结果，这些因素包括慢性胃炎、萎缩性胃炎、肠化生、腺体萎缩和发育不良。据推测，miR-21可能通过未知机制增加感染

正常黏膜向慢性胃炎的进展。信号转导子和转录激活子3（STAT3）激活miR-21 13的诱导。NF-κB和白细胞介素（IL）-6的激活刺激STAT3信号传导，这可能解释了幽门螺杆菌介导的miR-21上调。有趣的是，在miR-21转录元件中存在NF-κB的转录结合位点，这表明miR-21上调是胃癌中NF-κB活化的结果。大量证据表明，miR-21通过促进细胞增殖和抑制凋亡而与胃癌相关。除此之外，miR-21还具有刺激细胞入侵和迁移的能力。据报道，肿瘤抑制基因RECK是miR-21的靶基因。它参与转移的过程通过调节金属蛋白酶（MMPs）10促进血管生成。MiR-125b、MiR-199a和MiR-100已被证明是胃癌和胰腺癌中最重要的进展相关miRNA，这意味着miRNA可能具有不同的功能，取决于肿瘤部位。有一些miRNA（miR-32、miR-182和miR-143）被发现与肠型胃癌相关。据报道，在胃癌中，miR-143、miR-145、miR-9、miR-443、miR-31和miR-34的表达下调。miR-143和miR-145对细胞增殖的作用也在其他胃肠道肿瘤中得到证实。miR-143和miR-145的异位表达表现出明显的生长迟缓和对5-氟尿嘧啶对胃癌细胞的治疗的敏感性。

九、胃癌相关miRNA在细胞侵袭和转移中的作用

一种调节翻译的非组蛋白染色体蛋白的高迁移率组蛋白（HMGA2）的高表达与胃癌的肿瘤侵袭性密切相关。HMGA2被let-7 miRNA家族反向调节。据报道，miR-214可调节hedgehog信号，其中hedgehog的激活可导致胃癌。miR-214的高表达与胃癌的不良预后相关。在卵巢癌中，miR-214调节下游靶PTEN以诱导细胞存活。此外，miR-196b在胃癌组织中是高表达的。ETS2（一种转录调节剂）的沉默增强了miR-196b的表达，通过增加波形蛋白、MMP-2和MMP-9的表达和抑制E-cadherin的表达促进了胃癌细胞的迁移和侵袭。

（王芙蓉、关晓英）

参考文献

[1] GASENKO E, ISAJEVS S, CAMARGO M, et al. Clinicopathological characteristics of Epstein-Barr virus-positive gastric cancer in Latvia[J]. European Journal of Gastroenterology & Hepatology, 2019, 31(11): 1328-1333.

[2] BRAY F, FERLAY J, SOERJOMATARAM I, et al. Global cancer statistics 2018: GLOBOCAN estimates of incidence and mortality worldwide for 36 cancers in 185 countries[J]. CA-A Cancer Journal for Clinicians, 2018, 68(6): 394-424.

[3] ANG T, FOCK K. Clinical epidemiology of gastric cancer[J]. Singapore Medical Journal, 2014, 55(12): 621-628.

[4] 左婷婷, 郑荣寿, 曾红梅, 等. 中国胃癌流行病学现状[J]. 中国肿瘤临床, 2017, 44(1): 52-58.

[5] SITARZ R, SKIERUCHA M, MIELKO J, et al. Gastric cancer: epidemiology, prevention, classification, and treatment[J]. Cancer Management and Research, 2018, 10: 239-248.

[6] SEXTON R, HALLAK M, DIAB M, et al. Gastric cancer: a comprehensive review of current and future treatment strategies[J]. Cancer and Metastasis Reviews, 2020, 39(4): 1179-1203.

[7] MERIC F, JOHNSON A, Dumbrava E, et al. Advances in HER2-Targeted Therapy: Novel Agents and Opportunities beyond Breast and Gastric Cancer[J]. Clinical Cancer Research, 2019, 25(7): 2033-2041.

[8] WEN W, CHEN WS, XIAO N, et al. Mutations in the Kinase Domain of the HER2/ERBB2 Gene Identified in a Wide Variety of Human Cancers[J]. Journal of Molecular Diagnostics, 2015, 17

(5):487-495.

[9] PETRELLI F, TOMASELLO G, et al. Clinical and pathological characterization of HER2 mutations in human breast cancer: a systematic review of the literature[J]. Breast Cancer Research and Treatment, 2017,166(2):339-349.

[10] PRIEDIGKEIT N, HARTMAIER R, CHEN Y, et al. Intrinsic Subtype Switching and Acquired ERBB2/HER2 Amplifications and Mutations in Breast Cancer Brain Metastases [J]. JAMA Oncology, 2017,3(5):666-671.

[11] KLOTH M, RUESSELER V, ENGEL C, et al. Activating ERBB2/HER2 mutations indicate susceptibility to pan-HER inhibitors in Lynch and Lynch-like colorectal cancer[J]. Gut,2016,65(8): 1296-1305.

[12] LOREE J, BAILEY A, JOHNSON A, et al. Molecular Landscape of ERBB2/ERBB3 Mutated Colorectal Cancer[J]. Journal of the National Cancer Institute, 2018,110(12):1409-1417.

[13] CHMIELECKI J, ROSS J, WANG K, et al. Oncogenic alterations in ERBB2/HER2 represent potential therapeutic targets across tumors from diverse anatomic sites of origin[J]. Oncologist, 2015, 20 (1):7-12.

[14] GERSON J N, SKARIAH S, DENLINGER C, et al. Perspectives of HER2-targeting in gastric and esophageal cancer[J]. Expert Opin Investig Drugs,2017,26(5):531-540.

[15] BOKU N. HER2-positive gastric cancer[J]. Gastric Cancer, 2014,17:1-2.

[16] KIM S, CHOI S, WON K, et al. Distinctive interrelation of p53 with SCO2, COX, and TIGAR in human gastric cancer[J]. Pathology Research and Practice,2016,212(10):904-910.

[17] ZINDOVIC M, VULETIC M, MILENKOVIC S, et al. Clinical and pathological significance of proliferation index and p53 expression in gastric adenocarcinoma[J], Journal of Buon, 2021, 26 (4): 1466-1478.

[18] CHU Y, LI D, ZHANG H, et al. PIG3 suppresses gastric cancer proliferation by regulating p53-mediated apoptosis[J]. Journal of Biological Regulators and Homeostatic Agents, 2018, 32(5): 1185-1189.

[19] XU L, WU W, CHENG G, et al. Enhancement of Proliferation and Invasion of Gastric Cancer Cell by KDM5C Via Decrease in p53 Expression[J]. Technology in Cancer Research & Treatment,2017, 16(2):141-149.

第九章
良性胃占位性病变的内镜治疗

第一节　适应症与禁忌症

一、适应症

（一）胃底腺息肉

胃底腺息肉在多数情况下是良性病变，质子泵抑制剂的使用会增加该类息肉的发生率。内镜下见表面发红、不规则、血管增粗、扭曲及大小>0.5 cm 均是胃底腺息肉合并上皮内瘤变及癌变的高危因素，出现上述表现的胃底腺息肉均推荐内镜下切除。

（二）胃增生性息肉

胃增生性息肉的发生是小凹细胞过度增殖的结果，未切除的胃增生性息肉可能会扩大，有时会自发地连续发展为肿瘤。有症状或大于 5 mm 的胃增生性息肉应内镜下完整切除。对于合并非典型增生的息肉，切除后，根据组织病理学诊断确认内镜下切除的完整性，并制订内镜随访计划（表9-1）。

表9-1　关于胃增生性息肉的随访检查

切除前后	随访检查
切除前	不伴异型增生或癌变且直径小于 5 mm 的胃增生性息肉无须内镜检查随访。
	存在内镜切除并发症风险而未切除的胃增生性息肉需每隔 1～2 年行胃镜检查随访。
	有胃癌家族史或 OLGA 3～4 级的增生性胃息肉患者建议每 1～2 年行胃镜检查随访。
切除后	合并不典型增生的增生性胃息肉在完整切除后的 1 年行胃镜检查随访，根据情况明确是否继续行胃镜检查随访。
	伴有癌变的增生性胃息肉在完整切除后的 1 年、3 年行胃镜检查随访。
	伴有癌变的增生性胃息肉如存在内镜下不完整切除需追加外科手术。

引自：Adam R M, Agnieszka M, Katarzyna G. Pathophysiological and clinical aspects of gastric hyperplastic polyps [J]. World J Gastroenterol, 2016, 22(40): 8883-8891.

(三）胃腺瘤性息肉

最常见的胃腺瘤性息肉是一种上皮异常增生，约占胃息肉的1/4，多发生于胃窦。它是胃腺癌的前体病变，内镜下一经诊断建议完整切除。其随访方案与胃增生性息肉类似，不同的是，所有胃腺瘤患者均应定期监测。

（四）胃炎性息肉

大多数胃炎性息肉都会很小，也有部分胃炎性息肉会非常大，>0.5 cm的胃炎性息肉可行内镜下切除。

（五）胃错构性息肉

此类息肉约占胃息肉的1%，大多数胃错构瘤性息肉是良性的，但某些类型存在恶性潜能，包括特定遗传家族性息肉病综合征相关的息肉和胃反向错构瘤性息肉。因该类息肉常多发存在，需分次、分批切除并密切随访。

（六）胃间质瘤

胃间质瘤有良、恶性之分，根据其生物学行为，将其分为低风险—高风险，常用评估方法如表9-2。直径小于4 cm且排除复发、转移的胃间质瘤可行内镜下切除，其常用的术式包括ESD、EFR、STER、LECS等。

表9-2　胃间质瘤风险分级

风险分类	瘤体大小/cm	50个高倍视野有丝分裂计数
极低风险	<2	<5
低风险	2~5	<5
中风险	<5	6~10
	5~10	<5
高风险	>5	>5
	>10	任何计数
	任何尺寸	>10

引自：Zhang Y, Mao X L, Zhou X B, et al.Long-term outcomes of endoscopic resection for small(≤4.0 cm)gastric gastrointestinal stromal tumors originating from the muscularis propria layer[J]. World J Gastroenterol, 2018, 24(27)：3030-3037.

（七）胃平滑肌瘤

胃平滑肌瘤多为胃黏膜肌或固有肌组织来源的良性肿瘤，是最常见的良性胃部肿瘤，超声内镜有助于术前诊断。通常<5 cm胃平滑肌瘤可尝试内镜下治疗。

（八）其他

排除恶变及淋巴结转移的间叶组织来源的胃良性占位性病变，如平滑肌肉瘤、神经鞘瘤、炎性纤维性息肉均可尝试内镜下治疗。

二、禁忌症

大于5 cm巨大胃内良性病变，预计内镜切除风险高，且穿孔后难以内镜下缝合的巨大病变。病灶存在恶变风险者，需完善超声胃镜及腹部CT评估淋巴结转移风险后，按胃恶性肿瘤进一步评估治疗方案。

有以下特殊表现者为胃肠镜检查禁忌症：

（1）曾患过严重的心脏疾病：重度高血压、严重的心律失常、严重或急性发作的心力衰竭、活动期的心肌梗死患者。

（2）意识障碍不能配合内镜操作者。

（3）重症咽部疾病导致胃镜不能进入者。

（4）严重哮喘和呼吸衰竭导致不能平卧者。

（5）急性胃穿孔、急性十二指肠穿孔者。

（6）严重的腐蚀性食管炎患者。

（7）凝血机制明显障碍者。

内镜技术的普及提高了胃肠道早期病变的检出率，包括各类早期肿瘤性病变及良性占位性病变。良性胃占位性病变大致可以分为两类：上皮性病变、间质性良性病变。前者主要来源于黏膜上皮，包括以下几种类型：

1. 增生性息肉，多为正常胃黏膜上皮异常增生时所形成的息肉；
2. 胃底腺息肉，多疑为慢性胃底腺增生疾病所致；
3. 胃腺瘤，多为黏膜层增生的黏液腺组成；
4. 错构瘤性息肉：包含幼年瘤性息肉、Cowden综合征、Peutz-Jeghers综合征和Cronkhite-Canada综合征等。

间质性病变多来源于间叶组织，多为黏膜下病变，如平滑肌瘤、纤维瘤、脂肪瘤、异位胰腺瘤、神经源性肿瘤和血管源性肿瘤。而内镜治疗是大多数良性胃占位性病的有效治疗手段。

第二节　手术方式

随着内镜治疗的发展，内镜治疗的手术方式日趋完善，从处理黏膜层为主的术式逐渐发展到涉及全层切除的内镜治疗术式。本章节拟对常见的良性胃占位性病变内镜手术方式作一简单阐述。

一、活检钳钳除术（forcep biopsy polypectomy）

活检钳钳除主要应用于小于0.5 cm的微小息肉，优点是快速、便宜。弊端是该技术与不完全息肉切除率显著相关，导致了潜在的息肉复发及癌变风险提高。

二、圈套器冷切除术（cold snare polypectomy）

圈套器息肉冷切除术是一种易于操作且应用广泛的内镜技术，已成为内镜医生处理小息肉的最爱。内镜医生通过推进圈套器，打开圈套器并包围息肉。然后将圈套器缓慢地闭合，捕获息肉及周围有1~2 mm宽的正常组织，收紧圈套器，切除息肉。然后可以吸取息肉并进行组织学评估。具体步骤如图9-1。

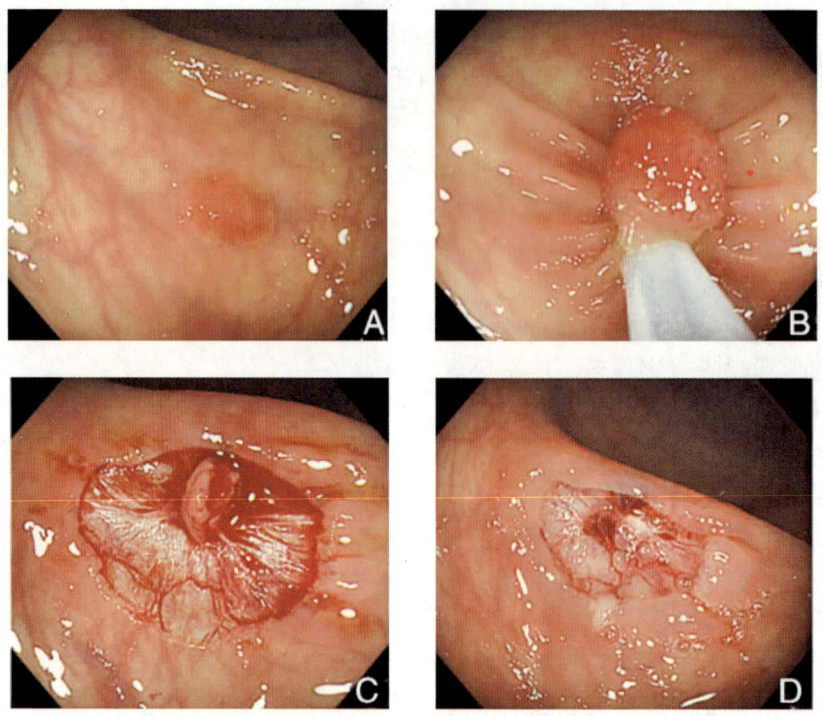

注：A.白光观察息肉；B.圈套器冷切除息肉；C.术后创面见白色突起物；D.冲水后白色突起物消失

图9-1　圈套器冷切除术内镜示意图

引自：中华医学会消化内镜学分会.中国结直肠息肉冷切专家共识[J].中华胃肠内镜电子杂志，2023，10（2）：73-82.

三、高频电凝切除术（high frequency electrocoagulation）

与圈套器冷切除术的步骤很类似，不同的地方是用圈套器完整切除套取病变后采用高频电流加热使肿瘤局部组织逐渐凝固、坏死从而彻底将息肉完整切除。高频电凝切除术具有创伤小，视野清晰、完整切除率高等优点。

四、内镜下尼龙丝、橡皮圈结扎法

对于长粗蒂息肉，可结扎息肉的根部，使根部血流阻断，从而导致息肉缺血坏死脱落。

五、内镜下氩离子凝固术（argon plasma coagulation，APC）

氩离子凝固术的原理是使用一种专门的装置来传递氩气的电离能，这种高频能量可以用于固化表层组织。目前，APC在内镜手术过程中的止血和烧灼病变方面发挥着重要作用，对治疗胃微小息肉及广基扁平息肉有着非常好的疗效。

六、内镜下黏膜切除术（endoscopic mucosal resection，EMR）

EMR是对胃肠道的早期的良性病变和恶性病变进行黏膜切除的一种方法。切除前先用注射针在病变黏膜下层打水垫，使病变隆起，再用圈套器或者切开刀把病变切除，即EMR的手术方法。对于病变范围<2 cm良性胃黏膜病变，可以用EMR的方法把黏膜以及局部的病变进行切除。

七、内镜下黏膜剥离术（endoscopic submucosal dissection，ESD）

ESD是基于EMR技术开发的，于2003年应用于临床。在这个过程中，绝缘刀是执行ESD的工具。与EMR相比，ESD不仅可以为更可靠的病理检查提供完整的标本，而且还可以用于完全切除肿瘤，复发率较低。其步骤相对复杂，包括标记、黏膜下注射、切缘、剥离、标本回收、创面处理等步骤。病灶剥离后的创面应进行充分的止血及裸露血管的处理，可疑的穿孔要用金属夹夹闭，预防迟发性穿孔。

八、内镜下全层切除术（endoscopic full-thickness resection，EFTR）

传统的内镜下病灶切除只能切除相对表浅的病灶，而对于固有肌层来源的肿物则需要用全层切除（图9-2）或黏膜下隧道肿瘤切除术。EFTR的难点在于病灶切除后消化道全层的缺失，增加了内镜下穿孔闭合的难度，目前临床上有缝合后病灶切除和病灶切除后创面缝合两种术式。一般需借助各种装置辅助操作。

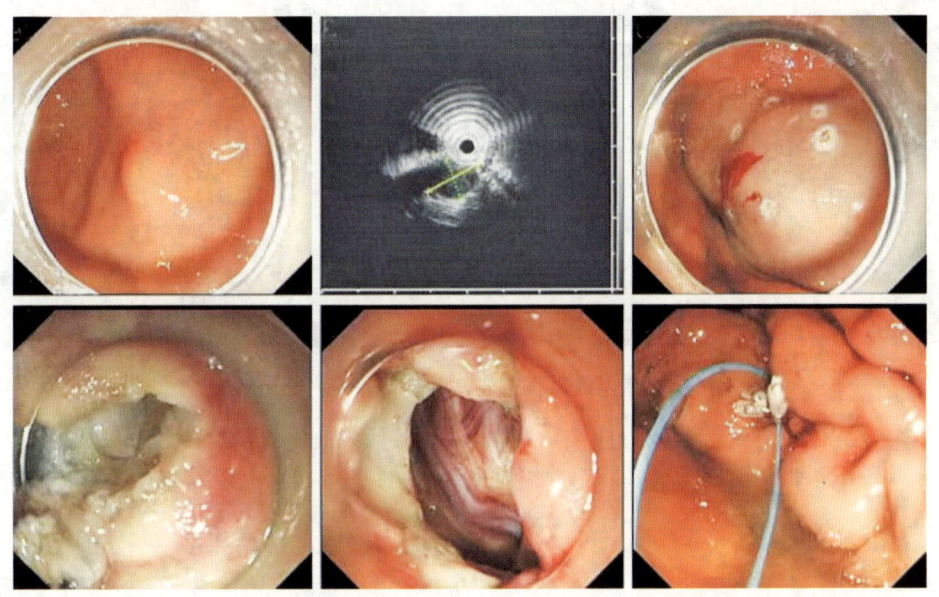

内镜及超声内镜示起源于固有肌层的黏膜下肿瘤（SMT）；沿标记点环形切开黏膜层和黏膜下层，显露固有肌层病灶，继续直至完整切除病灶，可见消化道管壁缺损；金属夹荷包缝合创面

图9-2　内镜下全层切除流程示意

引自：中华医学会消化内镜学分会外科学组，中国医师协会内镜医师分会消化内镜专业委员会，中华医学会外科学分会胃肠外科学组.中国消化道黏膜下肿瘤内镜诊治专家共识[J].中国实用外科杂志，2023，43（3）：241-251.

九、经内镜黏膜下隧道肿瘤切除术（submucosal tunneling endoscopic resection，STER）

STER创建了一个黏膜下隧道作为内镜插入和切除肿瘤的工作空间。该技术因保持了胃肠道黏膜的完整性降低了穿孔风险；与ESD相比，它提供了更好的伤口愈合和更低的感染风险。此外，该方法更适合于固有肌层发生的肿瘤，该类型肿瘤来源较深，ESD切除困难。

STER具体操作包括以下步骤：

1.内镜检查准确地定位出病灶位置，必要时行超声内镜检查以判断病变层次结构变化。

2.建立肿瘤黏膜层下的隧道：距离病灶头端上方大约2 cm处行黏膜镜下注射，切开病灶黏膜，长度约为1.5 cm，分离病变黏膜下层的组织，内镜探头即可迅速沿切口方向进入黏膜下，然后迅速分离病灶的黏膜下层与固有基层，充分地显露病灶。

3.逐步游离直至完整地切除病灶，采用圈套器或网篮回收肿瘤标本。

4.创面充分止血处理后吸引隧道气体，并用钛夹完整缝合黏膜切口。

流程如图9-3所示。

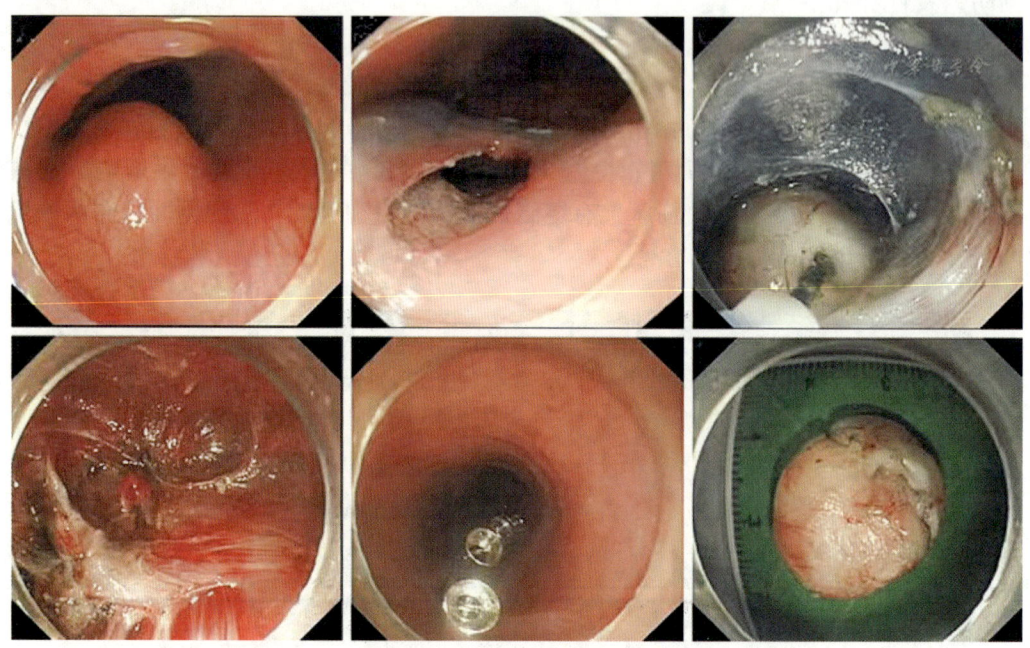

图9-3　经内镜黏膜下隧道肿瘤切除术内镜流程图

引自：中华医学会消化内镜学分会外科学组，中国医师协会内镜医师分会消化内镜专业委员会，中华医学会外科学分会胃肠外科学组.中国消化道黏膜下肿瘤内镜诊治专家共识[J].中国实用外科杂志，2023，43（3）：241-251.

第三节　围术期管理

良性胃占位性病变内镜治疗围术期管理包括术前准备、术中操作、术后处理等方面的内容。本节对上述内容进行逐一阐述。

一、术前诊断

内镜治疗前需要对病灶进行准确、全面的评估，以获取完整的信息来指导内镜治疗方式的选择和适应症的把握，确保选择最佳的手术方式并尽可能地降低手术风险，具体的评估内容包括以下几个方面：

(一) 组织学分型

尽管内镜下表现能够部分预测病灶的组织学分型，但最终需要病例学检查定性，因而内镜下活检是术前诊断的一项重要内容。

(二) 病变的大小

使用传统的内镜方法去测量病变面积的大小误差较大，通常可借助活检钳做辅助评估，在切除标本的组织病理学检查后，需进行最终测量。

(三) 是否伴溃疡形成

合并溃疡常提示病灶恶性风险、病灶深浸润可能，增加内镜治疗难度，为了确定是否存在溃疡，需要检查病变是否存在溃疡及溃疡疤痕。在内镜检查中，活动性溃疡是指伴有黏附的白色渗出物的开放性溃疡，不包括浅表侵蚀。

(四) 病变浸润深度

病灶侵入深度的评估通常采用常规内镜检查进行，建议配合NBI、靛胭脂染色辅助评估。当仅使用常规内镜检查确定侵犯深度有困难时，超声内镜可能作为一种辅助诊断。

(五) 病灶边界

通常采用白光内镜联合NBI及化学染色来确定，必要时联合放大内镜。此外，对于考虑间质瘤、息肉合并不典型增生等潜在恶性风险的病灶应常规完善影像学检查，并完善相关基础检查排除内镜治疗的禁忌症。

内镜治疗之前需要向患者及家属详细告知内镜治疗的目的、内镜治疗操作过程、预期的疗效、过程中可能的风险以及并发症、术后可能出现的复发、残留或转移风险，以及术后病检阳性时可能需追加外科手术等情况。对于术前使用抗凝或抗血小板药物患者，需要向患者及家属告知术中、术后的出血风险，以及停用相关药物增加发生血栓栓塞相关疾病的风险。部分内镜治疗涉及麻醉，麻醉师需向家属告知麻醉药物使用过程的风险。详细告知风险后需患者及家属签署知情同意书。

二、患者准备

1.术前排查内镜禁忌症，如严重的心肺疾病、精神疾患等。

2.内镜治疗前检查凝血功能，如凝血功能异常影响手术，应纠正后再行手术。术前有使用抗凝、抗血小板药物的，建议阿司匹林、氯吡格雷停用至少5天。使用华法林患者，需在治疗前5天停用，根据患者情况可用低分子量肝素、依诺肝素替代治疗，术前24 h需停用低分子量肝素。

3.胃肠道准备：术前禁食大于6 h，禁水大于2 h，必要时术前30 min使用小于50 mL的祛泡剂和黏液祛除剂，以改善内镜视野、提高治疗效率、缩短手术时间，并减少术中、术后并发症。

三、术后处理

(一) 患者复苏和观察

采用静脉麻醉的患者应按规定进行复苏，建议在专门的复苏区内进行复苏，复苏过程中进行吸氧、心电监护，直至患者意识恢复。术后根据情况禁食24～72 h；继续监测生命体征；如患者出现腹痛、呼吸困难、发热等症状应进行相关实验室检查，必要时完善胸部、腹部影像学检查，如患者临床表现及实验室检查无异常，禁食相应时间后可逐渐恢复饮食。如有出血、穿孔等并发症，应适当延长禁食时间。

（二）减少术后并发症发生用药

1. 抑酸药

胃镜术后应常规应用抑酸剂，以提高胃内 pH 值，促进创面愈合，减少迟发性出血和穿孔发生。可选择抑酸强效、持久的静脉用 PPI 制剂，2～3 天后改为口服，一般口服标准剂量 PPI 4～8 周。

2. 抗生素

目前不常规推荐胃镜治疗围术期预防性使用抗生素。但对于切除范围大、术中操作时间长、消化道穿孔风险高的患者，以及高龄、糖尿病、营养不良等高感染风险的患者，可酌情使用抗生素。用药时间一般不超过 72 h。

3. 根除幽门螺杆菌

Hp 感染不是胃镜术后创面延迟愈合的因素，但 Hp 感染与溃疡复发及胃癌发生相关。因此，对于接受胃镜手术的 Hp 感染患者，推荐行 Hp 根除治疗。近期也有报道称 Hp 根除会加重反流性食管炎的症状，但目前还没有定性的研究。

第四节　并发症的预防

胃良性占位性病变内镜治疗后最常见的并发症是出血和穿孔，贲门/幽门狭窄、吸入性肺炎、空气/血栓栓塞也时有发生，需要时刻警惕，一旦发生及时处理。此外，还包括一些罕见并发症，如胃旁脓肿、胃腔血肿等。

一、出血

出血是胃良性占位性病变内镜术后最常见的并发症，分为术中出血以及迟发性出血，其整体发生率约为 0.5%～13.8%。

迟发性出血的发生率为 4.1%～8.5%，其发生存在诸多风险因素，长期使用华法林、阿司匹林等抗凝剂及抗血小板聚集药物、规律透析治疗、病灶创面大于 3 cm 等都是患者内镜手术迟发性出血的独立危险因素。术中充分的创面处理、PPI 及 P-CAB 制剂的常规应用对迟发性出血有一定的预防作用。一旦出现迟发性出血，应尽快行内镜止血。如内镜止血失败，需及时行介入栓塞治疗或外科手术治疗。此外，对于已经出现一次迟发性出血患者，要密切关注再次出血的可能。

二、穿孔

胃良性占位性病变内镜切除穿孔发生率约为 2.3%～2.7%，包括术中穿孔和术后迟发性穿孔。病灶超过 20 mm、病变位于胃腔上 1/3、术中过度电凝止血、病灶深浸润、黏膜下纤维化是发生穿孔的危险因素，而术中辅助牵引可降低术中穿孔的发生。术中穿孔首先推荐内镜下处置，多可成功封闭。可予禁食水、留置胃管以及应用抗生素等后续保守治疗。术后迟发性穿孔可能是大范围肌肉层剥脱引起，若内镜下封闭失败或合并严重腹膜炎，应及时进行外科干预。术后迟发性穿孔往往较术中穿孔更为严重，有研究显示，约35%的术后迟发性穿孔患者需追加外科手术，而术中穿孔转外科手术率仅为2.3%。

三、狭窄

胃良性占位性病变内镜术后并发狭窄相对少见，主要发生于贲门，其次是幽门。术后黏膜缺损≥3/4环周、病灶累及幽门环是发生术后狭窄的两个独立危险因素。针对胃内镜术后狭窄的治疗方法，主要有内镜下球囊扩张和激素治疗（口服/内镜下局部注射）等，如术前评估考虑患者术后狭窄高风险，也可直接行外科手术。

四、其他并发症

除了出血、穿孔、狭窄等并发症外，吸入性肺炎、血栓性疾病、胃旁脓肿等并发症相对罕见。术中液体从食道反流到口腔、唾液在口腔内潴留均有可能导致吸入性肺炎，部分老年患者症状较重，术中及时吸引上消化道潴留液及退镜时吸引口腔唾液能预防吸入性肺炎的发生。多数发生术后血栓栓塞的患者与术前停用抗凝药物及抗血小板药物有关。气体栓塞、胃旁脓肿、胃腔血肿等罕见并发症也需要临床医生高度警惕。

第五节　健康管理

我国的一项包括1200人调查研究显示，有47.0%的参与者对胃占位性病变的危险因素和预警症状的认识水平较低。与较低的知识水平相关的独立因素包括男性、生活在农村地区、较低的教育程度和无胃癌家族史。因而，加强健康宣教及胃镜筛查，是胃占位性病变早诊早治的关键。其次，胃良性占位性病变内镜术后长期、规范的随访管理尤为重要。

胃良性占位性病变常常无明显临床症状或症状不典型，可能会出现上腹部疼痛、饱胀、恶心、呕吐、嗳气、食欲不振及感觉胃部灼烧感、腹泻等消化道症状，容易被认为是普通的疾病，需要引起重视。出现以下表现时应予以重视。

一、排便情况

刚开始长息肉，排泄出来的粪便可能是正常的。但是随着肿瘤的形成和生长，肿瘤破溃出血，容易出现便血、黑便等症状。

二、体重下降

胃良性占位性病变刚开始并不会导致消化系统功能的下降，体重变化也不大。但随着病变增大发生癌变，胃癌细胞需要获取身体更多的营养物质，会导致患者体质下降，出现体重下降、消瘦、贫血等症状，患者很容易疲劳乏力，这些都是胃癌变的信号。

三、疼痛明显

胃良性占位性病变转变成胃癌，局部的疼痛感会越发明显。随着肿瘤的体积不断增大，胃黏膜受到伤害，局部的疼痛会更加明显，疼痛加剧，频率增加，患者常常难以忍受。

四、食欲不振

局部小的胃良性占位性病变，胃功能下降没有那么明显，患者胃口基本上不受影响，身体也可以正常消化食物。但是随着胃良性占位性病变的恶变，患者的消化功能受到影响，胃口下降，很容易出现食欲不振。

出现以上情况要提高警惕，及时到医院就诊。如果有家族性息肉病或者直系亲属中患胃癌，要及时、定期复查，进行有效治疗。

对于胃良性占位性病变已行内镜切除的患者，应当根据切除病灶的大小、组织学类型进行规范的随访和后续治疗，警惕病变残留、复发以及多发胃占位性病变的发生。尽管各类指南对胃占位性病变术后内镜复查的时间推荐不完全一致，但一般而言，对不伴中重度异型增生的完整切除的胃良性病变患者推荐每1~3年复查胃镜；对完整切除的分化型早期肿瘤的患者，推荐每6~12个月复查胃镜直至5年；对于未完整切除的胃占位性病变建议及时追加内镜或外科手术治疗。

（张德奎）

参考文献

[1] FUKUDA M, ISHIGAKI H, SUGIMOTO M, et al. Histological analysis of fundic gland polyps secondary to PPI therapy[J]. Histopathology, 2019, 75: 537-545.

[2] WATARU S, FUMIHIRO I. Sporadic fundic gland polyps with dysplasia or carcinoma: Clinical and endoscopic characteristics[J]. World Journal of Gastrointestinal Oncology, 2021, 13(7): 662-672.

[3] CHEAL W, BYUNG W. Endoscopic Treatment of Gastric[J]. Adenoma Korean Journal of Gastroenterology, 2017, 70(3): 115-120.

[4] ZHANG Y, MAO X, ZHOU X, et al. Long-term outcomes of endoscopic resection for small (≤4.0 cm) gastric gastrointestinal stromal tumors originating from the muscularis propria layer[J]. World Journal of Gastroenterology, 2018, 24: 3030-3037.

[5] MONJUR A. Recent advances in the management of gastrointestinal stromal tumor[J]. World Journal of Clinical Cases, 2020, 8(15): 3142-3155.

[6] SHI L, QIANG S, TAO C, et al. Endoscopic resection of tumors in the lower digestive tract[J]. World Journal of Gastrointestinal Endoscopy, 2015, 7(17): 1238-1242.

[7] WANG J, ZHANG X H, GE J, et al. Endoscopic submucosal dissection vs endoscopic mucosal resection for colorectal tumors: a meta-analysis[J]. World Journal of Gastroenterology, 2014, 20: 8282-8287.

[8] TOSHIHIRO N, NAOHISA Y. Long-Term Outcomes of Using Endoscopic Submucosal Dissection to Treat Early Gastric Cancer[J]. Gut and Liver, 2018, 12(2): 119-124.

[9] ARTHUR S, BENJAMIN M, AND K. Endoscopic full-thickness resection: Current status[J]. World Journal of Gastroenterology, 2015, 21(31): 9273-9285.

[10] XIAOCEN Z, RANI M. Endoscopic resection for subepithelial lesions - pure endoscopic full-thickness resection and submucosal tunneling endoscopic resection[J]. Translational Gastroenterology and Hepatology, 2019, 25(4): 39-45.

[11] 中华医学会消化内镜学分会外科学组，中国医师协会内镜医师分会消化内镜专业委员会，中华医学会外科学分会胃肠外科学组. 中国消化道黏膜下肿瘤内镜诊治专家共识（2018版）[J]. 中华胃肠外科杂志, 2018, 21(8): 841-852.

［12］XIAOCEN Z, RANI M, THERESA C, et al. Endoscopic resection for subepithelial lesions-pure endoscopic full-thickness resection and submucosal tunneling endoscopic resection[J]. Translational Gastroenterology and Hepatology, 2019, 25(4):39-54.

［13］TAN Y, TANG X, GUO T, et al. Comparison between submucosal tunneling endoscopic resection and endoscopic full-thickness resection for gastric stromal tumors originating from the muscularis propria layer[J]. Surgical Endoscopy and Other Interventional Techniques, 2017, 31:3376-3382.

［14］NAKAYOSHI T, TAJIRI H, MATSUDA K et al. Magnifying endoscopy combined with narrow band imaging system for early gastric cancer: Correlation of vascular pattern with histopathology (including video)[J]. Endoscopy, 2004, 36: 1080-1084.

［15］HIROYUKI O, KENSHI Y, MITSUHIRO F, et al. Guidelines for endoscopic submucosal dissection and endoscopic mucosal resection for early gastric cancer (second edition)[J]. Digestive Endoscopy, 2021, 33(1):4-20.

［16］ASADA-HIRAYAMA I, KODASHIMA S, SAKAGUCHI Y et al. Magnifying endoscopy with narrow-band imaging is more accurate for determination of horizontal extent of early gastric cancers than chromoendoscopy[J]. Endoscopy International Open, 2016, 4: E690-698.

［17］HATTA W, TSUJI Y, YOSHIO T, et al. Prediction model of bleeding after endoscopic submucosal dissection for early gastric cancer: BEST-J score[J]. Gut, 2021, 70:476-484.

第十章
恶性胃占位性病变的内镜治疗

第一节 适应症和禁忌症

随着早期胃癌发病率的增加，内镜在胃癌的诊断和治疗中发挥了重要作用，已被广泛运用于临床。但是，只有严格遵守内镜治疗的适应症，在手术前对患者做出准确的评估，仔细进行内镜手术，并密切进行随访，患者才能真正受益于内镜治疗。

一、适应症

早期胃癌的内镜治疗应该严格遵循适应症。日本胃癌协会制定的第五版《日本胃癌治疗指南》提出了早期胃癌内镜下切除术的适应症（表10-1），由于考虑到临床工作中术前准确诊断SM1较为困难，往往需要术后病理进行测量判断，而且SM1是统计分层的分析结果，现实解剖不存在分界。因此，在2018年，专家制定了我国《早期胃癌内镜下规范化切除的专家共识》（表10-2），该意见把术前怀疑黏膜下浅层浸润放在诊断性切除中，更符合国人思维。

表10-1 日本早期胃癌内镜下切除术的适应症

浸润深度	溃疡	分化型		未分化型	
cT_{1a}(M)	UL(−)	≤2 cm	>2 cm	≤2 cm	>2 cm
	UL(+)	≤3 cm	>3 cm		
cT_{1b}(SM)	SM1	≤3 cm	>3 cm		
	SM2				

■ 绝对适应症　■ 相对适应症　■ 非治愈性切除

cT_{1a}(M)：黏膜内癌；cT_{1b}(SM)：黏膜下癌；UL：溃疡形成（瘢痕）

引自：王雯，李周达，郑林福.消化内镜入门及规范操作[M].北京：化学工业出版社，2022：198.

表10-2 我国早期胃癌内镜下规范切除的专家共识

浸润深度	溃疡	分化型		未分化型	
cT_{1a}(M)	UL(-)	*		≤2 cm	>2 cm
	UL(+)	≤3 cm	>3 cm		
eT_{1b}	SM_1				
	SM_2				

绝对适应症　　相对适应症　　非治愈性切除

cT_{1a}(M)：黏膜内癌；cT_{1b}(SM)：黏膜下癌；UL：溃疡形成（瘢痕）；*：不再限定病变大小

（引自：王雯，李周达，郑林福.消化内镜入门及规范操作［M］.北京：化学工业出版社，2022：198.）

二、禁忌症

表10-3　内镜下治疗的禁忌证

禁忌症	①淋巴结转移抑或远处转移；②肿瘤侵及固有肌层；③伴有心、肺、肾、脑、血液等其他重要脏器严重疾病；④有严重出血倾向者。
相对禁忌症	抬举征阴性，即在病灶基底部黏膜下层注入盐水，局部无法隆起，抬举征阴性提示病灶基底部黏膜下层和肌层之间存在粘连，此时行内镜治疗穿孔发生的风险较大。不过随着ESD操作技术日益成熟，抬举征阴性的病灶也可以相对安全地进行内镜治疗。

引自：所剑，李伟.第五版日本《胃癌治疗指南》解读［J］.中国实用外科杂志，2018，38（4）：407-413.

三、内镜切除的根治度

在2017年，日本Hatta W等人提出了eCura评价系统，用于胃癌术后的根治性评价。内镜根治度（eCura）是通过局部肿瘤是否完整切除、淋巴结的转移风险两个维度进行评估，并提出相应的建议处理措施。由低至高可分为eCura A、eCura B、eCuraC-1、eCuraC-2四个等级，随着分组等级的升高，淋巴结转移风险也随之升高，相应的处理措施也需要更加积极。eCura评价系统分组及相对应的建议处理策略见表10-3。

当ESD术后病理结果提示超ESD适应症时，可根据eCura评价系统进行非治愈性评估，这样能更好、更量化地预测非治愈性切除患者的淋巴结转移风险，为患者治疗方案的选择提供较为充分的依据。具体相关评分项目、相关风险预测以及建议处理措施见表10-4、表10-5、表10-6。

表10-4　eCura评价系统分组及相对应的建议处理策略

项目	满足条件	建议处理策略
eCura A	内镜下整块切除，满足ESD绝对适应症	每6个月或12个月进行内镜随访
eCura B	内镜下整块切除，满足ESD相对适应症	淋巴结转移风险较高，随访时需联合超声或CT

续表10-4

项目	满足条件	建议处理策略
eCura C-1	分化型癌，未能实现整块切除，或侧切缘阳性，满足eCura A 或 eCura B 的其他条件	主要为局部切缘问题，可以采用局部治疗，如再次行ESD、内镜下消融等，也可考虑ESD的热效应，采取积极随访的办法
eCura C-2	术后病理提示超ESD适应症	原则上建议手术，但也强调与患者沟通的重要性；对于高龄、手术风险高的患者，应告知淋巴结转移风险

引自：所剑，李伟.第五版日本《胃癌治疗指南》解读[J].中国实用外科杂志，2018，38（4）：407-413.

表10-5 评价系统具体评分项目

影响因素	分值比重
病变大小（>30 mm）	1
浸润深度（>SM1）	1
淋巴管浸润（+）	3
血管浸润（+）	1
垂直切缘（+）	1

引自：所剑，李伟.第五版日本《胃癌治疗指南》解读[J].中国实用外科杂志，2018，38（4）：407-413.

表10-6 评价系统相关风险程度预测及建议处理策略

风险	评分/分	LNM率	5年复发率	5年肿瘤特异性生存率	建议处理策略
低风险	0～1	2.5%	0.7%	99.6%	保守治疗及密切随访
中风险	2～4	6.7%	5.7%	96%	尚无明确定论
高风险	5～7	22.7%	11.7%	90.1%	应追加外科手术

引自：所剑，李伟.第五版日本《胃癌治疗指南》解读[J].中国实用外科杂志，2018，38（4）：407-413.

第二节 手术方式

胃癌早期诊断及治疗尤为重要，早期胃癌首选的治疗措施为内镜下切除。临床常用的内镜下治疗方式包括以下几种：

一、内镜下黏膜切除术（endoscopic mucosal resection，EMR）

EMR 是指在消化内镜下将病变黏膜完整切除的手术。主要适应症为：拟切除黏膜直径≤2 cm 且无溃疡的病变。EMR 的操作步骤如表 10-7 及图 10-1。

表 10-7　EMR 内镜下操作步骤

明确病灶边界	必要时用电刀或是氩气刀在病灶周围按要求的位置进行电凝标记
黏膜下注射	病灶周围进行黏膜下注射，使病变充分明显
病变切除	用高频圈套器等圈套病灶基底部及周边少量正常黏膜，切除病灶
创面处理	根据切除病灶后的创面情况，使用电凝钳、金属夹、氩气刀等工具来处理创面

引自：所剑，李伟.第五版日本《胃癌治疗指南》解读[J].中国实用外科杂志，2018，38（4）：407-413.

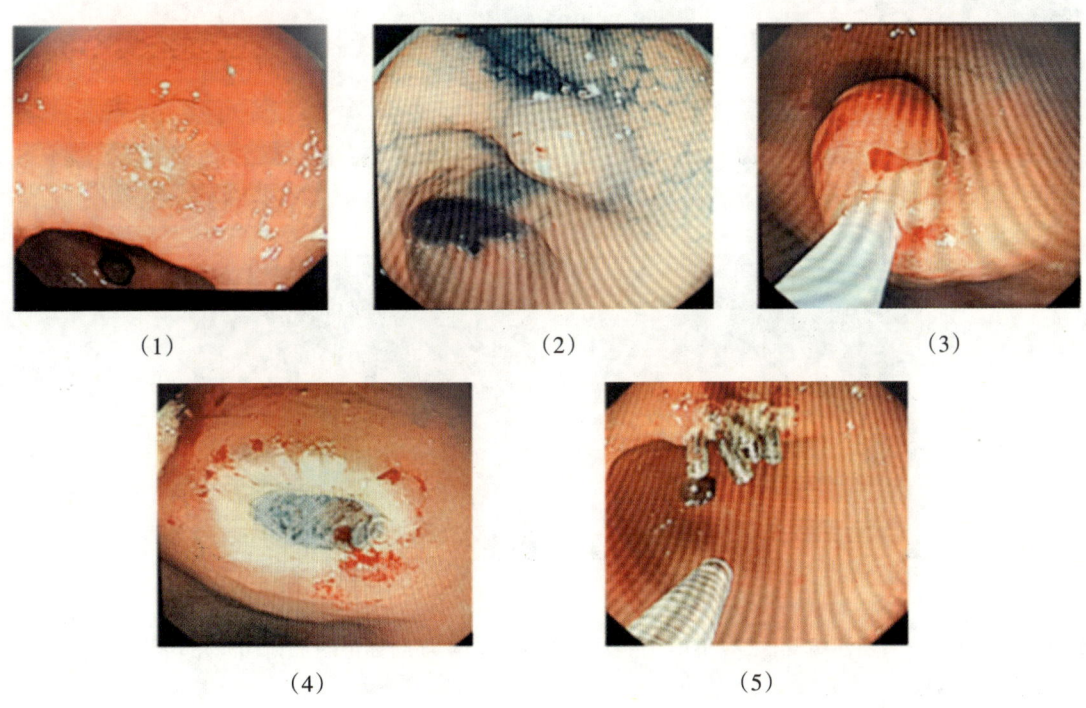

（1）胃息肉；（2）黏膜下注射后将息肉隆起；（3）圈套器套住息肉基底部并电切息肉；（4）EMR 电切息肉后创面；（5）钛夹封闭创面

图 10-1　EMR 操作步骤

（资料来源：兰州大学第二医院）

二、内镜黏膜下剥离术（endoscopic submucosal dissection，ESD）

ESD 是指内镜下将病变的部分从黏膜下层完整剥离的微创技术，与 EMR 相比较，ESD 具有可以一次性完整切除较大面积表浅病变的优点，有益于肿瘤的治愈性切除。其主要操作步骤见表 10-8 及图 10-2。

表 10-8 ESD 操作步骤

标记	将病变边界进行标记（通过染色或放大内镜等工具实现），再使用电刀或氩气刀等工具，在距离病变边界约 3～5 mm 处，进行电凝标记，两标记点间隔 2 mm 左右
黏膜下注射	在病灶标记点外侧进行多点黏膜下注射，直至病灶明显抬起
环形切开	用内镜下切开刀沿病灶边缘标记点外约 3 mm 切开病灶外侧缘黏膜
黏膜下剥离	借助透明帽反复黏膜下注射，内镜下切开刀分离黏膜，将病灶逐渐从黏膜下层分离，直至完全剥离下来。整个过程中，要及时处理暴露的血管
创面处理	使用相关工具等对创面，尤其是切缘周围暴露血管进行充分电凝处理，必要时使用黏膜保护剂等保护创面

引自：所剑，李伟.第五版日本《胃癌治疗指南》解读[J].中国实用外科杂志，2018，38（4）：407-413.

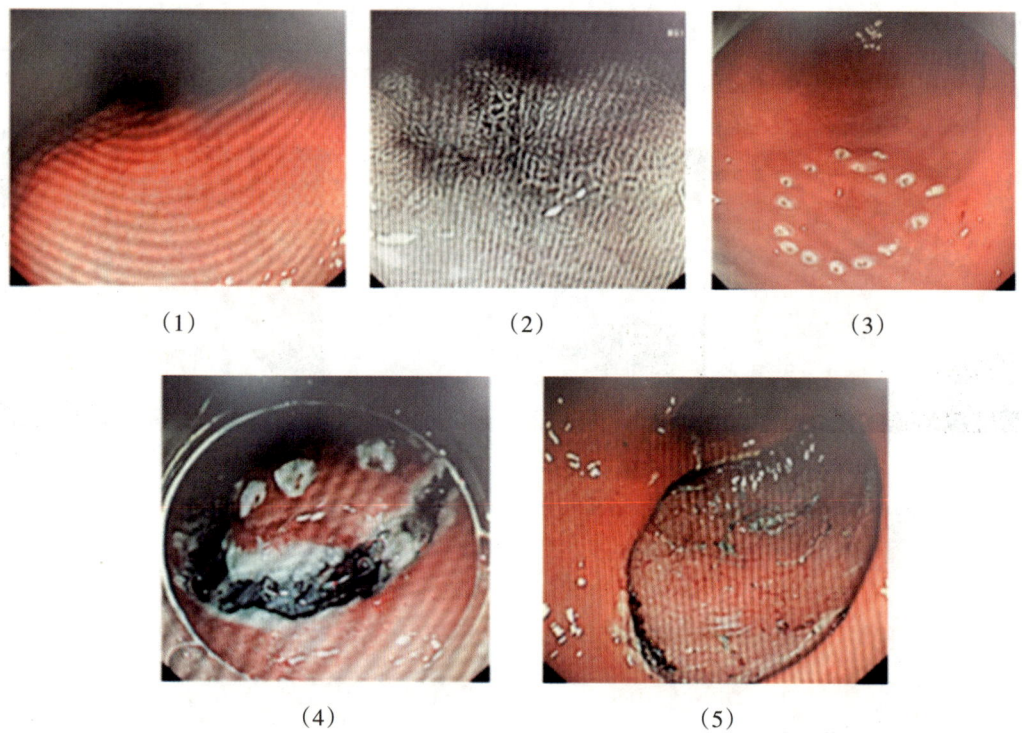

（1）胃黏膜可见一凹陷性病变；（2）NBI 下病灶更明显；（3）环周标记病灶；（4）用切开刀行病灶环形切开；（5）逐渐剥离病灶

图 10-2 ESD 操作步骤

（资料来源：兰州大学第二医院）

三、其他

此外,还有一些其他的技术用于胃占位性病变的内镜下治疗,见表10-9。

表10-9 其他内镜下治疗方式

内镜下全层切除术(endoscopic full-thickness resection,EFTR)	此方法是为了完整切除消化道管壁来源的,特别较深层的病变,需将肿瘤连同消化道管壁全层一并切除。内镜切除的同时,会伴有主动性穿孔和管壁的缺损,需同时行内镜下闭合穿孔。
内镜黏膜下肿瘤挖除术(endoscopic submucosal excavation,ESE)	此方法是指当病灶处于黏膜层以下,于内镜下直接挖除病灶的技术。与ESD不同,ESE所切除的病灶多位于黏膜层。ESE操作中切开病灶表面被覆的正常黏膜,将黏膜下病灶挖除,之后再封闭表面正常的黏膜。
消化内镜隧道技术(digestive endoscopic tunnel technique,DETT)	此方法是通过内镜在消化道黏膜下建立一条隧道,此隧道位于黏膜肌层与固有肌层之间,通过此隧道黏膜层侧、固有肌层侧和穿过固有肌层到消化管腔外的一种诊疗技术。此技术的原理是将消化管道管壁由一层一分为二,利用上述两层之间的完整性隔离消化道与人体的其他腔隙,从而阻止气体和消化液的进入,在治疗的同时,仍旧能保证机体结构完整。目前来说,DETT应用范围包括:黏膜层疾病的治疗;对固有肌层的治疗;对消化腔外疾病的诊断与治疗等。

引自:所剑,李伟.第五版日本《胃癌治疗指南》解读[J].中国实用外科杂志,2018,38(4):407-413.

第三节 围术期管理

一、术前准备

(一)知情同意

内镜治疗之前,针对患者病情、手术的必要性、手术方式、预期效果、手术风险、术后相关并发症以及预后等方面,向患者及家属详细告知并需签署手术知情同意书。

(二)术前诊断

术前需全面评估,了解内镜治疗的适应症,评估手术风险、选择最佳治疗方式。包括:
1. 病理分型;
2. 病变大小;
3. 是否合并溃疡;
4. 病变浸润深度;

5. 病灶边界。

（三）胃肠道准备

术前禁食至少6 h，禁水至少2 h，此举是为了防止因麻醉或术中呕吐导致窒息或吸入性肺炎。ESD术前30 min可适当使用祛泡剂以及黏液祛除剂冲洗，从而更好地暴露手术视野，缩短手术时间，使并发症的发生率降低。

二、术中并发症的处理

（一）出血

在ESD术中，最重要的是预防出血，止血是已经出血的应对措施。在将黏膜剥离的过程中，发现血管暴露，首先应该预防性止血。剥离过程中，若出现出血，使用去甲肾上腺素+冰生理盐水冲洗创面，如果已经出现出血点，可使用电凝止血。对于渗血的小血管，通过电凝刀、止血钳等工具进行处理，若是活动性出血或动脉出血，则需使用止血夹夹闭。

（二）穿孔

鉴于ESD手术时间长，术中应减少注气，防止腔内压力过高。穿孔发生时，应使用止血夹等夹闭裂孔，必要时抽吸腹腔中的气体。对于面积较小的穿孔，经保守治疗后，一般可自行愈合。如果穿孔内镜下无法闭合或怀疑出现腹膜炎征象，应评估手术指征。

三、减少术后并发症发生用药

（一）抑酸药

内镜治疗后应常规给予抑酸药物，促进创面愈合，降低迟发性出血发生率。通过研究可知，相对于组胺-2受体拮抗剂（H2RA），质子泵抑制剂在减少ESD术后迟发性出血和促进创面愈合方面的效果更好。因此，推荐质子泵抑制剂作为ESD术后首选药物。

（二）胃黏膜保护剂

将质子泵抑制剂和胃黏膜保护剂一起使用有较好的作用。多项研究表明，无论是疗程是4周还是8周，质子泵抑制剂联合胃黏膜保护剂治疗时，溃疡愈合率均高于单用质子泵抑制剂。

（三）抗生素

不推荐胃ESD围术期常规预防性使用抗生素。但是对于一些切除病灶面积大、术程长、消化道穿孔高危患者，以及高龄、合并糖尿病、免疫功能低下、营养不良等感染风险高的患者，可适当使用抗生素。

第四节 并发症的治疗

一、术后迟发性出血的处理

迄今，没有关于ESD术后迟发性出血的统一定义。最广泛使用的定义是：ESD所致溃疡的明显出血并且需要再次内镜下止血的情况。迟发性出血可分为48 h内出血以及超过48 h出血。其中以术后48 h内出血最为常见。关于术后迟发性出血的处理，首选内镜下止血，如止血钳止血等工具。

二、术后迟发性穿孔的处理

迟发性穿孔多于术后1～2天出现。若穿孔较小，发现及时，且未发生广泛性腹膜炎或严重纵隔炎，可考虑保守治疗，也可行内镜下穿孔修补，但是若保守治疗无效、内镜下无法闭合或怀疑出现腹膜炎征象，应当及时评估手术指征。

三、术后狭窄的处理

胃ESD术后，当直径为1 cm的内镜通过手术部位受限时则发生了术后狭窄。手术部位狭窄是胃ESD术后的严重并发症，严重影响患者的生活质量。狭窄主要见于贲门、幽门或胃窦部面积较大的ESD术后。建议对合并狭窄危险因素的患者进行定期随访，在狭窄真正形成前开始球囊扩张治疗。

第五节 健康管理

一、胃癌高危人群的管理

目前，关于胃癌高危人群的管理，主要根据两种策略进行。一种是使用幽门螺杆菌根除等方法逆转这些癌前病变，或者至少阻止这些癌前病变进展为胃癌。另一种方法是提高对高危人群随访的频率，达到发现问题后，早诊断，早治疗。

根除幽门螺杆菌对预防胃癌有效的假设起源于在动物中进行的相关研究。此后，报告了人类观察性研究。然而，关于幽门螺杆菌根除与胃癌发展之间关联的随机对照试验的结果存在许多争议。

（一）在一般人群中根除幽门螺杆菌

在2000年初，植村等人报道称，当1526名幽门螺杆菌感染患者被前瞻性随访平均7.8年时，胃癌仅在幽门螺杆菌感染患者中发生。此后，Wong等人报道称，当他们随机分配幽门螺杆菌感染的参与者接受幽门螺杆菌根除治疗或安慰剂并随访7.5年时，幽门螺杆菌根除显著降低了亚组分析中没有 AG 和 IM 的受试者胃癌的发展。几年后，对 6 项随机对照试验进行了 Meta 分析，这些试验比较了幽门螺杆菌阳性患者的根除治疗与不治疗，并在随访期间评估了胃癌或癌前病变的进展，作者得出结论，根除幽门螺杆菌可将胃癌的 RR 降低至 0.65。最近一项来自台湾的关于在一般人群中大规模根除幽门螺杆菌的研究表明，根除治疗降低胃癌发病率的有效性为 25%。这些结果引起了全球的兴趣。

（二）在 AG 和 IM 中根除幽门螺杆菌

有研究表明根除幽门螺杆菌可以逆转 AG 和 IM，幽门螺杆菌根除可有效减少 IM 的进展。包括 8 项研究在内的 Meta 分析的结果评估了幽门螺杆菌根除对胃组织学的长期影响；根除幽门螺杆菌可以改善 AG。在上述台湾研究中，大规模根除幽门螺杆菌使 AG 发展显著降低，但不能显著降低 IM 发展。此外，Wong 等人进行了研究，结果显示幽门螺杆菌根除仅在没有 AG 和 IM 等癌前病变的患者中降低胃癌的发展。这些结果表明，幽门螺杆菌根除对胃癌高风险人群可能无效。在 AG 和 IM 发展之前，对年轻人的幽门螺杆菌感染进行测试和治疗的方法可能对预防胃癌更有效。由于胃癌已经发展的相当一部分患者表现出晚期 AG 和 IM，因此确定在根除了 Hp 后，这些患者中异时性胃癌的发病率可以间接预测根除幽门螺杆菌对 AG 和 IM 的影响。日本的一项回顾性研究报道，在接受内镜治疗的 EGC 患者中，根除幽门螺杆菌可降低胃异时癌的发生率。最近在韩国发表了一项关于幽门螺杆菌根除对 901 名接受胃肿瘤内镜切除术患者的异时性胃癌发病率影响的随机对照试验的结果。在 3 年的中位随访期间，幽门螺杆菌根除组和对照组的间期胃癌发病率没有显著差异。关于幽门螺杆菌根除对 AG 和 IM 患者的影响，还需要进一步的研究。胃癌仍然是全世界发病和死亡的主要原因。为了减轻与胃癌相关的社会、经济负担，识别和管理胃癌高危人群非常重要。由于 AG 和 IM 是胃癌众多危险因素中最重要的因素，因此第一个关键策略是准确选择 AG 和 IM 个体，然后防止这些高危人群进展为胃癌患者，并在早期发现胃癌。

二、胃癌早期监测

胃癌早期监测的检查主要分为对一般人群进行大规模筛查和对高危个体的监测。韩国和日本一直在对年龄在 40 岁以上的个体进行胃癌筛查。在台湾，仅对抗幽门螺杆菌 IgG、PG Ⅰ 和 Ⅱ 检测结果阳性的个体进行内镜检查。亚太地区关于胃癌预防的共识指南并不建议统一计划，只是建议根据每个国家指南继续进行胃癌监测。在日本，大约在 1960 年，宫城县开始使用光氟记录进行胃癌筛查。自 1983 年以来，对所有 40 岁及 40 岁以上的居民进行了胃癌筛查。虽然日本报告的 EGC 发病率为 40%，但欧洲报告的 EGC 发病率仅为 15%，这一事实间接支持了大规模筛查对胃癌早期发现的效果。在韩国，自 1999 年以来，国家癌症筛查计划建议对 40 岁以上的个体进行食管胃十二指肠镜检查（EGD）或上消化道系列检查，每半年进行一次。在接受 EGD 健康检查的 18414 名个体中，被诊断为胃癌的患者中 EGC 的比例超过 80%，这一事实也支持了胃癌大规模筛查的效果。然而，在分析大规模筛查对癌症的影响时，应考虑提前期偏倚和长度偏倚。因此，胃癌的大规模筛查效果最终应通过降低胃癌死亡率来证明。在一项队列研究中，比较了 EGD 检查的 2192 名参与者和日本未通过 EGD 或 X 射线检查的 9571 名参与者之间的胃癌死亡 RR，检查组 10 年内胃癌死亡的 RR 为 0.35（95%CI，0.14~0.86）。然而，需要长期随访研究。

此外，很少有研究涉及胃癌内镜筛查的最佳间隔，并且没有统一的指南。在一项研究中，在中国，使用 EGD 进行 2 次基于人群的筛查，每隔 5 年进行 1 次，胃癌的死亡率与预期值没有差异。相比之下，在日本的研究中，在发现胃癌前 2 年内接受过 EGD 患者的 5 年生存率显著高于在发现胃癌前没有EGD或EGD超过2年的患者（96.5%vs 71.0%，P<0.01）。然而，在发现胃癌前1年内接受EGD的患者与在1年以上和2年内接受EGD的患者之间的存活率没有显著差异。这些结果已成为建议内镜下胃癌筛查最佳间隔应为2年的基础。在韩国国立癌症中心筛查计划中分析被诊断患有胃癌患者的研究中，2年内重复内镜筛查降低了胃癌的发病率，内镜切除术可以应用于更多在2年内接受EGD筛查的患者。未来仍需要对大量人群进行前瞻性研究，以确定最佳监测间隔，并制定基于证据的策略来管理胃癌高危人群。

三、规范化的术后监测和随访

（一）治愈性切除的监测与随访

建议治愈性切除和相对治愈性切除的两种患者，要及时在术后第3、6、12个月进行内镜随访，并且，后续的每年都要做一次胃镜检查进行复查，并完善肿瘤标志物、影像学等检验检查。治愈性切除和相对治愈性切除患者，不可大意，仍有复发的风险。规律且高质量的内镜随访可发现95%以上的异时癌，同时应每隔6～12个月，通过腹部超声、CT等检查，来重新评估有无淋巴结转移及远处转移。

（二）非治愈性切除的治疗策略

大多数情况下，非治愈性切除会有较高的复发或淋巴结转移风险，所以追加外科手术治疗是非常有必要的。对于非治愈性切除患者，远处转移或局部复发的概率约为7%～10%，超过30%的患者是因为肿瘤复发而亡。如果对非治愈切除患者没有追加手术，很容易导致肿瘤复发。因此，对于非治愈性切除的患者，结合病变特点进行淋巴结转移的危险分层等，有助于个体化治疗方案的选择。国内早癌筛查及内镜诊治专家研究表明，出现以下两种情况需要再次进行内径切除或进一步密切观察：（1）水平切缘阳性、病变长度<6 mm的分化型癌，但满足其他治愈性切除的标准；（2）分块切除的分化型癌，但满足其他治愈性切除的标准。

四、复发及处理

随访过程中，对于出现复发的患者，需经内镜评估，若其淋巴结转移率与单癌灶无明显差异，再次行ESD或外科手术治疗。而对于原位复发的患者，原切除创面瘢痕形成，粘连明显，黏膜下注射效果较差的，再次ESD相对困难，且具有一定的出血和固有肌层损伤风险。建议由具有丰富ESD治疗经验的内镜专家再次尝试ESD切除，必要时行外科治疗。

（王祥）

参考文献

[1] BRAY F, FERLAY J, SOERJOMATARAM I, et al. Global cancer statistics 2018: GLOBOCAN estimates of incidence and mortality worldwide for 36 cancers in 185 countries[J]. CA-A Cancer Journal for Clinicians, 2018, 68(6): 394-424.

[2] CHEN W, ZHENG R, BAADE P, et al. Cancer statistics in China, 2015[J]. CA-A Cancer Journal for Clinicians, 2016, 66(2): 115-132.

[3] MARTEL C, GEORGES D, BRAY F, et al. Global burden of cancer attributable to infections in 2018: a worldwide incidence analysis[J]. The Lancet Global Health, 2020, 8(2): e180-e190.

[4] SUZUKI H, ODA I, ABE S, et al. High rate of 5-year survival among patients with early gastric

cancer undergoing curative endoscopic submucosal dissection[J]. Gastric Cancer,2016,19(1):198-205.

[5]HASUIKE N,ONO H,BOKU N,et al. A non-randomized confirmatory trial of an expanded indication for endoscopic submucosal dissection for intestinal-type gastric cancer (cT1a): the Japan Clinical Oncology Group study (JCOG0607)[J]. Gastric Cancer,2018,21(1):114-123.

[6]柴宁莉,翟亚奇,杜晨.早期胃癌内镜下规范化切除的专家共识意见(2018,北京)[J].中华胃肠内镜电子杂志,2018,5(2):49-60.

[7]ONO H,YAO K,FUJISHIRO M,et al. Guidelines for endoscopic submucosal dissection and endoscopic mucosal resection for early Gastric Cancer[J]. Digestive Endoscopy,2016,28(1):3-15.

[8]FACCIORUSSO A,ANTONINO M,MASO M,et al. Endoscopic submucosal dissection vs endoscopic mucosal resection for early gastric cancer:A meta-analysis[J]. World Journal of Gastrointestinal Endoscopy,2014,6(11):555-563.

[9]LIAN J,CHEN S,ZHANG Y,et al. A meta-analysis of endoscopic submucosal dissection and EMR for early gastric cancer[J]. Gastrointestinal Endoscopy,2012,76(4):763-770.

[10]JEON H,KIM G,LEE B,et al. Long-term outcome of endoscopic submucosal dissection is comparable to that of surgery for early gastric cancer:a propensity-matched analysis[J]. Gastric Cancer,2018,21(1):133-143.

[11]GOTO O,SHIMODA M,SASAKI M,et al. Potential for Peritoneal Cancer Cell Seeding in Endoscopic Full-Thickness Resection for Early Gastric Cancer[J]. Gastrointestinal Endoscopy,2018,87(2):450-456.

[12]HIKI N,NUNOBE S,MATSUDA T,et al. Laparoscopic Endoscopic Cooperative Surgery[J]. Digestive Endoscopy,2015,27(2):197-204.

[13]中华医学会消化内镜学分会,中国抗癌协会肿瘤内镜学专业委员会.中国早期胃癌筛查及内镜诊治共识意见(2014年4月·长沙)[J].中华消化内镜杂志,2014,31(7):361-377.

[14]I Y,CAI J,CHEN Y,et al. Expert consensus on perioperative medications during endoscopic submucosal dissection for gastric lesions (2015,Suzhou,China)[J]. Journal of Digestive Diseases,2016,17(12):784-789.

[15]NO Y,MATSUBARA M,TOYOKAWA T,et al. Multicenter Prospective Study on the Safety of Upper Gastrointestinal Endoscopic Procedures in Antithrombotic Drug Users[J]. Digestive Diseases and Sciences,2017,62(3):730-738.

[16]LIBANIO D,COSTA M. Risk factors for bleeding after gastric endoscopic submucosal dissection:a systematic review and meta-analysis[J]. Gastrointestinal Endoscopy,2016,84(4):572-586.

[17]MYUNG Y,HONG S,HAN J,et al. Effects of administration of a proton pump inhibitor before endoscopic submucosal dissection for differentiated early Gastric Cancer with ulcer[J]. Gastric Cancer,2017,20(1):200-206.

[18]JUNG D,YOUN Y,KIM J,et al. Factors influencing development of pain after gastric endoscopic submucosal dissection:a randomized controlled trial[J]. Endoscopy,2015,47(12):1119-1123.

[19]ACOSTA R,ABRAHAM N,CHANDRASEKHARA V,et al. The management of antithrombotic agents for patients undergoing GI Endoscopy[J]. Gastrointestinal Endoscopy,2016,83(1):3-16.

[20]VEITCH A,VANBIERVLIET G,GERSHLICK A,et al. Endoscopy in patients on antiplatelet or anticoagulant therapy,including direct oral anticoagulants:British Society of Gastroenterology (BSG)

and European Society of Gastrointestinal Endoscopy (ESGE) guidelines [J]. Gut, 2016, 65(3): 374-389.

[21] PARK C, PARK J, LEE H, et al. Second-look Endoscopy after gastric endoscopic submucosal dissection for reducing delayed postoperative bleeding[J]. Gut and Liver, 2015, 9(1): 43-51.

[22] WADHWA V, ISSA D, GARG S, et al. Similar Risk of Cardiopulmonary Adverse Events Between Propofol and Traditional Anesthesia for Gastrointestinal Endoscopy: A Systematic Review and Meta-analysis[J]. Clinical Gastroenterology and Hepatology, 2017, 15(2): 194-206.

第十一章
胃占位性疾病的介入治疗

第一节　概述

　　胃占位性病变医学上主要是指发生在胃的良、恶性肿瘤；在形态学上，主要表现为胃的部分发生了根瘤样突起的病变。在胃恶性肿瘤中，以胃癌发病率最高，对身体的影响也较大；胃淋巴瘤发病率仅次于胃癌发病率；胃良性肿瘤种类较多，其中最典型的是胃腺瘤和胃腺瘤性息肉，还有胃肠间质瘤、胃脂肪瘤、胃平滑肌瘤、胃小纤维瘤和胃血管瘤。胃的良性赘生物通常数量较小，且发展速度较慢，位于胃内的一般没有明显临床症状，而位于贲门或幽门内的则引起了消化道梗阻。一般对于胃良性肿瘤检查以胃镜检验为主，内镜下的活检病理为金指标。治疗上则首选切除；体积较小的腺瘤可在内镜下切除，体积较大者可行胃部分切除或者胃大部分切除术。

　　胃恶性肿瘤中最常见的类型是胃癌，胃癌（gastric carcinoma）是一种胃部上皮细胞来源的恶性肿瘤，死亡率在全世界所有恶性肿瘤中仅次于肺癌，此外还有胃底贲门癌、胃体癌和胃窦癌。根据《胃癌诊疗规范（2018年版）》，胃癌治疗的总体策略是以外科为主的综合治疗，随着胃镜检查的普及，早期胃癌的诊断比例逐年提高，但临床上诊断的大部分胃癌均为进展期胃癌，仍然有大量的患者已经失去了手术治疗的机会，因此，对这部分患者进行介入治疗则占据重要的地位。

　　胃癌血行转移是其主要的转移方式，最易转移的靶器官为肝，其次是肺。胃癌异质性强、病情进展快，胃癌肝转移预后差，尤其是胃癌根治术后发生肝转移，诊疗更加困难。根据《胃癌肝转移诊断与综合治疗中国专家共识（2019版）》（以下简称"2019版专家共识"），胃癌肝转移瘤分为三型：Ⅰ型（可切除型），肝转移瘤手术切除标准为完全切除，根据术前系统评估，如果胃原发病灶和肝的转移灶可一期切除，且患者全身状况无明确手术禁忌症，可直接给予全身辅助化疗或免疫治疗后手术切除胃的原发灶和肝转移灶。对于一些较小的转移灶，除了手术切除还可以考虑创伤性更小的局部射频消融（RFA），RFA可以有效地毁损直径<3 cm的单个病灶。对于Ⅰ型胃癌肝转移患者，2019版专家共识推荐术前或者术后应给予系统治疗，HER2阳性者可联合靶向免疫治疗。Ⅱ型（潜在可切除型），推荐术前局部治疗，将患者转化为Ⅰ型后手术切除。对于不具备转化条件或者转化失败的患者，可术后给予局部治疗，防止肝内复发。推荐的局部转化治疗方式主要有传统肝动脉化疗栓塞术（C-TACE）、载药微球肝动脉化疗栓塞术（D-TACE）和肝动脉置管灌注化疗（HAIC），通过导管技术，尤其是微导管超选择技术可以将化疗药和（或）栓塞剂直接置入肿瘤供血血管，阻断肿瘤血供，提高瘤内血药浓度，同时降低全身毒副作用。最新

的钇90玻璃微球（放射性微球）治疗是通过导管技术将载有钇90这种放射性核素的栓塞剂运送入肿瘤病灶内，直达病灶进行内放射治疗。其他的局部治疗还包括射频消融（RFA）、微波消融、冷冻消融等，这类治疗方式对于直径<3 cm的病灶疗效肯定，可以作为患者无法耐受手术或者手术后复发的替代治疗。Ⅲ型（不可切除型），对于Ⅲ型患者，将全身化疗（包括免疫靶向治疗为主的系统治疗）作为一线治疗推荐方案。对于无法耐受一线治疗或者一线治疗失败的患者，TACE或HAIC可以作为补救方案。2019版专家共识不建议行减瘤手术，仅当患者出现穿孔、出血或者梗阻等严重并发症时，选择以缓解症状为目的的姑息手术。

表11-1　胃癌肝转移的类型、治疗专家推荐

类型	专家推荐
Ⅰ型（可切除型）	全身辅助化疗或免疫治疗后给予胃癌+肝转移瘤一期切除，较小的转移灶可以给予射频消融治疗。
Ⅱ型（潜在可切除型）	(1)术前局部治疗(介入+消融)，转化为Ⅰ型后治疗。 (2)转化失败，则局部治疗(介入+消融)作为替代治疗方案。
Ⅲ型（不可切除型）	免疫靶向治疗为主、TACE或HAIC治疗为辅的综合治疗方案。

引自：胃癌肝转移诊断与综合治疗中国专家共识（2019版）

胃占位性病变的局部治疗方法很多，介入治疗则为重中之重。介入治疗的第一步是血管造影。血管造影不仅是介入治疗的第一步，同时也为进一步诊断提供重要的依据。对胃占位性病变的辅助诊断方法很多，无创的有腹部CT、MR，消化道内镜；有创的有内镜下活检；评估全身转移情况的有骨扫描和PET-CT，再加上各种肿瘤标志物检测，基本可以对胃占位性病变做出明确诊断。胃占位性病变的血管造影可以通过血管显影的特点提供一些新的证据，并有助于为治疗提供依据。

胃占位性病变做血管造影根据肿瘤的位置，初步判断可能供血的血管，分别选择插管，肿瘤位于胃角小弯部位，选择胃左动脉进行造影，胃左动脉供血的肿瘤大多血供相对丰富，造影动脉期可见胃左动脉分支血管增粗，尤其是末梢增粗，实质期可见明确肿瘤染色勾勒出肿瘤的轮廓，与影像学检查结果对比位置、大小一致，则提示该肿瘤为胃左动脉单血供；若实质期肿瘤染色勾勒的病灶轮廓明显小于CT、MRI等影像学检查结果，则提示该肿瘤除了未做动脉供血，应该会有其他血管参与供血。此时应进一步对胃的主要血管及其相邻的血管进行造影检查。由于不同肿瘤的性质不同，血供特点也会不同，胃癌的血管造影大多可见肿瘤血管增粗没有特点，看起来血管比较杂乱，实质期肿瘤染色多不均匀，甚至时相不一致，勾勒出的肿瘤形态边界不清晰。相对来说，胃的良性肿瘤或者交界性肿瘤，大多血管呈均匀增粗，肿瘤染色形态光整，时相一致性较高。对于胃占位性病变，尤其是部分胃恶性肿瘤患者血管造影时可能未见明确肿瘤染色。这时就需要结合CT、MRI等资料，分析造影血管的终末分支包绕、聚集等特征来确定供血血管。

对于胃癌的介入诊疗，不仅要关注胃癌本身，同时还应该对胃癌的转移及其并发症进行诊疗。比如胃癌患者发生的消化道活动性出血，就可以选择行相关血管的造影，见到造影剂外溢即可明确诊断，并且配合导管技术还可以对相应的出血血管进行栓塞治疗。本章主要从胃癌的介入治疗、胃癌肝转移的介入治疗、胃癌相关出血的介入治疗以及胃出口梗阻的微创介入治疗几个方面进行阐述。

第二节 适应症及禁忌症

胃癌目前在我国消化道恶性肿瘤中高居榜首。《胃癌诊疗规范（2018年版）》提出，胃癌治疗的总体策略是以外科手术切除为主的综合治疗，但早期胃癌发病过于隐匿，多无临床症状，能做到早发现、早诊断、早治疗的比例极低，临床上大部分为进展期胃癌。对于进展期胃癌，虽然诊疗规范的指导思想仍是手术切除为主，但很多病例往往失去了手术切除的机会。随着介入放射学的材料革新和技术进步，辅助手术的综合治疗以及无法手术的补救治疗则成为胃癌治疗不可或缺的重要手段。目前临床上最常用的胃癌介入治疗主要有：经动脉化疗栓塞（transcatheter arterial chemoembolization，TACE）、根据病情需要做经导管动脉栓塞（transcatheter arterial embolization，TAE）或经导管灌注化疗（transcatheter arterial infusion，TAI）。下面我们详细介绍胃癌相关的介入治疗的适应症与禁忌症。

一、胃癌介入治疗的适应症

胃癌根治术前介入治疗：进展期胃癌肿瘤体积过大或者肿瘤血供过于丰富，术前给予经导管动脉灌注化疗栓塞术（TACE）1～2个周期，可以杀伤大量敏感的肿瘤细胞，抑制肿瘤的增长，同时使病灶缺血坏死缩小，血供减少。尤其是对于富血供的胃癌TACE术后更有利于外科切除肿瘤，术中出血也可明显减少。

胃癌根治术后介入治疗：经评估可行胃癌根治术的进展期胃癌患者，术后给予TAI 2～3个周期的治疗，可以有效降低患者胃癌的复发和转移。

晚期胃癌姑息性介入治疗：部分胃癌发现时已经不具备切除条件，或者患者因为高龄、心肺功能障碍等具有明显手术禁忌症，错过手术机会后可根据具体情况评估，给予患者TACE或者TAI治疗，从而延缓患者病情进展，延长患者生存期，提高终末期患者生存质量。

二、胃癌介入治疗的禁忌症

全身一般情况差，多器官功能障碍，如心、肺、肝及肾等重要脏器功能障碍者。长期消耗，恶病质的患者。凝血功能严重障碍者。过敏体质，尤其是碘过敏者。

第三节 介入方法

一、胃的血供情况

胃的主要血供正常都来自腹腔干及其主要分支。直接起源于腹腔干的胃动脉为胃左动脉（left gastric artery），主要供应胃角小弯侧胃壁，同时可向上发出分支供应贲门及下段食管。胃左动脉起源可以发生变异，最常见的起源有肠系膜上动脉、肝左动脉，偶有副肝动脉起源的。胃小弯侧另一支主要血供为胃右动脉（right gastric artery），其分支多与胃左动脉吻合形成胃小弯动脉弓。胃右动脉大多起源于肝固有动脉，也可起自胃十二指肠动脉或肝总动脉。胃大弯侧血供则为胃网膜左动脉（left gastroepiploic artery）和胃网膜右动脉（right gastroepiploic artery）通过终末支吻合形成的胃大弯动脉弓。其中胃网膜左动脉起于脾动脉末端或其脾支，胃网膜右动脉发自胃十二指肠动脉。脾动脉还可以分出胃短动脉（short gastric arteries）及胃后动脉（posterior gastric artery）。

二、介入治疗方法

介入治疗进展期胃癌的方法主要有经动脉化疗栓塞术（TACE）、经导管动脉栓塞术（TAE）、经导管动脉灌注术（TAI）以及经皮动脉药盒置入术（PCS）。这几种方法的具体选择取决于患者病变的血供情况，对于血供丰富，通过微导管可以超选择至肿瘤血管瘤巢的应该选择TAE/TACE，对于因患者血管条件无法超选择至瘤巢血管的或者目标血管存在动静脉瘘等因素时，则不宜选择栓塞术，而是优选TAI。还有一部分进展期胃癌或者术后残胃复发患者增强CT或者MRI发现肿瘤血供较差，DSA造影见血供不丰富，病理类型多分化较差，如Borrmann 4型胃癌，则可以考虑选择（PCS）。上述几种介入治疗方法都基于经导管腹腔干动脉造影，腹腔干动脉造影确定肿瘤染色的部位及供血情况后再确定具体方法。

腹腔干动脉造影方法：胃癌介入治疗先进行腹腔干动脉造影，通常使用改良Seldinger技术选择股动脉穿刺后置入5F的动脉鞘管，通过动脉鞘管置入胃左动脉导管（RLG）、肝动脉管（RH）或Yashiro导管，选择腹腔干动脉开口行造影术。近年来一些学者开始推崇经桡动脉插管腹腔干动脉造影，其方法大致同股动脉穿刺，桡动脉穿刺推荐更小的鞘管如4F的桡动脉鞘置入，其创伤更小，且经桡动脉入路，患者术后不需要制动，可以更早下床活动，舒适感更强，恢复更快。血供丰富者则可以直接确定肿瘤供血动脉以及肿瘤染色范围，并与影像学检查结果对照，肿瘤范围一致，则该血管为肿瘤唯一供血动脉；如肿瘤染色范围小于影像学检查结果显示的肿瘤范围，则应对相邻血管（如膈动脉、肠系膜上动脉等）造影，寻找其他可能供血的血管。对于血供不丰富者，腹腔干动脉造影肿瘤染色不明显者，我们就需要通过影像学提示的肿瘤的实际位置，结合造影中各血管分支的走行选择有可能参与供血的分支血管超选择性插管造影，以此来确定肿瘤的血供来源。靶血管确定后就可以进行下一步治疗。

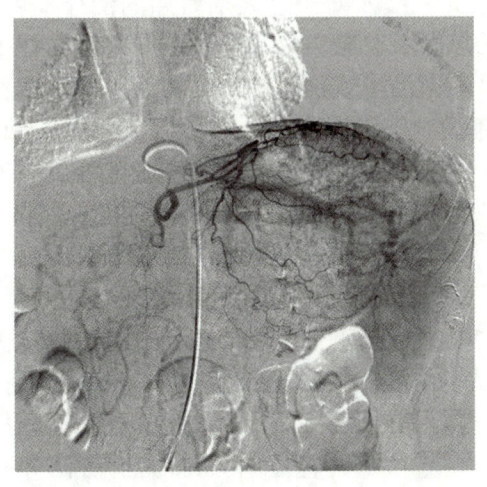 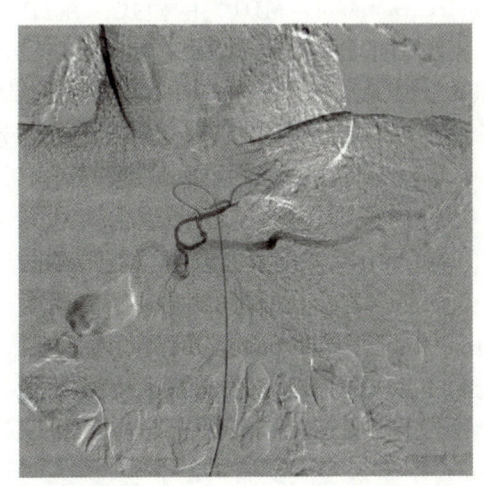

左：胃左动脉造影，各主要分支显影，血管分支迂曲，可见造影剂淡染色范围与肿瘤位置一致；右：胃左动脉栓塞后，各主要分支显影消失。

图11-1 腹腔干动脉造影

（资料来源：兰州大学第二医院）

进展期胃癌TACE/TAE：根据腹腔干动脉造影结果，富血供肿瘤推荐栓塞，可以同时给予化疗灌注。栓塞剂首选碘化油，目前临床应用广泛的超液态碘化油是X射线可见的栓塞剂，X射线监视下可以清晰看到碘化油栓塞的病灶范围。碘化油栓塞后可以给予化疗药物的灌注，灌注结束后再补充一些颗粒栓塞剂，最常用的栓塞微球是PVA以及明胶海绵颗粒等。有一些学者为了提高化疗药物的作用，将化疗药与碘化油充分混合形成白色乳剂作为栓塞剂使用，这种乳剂可以延缓化疗药物的代谢，能更有效地作用于肿瘤细胞。对于胃癌的TACE治疗，其方法来自肝癌的TACE治疗，但胃癌毕竟起源于空腔脏器，因此胃癌的TACE与肝癌的TACE有几点不同：①栓塞终点的选择不同，肝癌要求尽可能地完全栓塞，肿瘤供血血管血流中断连续5个心动周期；胃癌的栓塞重点则为目标血管血流减慢即可，防止过量栓塞造成胃穿孔的严重并发症。②碘化油乳剂浓度要求不同，肝癌栓塞时推荐碘化油与化疗药1：1更有利于形成油包水乳剂；胃癌栓塞时由于化疗药对胃肠道作用更强，则要求降低碘化油比例推荐油药比例为1：4。③对于胃癌做灌注时，考虑胃黏膜细胞对化疗药更敏感，因此适当降低化疗药剂量，推荐减量至全身用药的1/3左右。

进展期胃癌TAI是指将化疗药物一次性团注入胃癌的供血动脉，结合胃肠道的特点，这就要求尽可能将导管头端注入瘤巢动脉内，且推注化疗药物时速度不宜太快，从而确保肿瘤区化疗药的浓度，并最大限度减少化疗药进入正常胃肠道，减轻副作用。术前30 min内给予止吐药，可以明显减轻恶心、呕吐等胃肠道反应。

进展期胃癌PCS：将导管头端留置于肿瘤供血血管，在导管末端连接药盒系统并埋植于皮下，而后就可以通过药盒系统，结合肿瘤的生物学特性，可以长期有规律地进行序贯治疗，从而提高化疗效果。对于乏血供的肿瘤，PCS优势明显，但动脉导管长期留置并持续给予化疗药物，可能导致动脉内膜损伤，最终导致药盒失效。

三、胃癌肝转移的介入治疗

进展期胃癌异质性强，病情进展快，血行转移发生率高，肝脏往往成为胃癌的首发转移器官。报道称，胃癌肝转移的总体发生率约为9.9%～18.7%，胃癌一旦发生转移则失去了根治性切除的机会，预后往往较差。对于胃癌肝转移，目前已经形成了多学科综合治疗（multiple disciplinary treatment，MDT）的模式，在MDT框架中介入技术对于进展期胃癌的治疗不可或缺，对于原发病灶的介入诊疗已在前文中详细介绍。本节将依据《胃癌肝转移诊断与综合治疗中国专家共识（2019版）》（本节内简称为"2019版共识"）介绍进展期胃癌肝转移后，对肝转移灶的介入诊疗方法。对于肝转移灶的介入治疗方法，我们还参考了《原发性肝癌诊疗规范（2021年版）》（本节内简称为"2021版规范"）以及《原发性肝癌诊疗指南（2022年版）-卫健委正式版》（本节内简称为"2022版指南"）。

（一）胃癌肝转移的诊疗决策

对于胃癌肝转移的诊疗决策，我们可以参考"2019版共识"中首次提出的胃癌肝转移的临床分型体系C-GCLM分型（chinese type for gastric cancer liver metastasis）。该体系将胃癌肝转移分为4型，本文只探讨转移灶。Ⅰ型标准：病灶局限于肝脏一叶内或肝转移灶数量≤3个，最大直径≤4 cm，不累及重要血管和胆管。Ⅱ型：肝转移灶数量>3个，直径>4 cm或者肝脏两叶同时有病灶，外科评估有完全切除（"R0"切除）的技术可行性。Ⅲa型：弥散型肝转移灶，不伴肝外转移。Ⅲb型：肝转移同时合并一个或多个肝外器官转移。对于Ⅰ型患者推荐意见为：术前系统治疗+外科手术完全切除+术后系统治疗。部分患者评估为Ⅰ型，由于年龄、个人意愿等因素，不愿外科手术切除者，推荐射频消融（RFA）+术后系统治疗。对于Ⅱ型患者，推荐意见是只有在具

备 "R0" 切除可能时才推荐手术治疗。对于大部分Ⅱ型胃癌肝转移则应争取通过各种局部介入治疗将病灶转化为可切除型后争取 "R0" 切除。胃癌肝转移的微创介入治疗主要包括消融治疗、TACE（c-TACE、DEB-TACE）、TAE、TAI及HAIC等。Ⅲa型推荐意见：以TACE或HAIC为主的肝转移灶局部治疗联合靶向免疫药物的综合治疗。Ⅲb型推荐意见：一般情况较好的患者争取包含靶向免疫治疗在内的系统治疗。

（二）胃癌肝转移介入治疗方法

胃癌肝转移的介入治疗方法，根据"2019版共识"以及"2022版指南"共推荐了两大类，其一是直接穿刺肿瘤的消融治疗，包括多种不同的消融技术；其二是经导管肿瘤供血动脉血管内的治疗，也包括几种不同的技术。

1. 消融治疗方法

消融治疗方法是通过超声或者CT等影像设备引导，对肿瘤病灶进行靶向穿刺定位后，采用物理或者化学的方法直接杀灭肿瘤组织的一类治疗方法。这一类技术方法相同但抗肿瘤原理各异，主要包括射频消融（radiofrequency ablation，RFA）、微波消融（microwave ablation，MWA）、冷冻消融（cryoablation，CRA）、激光消融（laser ablation，LA）、高强度超声聚焦消融（high intensity focused ultrasound ablation，HIFU）、不可逆电穿孔（irreversible electroporation，IRE）以及无水乙醇注射治疗（percutaneous ethanol injection，PEI）。临床上普及率较高的为RFA、MWA以及PEI。这3种方法消融原理接近，手术操作过程也比较接近，但又各有特点。RFA的特点是消融范围可控性好，患者耐受性好，是高龄或者合并严重肝硬化等不具备手术切除条件患者的最佳选择。MWA的特点是消融效率更高，消融时间更短，能降低"热沉效应"。PEI的特点是更安全，适合癌灶贴近肝门、胆囊以及胃肠道的高危部位。近年来研究表明RFA、MWA以及PEI这3种方法对于直径≤2 cm的肝癌效果确切，与外科切除对照远期疗效差异无统计学意义；但直径>2 cm但≤3 cm的肝癌疗效报道无瘤生存率和总生存率稍低于手术切除，但并发症发生率、住院时间低于手术切除。

消融治疗的适应症：根据"2019版共识"，消融治疗主要推荐用于C-GCLM Ⅱ型患者。2017版肝癌治疗指南推荐消融治疗主要适用于CNLC Ⅰa和Ⅰb期患者，即符合以下要求的患者：PS评分0～2，肝功能Child-Pugh A/B级，单发肿瘤，直径<5 cm或者2～3个多发肿瘤，最大直径≤3 cm，所有患者均无明确的影像学血管癌栓和肝外转移。根据"2021版规范"和"2022版指南"，对CNLC Ⅱa期（2～3个肿瘤、最大直径>3 cm）也做了推荐。

消融治疗的技术要求：虽然消融治疗有很多优势，但术前对患者的准确评估、手术进针路径的选择及消融方式的选择都会直接影响到手术的安全性和有效性。消融治疗既要尽可能灭活全部瘤组织，又要尽可能保护正常肝组织，因此消融范围为包含瘤体周围5 mm以内的全部组织。但当病灶位于肝门部、胆囊以及胃肠道等高危组织时，则可选用PEI，采取多点穿刺，使无水乙醇通过不同方向向肿瘤组织弥散。对于肝包膜下的肿瘤，特别是突出肝包膜生长的肿瘤，经皮穿刺风险较大，可采用腹腔镜或者开腹直视下消融的方法。对于2～3个癌灶位于不同肝段，尤其是肝左、右均有的病灶，可以采用手术切除联合消融治疗。

消融治疗的疗效评判：根据"2021版规范"和"2022版指南"，推荐消融术后1个月，复查增强CT、增强MRI或超声造影。评判效果分为：

（1）完全消融：肿瘤完全坏死，动脉期消融区无强化；

（2）不完全消融：消融区可见病灶残留，动脉期提示局部强化。不完全消融患者可再次消融治疗，再次消融后仍有肿瘤残留，提示消融治疗失败。

2. 经导管介入治疗

经导管介入治疗主要为经导管肝动脉化疗栓塞术（TACE），包括传统碘化油TACE（c-TACE）及载药微球TACE（DEB-TACE）、肝动脉栓塞术（TAE）、肝局部灌注术（TAI），另外还有经导管肝动脉置管化疗术（HAIC）。上述不同的方法，每种方式都有自己的优缺点，各种方法之间可以相互配合，序贯治疗，这就需要我们根据患者的具体情况进行优选。

表11-2 不同介入治疗方法对比

介入方法	相关概念
TAE	经导管向靶血管注入栓塞物质，使靶血管闭塞。
c-TACE	以碘化油为基础的靶血管栓塞，同时给予一次性TAI的治疗方式。
DEB-TACE	以可载药微球为载体，加载化疗药物栓塞靶血管，同时缓慢释放化疗药的方式。
TAI	短时间(30 min以内)将药物灌注入靶动脉，然后拔管结束治疗。
HAIC	长时间(48 h以上)导管留置，持续性灌注化疗药物入靶动脉的治疗方式。

（1）TACE适应症

①根据"2019版共识"推荐：以TACE为主的经导管介入治疗主要用于C-GCLM Ⅱ型及Ⅲa型胃癌肝转移。

②根据"2021版规范"以及"2022版指南"的推荐：TACE治疗用于CNLC Ⅰb期、Ⅱa期、Ⅱb期、Ⅲa期和Ⅲb期等广泛临床分期。对于CNLC Ⅰa期患者推荐外科切除或者射频消融，但如果患者因为高龄、全身一般情况差或者患者不愿切除或射频消融治疗，也可以选择TACE术。

③符合指南推荐的临床分期的患者，如合并肝动脉-门静脉瘘的患者，可以通过TACE栓塞肿瘤的同时栓塞瘘口。

④对术前评估高复发风险的患者，给予术前辅助TACE治疗，降低复发率，提高手术治疗的效果。

⑤外科切除术后，给予TAI可以降低术后复发率。

⑥肝肿瘤自发性破裂者，应尽早行TAE，防止再出血的发生。

（2）TACE禁忌症

①肝功能严重障碍（Child-Pugh C级）即CNLC Ⅳ期的患者。

②存在重要脏器心、脑、肾、肺、肝功能衰竭征象者。

③肿瘤过度消耗恶病质者。

④无法纠正的凝血功能障碍者。

（3）TACE手术过程、操作要点及几种不同TACE方法的区别

规范完善的DSA动脉造影：目前主流的TACE造影流程仍然是Seldinger方法穿刺，经右侧股动脉或左侧桡动脉穿刺后置入5F的股动脉鞘或者4F的桡动脉鞘后（本节以股动脉途径为例探讨），通过5F的股动脉鞘置入5F的RH导管或者Yashiro导管选择入肝总动脉、肠系膜上动脉后，根据血管粗细不同，选择合适的造影剂流速、流量以及压力，通过高压注射器行造影术，DSA图像采集应包括从造影进入视野开始的肝动脉期、肝实质期以及造影剂经过排泄形成的静脉期的完整动态图像。待发现肿瘤染色后，逐帧分析图像，确定肿瘤供血血管。如肿瘤供血血管开口显现不清晰，可以考虑通过旋转机位后从斜位再次造影，有助于明确供血动脉的开口及走行。同时还需要对DSA显示的肿瘤染色的部位、大小以及形态与增强CT或MRI图像对比，如基本一致则DSA完成。如DSA显示的肿瘤比影像学资料显示的小，形态与位置部分不一致，则提示患者可能

有其他异位供血，此时需根据肿瘤的位置行相邻重要血管（比如双侧膈动脉、肾动脉以及肾上腺动脉等）的造影。

根据具体操作的不同，TACE相关手术分为TACE（c-TACE、DEB-TACE）、TAE、TAI以及HAIC。这些术式有相同点，也有不同点。TACE是指将各种栓塞剂通过导管以及微导管技术送入肿瘤供血动脉，同时给予化疗药物的局部灌注，以此去除肿瘤血供的同时化疗杀死瘤细胞。c-TACE是指以碘化油化疗药物乳剂为主要栓塞剂的栓塞方法，同时辅助以颗粒栓塞剂，如PVA颗粒、空白微球以及明胶海绵颗粒等。DEB-TACE则是指将适合加载的化疗药物，目前主要用表阿霉素或伊立替康，通过吸附加载到载药微球上，再用已经加载好药物的微球进行栓塞，在栓塞的同时，化疗药物通过缓释在病灶局部发挥作用。TAE则是c-TACE只做栓塞不做灌注。TAI为c-TACE只做灌注不做栓塞。HAIC是近几年比较热门的治疗方式，主要是指将微导管的管头留置于肿瘤瘤巢血管内，通过微量输液泵持续注入化疗药物的方法，国内最主流的HAIC方案为以奥沙利铂为基础的FOLFOX方案（具体方案为奥沙利铂85 mg/m^{2}或130 mg/m^{2}动脉滴注2～3 h，亚叶酸钙400 mg/m^{2}或左亚叶酸钙200 mg/m^{2}动脉滴注1～2 h，5-FU以2400 mg/m^{2}持续动脉灌注46 h，每3周重复一次）。如图11-2所示。

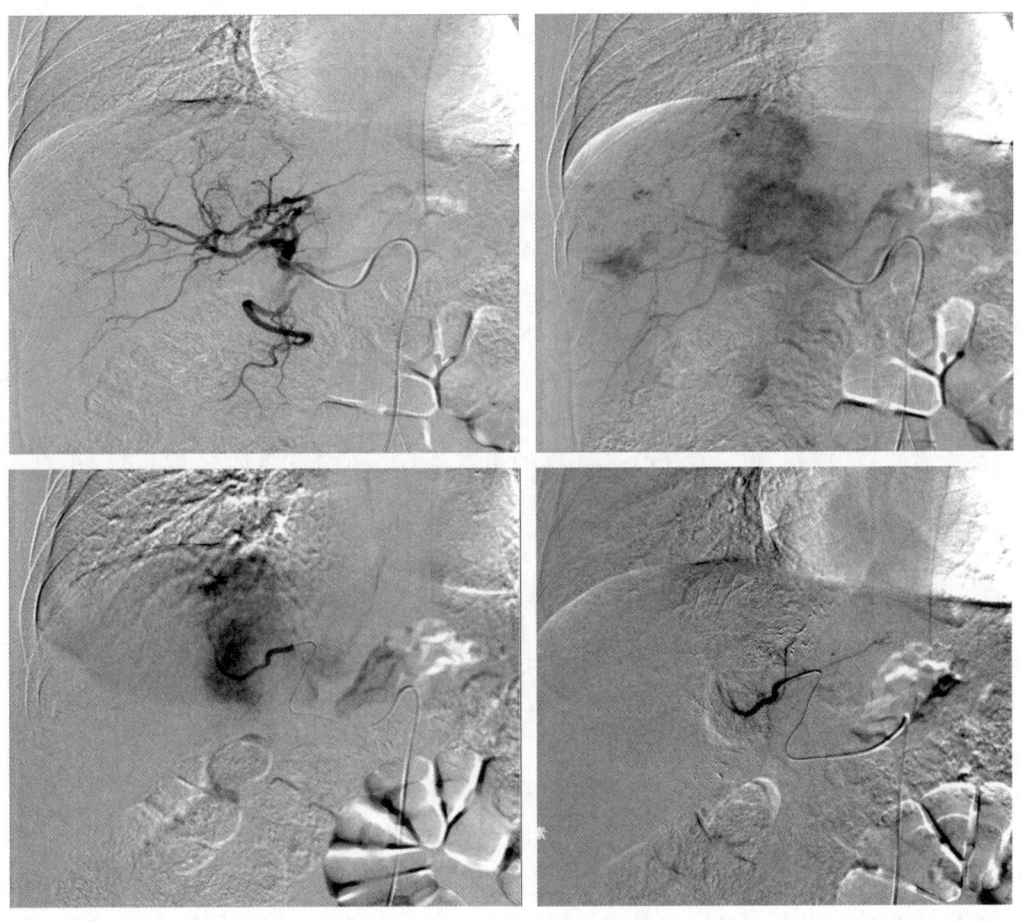

左上：肝动脉造影，动脉期可见肝左叶部分新生毛细血管生成，造影剂淡染色。右上：肝实质期可见肝左叶团块状肿瘤染色，肝右叶多发斑点状造影剂染色影。结合病史诊断胃癌肝内多发转移。左下：微导管超选择至肝左动脉造影，该支血管供应肝左叶肿瘤。右下：肝左动脉栓塞后，肿瘤染色消失。

图11-2　肝动脉造影

（资料来源：兰州大学第二医院）

四、胃癌相关出血的介入治疗

胃癌相关的出血主要是指进展期胃癌患者突发的上腹痛以及动脉源性的胃内出血，主要包括胃癌破裂出血、胃癌转移灶的破裂出血以及胃癌术后出血等。这类出血特点鲜明，患者为进展期胃癌，出血部位往往难以确定，出血量较大，如不及时有效地处理，有可能出现失血性休克，甚至危及生命。临床上面对这类患者处理起来也比较棘手，首先需要确定出血部位。消化内镜被认为是比较直观有效的检查，作为首选。然而，这类患者一般出血量极大，内镜的视野被出血严重干扰，其诊断价值受限。腹部增强CT及腹部CTA检查，有利于评估出血的大致部位，而且可以评估肠道的情况，具有一定的辅助诊断出血原因作用。但对于出血量较少的患者诊断价值极为有限。

近年来随着介入医学的发展，对消化道出血，其他辅助检查未能明确出血部位及原因，腹腔血管的DSA造影逐渐被认可和应用。对于急性出血、动脉源性出血，尤其是短时间大量出血，其阳性率极高。但对于出血量小或间断性出血的间歇期以及非动脉源性出血，则多为阴性结果。因此，对于这类患者，应该各种方法综合应用，争取尽早明确出血部位及原因，为下一步治疗提供证据。

胃癌相关的出血处理起来比较困难，目前内科保守治疗是治疗该病的有效手段，可以改善患者的临床症状，但未能彻底解决出血问题，患者再出血风险较高。外科切除对胃癌并出血处理起来难度大，术后并发症多。介入治疗创伤小，DSA造影可以明确出血部位，发现明确出血，止血效果确切，术后并发症少，住院周期短。

胃癌相关出血的介入治疗主要针对胃左动脉、胃十二指肠动脉等出血（图11-3、图11-4）。目前主要的介入治疗方法有两种：经导管出血动脉栓塞术（TAE）和经导管止血药物灌注术（TAI）。TAE治疗适用于DSA阳性的患者，对于已经明确出血部位的，可以通过导管配合微导管超选择至出血的分支血管内，给予栓塞剂将该支血管完全栓塞，术后造影见该支血管血流中断为栓塞终点。文献报道对于DSA阳性的动脉源性出血栓塞总有效率为92%~100%。对于DSA阴性的出血，有学者报道栓塞胃十二指肠动脉和胃左动脉后，止血效果肯定，综合有效率达94.1%，与DSA阳性患者总有效率一致。对于DSA阴性的患者还有一部分学者通过TAI进行止血，将导管超选择至胃左动脉或胃十二指肠动脉后，经导管持续性灌注血管收缩药物，通过促使局部动脉血管腔收缩，降低出血动脉的血管压力，促进血管破裂口形成血栓，这种方式对广泛的细小出血疗效肯定。有研究者对DSA阴性的出血患者分组对比，分为栓塞组（胃左动脉及胃十二指肠动脉二级分支主干栓塞）和灌注组（经导管止血药物持续灌注），经统计学对比，栓塞组有效率更高，再出血率更低。关于术后并发症，文献报道基本一致，大多患者术后均有低热、腹痛、恶心、呕吐等术后常见并发症，对症处理后可缓解，尚无报道出现肠坏死、胃肠壁穿孔以及麻痹性肠梗阻等严重并发症。这主要是因为消化道血供丰富，侧枝发达，胃内微循环吻合丰富，栓塞局部血管后，不会造成胃肠壁坏死。

综上所述，胃癌相关的出血，DSA有助于明确出血部位和原因，可以作为内镜、腹部增强CT及CTA之后的补充检查方式。对于DSA阳性的患者，毫无争议地选择对目标血管的精准栓塞止血。对于DSA阴性的患者，可以动脉内给予肝素或者纤溶剂提高诊断阳性率。对于经过诱导仍为DSA阴性的患者，则推荐胃左动脉及胃十二指肠动脉分支栓塞。对于不适合行栓塞术的患者可行TAI，报道称经导管持续灌注垂体后叶激素效果肯定。介入治疗后止血效果肯定，再出血率低，值得推广。

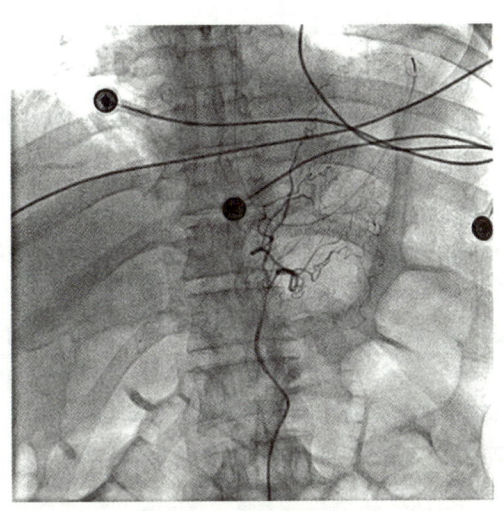

胃左动脉造影，见胃左动脉血管分支丰富，走行迂曲，但未见明确造影剂外溢。

图11-3 上消化道出血

（资料来源：兰州大学第二医院）

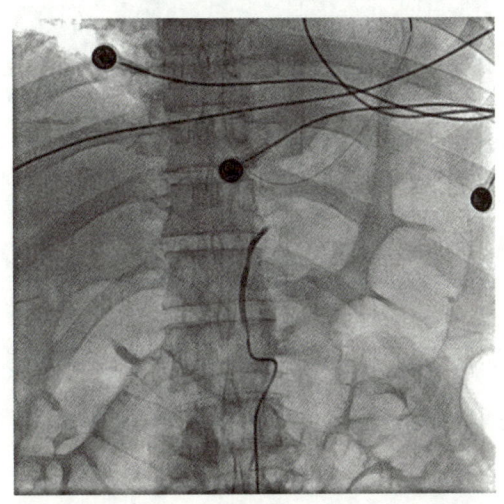

图11-4 胃左动脉栓塞后胃左动脉血流中断

（资料来源：兰州大学第二医院）

五、胃癌晚期伴梗阻的介入治疗

胃癌晚期患者往往伴有消化道梗阻。胃癌患者初期多消化不良，晚期多进食困难。长期的消耗身体状况可能无法支撑手术治疗，需要营养支持，但患者梗阻以下的肠管形态功能是正常的，因此早期给予肠内营养（EN）支持治疗不但可以改善患者的营养状况，还可以保护肠道黏膜屏障。患者营养改善后可争取手术治疗，同时还可以预防术后肠源性感染的发生。还有部分患者手术切除后，胃肠吻合或者肠肠吻合口因瘢痕形成而狭窄，也可引起消化道梗阻，同样需要解除梗阻，恢复肠道功能，改善营养状态。目前最主要的方法有：鼻空肠营养管置入术、经皮胃造瘘术、胃十二指肠支架植入术和吻合口支架置入术。

（一）鼻空肠营养管置入术（图11-5、图11-6）

鼻空肠营养管置入术因其花费少，几乎无创，可以反复操作，置入成功率高且并发症少，在基层普及率也较高，因此成为EN的首选治疗方法。鼻空肠营养管的置入最早是手术中置入，但因其创伤大，且要求患者身体条件能耐受手术，现已少用。目前最主要的置入方法有两种：（1）消化内镜直视下营养管置入，该法视野好，插管成功率高，但其不适用于消化道术后吻合并吻合口瘘或者上消化道严重梗阻内镜无法通过者。（2）X射线引导下鼻空肠营养管置入术，该法几乎是无创的，但因梗阻存在，且完全在体外操作，对于梗阻的患者，插管难度较大，手术时间长，射线辐射问题也无法回避。近年来，为了提高鼻空肠营养管置入的成功率，人们做出了很多尝试。有学者报道，通过单弯导管或者SIM 1导管配合加硬导丝选择至目标位置后，再进行营养管的交换可以有效地提高营养管置入的成功率以及营养管置入的深度。

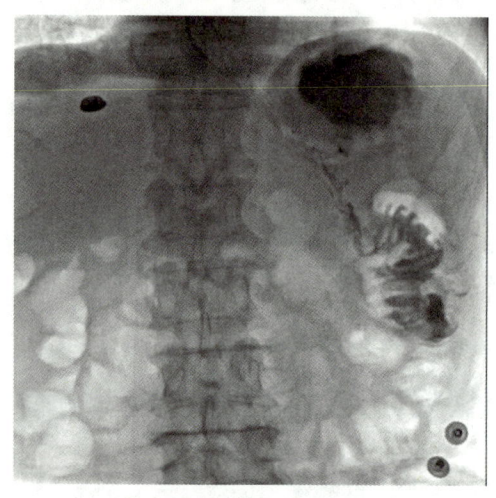

见胃肠吻合口狭窄，吻合口以下部分肠道显影良好

图11-5　胃癌术后经残胃置管造影

（资料来源：兰州大学第二医院）

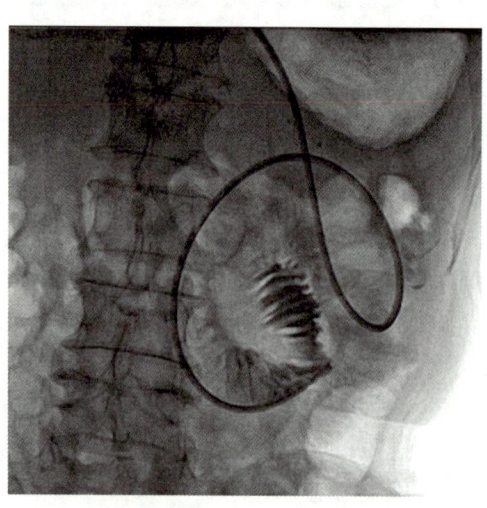

图11-6　置入鼻空肠营养管术后，通过营养管造影，造影剂流出通畅

（资料来源：兰州大学第二医院）

(二)胃造瘘术

经皮胃造瘘术是指在X射线透视下在左上腹选择合适的位置进行穿刺,并引入胃造瘘管的一种姑息性手术方式。该手术主要用于食管贲门口阻塞或者胃窦幽门口阻塞的晚期胃癌需要改变进食途径的患者。该手术操作简单,对患者一般情况要求低,甚至休克或者神经功能障碍者亦可行。目前主要使用的是改良胃造瘘术,其具体方法大致如下:通过指压法选择左上腹穿刺点后,将带有锚钩的穿刺针(COOK公司的为17G,波士顿科技的为18G)以"快、准、稳"的原则迅速刺入胃腔内,确认位置后,向腹壁轻拉锚钩固定胃壁,其后则逐渐扩张穿刺通道,并置入胃造瘘管,在X射线透视下将造瘘管头放置在合适的位置。据报道该手术成功率达100%,既往有报道胃肠穿孔、腹腔出血、腹膜炎以及胃造瘘术后吸入性肺炎等并发症,随着技术的不断成熟,近5年已鲜有报道。胃造瘘术可以有效给予患者肠内营养,迅速改善患者营养状态的同时改善和保护胃黏膜屏障,有利于患者争取手术机会,减小术后并发症的发生率。

(三)胃十二指肠支架置入术

晚期胃幽门的肿瘤常常导致患者胃出口梗阻,长期营养不良导致患者一般情况差,同时若伴有肿瘤广泛转移等不适合手术的因素,解除梗阻、恢复肠道功能则是其最重要的诊疗措施。除了鼻空肠营养管外,胃十二指肠支架置入作为一种姑息性治疗手段,不但可以改善患者的营养状况,而且梗阻部位支架成型,患者可以正常饮食,不用带鼻饲管生存,大大提高了患者的生存质量。

目前临床常用的胃十二指肠支架置入术方式为经口入路X射线下或内镜联合透视下置入:患者取右侧卧位,透视下5F或者6F导管配合"黑泥鳅"导丝,穿过狭窄段至十二指肠远端,随后交换为超硬导丝,并带入自膨式支架,定位准确后逐步释放支架。

胃十二指肠支架置入有一些比较重要的注意事项:

1.术前24~48 h的胃肠减压,使胃腔彻底排空后呈管状,有利于导管通过及支架植入的顺利进行;

2.术前以及术后24 h行上消化道造影,术前造影是为了评估梗阻部位、梗阻程度以及梗阻阶段的长度;术后24 h造影是为了评估支架的位置、形态、通畅情况,为下一步进食做好准备;

3.患者术后24 h开始进流食,逐步过渡到正常饮食,同时要告知患者不能进食高纤维食物,防止堵塞支架。

第四节 并发症的防治与健康管理

一、胃癌介入治疗的术后并发症

进展期胃癌介入治疗最常见的并发症有术后发热、恶心、呕吐、上腹部疼痛,还有少部分患者出现造血抑制情况,如血小板、白细胞数量减少等。胃癌患者栓塞过量发生的消化道黏膜糜烂,甚至消化道穿孔则是最严重的术后并发症。近年来随着大家对胃癌介入的进一步认识,严格控制栓塞范围,同时减少化疗药物的用量,术后并发症明显减少,发生胃穿孔等严重并发症已经鲜有报道。

二、胃癌肝转移 TACE 治疗后的并发症

目前 TACE 治疗已经进入了精准栓塞时代，非常严重的并发症已经很少见。其主要的并发症主要有以低热、局部疼痛、恶心呕吐为主要表现的栓塞后综合征，一般经过对症支持治疗，48～72 h 内基本都能缓解。除此之外，穿刺部位出血以及血管的损伤偶有发生。急性肝、肾衰竭以及异位栓塞鲜有发生。胃癌肝转移的介入治疗，方法与 HCC 的 TACE 治疗一样，但还有一些细节会有所不同。其一，对于未行手术切除原发灶的患者，如果一般情况可以耐受，一次介入治疗可以同时栓塞胃的原发灶以及肝转移瘤。其二，c-TACE 争取做到精准栓塞，微导管一定要超选择进入瘤巢血管，做到正常肝组织内"零碘油"。对于血管迂曲严重无法超选择到位者可以选择对正常血管保护性栓塞后再行 TACE 治疗。其三，DEB-TACE 选择合适的微球粒径，缓慢推注尽量做到让微球顺着血流的惯性逐渐进入瘤体内，以实现充分栓塞。同时对于胃癌肝转移，大部分为乏血供肿瘤，文献报道 DEB-TACE 更有优势。

三、胃十二指肠支架植入术的常见并发症

（一）术后腹痛

支架植入术后腹痛大多患者可以忍受，部分患者给予止痛对症治疗后 2～3 天内症状缓解。

（二）消化道穿孔

主要是支架选择不当，支架头端刺破肠管壁，原则上应该急诊手术治疗。

（三）支架移位

支架移位是所有消化道支架手术最常见的并发症，可以向近端移位，也可以向远端移位；通常需要再次置入支架。

（四）支架阻塞

支架阻塞通常为晚期并发症，大多见于肿瘤向支架生长，最终导致管腔狭窄，或者较大的食物团块引起的阻塞。大多可通过支架内再次置入支架解决问题。

（五）出血

支架植入术后出血发生率不高，大多保守治疗有效。

四、健康管理

（一）术前准备

胃占位性疾病介入治疗虽属于微创，但毕竟也是有创治疗，必然存在一定的风险。因此术前我们需要从各个方面做充分的准备，最大限度保证手术的可行性、必要性以及合理性。

1. 对疾病本身的评估

术前充分评估：对于胃原发肿瘤术前除了常规检查外，必须完善胃镜检查，内镜下取或组织获得组织病理学的准确诊断。同时完善胸腹部增强 CT 或者 MRI 以及全身骨扫描，结合相关肿瘤标志物，评估肝、肺以及全身转移情况。如患者已经发生肝转移，则应尽可能完善肝组织活检，术前务必获得明确诊断。

2. 对患者的术前准备

完善相关检查，评估患者心、肝、肺等重要脏器功能，评估患者对手术的耐受情况。同时介入治疗为周期性姑息治疗，必须完成对患者的宣教工作，提高患者规律治疗的依从性。使患者术前能够了解手术风险以及术后不良反应情况，完成手术知情同意书的签署。手术当日空腹，介入术前30 min左右给予止痛药，缓解患者术中疼痛，提高术中耐受性以及术后舒适性。

3. 手术医师准备

手术医师术前必须熟悉患者的临床资料，做好手术方案设计。结合CTA了解患者手术相关血管走行及其分支情况。并根据需要准备相应的手术导管以及栓塞材料。另外，根据患者的年龄、身体一般情况合理安排手术顺序。

（二）术中注意事项

1. 动脉主干造影

胃占位性病变的介入治疗造影主要是胃左动脉造影以及肝总动脉造影。这个环节是整个手术的第一步，选择合适的导管更有助于顺利完成造影，同时导丝尽量不要进入血管内，防止刺激血管内膜引起血管痉挛。造影后要将造影显示的肿瘤染色位置、大小与CT或MRI显示的肿瘤比较，如果完全吻合，则可以进一步治疗。如果DSA显示的肿瘤比影像学资料显示的体积小，则证明还有其他相邻血管供血，这时应对相邻的膈动脉、肠系膜上动脉进行造影，寻找变异供血。

2. 微导管超选择造影

根据目标血管的分支走行情况选择适合的微导管，将其超选择至肿瘤供血血管内再次造影，评估微导管管头的位置。

3. 栓塞治疗

微导管到位后根据肿瘤的体积大小、供血血管的直径以及血供的丰富程度选择粒径适合的栓塞剂，直达栓塞终点。

（三）术后健康管理

1. 术后给予充分的水化，减轻化疗栓塞的副作用。同时最重要的就是对症，呕吐者给予昂丹司琼和地塞米松。疼痛者给予口服止痛药，如无法控制，则可给予硫酸吗啡或者氢吗啡酮镇痛，一般不需要镇痛泵。

2. 术后3~4周复查影像学与肿瘤标志物评估疗效，并制定后续治疗方案。

（汪五全、刘心）

参考文献

[1] HARTKE J, JOHNSON M, GHABRIL M. The diagnosis and treatment of hepatocellular carcinoma[J]. Seminars in Diagnostic Pathology, 2017, 34(2): 153-159.

[2] PUTZER D, SCHULLIAN P, JASCHKE W, et al. NEN: Advancement in Diagnosis and Minimally Invasive Therapy[J]. RoFo - Fortschritte Auf Dem Gebiet Der Rontgenstrahlen Und Der Bildgebenden Verfahren, 2020, 192(5): 422-430.

[3] ORGERA G, KROKIDIS M, CAPPUCCI M, et al. Current status of Interventional Radiology in the management of Gastro-Entero-Pancreatic Neuroendocrine Tumours (GEP-NETs)[J]. Cardiovascular and Interventional Radiology, 2015, 38(1): 13-24.

[4] BAERE T, DESCHAMPS F, TSELIKAS L, et al. GEP-NETS update: Interventional radiology:

role in the treatment of liver metastases from GEP-NETs[J]. European Journal of Endocrinology, 2015, 172(4): R151-66.

[5] YASUMOTO T, YAKUSHIJI H, OHIRA R, et al. Liver Metastasis in a Gastric Cancer Patient—A Case of Successful Radiofrequency Ablation Combined with Degradable Starch Microspheres Transcatheter Arterial Chemoembolization[J]. Gan to Kagaku Ryoho, 2015, 42(12): 1611-1613.

[6] LOFFROY R, RONOT M, GREGET M, et al. Short-term Safety and Quality of Life Outcomes Following Radioembolization in Primary and Secondary Liver Tumours: a Multi-centre Analysis of 200 Patients in France[J]. Cardiovascular and Interventional Radiology, 2021, 44(1): 36-49.

[7] ISHIMARU H, MORIKAWA M, SAKUGAWA T, et al. Cerebral lipiodol embolism related to a vascular lake during chemoembolization in hepatocellular carcinoma: A case report and review of the literature[J]. World Journal of Gastroenterology, 2018, 24(37): 4291-4296.

[8] SCHNEEWEI S, HORGER M, KETELSEN D, et al. Complications after TACE in HCC[J]. RoFo-Fortschritte Auf Dem Gebiet Der Rontgenstrahlen Und Der Bildgebenden Verfahren, 2015, 36(2): 79-82.

[9] 李佶阳, 张珂诚, 高云鹤, 等. 胃癌肝转移诊断与综合治疗中国专家共识(2019版)[J]. 中国实用外科杂志, 2019, 39(5): 405-411.

[10] ZHOU M, WANG H, ZENG X, et al. Mortality, morbidity, and risk factors in China and its provinces, 1990-2017: a systematic analysis for the Global Burden of Disease Study 2017[J]. Lancet, 2019, 394(10204): 1145-1158.

[11] MA X, HAN Y, BENNETT D. Selective Synthesis of 1-Dialkylamino-2-alkylbicyclo- 1.1.1 pentanes[J]. Organic Letters, 2020, 22(22): 9133-9138.

[12] 中华人民共和国国家卫生健康委员会医政司. 原发性肝癌诊疗指南(2022年版)[J]. 中华肝脏病杂志, 2022, 30(4): 367-388.

[13] BRAY F, FERLAY J, SOERJOMATARAM I, et al. Global cancer statistics 2018: GLOBOCAN estimates of incidence and mortality worldwide for 36 cancers in 185 countries[J]. CA-A Cancer Journal for Clinicians, 2018, 68(6): 394-424.

[14] CHEN M, CAO J, HU J, et al. Clinical-Radiomic Analysis for Pretreatment Prediction of Objective Response to First Transarterial Chemoembolization in Hepatocellular Carcinoma[J]. Liver Cancer, 2021, 10(1): 38-51.

[15] AFFONSO B, GALASTRI F, DA M, et al. Long-term outcomes of hepatocellular carcinoma that underwent chemoembolization for bridging or downstaging[J]. World Journal of Gastroenterology, 2019, 25(37): 5687-5701.

[16] FIDELMAN N, JOHANSON C, KOHI M, et al. Prospective Phase II trial of drug-eluting bead chemoembolization for liver transplant candidates with hepatocellular carcinoma and marginal hepatic reserve[J]. Journal of Hepatocellular Carcinoma, 2019, 6: 93-103.

[17] YONGJUN L, XIN L, QIU S, Imaging findings and clinical features of intracal lymphoplasmacyte-rich meningioma[J]. Journal of Craniofacial Surgery, 2015, 26(2): e132-137.

[18] FENG R, ZONG Y. Current cancer situation in China: good or bad news from the 2018 Global Cancer Statistics[J]. Cancer Commun (Lond), 2019, 39(1): 22-38.

[19] TSURUMARU D, NISHIMUTA Y, MURAKI T, et al. Gastric cancer with synchronous and metachronous hepatic metastasis predicted by enhancement pattern on multiphasic contrast-enhanced CT [J]. European Journal of Radiology, 2018, 108: 165-171.

[20] IMAI M, ISHIKAWA T, OKOSHI M, et al. Hemorrhagic Gastric Metastasis from Hepatocellular Carcinoma Successfully Treated Using Coil Embolization of the Left Gastric Artery [J]. Internal Medicine, 2019, 58(15): 2179-2183.

第十二章
胃平滑肌瘤的诊疗及健康管理

第一节 病因及发病机制

胃平滑肌瘤（gastric leiomyoma，GLM）是一种较为少见的良性黏膜下肿瘤，由平滑肌细胞组成，起源于胃固有肌层或黏膜肌层，占所有切除的胃肿瘤的2.5%。它可能位于胃的任何位置，但确切的发病率尚不清楚。这种黏膜下实体肿瘤可出现于任何年龄，最常见于40~60岁的患者，发病高峰在50岁，并且没有性别差异。胃肠道平滑肌瘤主要发生在食道、结肠和直肠。它是食道最常见的间充质肿瘤，但在胃中较为少见。

胃平滑肌瘤多起源于固有肌层，少数起源于黏膜肌层，好发于贲门，小弯侧较大弯侧多见。根据主要生长方向，胃平滑肌瘤可位于胃内、壁内或胃外，60%位于黏膜下和胃内，30%位于浆膜下和胃外，其余10%呈"哑铃"形在胃内和胃外生长。

近年来，有研究表明，胃肠道平滑肌瘤的发病与FN1和ALK基因融合有关。FN1基因编码纤连蛋白（一种糖蛋白），在血浆中以可溶性二聚体形式存在，在细胞表面和细胞外基质中以二聚体或多聚体形式存在。ALK基因编码一种受体酪氨酸激酶，在间变性、大细胞淋巴瘤、弥漫性大b细胞淋巴瘤、炎性肌纤维母细胞瘤、良性纤维组织细胞瘤、神经母细胞瘤、非小细胞肺癌中容易发生重排。FN1-ALK基因的融合点为FN1的外显子41（序列号为NM_212482.1的nt 7119）与ALK的外显子16（序列号为nt 3585，NM_004304.4）融合。

另外，还有研究表明胃平滑肌瘤与ICC（interstitial cells of Cajal，卡哈尔间质细胞）相关。ICC是一种胃肠道平滑肌中胚层来源的间质细胞，这种细胞可以产生并且传递电信号，介导神经肌肉控制。对胃平滑肌瘤进行DOG1免疫过氧化物酶染色，显示大量具有树突状突起特征的ICC，说明胃平滑肌瘤的发生与ICC有密切关系。

第二节 临床表现

胃平滑肌瘤的临床表现取决于其大小和位置。大多数胃平滑肌瘤生长缓慢，直径通常在1.3 cm到4.7 cm之间。大多数病变直径<2 cm患者可无任何临床症状和体征（26例胃平滑肌瘤临床特点

分析），多在常规内镜检查、尸检或因其他原因进行腹部手术探查时偶然发现。内镜下，平滑肌瘤表现为光滑、界限清楚的肿瘤，其上覆有拉伸的黏膜皱襞，也称为辛德勒征（Schindler's sign）。然而，当出现症状时，胃平滑肌瘤可表现为上消化道出血、非典型上腹痛、非特异性消化不良、梗阻、腹胀、腹部包块等，其中出血为最常见的症状。

一、消化道出血

胃平滑肌瘤出血的常见原因为肿瘤的中心坏死，当肿瘤生长到>2 cm时，更容易出现中央溃疡。胃平滑肌瘤肿块压迫引起血运障碍导致溃疡，进而导致胃黏膜缺血、坏死。与胃平滑肌瘤出血相关的诱发因素包括用抗凝药、非甾体抗炎药和皮质类固醇治疗。

二、幽门梗阻

胃平滑肌瘤由于好发部位在狭窄的贲门以及其管腔内的生长模式，可能会导致早期梗阻。胃平滑肌瘤引起的胃出口梗阻可能是大的胃窦肿瘤侵犯幽门或小的带蒂肿瘤间歇性地通过幽门脱垂引起的。

三、癌变

胃平滑肌瘤有潜在恶变的可能，有可能转变为胃平滑肌肉瘤，但是发生概率很低。胃平滑肌肉瘤有一个新月状的硬白色区域，周围呈轮状外观，类似于子宫平滑肌瘤，而另一部分为棕褐色的实性肿块，无轮状图案。肿瘤似乎起源于固有肌层，并在胃全层扩张生长。

第三节 诊断与鉴别诊断

胃黏膜下肿瘤相对常见。然而，使用目前的诊断技术，将这些肿瘤与胃外压迫区分开来有时可能很困难。关于胃肠道平滑肌瘤的诊断，有临床资料表明，大多数病例（92.5%）是偶尔通过内镜检查发现的，这些患者没有相关的症状和体征，血液检查也没有阳性变化。早期诊断胃平滑肌瘤，钡餐检查和内镜检查是最有价值的。但通常内镜活检的深度不足，不能确认肿瘤的恶性或良性的性质，而鉴别肿瘤潜在恶性倾向很重要，所以诊断价值有限。

此外，内镜超声、CT等影像学检查对胃平滑肌瘤的诊断也有一定的价值。内镜超声对胃肠道平滑肌瘤的诊断特异性优于B型超声、胃肠道X射线摄影和计算机断层扫描等其他影像学技术。内镜超声对平滑肌瘤的诊断准确率为94.7%。

与传统超声相比，内镜超声的最大优势在于它可以对消化道进行向内扫描，从而避免了管腔气体干扰的问题。因此，内镜超声图片比传统方法获得的图片分辨率更好。超声内镜对于评估肿块的密度和确定其与相邻结构的关系特别有用。超声内镜可以很好地显示来源于固有肌层的肿瘤，可以更轻松地区分黏膜下肿瘤和外部压迫。但它不能将胃平滑肌瘤、胃肠间质瘤、胃神经鞘瘤等进行准确区分。内镜超声的其他优势是检测肿瘤生长的方向，使用内镜超声可以确定肿瘤本质上是实性的还是囊性的，可用于识别肿瘤的起源层、测量其大小、提供肿瘤回声纹理的详细信息，这可能具有治疗意义。

内镜超声引导下细针穿刺抽吸术是一种可行的方法。超声内镜引导下的细针穿刺可取得黏膜下病变的组织，从而能明确病变性质，因而超声内镜已成为诊断消化道黏膜下病变的首选诊断方法。然而，当肿瘤较小或肿瘤位置难以接近时，诊断率可能会受到限制。

胃平滑肌瘤的CT典型表现为均匀、低衰减、轻度增强的小肿块。CT平扫可见一个分叶状的腔内肿块，增强CT扫描可见该肿块在动脉期和门静脉期时显示均匀增强肿块，无病灶内坏死。

固有肌层肿瘤的明确诊断只能基于组织标本的免疫化学染色结果。所以免疫组化染色是判断胃平滑肌瘤的金标准。组织学上，胃平滑肌瘤类似于正常的平滑肌细胞。它们表现为低细胞梭形细胞和嗜酸性细胞质，呈垂直方向的束状排列。肿瘤细胞结蛋白和SMA阳性，CD34和CD117阴性（c-kit）。

胃平滑肌瘤的鉴别诊断包括胃神经鞘瘤、胃血管球瘤、胃脂肪瘤、胃息肉、胃消化性溃疡、胃肠间质瘤、胃平滑肌肉瘤、胃癌、胃淋巴瘤、胃类癌和胃肿瘤样病变，其中胃神经鞘瘤、胃血管球瘤、胃脂肪瘤、胃溃疡和胃息肉为良性病变，胃肠间质瘤、平滑肌肉瘤、胃癌、胃淋巴瘤和胃类癌为恶性肿瘤。胃平滑肌瘤与其他肿瘤的明确区分只能通过组织病理学和免疫组织化学来完成。

神经鞘瘤的发病部位中最常见的部位是胃，其次是结肠和直肠。胃神经鞘瘤是黏膜下病变，良性胃神经鞘瘤占胃肠间叶肿瘤的2%～7%。胃神经鞘瘤被认为起源于胃肠道固有肌层内的肌间神经丛。胃神经鞘瘤患者以女性为主，中位年龄为60岁。

胃神经鞘瘤初期症状不明显，无特异性，随着肿瘤逐渐生长可以出现上腹部胀痛、消化系出血、呕血、黑便等症状，与消化性溃疡难以区别，肿瘤较大时可在上腹部触及肿块，可表现为阻塞症状。胃镜检查中胃神经鞘瘤多为半球形或圆形，少数为分叶状或不规则形，肿瘤多呈外生性生长、质地韧、边界较清、包膜完整、活动度好，与周围组织无粘连，表面黏膜可形成桥形皱襞。胃神经鞘瘤的一个显著特征是在CT表现上增强前和增强后图像的均匀衰减。由于其密集的梭形细胞组成，肿瘤在未增强的CT图像上表现为低衰减。增强CT在动脉期可能没有或仅有轻微增强，但在平衡期时增强延迟。

尽管囊性变性是在身体其他部位发现的神经鞘瘤的共同特征，但这种特征在胃神经鞘瘤中并不常见，钙化、出血和坏死也很少见。在组织学分析中，胃神经鞘瘤表现为边界清楚但没有包膜的肿瘤，由呈微小梁-微束状的局灶性非典型梭形细胞组成，有神经鞘分化、外周淋巴套囊和生发中心。在免疫组化分析中，肿瘤细胞对S-100蛋白染色强烈且弥漫。

胃脂肪瘤是良性黏膜下肿瘤，由覆盖有纤维囊的脂肪组织组成。它们是孤立的、缓慢生长的肿瘤，可以发生在胃肠道的任何地方。大约90%～95%的脂肪瘤位于黏膜下层，其余5%～10%位于浆膜下。它们在胃中很少见，胃脂肪瘤一般为单发，大多数位于胃窦，呈腔内生长模式。因为脂肪瘤很软，它们可能会通过幽门脱垂到十二指肠而不会阻塞胃出口。如果肿瘤足够大，可能会导致肠套叠。CT是诊断脂肪瘤的首选成像方式。CT具有很高的密度分辨率，能准确识别病变内的脂肪成分，明确的诊断基于具有均匀脂肪密度（-70至-120 HU）的界限清楚的肿块，显微镜下可见肿瘤由成熟的脂肪细胞组成。

增生性息肉与胃炎、高胃泌素血症和胃萎缩有关，或可能因刺激再生和增殖的损伤而发展。还发现增生性息肉与幽门螺杆菌有关，在根除幽门螺杆菌后，反复发现增生性息肉消退，证明了幽门螺杆菌的因果作用。胃平滑肌瘤与胃息肉在CT上，前者常较大，以宽基底与胃壁相连；后者较小，常以窄基底与胃壁相连。增生性息肉最常见于胃窦，并且通常是多个，它们通常是光滑、圆顶形的，直径在0.5～1.5 cm。大的增生性息肉经常变成分叶状和有蒂，并且表面上皮通常被侵蚀，这可能导致慢性失血和缺铁性贫血。极少数情况下，较大的增生性息肉患者会出现胃出口梗阻，因为息肉可能会阻塞或通过幽门脱垂。增生性息肉的典型特征包括位于富含血管的水肿基质中的细长、严重扭曲、分支和扩张的增生性小凹，以及随机分布的小平滑肌束，伴有不同程度的慢性和活动性炎症。所有大于1 cm的增生性息肉应完全切除。如果发现不典型增生或黏膜内癌，但茎未受累，则可认为病变已完全切除并最有可能治愈。

腺瘤性息肉是胃腺癌的前兆，经常出现在萎缩性胃炎的背景下。幽门螺杆菌可能在腺瘤进展为肠型腺癌中发挥作用，因为根除幽门螺杆菌与随访期间胃癌风险降低有关。在临床实践指南中，建议根除幽门螺杆菌，并对腺瘤切除后进行内镜随访。

胃底腺息肉在组织学上由一个或多个扩张的泌酸腺组成，内衬扁平的壁细胞和黏液细胞。虽然胃底腺息肉通常被认为是良性病变，但在基底部不仅在增殖区域，而且在上皮中也观察到增殖细胞。此外，家族性腺瘤性息肉病患者的胃底腺息肉可能会发展为胃癌，甚至在散发性胃底腺息肉中也有报道称高度不典型增生。大多数散发性胃底腺息肉具有β-连环蛋白突变，但很少包含发育异常，家族性腺瘤性息肉病患者的胃底腺息肉包含APC突变，发育不良的胃底腺息肉通常包含第二次APC突变，但没有β-连环蛋白突变，这被认为是引起发育不良和腺癌发展的风险。因此，一般来说，当第一次遇到一个或多个有代表性的息肉时，应该进行活检以明确诊断。大息肉（直径1 cm以上）应完全切除以确认诊断。

胃间质瘤与胃平滑肌瘤在之前多被混为一种疾病，直到现代免疫组织化学染色技术的发展才被分别开来。胃平滑肌瘤的准确诊断及其与胃间质瘤的区别具有重要的治疗意义。胃间质瘤大约60%～70%发生在胃中，30%发生在小肠中。它们来自胃肠壁固有肌层的Cajal肠细胞。因为它们是间充质肿瘤，它们可能表现出腔外生长、腔内生长或混合生长。近50%的胃间质瘤患者出现转移，其中肝脏和腹膜是最易受累的器官。小于3 cm的胃间质瘤在外观上可能是腔内和息肉样。

胃平滑肌瘤和胃间质瘤往往具有相似的临床表现和影像学表现，因此很容易被误诊。胃平滑肌瘤为良性肿瘤，而胃间质瘤中20%～50%是恶性的，具有高复发和转移的风险，导致预后不良。胃平滑肌瘤患者的平均年龄（48.5岁）和胃间质瘤患者的平均年龄（62.2岁）存在显著差异。胃平滑肌瘤在贲门更常见，生长模式主要是胃内。相比之下，胃间质瘤更常见于壁内，胃内生长和胃外生长没有明显差异。两者在临床表现上也很相似，胃间质瘤患者出现急性症状时，最常见的临床表现是上消化道出血和胃部不适或溃疡样症状。

胃间质瘤的CT平扫显示胃体有分叶状腔外肿块，且不均匀衰减，有病灶内部的坏死物（图12-1）。增强CT扫描显示不均匀增强的肿块和病灶内坏死。

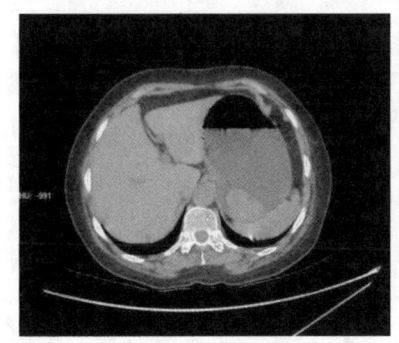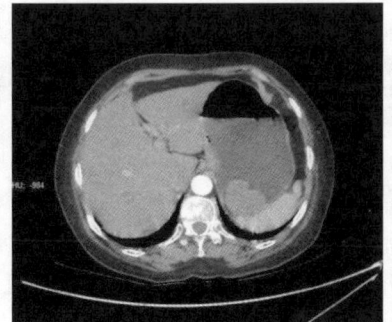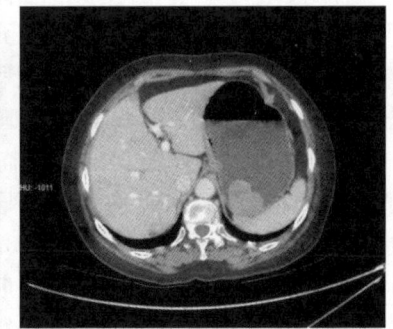

图12-1　胃间质瘤CT图片

（资料来源：兰州大学第二医院）

较大的胃间质瘤容易导致坏死、出血或囊性变。有学者利用增强CT建造了一个放射评分系统来诊断并区分胃平滑肌瘤和胃间质瘤，该系统包含5个要素：

（1）食管胃接合部是否受累（受累为5分）。

（2）病灶有无坏死（有为2分）。

(3) 病灶有无溃疡（有为4分）。

(4) 病灶增强模式（0分，强增强；1分，中度增强；2分，轻度增强）。

(5) 长径与短径的比值（<1.3为1分；≥1.3且≤1.54为2分；>1.54且≤1.78为3分；>1.78为4分）。

当在肿瘤内观察到CT衰减值为0～20亨斯菲尔德单位（HU）的非增强或低衰减病灶时，认为病灶内存在坏死。如果病变的腔内表面存在局灶性组织缺损，则认为存在表面溃疡。病灶最强增强部分和最弱增强部分之间的差异小于10 HU，则为均匀强化，如果等于或大于10 HU，则为不均匀强化。增强程度通过门静脉期或平衡期增强后CT衰减值减去增强前CT衰减值之差来量化判断。如果差异<20 HU，则认为肿瘤呈现轻度强化模式；20～40 HU被认为是中等增强模式；>40 HU被认为是强增强模式。对于每位患者，将对应于所有独立预测因子的个体得分相加，得出一个从1到17分的总分，称为得分模型。中位得分值为9，极端值为3和17。为方便在放射诊断工作中应用评分系统，进一步将评分分为4组：≥1分且≤7分、>7分且≤10分、>10分且≤13分和>13分且≤17分。胃平滑肌瘤的诊断概率在4组之间显示出随着分数的增加而增加的趋势（分别为0%、45%、83%和100%）。

免疫组织学上，胃平滑肌瘤对结蛋白和平滑肌肌动蛋白呈强烈且弥漫性阳性，对于CD34和CD117（c-kit）是阴性的。大多数胃肠间质瘤（90%）的特点是表达CD117（c-kit），它是Cajal肠细胞中的一种酪氨酸激酶受体。

基因方面两者也各有不同，在胃平滑肌瘤中发现的甲基化基因在细胞中发挥不同的作用：MLH1、MSH3、MGMT和MSH6参与DNA修复，而APC基因参与细胞增殖。胃肠间质瘤和胃平滑肌瘤之间存在差异甲基化基因。在之前的一项研究中发现胃肠间质瘤中最常甲基化的基因（频率降低）是MGMT、p16、RASSF1A、E-cadherin、MLH1。在更早的一项研究中发现除了MLH1和MGMT，GIST中的MINT2、p73、p16、E-cadherin、MINT1、p15和MINT3中呈现甲基化。更进一步，RASSF1A的甲基化随着恶性程度逐渐增加，并且p16在恶性倾向和恶性胃肠间质瘤中被特异性甲基化。但在胃平滑肌瘤中，RASSF1、p16或p73均未甲基化。

胃平滑肌肉瘤是一种起源于胃的恶性肿瘤，极为罕见，占胃肿瘤的比例不到1%。胃平滑肌肉瘤的病因尚不清楚。由于原发性胃平滑肌肉瘤非常罕见，关于其临床特征的信息很少。胃平滑肌肉瘤外观多呈球形，通常病变直径>5 cm，按其生长方式分为腔内型、腔外型、混合型和壁间型四类，其中以腔内型和腔外型多见。瘤体黏膜常有溃疡形成，典型者为圆形、打洞样或脐孔样。患者可能长期无症状。胃平滑肌肉瘤患者的症状包括虚弱、上腹部疼痛、体重减轻、恶心和呕吐，以及上消化道出血。临床症状取决于肿瘤的位置和大小以及溃疡的存在。对于非常大的肿瘤患者，主要的临床症状可能是存在一个来源不明的巨大腹部肿块。内镜超声检查非常敏感，诊断胃平滑肌肉瘤的成功率高达97%。CT扫描、远处转移的观察和对比增强见前后不规则形状、不均匀的局部肿块，肿块及溃疡较大，坏死、囊变显著，邻近胃壁受侵僵硬，黏膜破坏，可能提示平滑肌肉瘤（图12-2）。但胃平滑肌肉瘤的诊断主要依靠病理检查。胃平滑肌瘤很容易与胃平滑肌肉瘤区分开来，前者没有异型性或有丝分裂活动，而后者显示出明显的核异型性和有丝分裂活动增加。

胃癌是起源于胃黏膜上皮的恶性肿瘤。胃癌的发病与环境、饮食习惯、吸烟、饮酒、幽门螺杆菌、EB病毒、遗传、林奇综合征、腺瘤性息肉病等因素有关。胃癌是东亚地区最常见的癌症，发病有明显的地域性差别，在我国的西北与东部沿海地区胃癌发病率比南方地区明显为高。胃癌好发年龄在50岁以上，男、女发病率之比为2∶1。大部分（约90%）胃癌是腺癌，起源于胃最表层或黏膜的腺体。胃癌没有特异性表现。早期几乎不会有症状，以消瘦为最多，其次为胃区疼痛、食欲不振、呕吐等。初诊时患者多已属晚期。早期胃癌的首发症状可为上腹不适（包括上腹痛，多偶发），或饱食后剑突下胀满、烧灼或轻度痉挛性痛，可自行缓解；或食欲减退，稍食即饱。肿瘤发生于贲门者有进食时哽噎感，位于幽门部者食后有饱胀痛，偶因肿瘤破溃出血而有呕血或柏油便，或因胃酸低，胃排空快而腹泻，或患者原有长期消化不良病史，致发生胃癌时虽亦出现某些症状，但易被忽略。少数患者因上腹部肿物或因消瘦、乏力、胃穿孔或转移灶而就诊。大多数患者确诊时已是进展期，可能出现左锁骨上淋巴结肿大，胃平滑肌瘤一般无症状。胃癌CT上表现为不规则分叶状肿块影，常见有巨大溃疡及环堤，局部胃壁增厚僵硬，蠕动消失，黏膜破坏中断。

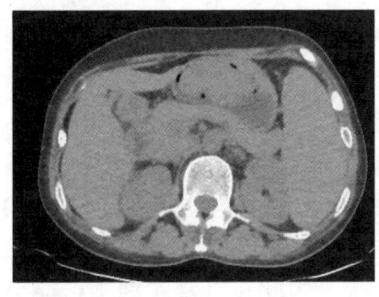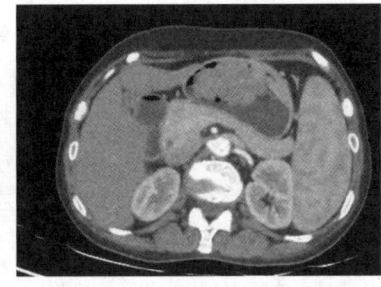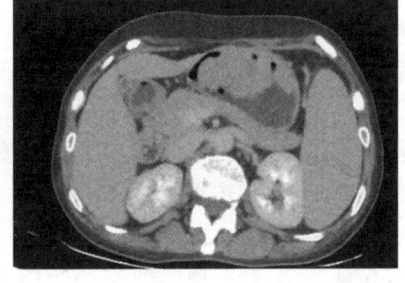

图12-2 胃平滑肌肉瘤CT图片

（资料来源：兰州大学第二医院）

胃癌最有效的诊断方法是上消化道内镜检查，并对可疑病变进行活检。内镜黏膜切除术和内镜黏膜下剥离术适用于早期胃癌。完全手术切除仍然是治疗胃癌的首选方式，经典手术方式包括全胃切除术和胃次全切除术，每种手术的适应症取决于肿瘤位置。在手术之后还需根据患者个体情况选择是否进行放化疗、靶向治疗、免疫治疗等。

原发性胃肠道淋巴瘤是最常见的结外淋巴瘤，几乎完全属于非霍奇金型。原发性胃肠道淋巴瘤的病因尚不清楚，可能与人类免疫缺陷病毒、EB病毒、乙型肝炎病毒、人T细胞白血病病毒Ⅰ型、幽门螺杆菌等病原体感染，炎症性肠病、乳糜泻、免疫抑制状态等免疫相关性疾病有关。胃淋巴瘤占所有胃肠道淋巴瘤的50%，结外淋巴瘤的25%。胃淋巴瘤主要是B细胞起源的非霍奇金淋巴瘤。一般认为，原发性胃淋巴瘤起源于低级别黏膜相关淋巴组织（mucosa-associated lymphoid tissue，MALT），并转化为中级别或高级别大细胞淋巴瘤。

胃淋巴瘤的临床表现多样，且缺乏特异性，早期诊断较为困难，大多数患者主要表现为腹痛，其他常见症状包括腹胀、恶心、呕吐、食欲减退、腹泻、消瘦和发热等，少数患者以消化道穿孔、肠梗阻等急腹症或消化道出血为首发表现。该病临床表现及实验室检查均无特异性，确诊需依赖内镜活检和（或）术后组织病理学检查。内镜下胃淋巴瘤有以下特点：（1）病变范围常不明显；（2）即使病变较大，胃壁伸展性仍良好；（3）具有黏膜下肿瘤的性质；（4）溃疡型多覆厚白苔，白苔与边缘黏膜界线清楚。胃淋巴瘤在CT图像上通常显示局部或弥漫性胃壁增厚。增强通常是均匀的，保留了下面的胃皱褶，但在某些情况下可能会观察到低衰减的坏死区域。胃通常保持柔韧和扩张，30%的病例可能发生肿瘤的经幽门扩散。在高级别胃淋巴瘤中，通常观察到邻近器官受累，并伴有一些胃周淋巴结。低级别MALT淋巴瘤经常导致非特异性表现，例如黏膜结节、凹陷病变和皱襞增厚。

胃类癌是分化良好的内分泌肿瘤，起源于胃黏膜中的肠嗜铬样细胞。虽然胃是胃肠道类癌最不常见的部位，但由于相关的类癌综合征，它们在临床上很重要。胃类癌可分为三种亚型，每种亚型都有不同的病理生理机制，导致不同的临床结局和处理方法。

1型胃类癌最常见（占胃类癌的75%～80%），与高胃泌素血症和慢性萎缩性胃炎有关。1型胃类癌通常无症状；肿瘤通常在内镜检查期间遇到非特异性症状。2型胃类癌不太常见（占胃类癌的5%~10%），与Zollinger-Ellison综合征相关，伴有多种内分泌肿瘤。大约30%的多发性内分泌肿瘤1型患者患有胃类癌。在2型胃类癌中，升高的胃泌素水平会产生肥大性、分泌过多性胃炎的体征和症状。1型胃类癌和2型胃类癌是胃体和胃底的小、局限、黏膜和/或黏膜下息肉样肿瘤。在CT上，息肉样病变在增强前呈等密度，在动脉期明显增强。3型胃类癌是较大的、散发的、孤立的肿瘤，与萎缩性胃炎或高胃泌素血症无关；然而，它们可能表现出溃疡和远处转移，与1型胃类癌和2型胃类癌相比预后较差，在组织学分析中，类癌由以小梁或巢状排列的均匀小细胞组成。细胞核呈圆形或椭圆形，染色质呈细点状，有丝分裂少，核多态性极少。高级别散发性类癌可能类似于小细胞癌，具有核多形性、深染和更高的有丝分裂活性。这些肿瘤对嗜铬粒蛋白A和突触素具有免疫反应性，它们是一般的神经内分泌标志物。

异位胰腺是一种胰腺组织缺乏与胰腺的解剖学和血管连接的疾病。异位胰腺的发病机制尚不清楚，但有些人认为，在胰腺由外翻引起的正常发育过程中，肠壁可能会残留一处或多处外翻。也有人认为在内胚层组织的胚胎发生过程中可能发生胃黏膜下层的胰化生。这些病变通常在40岁到60岁时呈发病高峰，最常见于男性，它们通常是在手术或尸检过程中偶然发现的。病变通常位于胃、十二指肠或空肠。由于它们通常很小、生长缓慢且无症状，因此在日常实践中可能会被忽视。异位胰腺通常表现为不明确的黏膜下肿块，在胃内有腔内生长，通常位于胃窦远端大弯。在CT上，增强通常与正常胰腺相似。据报道，增强程度在很大程度上取决于异位胰腺的组织病理学组成。异位胰腺分为三种亚型。腺泡优势型比正常胰腺更均匀且强化更强，导管优势型比正常胰腺强化更低，混合型与正常胰腺相比CT衰减值可变。组织学上，当存在胰腺腺泡、导管、结缔组织时，异位胰腺诊断较为容易。

胃结石由在胃肠道内积聚的摄入异物组成。它们包括毛石、植物石、乳石和药物石。毛石由头发组成；植物石由水果或蔬菜组成；乳石由未消化的牛奶凝结物组成；药物石由药物组成。它们通常局限于胃部，但可以通过幽门延伸到空肠、回肠甚至结肠（称为Rapunzel综合征）。较小的胃石无临床症状或表现为上腹部不适感或胀痛，可有恶心、呕吐，呕吐物为少量黏液，吐后上腹部不适减轻。如胃石较大，上述表现可进一步加重。长期进食量减少、呕吐及胃壁溃疡，可引起缺铁性贫血。如胃内毛石脱落进入肠腔，堵塞于回盲部以上，可形成肠梗阻。大多数结石病例是使用平片或钡餐诊断的，但对于出现腹部肿块的患者可能需要进行CT检查。胃中的结石表现为可移动的管腔内胃充盈缺损，具有由保留在肿块间隙中的气泡引起的斑驳外观。临床病史对于准确诊断至关重要。

第四节 治疗

胃平滑肌瘤是良性肿瘤，不发生转移。胃平滑肌瘤的大小、位置、起源、临床表现等都会影响到肿瘤治疗方式的选择。就完全良性、通常无症状且不转移的胃平滑肌瘤而言，如果小于5 cm，此类肿瘤通常显示出临床上有利的结果，并且通常不需要手术，除非诱发特定症状（如梗阻、压迫），这时手术切除也具有良好的预后。过去，手术干预是胃黏膜下肿瘤的标准治疗方法，内镜仅用于诊断，因为内镜治疗与穿孔、出血等风险相关。

后来研究发现内镜黏膜下剥离术可适用于切除黏膜和黏膜下层，但不适用于肌肉层。浆膜下类型的平滑肌瘤难以解剖并且存在很高的穿孔风险。而后研究发现2 cm及2 cm以下的胃平滑肌瘤内镜下切除可以达到与传统手术相似的肿瘤学结果，但具有更短的平均手术时间、更少的失血、更短的住院时间和更低的成本。且由于胃平滑肌瘤好发于胃食管交界处，如果位于黏膜肌层，建议首选内镜黏膜下肿瘤剥离术，而起源于固有肌层的胃平滑肌瘤则不适合内镜下切除，因为起源于固有肌层的胃底的平滑肌瘤的完整内镜切除比黏膜下的更具挑战性。原因可能有：（1）胃底位于胃上部，手术需要内镜后屈；（2）固有肌层是胃壁的深层，与浆膜层相邻，因此内镜切除术在用于治疗位于胃底固有肌层的病变时，其穿孔率高于相同的手术。有案例表明对于巨大的胃平滑肌瘤也可以在内镜下进行切除。目前也有研究表示即使是起源于固有肌层的胃平滑肌瘤也可以通过内镜下安全切除。

内镜下切除术的相关并发症主要有穿孔、出血、气腹、胸腔积液。当发生并发症时，穿孔可使用夹子（内镜夹或止血夹）夹闭；出血可行内镜下止血；气腹可视情况予以观察或穿刺治疗；胸腔积液患者视积液量情况进行密切观察，必要时行胸腔引流。

黏膜下隧道内镜切除术，用于切除源自固有肌层的上消化道肿瘤。这种新的内镜技术在维持黏膜完整性和降低术后胃肠道渗漏风险方面具有优势。行黏膜下隧道内镜切除术时，首先需要用含有0.4%靛胭脂和0.025 mg/mL肾上腺素的生理盐水混合溶液进行黏膜下注射。根据肿瘤的位置，先在肿瘤的近端边缘的3~5 cm处进行黏膜下注射混合溶液来创建流体垫。使用电钩在液垫顶部做一个1.5~2 cm的纵向黏膜切口，以使进入黏膜下空间，在黏膜层和肌肉层之间形成黏膜下隧道，在肿瘤远端约1 cm处终止，以确保黏膜下肿瘤的内镜视图令人满意，并有足够的工作空间进行切除，使用绝缘尖端刀、钩刀或混合刀进行胃平滑肌瘤的内镜切除。然后通过通道将切除的肿瘤取出。肿瘤切除后，使用Coagrasper在隧道内进行止血。在切除的肿瘤大小超过黏膜切口的情况下，黏膜下隧道的入口可以适当扩大。最后使用止血夹关闭黏膜入口。该内镜下手术方式适用于长径约5.0 cm和横径约3.5 cm以下的胃贲门处平滑肌瘤，而在胃底、胃体和胃窦建立隧道相对来说有一定难度。对于贲门处肿瘤的切除，反复确认肿瘤和隧道的位置至关重要，因为在建立黏膜下隧道时很容易失去方向。

大多数指南建议对大于5 cm的病变进行手术。腹腔镜手术切除提供了治疗胃平滑肌肿瘤的理想方法。但对于大部分肿瘤位于食管侧的胃食管交界处大平滑肌瘤仍最好采用胸腔镜摘除术来治疗。当肿瘤位于幽门区域或引起胃出口阻塞时，可以进行远端部分胃切除术。有学者表示大的胃平滑肌瘤也可以在内镜下切除，使患者免于进行胃切除术。但进行切除时应将肿瘤完全切除，不完全切除会带来局部复发的风险。

第五节　预防和健康管理

胃平滑肌瘤的发病机制尚不明确，故目前暂无特殊预防措施，采取常规胃部疾病预防措施即可。日常生活管理重在健康且规律的饮食，适当运动，作息规律，保持良好的心情。早睡早起，戒烟戒酒。饮食以清淡、易消化为主，注意少食多餐。多吃胶原蛋白质、组织蛋白、维生素C含量较高的食物，少吃生硬、不易消化、油腻、辛辣刺激性食物。每天饭后适量运动有利于促进胃肠蠕动。日常监测是否出现恶心、呕吐、腹胀、腹痛、反酸、消化不良或者长期乏力、面色苍白、营养不良，出现上述情况，应及时就医。对于50岁以上人群，体检时注意行胃镜检查。注意非甾体抗炎药、糖皮质激素、抗凝药是胃平滑肌瘤出血的诱发因素，所以日常使用此类药物时，要特别注意胃内是否有未被察觉的平滑肌肿瘤。

有研究建议对小于 2.0 cm 的黏膜下肿瘤进行定期内镜监测。而根据美国胃肠道协会（American Gastroenterological Association，AGA）的规定，黏膜下肿瘤<3 cm 的患者可定期进行胃镜检查或超声内镜检查。对于发现黏膜下肿瘤<3 cm 的患者虽然可以定期进行胃镜检查或超声内镜检查，但内镜监测有其局限性。首先，在没有明确诊断的情况下，需要定期进行终身随访，内镜检查引起的不适导致依从性差，无限期的随访检查可能可能会给患者造成巨大的心理负担。其次，如果肿瘤在随访期间增大，可能会错过微创治疗的机会，例如内镜治疗。对于那些无法达到定期随访监测的患者，内镜切除可能是一个更合适的选择。

除过内镜外，内镜超声监测对于小型胃肌源性黏膜下肿瘤是最佳的，无须立即获得组织。对于随访时间间隔，有研究发现在胃平滑肌瘤患者中，病变大小在 1～3 cm 的肿瘤，随着时间的延长，病变大小大多数几乎没有变化，因此欧洲肿瘤内科学会的一项指南建议，如果在监测期间没有发生肿瘤生长，则首次随访间隔 3 个月，然后每年进行一次内镜超声监测。而>3 cm 的病变，通过微创手段无法确定其恶性潜能，则需要内镜下切除或手术治疗。根据 AGA 实践指南，对于大于 3 cm 的肿瘤，建议进行手术或内镜切除，术后患者一般都具有良好的预后。

对于胃平滑肌瘤术后的患者，日常需注意监测患者身体情况，观察患者是否有胃部不适及是否出现并发症。推荐的管理策略包括定期随访胃镜检查和内镜超声。然而，胃平滑肌瘤的最佳随访方法和随访间隔尚未准确确定。术后可每半年就医复查一次，复查 3～4 年。注意患者情绪波动，多做情绪疏导，使其保持良好、舒畅的心情。

（赵　斌）

参考文献

[1] BRANHAM M, PELLICER M, CAMPOY E, et al. Epigenetic alterations in a gastric leiomyoma [J]. Case Reports in Gastrointestinal Medicine, 2014, 2014: 3716-3738.

[2] CERVANTES E, CERVANTES G, CERVANTES L, et al. Gastric leiomyoma casusing gastrointestinal bleeding [J]. Cirugia Y Cirujanos, 2020, 88: 116-119.

[3] ZHU H, CHEN H, ZHANG S, et al. Differentiation of gastric true leiomyoma from gastric stromal tumor based on biphasic contrast-enhanced computed tomographic findings [J]. Journal of Computer Assisted Tomography, 2014, 38(2): 228-234

[4] YAMAMOTO A, TATEISHI Y, AIKOU S, et al. The first case of gastric leiomyosarcoma developed through malignant transformation of leiomyoma [J]. Pathology International, 2021, 71: 837-843.

[5] LIN M, CHIU C, LI A et al. Unusual gastric tumors and tumor-like lesions: Radiological with pathological correlation and literature review [J]. World Journal of Gastroenterology, 2017, 23: 2493-2504.

[6] WANG J, ZHOU X, XU F, et al. Value of CT Imaging in the Differentiation of Gastric Leiomyoma From Gastric Stromal Tumor [J]. Canadian Association of Radiologists Journal, 2021, 72(3): 444-451.

[7] MENGE F, JAKOB J, KASPER B, et al. Clinical Presentation of Gastrointestinal Stromal Tumors [J]. Visceral Medicine, 2018, 34(5): 335-340.

[8] RAMAI D, TAN Q T, NIGAR S, et al. Ulcerated gastric leiomyoma causing massive upper gastrointestinal bleeding: A case report [J]. Molecular and Clinical Oncology, 2018, 8(5): 671-674.

[9] MIAO Z, WU F, WEI H, et al. Enhancer of zeste homolog 2-mediated paired box 8 methylation promotes gastrointestinal stromal tumor progression through Wnt4 downregulation [J]. Cancer Gene Therapy, 2021, 28: 1162-1174.

[10] KANG W, XUE L, TIAN Y. Leiomyosarcoma of the stomach: A case report [J]. World Journal of Clinical Cases, 2019, 7(21): 3575-3582.

[11] LI Q, FENG Q, QI L, et al. Prognostic aspects of lymphovascular invasion in localized gastric cancer: new insights into the radiomics and deep transfer learning from contrast-enhanced CT imaging [J]. Abdom Radiol (NY), 2022, 47: 496-507.

[12] KO E, BANG B, KWON K, et al. Endoscopic Enucleation Is Effective and Relatively Safe in Small Gastric Subepithelial Tumors Originating from Muscularis Propria [J]. Digestive Diseases and Sciences, 2019, 64(2): 524-531.

[13] LI B, CHEN T, QI Z, et al. Efficacy and safety of endoscopic resection for small submucosal tumors originating from the muscularis propria layer in the gastric fundus [J]. Surgical Endoscopy and Other Interventional Techniques, 2019, 33(8): 2553-2561.

[14] HUANG J, XIAN X, HUANG L, et al. Endoscopic full-thickness resection for gastric gastrointestinal stromal tumor originating from the muscularis propria [J]. Revista Da Associacao Medica Brasileira, 2018, 64: 1002-1006.

[15] AOBA T, KATO T, HIRAMATSU K, et al. A case of gastric glomus tumor resection using laparoscopy endoscopy cooperative surgery (LECS) [J]. Int J Surg Case Rep, 2018, 42: 204-207.

[16] SHI D, LI R, CHEN W, et al. Application of novel endoloops to close the defects resulted from endoscopic full-thickness resection with single-channel gastroscope: a multicenter study [J]. Surgical Endoscopy and Other Interventional Techniques, 2017, 31: 837-842.

[17] CHEN T, ZHOU P, CHU Y, et al. Long-term Outcomes of Submucosal Tunneling Endoscopic Resection for Upper Gastrointestinal Submucosal Tumors [J]. Annals of Surgery, 2017, 265(2): 363-369.

[18] RAMAI D, TAN Q, NIGAR S, et al. Ulcerated gastric leiomyoma causing massive upper gastrointestinal bleeding: A case report [J]. Molecular and Clinical Oncology, 2018, 8(5): 671-674.

[19] LI B, CHEN T, QI Z, et al. Efficacy and safety of endoscopic resection for small submucosal tumors originating from the muscularis propria layer in the gastric fundus [J]. Surgical Endoscopy and Other Interventional Techniques, 2019, 33(8): 2553-2561.

[20] KO E, BANG B, KWON K, et al. Endoscopic Enucleation Is Effective and Relatively Safe in Small Gastric Subepithelial Tumors Originating from Muscularis Propria [J]. Digestive Diseases and Sciences, 2019, 64(2): 524-531.

[21] SANAHUJA A, SEGURA M, AZORÍN M et al. Endoscopic submucosal dissection with an SB Knife® for the treatment of subcardial gastric leiomyoma [J]. Revista Espanola de Enfermedades Digestivas, 2021, 113: 794-796.

第十三章
胃腺瘤的诊疗及健康管理

第一节　病因及发病机制

胃腺瘤，又称为胃息肉样腺瘤或胃腺瘤性息肉（adenomatous polyps，APs），属于胃肿瘤性息肉，属于临床上比较常见的胃良性肿瘤，约占胃良性肿瘤的2%左右。在中国国内人群中，多根据胃息肉的组织病理学特点划分为增生性息肉、炎性息肉、腺瘤性息肉、胃底腺息肉和错构瘤性息肉。胃腺瘤组织学上来源于胃黏膜或者腺体上皮，好发于胃窦部，外观呈息肉样，一般呈单发，偶见多发，直径大小不等，有恶变倾向。直径小于1 cm的胃腺瘤恶变率在2%～5%之间；直径2 cm以上的广基的胃腺瘤，癌变率则明显增加至50%以上，经胃镜检查后取活检后送病理检查可以明确诊断。胃腺瘤是由于生长不良的上皮细胞排列成管状以及绒毛状后所产生的息肉样疾病，为国际公认的癌前疾病。胃腺瘤患者常合并慢性萎缩性胃炎的肠上皮化生，其中为正常胃镜下检测的息肉的1.2%～3.5%。临床上胃腺瘤的直径变化很大，70%的胃腺瘤直径<1 cm，20%的胃腺瘤直径为1～2 cm，10%的胃腺瘤直径>2 cm。胃腺瘤患者的平均年龄约是65岁，比其他的息肉患者约大了10岁。胃腺瘤按照疾病种类又可划分管状腺瘤、绒毛状腺瘤和混合型腺瘤，临床上混合型腺瘤容易发生恶变，产生胃腺癌。胃腺瘤通常没有特别突出的临床体征。胃腺瘤的临床表现偶尔为：（1）上腹隐痛不适感；（2）恶心、呕吐、食欲下降；（3）上消化道出血；（4）吞咽困难；（5）幽门不全梗阻；（6）上腹部肿块；（7）黑便等。腹部超声、胃镜检查、超声胃镜、X射线钡餐和腹部增强CT有助于胃腺瘤的诊断及与其他疾病的鉴别诊断。原则上内镜下切除腺瘤后送病理科活检确诊后应积极外科手术治疗。临床医师可针对胃腺瘤的位置、程度和有无恶变倾向选用内镜下切除、胃局部切除术和胃大部切除术等治疗方法。胃腺瘤的防治与健康管理是针对该疾病相关风险因素而采取相应的防治与管理干预方法，在临床工作中临床医生应加强指导患者的药物治疗和改善患者的生活习惯，提高患者的生活质量，努力改善患者的临床预后。

胃腺瘤发生的原因目前尚不清楚，但依据以往的文献与研究，胃腺瘤的发生、发展与年龄、性别、长时间应用质子泵抑制剂、幽门螺杆菌感染、慢性萎缩性胃炎、不好习惯、长时间胆汁反流、高血压、高血脂、糖尿病和遗传因素等密切相关。

一、年龄与性别

吴康林等研究发现年龄大于40岁和女性是胃腺瘤的高发人群。陈春燕等研究发现年龄大于40岁是胃腺瘤高发的年龄，研究中还发现近6年中研究人群中的胃腺瘤的检出率逐渐增加。黄琳凯的调查也表明胃腺瘤最常出现在中年妇女，男、女比例为1∶2.13，而40岁以上妇女则可达90.9%。由此可见，中年女性是胃腺瘤的高发人群。因此，推荐40岁以上人群尤其中年女性每2年进行一次胃镜检查，高度警惕胃腺瘤的发生，早发现早治疗。有关胃腺瘤发病原因的Logistic回归研究也表明，女性和年龄>40岁都是对胃腺瘤产生、发展的主要危险原因之一。

二、长期使用质子泵抑制剂

使用质子泵抑制剂（PPI）是目前治疗胃酸相关性病症最有效的医疗方式，目前长期使用质子泵抑制剂的患者已日渐增多。PPI明显控制了胃液分泌，使机体胃液的分泌明显下降，但是胃泌素含量却会显著提高，从而引起消化道黏膜的明显性腺样增殖，最终形成胃腺瘤，胃泌素还可以促进胃恶性肿瘤的发生、发展。有关研究发现高血清胃泌素的胃腺瘤患者胃恶性肿瘤的发病率是显著增加的，但是需要进一步的临床相关研究证实。有关研究发现短期（小于1年）服用质子泵抑制剂不会增加胃腺瘤的发生风险，但是长期服用质子泵抑制剂使人体发生胃腺瘤的概率比短期服用质子泵抑制剂患者高4倍。相关研究发现近年来，胃癌的发生部位明显向头侧迁徙，胃食管接合部腺癌明显增加，可能与长期使用质子泵抑制剂而导致机体内血胃泌素水平升高有关。人体内低水平的血胃泌素可能是导致胃窦癌的危险因素，而高水平的血胃泌素可能导致胃食管接合部肿瘤。因此，患者应该在临床医生的合理规范用药指导下短时间服用质子泵抑制剂，而非道听途说长时间滥用质子泵抑制剂，以免导致不良结果。

三、幽门螺杆菌病毒感染

幽门螺杆菌是一个定植在胃黏膜上的微需氧革兰阴性菌，是全球卫生机构所列入的I级致癌源，目前已确定幽门螺杆菌感染和慢性萎缩性胃炎、胃溃疡和胃恶性肿瘤都有密不可分的联系。幽门螺杆菌感染已经严重危害了人们的身体健康，在发达国家幽门螺杆菌感染率约为58%，而在我国则高达76%，约有5%的人类癌症与幽门螺杆菌感染及其导致的相关炎症密切相关。目前许多学者都认为，胃腺瘤的出现和幽门螺杆菌感染之间也有很大的关系。Kitamura的动物实验结果表明：在通过常规的抗幽门螺杆菌疗法，并清除胃幽门螺杆菌后，在人体胃癌细胞表层产生了一个典型的低层级异性表层上皮，该蛋白不表现为Ki-67，也没有特异的生长能力。Bae等人的研究结果表明：幽门螺杆菌连续阳性组的胃腺瘤复发风险分别为幽门螺杆菌阴性组和幽门螺杆菌根除组的3.6倍和2.8倍，该研究结果显示：幽门螺杆菌感染为胃腺瘤形成和复发的最主要风险原因之一。有学者指出Hp感染能形成许多致病因子，破坏胃黏膜屏障，并促进机体内形成许多炎性介质，如前列腺素与白细胞三烯，从而增加了炎症反应，在炎症性刺激下胃肠内溃疡部位的黏膜腺管与腺体细胞数量逐渐增多、腺颈部增长，继而腺管上皮细胞以及黏膜肌层增殖使其向黏膜周围突出，进而形成周边隆起，导致了胃腺瘤甚至胃腺癌的产生。因此，根除幽门螺杆菌可能会促使人体胃腺瘤细胞增殖信号发生相应的改变，逐渐导致胃腺瘤退化。根除幽门螺杆菌会降低胃腺瘤和胃腺癌的发生风险。

四、慢性萎缩性胃炎

慢性萎缩性胃炎的病理变化是胃黏膜反反复复地破坏与恢复，可能导致胃腺瘤的发生。有关资料表明胃腺瘤并不仅出现于一般的消化道黏膜上，而且还多见于慢性萎缩性胃炎患者的消化道黏膜上。胃黏膜萎缩与胃腺瘤的发生、发展有关，因为慢性萎缩性胃炎可能引起肠上皮化生、消化道黏膜的上皮减少、胃液分泌降低，以及胃泌素分泌的增多。胃腺瘤是继慢性萎缩性胃炎之后公认的第二大发展为胃癌的疾病。所以发生慢性萎缩性胃炎的患者要经常接受胃镜检查，以防范胃腺瘤的出现，进而早发现就早处理。吸烟提高了慢性萎缩性胃炎患者胃增生性息肉的危险性。

在慢性非萎缩性胃炎患者中，胆汁反流具有导致胃黏膜的炎性细胞增殖以及中和胃液的功能，并释放白细胞介素，进而促进胃肠上皮细胞的增殖，导致息肉产生。有研究指出，腺瘤性息肉与周边黏膜的收缩、化生有关。

五、不良行为习惯

吸烟、酗酒等不良行为习惯都是胃腺瘤形成的潜在风险因子，可能由于香烟中的尼古丁和乙醇对胃黏膜上皮细胞产生直接损害。酒精的亲油性和溶脂特性，容易使得正常胃黏膜处在被破坏阶段，长时间重复损伤导致胃黏膜出血和溃疡；酒精也能直接损伤胃黏膜屏障，进而活化炎症细菌和促使炎症因子排出，加重胃黏膜损害。尼古丁还会使得胃黏膜下小血管痉挛萎缩，从而引发胃黏膜下出血性缺氧，甚至会导致胃黏膜损伤。长时间酗酒、长期吸烟易导致胃黏膜反复受到损害，胃发生了反复的慢性炎症，进而导致胃部腺瘤的出现。相关研究发现大量酒精摄入体内会导致胃内环境改变，胃黏膜损害，产生胃黏膜慢性炎症，长期反复的炎症导致胃腺瘤的产生。Sonnenberg的实验表明吸烟在动物胃肠腺瘤的进程中起了十分关键的作用，吸烟促使动物胃黏膜慢性炎症的产生并随后引起胃肠腺瘤的产生。腌制食物、盐渍食物也可以直接破坏胃黏膜，进而刺激胃上皮细胞生长、提高胃黏膜内源性突变的可能性，进而引起胃腺瘤的出现；培育果蔬的硝酸盐基肥料可能引起胃腺瘤的产生。

六、长期胆汁反流

胆汁反流是胃幽门关闭不全或者功能降低导致胆汁反流至胃腔内，引起一系列胃部不适的临床表现。Manifold等研究发现十二指肠液反流可以造成胃黏膜损伤。十二指肠液主要由胆汁酸和胰酶组成，胆汁酸可以直接损害胃黏膜屏障，导致胃黏膜保护酶逐渐丧失活性，刺激胃黏膜异常增生，可能形成胃腺瘤。Nehra等研究发现在胃酸环境中，胆汁酸中的结合型牛磺胆酸不受酸性环境影响，持续在胃内存在活性，长期存在于胃中会造成胃黏膜萎缩，最终导致胃腺瘤形成。胆汁反流对腺瘤性息肉的发病进程有着很大的影响，反流向胃部的胆汁可能引起胃黏膜的炎症化增生，或者逐渐演变为腺瘤，另外，由于大部分反流液使胃部的pH值增加，从而导致胃泌素释放增加，胃体腺增殖，导致胃腺瘤的形成。长时间的胆汁反流也是胃息肉产生的重要因素，特别是腺瘤性息肉与胆汁反流有明显的关联，所以提高人们对胆汁反流和产生胃腺瘤原因的了解，就可以降低或者防止某些胃腺瘤的产生。

七、高血压、高血脂和糖尿病

虽然高血压、高血脂和糖尿病都可能与胃腺瘤的产生有很大的关系，但研究发现高脂血症尤其是低密度脂蛋白与胃黏膜下毛细血管的内皮下蛋白聚糖产生作用，易引起胃黏膜下微小血管的硬化和破裂。持续的高血压刺激消化道黏膜，将加大消化道黏膜微小毛细血管的受损可能性，导致胃黏膜损伤，进而导致胃腺瘤的产生。糖尿病人群，身体一直处在高血糖状态，导致机体各系统重要脏器微血管功能障碍，胃黏膜的血运也会产生障碍，降低了胃黏膜损伤后的重新修复功能，导致正常胃黏膜损伤，间接引起胃腺瘤的发生。长期的高血压、高血脂和糖尿病可能会导致胃黏膜损伤，进而导致胃腺瘤的发生率大大增加。

八、遗传因素

研究结果表明，胃息肉的形成与抑癌转录基因p53和癌转录基因Ras的突变有关，p53抑制基因产生p53蛋白可抑制肿瘤转移（因为影响细胞生命周期的G1期），从而使细胞有更充分的时间来修补受损的DNA。一旦DNA破坏严重，机体无法快速恢复，则p53蛋白启动程式化细胞凋亡的过程。p53基因的突变会使得功能特异的p53蛋白的再合成，从而失去了相应的控制功能，其促使癌细胞转移。胃息肉的恶变与抑癌基因Ki67和p16等蛋白质的特异表现、转导通路变异等因素有关；尤其腺瘤性息肉是最广泛的癌前疾病，腺瘤的形成归因于突变基因的特殊表现、环境变化引起遗传特异表现等因素影响，多基因的环境变化促使了腺瘤性息肉的产生，而多发腺瘤性息肉的形成则是由于基因组突变的影响信号。

第二节　胃腺瘤的生理病理

一、胃腺瘤的生理病理

胃腺瘤是胃肠黏膜上皮细胞的良性肿瘤，为隆起在胃黏膜表面的黏膜增生，被周围的黏膜细胞所包围，通常都起于小凹处，由黏膜表层向外形成息肉样增生，故亦称水螅样腺瘤。胃腺瘤的上皮构造和结缔组织构成都与正常消化道的黏膜上皮一样，但在诊断上，一般胃腺瘤与正常消化道的黏膜细胞在细胞形成情况和细胞排列方式方面并不易于区别，因此需要靠病理组织学检查来确定诊断。一般胃腺瘤按照不同的发育不良程度，可分成低度发育不良和较高发育不良，一般胃腺瘤产生于慢性萎缩性胃炎的肠上皮化生的基础上。胃腺瘤被视为癌前病变的一种，胃腺瘤的恶变率与其病理类型、大小和数量等密切相关。组织病理学中，细胞腺瘤主要是由非典型增殖的异常腺体所组成，上皮呈现假复层，细胞核呈现异常象，且细胞核分裂象明显增加。依据胃黏膜腺体上皮细胞的特性腺瘤可分成肠型腺瘤和胃型腺瘤，在临床上又以肠型腺瘤多见。依据胃腺瘤的病变形态腺瘤又可分成管状腺瘤、乳头状腺瘤和混合型腺瘤。

（一）乳头状腺瘤

乳头状腺瘤通常体型很大，且为宽基状，直径可达1～10 cm，高度一般为2～4 cm，较管状腺瘤更易出现恶变，恶变率为27%～72%。乳头状腺瘤的增生肠黏膜的上皮以固有层的间质细胞为中心，大小不等，为尖状或钝乳突样组织，肠黏膜表层上皮的分泌能力大多减弱甚至消失，发生了不同的腺上皮化生和不典型增生，这些不典型增生常始于乳头的浅表区。乳头状腺瘤多无蒂，质软，基底较广，为单发，表面呈细绒毛或菜花样，可伴局限性出血及糜烂。

（二）管状腺瘤

管状腺瘤远比乳头样腺瘤多见，常带蒂，大多数管状腺瘤长度都在2 cm以内，且管状腺瘤中的增生肠道黏膜上皮细胞仍保持其产生黏液的特点，呈大小不等的分枝腺管或囊样扩张。少数管状腺瘤无蒂，基底较宽大，呈正半球形状至球形，外表平滑整齐，表面出现浅裂沟，形似杨梅，切面看到其外表完全被正常的肠道黏膜所遮盖，中央处无纤维血管组织，位于黏膜下层组织，病变细胞呈不同异形性，分化正常的腺管常为有正常黏液分泌能力的单一高柱状上皮细胞组织，表面出现少许正常的单核分裂象，高柱状细胞内部出现少量杯细胞，或腺叶香茶菜间少量纤维血管细胞，也有些腺体上皮细胞增殖显著，或向内腔外突出，或呈假复层排列，而腺叶香茶菜的基底层则保持完好。

（三）混合型腺瘤

混合型腺瘤又称绒毛管状腺瘤，主要是由管状腺瘤逐渐长大，而腺体上皮细胞又呈现绒毛状增长，逐渐成形。混合型腺瘤有蒂或亚蒂多见，无蒂的则较罕见，瘤体表面平滑，内有很多较绒毛粗大的乳头样凸起，也可能存在纵沟或呈分叶状，在组织学象上呈管形腺瘤或基质上含有绒毛状腺瘤的成分，直径多数在 2 cm 以上，混合型腺瘤较容易发生恶变。所有胃腺瘤中都经常出现CEA 反应并过量表达 p53，尤其是在细菌学中最不经典的区域。

二、胃腺瘤恶变的生理病理

胃腺瘤通常具有相当的恶变度，并被视为和胃癌有关，特别是直径>2 cm 的广基底腺瘤性息肉，在临床上被看作是胃腺癌的一个癌前病灶。部分胃腺瘤可以在短期内发展成胃腺癌，而其余的长期随访也不会发展为胃腺癌。Taniyama 等对 59 例胃腺癌患者实施长期随访，研究结果发现：28 例患者（胃腺瘤平均直径为 1 cm）随访 5 年仍为腺瘤，另外 31 例患者（胃腺瘤平均直径为 2 cm）随访 1 年内全部进展为胃腺癌。直径小于 1 cm 的胃腺瘤恶变率在 2%～5% 之间，直径在 2 cm 以上的广基腺瘤，癌变率则在 50% 以上；所以胃腺瘤直径越大，恶变率越高。我国一份相关研究表明，发生率在 Hp 阴性基础上的胃腺瘤恶变危险性较低，而发生率在 Hp 阳性胃黏膜基础上的胃腺瘤恶变危险性最高。胃腺瘤恶变的机制：胃腺瘤恶变的机制比较复杂，基因水平分析发现 p53 缺失和 Ki67 高表达是胃腺瘤恶变的潜在标志物。Imura 等研究发现 24%～80% 异常增生的胃腺瘤组织及 85% 以上的胃癌组织中可以检测到 p53，同时发现 Ki67 与肿瘤进展有关，研究结果得出胃腺瘤通过多种途径的联合作用，完成向胃腺癌的恶变。胃腺瘤恶变过程遵从"正常组织→腺瘤→腺癌→转移"的规律，恶变路径中包含抑癌转录基因丧失和癌基因激活。综上所述，胃腺瘤的恶变是多因子共同影响、多基因联合参与、多种过程复合发展而产生的比较复杂的生物学过程。

第三节　临床表现

绝大多数胃腺瘤患者临床上无明显的特异性症状，部分胃腺瘤患者偶有的临床表现有：

一、上腹隐痛

部分的胃腺瘤患者表现为上腹隐痛，饮食或者变换体位症状可以得到减轻。

二、恶心、呕吐、食欲减退

部分胃腺瘤患者表现为恶心、呕吐，胃部异物感导致食欲减退等消化道相关症状。

三、上消化道出血

临床上只有很少一部分胃腺瘤患者会出现消化道出血症状，常见于比较大的腺瘤样息肉，粗糙食物消化时与胃腺瘤表面发生摩擦导致上消化道出血，出血量较大时可能还有呕血等症状。

四、吞咽困难

发生在胃食管接合部的胃腺瘤会导致吞咽困难的临床表现。

五、幽门不全梗阻

发生在胃幽门较大的胃腺瘤可能会导致幽门不全梗阻的临床表现，幽门不全梗阻也会导致患者出现间断性呕吐等相关症状。

六、上腹部肿块

位于胃体部的胃腺瘤较大时，部分患者偶然间扪及上腹部肿物，可能伴有进食后饱胀不适感，进而行辅助检查发现胃占位性病变，病理检查明确是胃腺瘤。

七、黑便

胃腺瘤侵及胃黏膜血管可能引起上消化道出血，进而出现黑便等相关症状。

胃腺瘤较小的患者通常无明确症状，上腹轻度疼痛可能是引起临床医生重视的症状。胃腺瘤在增大时可以产生上腹肿块，触诊时明显扪及上腹部肿物，质硬，活动度尚可，边界一般比较清楚。由于胃腺瘤侵及的胃黏膜毛细血管可能引起上消化道大出血，长期慢性失血可能会出现贫血征象。

第四节　诊断与鉴别诊断

一、诊断

胃镜检查和超声胃镜是胃腺瘤的主要诊断方法。腹部超声、胃镜检查、超声胃镜、X射线钡餐和腹部CT有助于胃腺瘤的诊断及鉴别诊断。胃腺瘤在内镜下主要分为无蒂凸起型、有蒂类型、扁平型以及轻度塌陷型等四类。胃腺瘤外观略发红或带乳突样的结构，但直径超过3 cm胃腺瘤触之易出血。直径超过2 cm、外表红肿、中央塌陷、溃疡或绒毛状构造的胃腺瘤，恶变风险明显上升。世界卫生组织（WHO）胃肠道分会确定了胃腺瘤恶变的主要形态学指标：癌细胞突破了黏膜肌层，并认为病变长度不足2 cm的胃腺瘤恶变率近2%；长度超过2 cm的胃腺瘤恶变率达50%以上。有关资料显示，低等级胃腺瘤和高级别胃腺瘤的恶变率分别为9%和25%。尽管在胃镜下的病变切片中显示腺瘤，在局部整体切断标本中也可能会出现恶变病灶，所以胃腺瘤应行内镜下局部整体切断处理，一般行内镜下黏膜切断法（endoscopic mucosal resection，EMR），并定时随访。因为部分腺瘤患者还可以合并有胃肠其他部位的恶性肿瘤，所以定期在内镜下密切全面观察胃肠情况十分必要，以免造成不良结果。实验室检查会发现部分患者有轻度贫血，肿瘤标志物无特殊变化。腹部CT可以发现较大的胃腺瘤，进而内镜下切除或者手术切除，病理检查明确诊断。

二、鉴别诊断

（一）隆起型胃癌

隆起型胃癌（Borrmann Ⅰ型）必须和胃腺瘤进行区分，隆起型胃癌的范围一般比较大，形状也不规则，黏膜外观一般不光整，凹凸不平，常伴随溃疡出血，切片检查钳触之易出血，在胃镜下切片后病理检验能诊断。隆起型胃癌可能会发生其他脏器远处转移，腹部增强CT能够发现其他脏器远处转移灶，这些临床特点可以与胃腺瘤相鉴别。

（二）胃内型胃间质瘤

胃内型胃间质瘤需与胃腺瘤相鉴别，较小的胃内型胃间质瘤与胃腺瘤鉴别比较困难，需要在胃镜下活检；较大的胃内型胃间质瘤，边界不甚清晰，形状不规则，活检钳触之位置相对固定，质韧而硬。超声内镜下显示胃内型胃间质瘤的肿物位于胃黏膜下，而胃腺瘤的肿物位于胃黏膜。胃内型胃间质瘤可能会发生其他脏器转移，腹部增强CT可以发现胃外转移灶。无症状的胃内型胃间质瘤当肿瘤直径大于2 cm或超声内镜下发现有恶变可能时，均应该考虑手术切除。

（三）胃非腺瘤性息肉

胃非腺瘤性息肉一般也是无临床特殊症状，但X射线钡餐检查表现为环状或椭圆形的胃充盈缺损，胃镜下显示胃黏膜内包块，与胃腺瘤鉴别比较困难，需要胃镜下切除后送病检才能确诊。

（四）胃外肿物压力

胃外肿物压力的突起形状、部位和程度均不稳定，界线欠清晰。内镜技术进行向胃内充气操作时，可见突起明显；由于气体减少，膨胀的肿物逐渐减小甚至消失。在胃镜下可见胃黏膜光整，外观正常。通过超声内镜检查可以很清晰地看到胃外肿瘤在胃浆膜层以外，而胃腺瘤的肿物位于胃黏膜层，能够明确诊断。腹腔镜下切除胃外肿物后送病理检查最终明确诊断。

（五）胃脂肪瘤

胃脂肪瘤临床特征无特异性，与脂肪瘤的形态、大小及位置密切相关。较大的脂肪瘤才会出现胃部隐痛不适、腹部肿块等症状。超声胃镜下显示胃脂肪瘤来源于胃间质组织，胃黏膜呈现坡度较缓慢的隆起型病变，表面略有白色。胃脂肪瘤一般情况下无恶变的倾向，但也有相关的病例报道胃脂肪瘤伴有胃腺癌细胞的可能。

第五节　治疗

胃腺瘤的治疗，一般分为内科药物治疗、经内镜切除胃腺瘤和外科手术切除胃腺瘤。经内镜切除胃腺瘤的方法主要包括高频电凝切除术、微波灼烧法、尼龙绳套扎法、内镜下黏膜切除术和内镜下黏膜剥离术。

一、内科药物治疗

内科药物治疗主要用于因各种原因不愿切除胃腺瘤或者由于精神或者心理疾病等不配合无法切除胃腺瘤患者，使用相应的药物可以治疗这些患者的诱发因素和缓解患者的相关不适症状。如果这些患者中出现了幽门螺杆菌感染，应该用规范的四联用药根除幽门螺杆菌，根除幽门螺杆菌可以降低胃腺瘤发生的风险。如有胆汁反流，可选择2种办法：一是利用抑酸药、胃黏膜的内饰保护剂和控制胆汁成分药物尽量减少在胃黏膜上滞留的胆汁，从而增加对胃黏膜的保护，并减小了胆汁损害胃黏膜的机会；另一类则是通过提高胃肠运动功能的同时促进胃肠道活动，减低胆汁反流。抑酸药主要为质子泵抑制剂，最常见的为西泮托拉唑、雷贝拉唑、奥美拉唑等，通过控制胃液分泌，改善胃液pH值，从而减低十二指肠液内胆汁的反流对胃黏膜的破坏。临床推荐短期使用质子泵抑制剂，避免长期服用质子泵抑制剂导致的胃泌素分泌增加带来的不良结果。常见的胃黏膜的内饰保护剂有硫糖铝、枸橼酸铋钾等，可以为胃黏膜增加一层保护膜，降低反流的胆汁对胃黏膜上皮的反复损害。常见的可以调整胆汁成分的药物主要为熊去氧胆酸和牛磺熊去氧胆酸，药物和胃黏膜中的黏蛋白质融合，产生了一个保护膜，能够促进胃黏膜的生长、恢复。医学上使用的能提高胃消化道活动的药剂主要有莫沙必利和多潘立酮，可以提高胃消化道的平滑肌活动，协调胃肠道正常的动力，降低胆汁反流风险，减少对胃黏膜的损害。除此以外，尚有部分中成药具有提高胃肠动力、控制胆汁反流的功效，比如中成药枳术宽中便可以有效控制胆汁反流。

二、经内镜切除胃腺瘤

（一）高频电凝切除术

高频电凝切除术是利用高频电凝灼烧产生热效应从而产生局部区域高热，使胃腺瘤组织因水分蒸发，组织蛋白凝固变性坏死而被切除，是目前切除胃腺瘤应用最广泛的方法。与其他方式相比，高频电凝切除术对胃黏膜的损害相对较小，减少了对一般黏膜的破坏，并且具有可以在内镜下一次摘除许多息肉，还能够在内镜下完全止血等诸多优点，同时操作也相对简单，住院天数较短，有时在门诊中也能够完成，从而显著改善了患者的临床预后和生存质量，也减少了术后花费，从而降低了患者的家庭经济负担和心理压力。

（二）微波灼烧法

微波灼烧法是利用微波产生热效应从而产生局部区域高热，使胃黏膜组织凝固气化从而进行胃腺瘤灼烧，适用于直径小于2 cm的无蒂胃腺瘤。微波灼烧法具有操作方便、比较安全、并发症少等优势；但是也存在其手术时间较长等缺点，还存在胃腺瘤由于被灼烧坏死不能取得病检进一步明确有无侵犯基底部，逐渐被其他内镜下手术方式取代。

（三）尼龙绳套扎法

尼龙绳套扎法是利用弹性橡皮圈结扎治疗内痔为同样原理的简单易行、安全便捷的内镜下治疗胃腺瘤的方法，通过结扎带蒂胃腺瘤基底部的营养血管，使胃腺瘤缺血坏死后自动脱落消失。尼龙绳套扎法可使在胃黏膜上和黏膜下部分发生的缺血细胞迅速坏死，安全方便、并发症少、经济适用。尼龙绳套扎法也是内镜下切除胃腺瘤的一种比较不错的手术方式。

（四）内镜下黏膜切除术

内镜下黏膜切除术（endoscopic mucosal resection，EMR）是在胃腺瘤的黏膜下注入一些药剂使之产生物质垫后，将胃腺瘤所在的部分胃黏膜摘除的医疗手段。内镜下黏膜切除术也充分地融合了内镜下黏膜下注入术后与高频电凝切除术的优势，充分切除胃黏膜病灶，损伤较小。目前内镜下黏膜切除术已经成为胃肠道黏膜病变优先选择的手术方式。

（五）内镜下黏膜剥离术

内镜下黏膜剥离术（endoscopic submucosal dissection，ESD）是指在内镜下切除较大胃肠道黏膜的一种特殊医疗方法。内镜下黏膜剥离术和传统内镜下皮肤黏膜切除术相比较，能够完全摘除较大的肠道黏膜，且切除率高，效果也较好；由于具有出血危险性较高、穿孔率较高弊端，所以内镜下黏膜剥离术必须由临床经验丰富的消化内镜医生来进行，一旦出现穿孔或者出血等症状应该及时请普通外科医生协助治疗，以免产生不良临床预后。

消化内科医生应该熟练掌握各种内镜下切除术的临床特点和优劣势，根据不同形状、大小、有无蒂等胃腺瘤因人而异、因地制宜选择适宜各种胃腺瘤患者的手术方式，取得最佳的临床结局和预后，操作过程中应认真仔细，避免出现消化道穿孔和出血。内镜下切除胃腺瘤操作过程中万一发生穿孔和出血、胃腺瘤恶变等情况及时请外科医生会诊，协助诊治。

三、外科手术切除胃腺瘤

胃腺瘤患者如果出现内镜下难以切除、胃腺瘤恶变、胃腺瘤已突破至黏膜下层或内镜下切除时出现穿孔或大出血应采用外科手术切除。常用的外科手术切除方法有胃局部切除术和根治性胃大部切除术。胃腺瘤未突破至黏膜下层的穿孔者应采用胃局部切除术，其他几种情况应采用根治性胃大部切除术。对治疗处理方式控制不佳、较严重的胆汁反流患者，还可能使用Roux-en-Y法将反流的胆汁改道，从而造成胆汁不反流至胃，从而避免胆汁损伤胃黏膜。外科医生应熟悉胃腺瘤所需要外科医学的适应症，必要时行胃局部切除术和胃大部切除术，以明显改善胃腺瘤患者的生活质量，并进一步改善胃腺瘤患者的临床预后。

四、对胃腺瘤恶变的处理

对胃腺瘤恶变的处理，首先要严格区别胃腺瘤恶变为原位癌还是浸润癌，因二者预后及肿瘤处置方法迥异。对于原位癌，有专家主张经内镜手术摘除后残端不浸润而有明显分化的，应密切随访而不作根治性手术。有专家指出如果癌灶侵入黏膜下则存在转移的可能，故原则上可进行根治性切除术。结合我们的医学实践我们赞同后者的意见。准确评估胃腺瘤病灶浸润深浅有赖于对胃部腺瘤进行充分的组织学检测，应该内镜下全瘤切除后送病理检查。胃腺瘤恶变常局限于息肉顶端，多为早期癌变。尼龙绳套扎方法圈套的勒紧位置一定要选择正确，对广基的亚蒂型癌变息肉以及腺瘤一定要特别小心，不可过度套住头端，以防留下癌灶，但基底部也不可套得太紧或过深，以防胃穿孔等不良事件的发生。高频电凝切除时应适当注气，并合理地调整胃腺瘤的部位，使胃腺瘤头部较远地脱离周围胃的正常黏膜组织，然后反复快速电凝电切直至切下病灶，以免发生胃穿孔和胃出血。

五、中药疗法

由于胃腺瘤摘除的治疗过程中可能会存在上消化道穿孔、医源性溃疡、下消化道大出血等风险因素，且花费高昂，而且复发率较高，同时患者所受到的心理折磨也相对很大，因此中医采取辨证疗法，在诊断和防治胃腺瘤方面也起到了很大作用。据有关研究，中药疗法不仅可以降低和消除胃腺瘤，还可以防止胃腺瘤的再生，且疗效也比较显著，所以中药疗法也可成为胃腺瘤治疗的备选方法。

六、预后

对Hp阳性的小胃腺瘤可在行根除Hp后立即行胃镜检查，然后再依据胃镜检查结果判断是否对小胃腺瘤加以切除。由于大多数胃息肉均为良性，因此应防止过度治疗对患者加重心理和经济负担。目前仍没有对小胃腺瘤整个自然发病过程的直接相关性研究，对小胃腺瘤切除术后随访的研究亦相当少，因此无法评价患者切除小胃腺瘤或不干预小胃腺瘤二者之间的差异性质。所以，关于小胃腺瘤是否必须在内镜下切除及最适宜的随访间期需要更进一步的有关研究。

第六节 预防和健康管理

对于胃腺瘤的预防和健康管理，应根据其发病因素来采取相应的措施，降低胃腺瘤的发生率，目前主要的预防和健康管理措施如下：

一、避免长期使用质子泵抑制剂

患者应该在临床医生的指导下短时间服用质子泵抑制剂，避免长期服用质子泵抑制剂，以免导致胃腺瘤等不良结果产生。

二、有效根除幽门螺杆菌

尽量避免和幽门螺杆菌阳性患者一起进食，如果发现自己有幽门螺杆菌感染就应该及时正确地抗幽门螺杆菌治疗，服药期间禁忌饮酒。

三、治疗慢性萎缩性胃炎

及时治疗慢性萎缩性胃炎，使用胃黏膜保护剂等药物，防止胃黏膜萎缩，避免胃腺瘤的形成。

四、合理预防高血脂、高血压和糖尿病

积极控制高血压、高血脂和高血糖，降低三高对胃黏膜微血管损伤风险，从而减轻对胃黏膜损伤程度，降低胃腺瘤形成风险。

五、改变不良的生活习惯

长时间喝酒、吸烟容易伤害胃黏膜，发生多次的慢性炎症，进一步导致胃腺瘤的发生。改变不良的生活习惯，戒烟戒酒，减少辛辣刺激食物摄入，降低外来物质对胃黏膜的刺激，避免胃慢性炎症反复形成的可能，降低胃腺瘤形成风险。

六、减少胆汁反流风险

对于减少胆汁反流的防治,一般可以从以下两个方面着手:一方面是利用抑酸药、胃黏膜的内饰保护剂,以及改变胆汁的化学制剂,减少在胃黏膜上滞留的胆汁,从而增加对胃黏膜的保护,减少了胆汁损害胃黏膜的风险;另一方面则是通过提高胃肠活动,促进胃肠道活动并降低胆汁反流。抑酸药通常为质子泵抑制剂,较常见的有雷贝拉唑、奥美拉唑等,通过控制胃液分泌,从而减少了胆汁对胃黏膜的损害。临床推荐短期使用质子泵抑制剂,避免长期服用质子泵抑制剂导致的胃泌素分泌增加带来的不良结果。胃黏膜保护剂主要有双硫糖铝、枸橼酸铋钾等,为胃黏膜增加一个保护膜,能够减轻胆汁对胃黏膜的破坏。调整胆汁成分的药物主要为熊去氧胆酸和牛磺熊去氧胆酸,与胃黏膜中的黏蛋白质结合,产生保护层,以促进胃黏膜的恢复。提高胃肠道动能的药剂主要是莫沙必利和多潘立酮,增加胃肠道平滑肌运动,协调胃肠道正常的动力,降低胆汁反流风险。经药物处理,对于控制得不好的或严重的胆汁反流患者,还可以行Roux-en-Y手术将反流的胆汁改道,避免胆汁反流至胃,从而避免胆汁损伤胃黏膜。

七、其他

改变熬夜习惯、避免暴饮暴食、避免不规律进餐和减少亚硝酸盐及高盐食物摄入,避免一切外来因素对胃黏膜反复的损伤。最后建议患有慢性萎缩性胃炎的患者定期行胃镜检查,尤其推荐40岁以上中年女性每2年行一次胃镜检查,警惕胃腺瘤的发生,进而早发现早治疗。

(张树泽)

参考文献

[1] ARGüELLO V, CóRDOVA H, UCHIMA H, et al. Gastric polyps: Retrospective analysis of 41253 upper endoscopies[J]. Gastroenterology Hepatology, 2017, 40(8): 507-14.

[2] BARBOSA S, LáZARO G, FRANCO L, et al. Agreement between different pathologists in histopathologic diagnosis of 128 gastric polyps[J]. Arquivos de Gastroenterologia, 2017, 54(3): 263-266.

[3] SONNENBERG A, GENTA R. Prevalence of benign gastric polyps in a large pathology database[J]. Digestive and Liver Disease: Official Journal of the Italian Society of Gastroenterology and the Italian Association for the Study of the Liver, 2015, 47(2): 164-169.

[4] ANJIKI H, MUKAISHO K, KADOMOTO Y, et al. Adenocarcinoma arising in multiple hyperplastic polyps in a patient with Helicobacter pylori infection and hypergastrinemia during long-term proton pump inhibitor therapy[J]. Clinical Journal of Gastroenterology, 2017, 10(2): 128-136.

[5] HAYAKAWA Y, CHANG W, JIN G, et al. Gastrin and upper GI cancers[J]. Current Opinion in Pharmacology, 2016, 31: 31-37.

[6] MA J, QI G, XU J, et al. Overexpression of forkhead box M1 and urokinase-type plasminogen activator in gastric cancer is associated with cancer progression and poor prognosis[J]. Oncology Letters, 2017, 14(6): 7288-7296.

[7] KITAMURA Y, ITO M, MATSUO T, et al. Characteristic epithelium with low-grade atypia appears on the surface of gastric cancer after successful Helicobacter pylori eradication therapy[J]. Helicobacter, 2014, 19(4): 289-295.

[8] BAE S, JUNG H, KANG J, et al. Effect of Helicobacter pylori eradication on metachronous recurrence after endoscopic resection of gastric neoplasm[J]. The American Journal of Gastroenterology,

2014,109(1):60-67.

[9] BRIM H, ZAHAF M, LAIYEMO A, et al. Gastric Helicobacter pylori infection associates with an increased risk of colorectal polyps in African Americans[J]. BMC Cancer, 2014, 14:296-304.

[10] GODDARD A, BADRELDIN R, PRITCHARD D, et al. The management of gastric polyps[J]. Gut, 2010, 59(9):1270-1276.

[11] 苏红霞,李转,关泉林,等. 胃息肉发生相关危险因素的研究现状[J]. 兰州大学学报(医学版), 2020, 46(3): 69-74.

[12] DINIS-OLIVEIRA R, MAGALHāES T, MOREIRA R, et al. Clinical and forensic signs related to ethanol abuse: a mechanistic approach [J]. Toxicology Mechanisms and Methods, 2014, 24(2):81-110.

[13] MANIFOLD D, ANGGIANSAH A, ROWE I, et al. Gastro-oesophageal reflux and duodenogastric reflux before and after eradication in Helicobacter pylori gastritis[J]. European Journal of Gastroenterology & Hepatology, 2001, 13(5):535-539.

[14] NEHRA D, HOWELL P, WILLIAMS C P, et al. Toxic bile acids in gastrooesophageal reflux disease: influence of gastric acidity [J]. Gut, 1999, 44(5):598-602.

[15] MARKOWSKI A, MARKOWSKA A, GUZINSKA K. Pathophysiological and clinical aspects of gastric hyperplastic polyps [J]. World Journal of Gastroenterology, 2016, 22(40):8883-8891.

[16] KOBAYASHI N, SAITO Y, URAOKA T, et al. Treatment strategy for laterally spreading tumors in Japan: before and after the introduction of endoscopic submucosal dissection [J]. Journal of Gastroenterology and Hepatology, 2009, 24(8):1387-1392.

[17] TANIYAMA D, TANIYAMA K, KURAOKA K, et al. Long-term follow-up study of gastric adenoma; tumor-associated macrophages are associated to carcinoma development in gastric adenoma [J]. Gastric Cancer: Official Journal of the International Gastric Cancer Association and the Japanese Gastric Cancer Association, 2017, 20(6):929-939.

[18] IMURA J, HAYASHI S, ICHIKAWA K, et al. Malignant transformation of hyperplastic gastric polyps: An immunohistochemical and pathological study of the changes of neoplastic phenotype [J]. Oncology Letters, 2014, 7(5):1459-1463.

[19] MERMELSTEIN J, CHAIT M, CHAIT M. Proton pump inhibitor-refractory gastroesophageal reflux disease: challenges and solutions [J]. Clinical and Experimental Gastroenterology, 2018, 11:119-134.

[20] MROZ M, LAJCZAK N, GOGGINS B, et al. The bile acids, deoxycholic acid and ursodeoxycholic acid, regulate colonic epithelial wound healing [J]. American Journal of Ghysiology Gastrointestinal and Liver Physiology, 2018, 314(3):G378-G387.

[21] KANDEL P, WALLACE M. Colorectal endoscopic mucosal resection (EMR) [J]. Best Practice & Research Clinical Gastroenterology, 2017, 31(4):455-471.

[22] NISHIZAWA T, YAHAGI N. Endoscopic mucosal resection and endoscopic submucosal dissection: technique and new directions [J]. Current Opinion in Gastroenterology, 2017, 33(5):315-319.

第十四章
胃纤维瘤的诊疗及健康管理

第一节 发病机制

纤维瘤（fibroma）是来源于纤维结缔组织的良性肿瘤，因纤维瘤内含成分不同而有不同种类，因纤维结缔组织在人体内分布极广，构成各器官的间隙，所以纤维瘤可以发生于体内任何部位。胃纤维瘤多发生在黏膜下，为球形或卵圆形，可带蒂，质硬，其内部可有钙化。发生胃纤维瘤后，不仅会影响消化系统，而且还会引发其他部位疾病，危害身体健康。

胃纤维瘤是一种常见的良性纤维性病变，是起源于胃间叶源组织的良性肿瘤。胃纤维瘤尽管病程良性，预后良好，组织学和免疫组化特征已知，但是其确切的发病机制仍不清楚。胃纤维瘤好发于50岁以上的中年，女性患者多于男性患者，尤其是绝经前妇女，并且在所调查的患者中，有3例患者感染了Hp，并且2例感染了HBV，HBV、Hp与胃纤维瘤之间的关系还需进一步研究。此外，有48例病例报告，发现相比于欧美人群，亚洲人群更容易发生胃纤维瘤。这是否巧合，还需进一步探索。通过查阅文献，作者发现G蛋白偶联雌激素受体（GPER）、雌激素受体（ER）和波形蛋白在胃纤维瘤中过表达。其次，调查发现，嗜烟、嗜酒、长期辛辣刺激饮食、作息不规律等均可诱发胃纤维瘤的发生；而环境的过冷过热、长期的药物因素都会刺激胃黏膜，诱发胃纤维瘤的发生。

第二节 病理生理

胃纤维瘤边界清楚，未包被，球形至分叶状肿块，有不同钙化。切片显示出均匀的、部分砂质的灰白色切面，硬度达到橡胶程度。平均尺寸为2.6 cm，范围为1～10 cm。

胃纤维瘤的组织学特征包括边界清晰、未包被的低细胞梭形细胞增生，包埋在丰富的透明质胶原蛋白内。胶原蛋白可能以随意或轮状排列。梭形细胞的细胞核呈淡色、卵形、水泡状，核仁不明显，细胞质丰富，嗜酸性。异型性和有丝分裂罕见。坏死普遍不存在。散在钙化是常见的，可能是砂质或营养不良。淋巴浆细胞浸润几乎总是存在，偶尔可能形成淋巴滤泡，这些滤泡又可能有生发中心。肿瘤周围可见淋巴浆细胞袖带。神经或脂肪细胞的包裹很少被观察到。免疫组化染色显示梭形细胞CD34、波形蛋白和因子ⅩⅢa阳性。平滑肌肌动蛋白、肌肉特异性肌动蛋白、ALK（间变性淋巴瘤激酶）、desmin、S100、细胞角蛋白、DOG1（发现于胃肠间质瘤蛋白1）和c-kit免疫染色均为阴性。

第三节 临床表现

胃纤维瘤是常见于中年人（平均发生年龄：51.4岁，年龄范围：25～77岁）的胃部良性肿瘤。女性发病率略高（57.3%）。胃纤维瘤大多数起源于黏膜下层（69.6%），其次是固有肌层（21.7%）和浆液层（8.7%）。此外，有一半的胃纤维瘤是在其他疾病的体格检查中偶然发现的；另一半有腹痛、腹胀、不适、恶心和呕吐等非特异性症状。胃纤维瘤主要位于胃体内，大小曲率无明显变化，呈圆形或椭圆形，CT作为一种无创检查方式，在评估胃纤维瘤方面具有许多不可替代的优势：不仅可以清晰地显示病灶位置，而且可以准确评估病灶与胃/周围组织或器官的关系。在以前的研究中，增强前后CT特征主要是根据胃纤维瘤中梭形细胞、胶原蛋白、钙化、纤维成分和淋巴浆细胞炎症浸润的比率来确定的。以下为具体的胃部纤维瘤病例报告。

胃纤维瘤比较少见，兰州军区总医院（现称联勤保障904医院）曾收治1例，现将报告如下。男，56岁，1983年春节开始上腹不适，同年5月出现上腹隐痛。曾在外院行胃镜检查，报告为胃内新生物（性质未定）。1984年6月起间歇出现黑便，食欲下降。同年7月来我院（现为兰州大学第一医院）门诊，以"良性肿瘤"收治。消瘦病容，腹软，触感光滑，质地中等，无明显压痛感。手术标本肉眼观察：粉红色球形结节一个，大小4 cm×4 cm×3 cm，一侧见于黏膜组织，切面灰红色、鱼肉状、质脆。镜下观察胃黏膜下一包膜完整肿物，胃纤维瘤组织呈现出束状排列的已经分化的成熟纤维细胞，纤维束成交错状或旋涡状紧密排列，其间有较多的脂肪细胞。此病例的诊断为胃黏膜下纤维瘤。它多发生于胃窦部，大小不等，可从数克至数十克。本例发生于胃体上部，由于钡餐检查见肿物随体位改变移位、胃镜检查见具有亚蒂、顶部中央有脐样凹陷，外观类似息肉、异位胰腺等。本病虽很少恶变，治疗上除一般对症处理外，原则上应在发现后手术切除。

另有一例病例报告，女，46岁。病理结果：术中见肿瘤位于胃小弯侧，向胃腔内和腔外生长，包膜完整，与周围组织器官无明显粘连。病理诊断：胃良性纤维瘤。在胃良性肿瘤中，以平滑肌瘤最常见，占57.2%，胃部纤维瘤非常少见，仅占0.6%。胃良性肿瘤一般无症状，偶尔可出现出血、上腹部疼痛等症状。本例边缘清楚的肿块，临床症状相对较轻，符合良性特点。但是该例胃肠造影显示大的溃疡，且部分黏膜皱襞中断，似平滑肌瘤恶变表现，所以，这种伴有大溃疡的巨大纤维瘤，不易与平滑肌瘤恶变区别，应尽早手术。

对比胃巨大纤维瘤病例，患者于15日在硬脊膜外麻醉下剖腹探查，见胃轻度扩张，胃壁水肿肥厚，胃腔内可扪及一巨大活动性肿物。切开胃壁，见肿物位于胃窦部小弯侧，呈蕈形，约7 cm×5 cm×4 cm大小，有蒂，向胃腔内突出，中央有直径1 cm的溃疡灶出血，胃及十二指肠无溃疡灶。痊愈出院病理诊断：胃纤维瘤。其发生率目前尚无准确的统计与报道，胃部巨大纤维瘤在胃部良性肿瘤中非常罕见，与大多数的胃部良性肿瘤相似，在临床上常可不引起任何症状，X射线胃肠道检查或手术中与尸检时偶然发现。典型的X射线征象是：胃部可见规则充盈缺损，边缘整齐，与周围组织与脏器的黏膜无粘连，活动正常，无运动功能障碍。如为带蒂的肿瘤，可见充盈缺损的移动阴影，有时甚至蒂的阴影也可以显出，或可见其进入幽门管或十二指肠内。

第四节 诊断与鉴别诊断

胃纤维瘤是非胃肠间质瘤（GIST）的间叶细胞性肿瘤，是发生在胃部的良性肿瘤，也是腹腔内纤维瘤（fibromatosis）中的一种，由纤维结缔组织形成，可出现在胃任何部位，多位于黏膜下，呈球形或卵形，瘤体内细胞数量少，胶原丰富，KIT和Cn^+多阴性，而肌动蛋白和肌间线蛋白阳性。

一、诊断

（一）放射影像学检查及表现

胃肠道肿瘤的诊断应该首选消化道造影和纤维内镜检查。CT以及MRI的使用、胃超声造影以及超声内镜技术的应用使胃部良性肿瘤的影像学检查临床价值进一步提高。医学影像学的迅速发展，机器设备的改进，数字化胃肠摄影技术的应用，使消化道黏膜的微细结构以及小病变的显示极为清晰。

X射线钡餐造影检查是诊断胃肿瘤最常用的一种方法。胃良性肿瘤是一组原因不明的少见病，早期多无临床症状，发生梗阻时才出现临床症状。胃纤维瘤发源于中胚层组织，出现于黏膜下层，一般没有X射线表现特征，与平滑肌瘤的X射线表现相似，当肿瘤的大小与发生部位不同时，X射线表现会有不同。（1）根据肿瘤大小：假若肿瘤较小，胃腔内会出现小而圆的充盈缺损，其边缘光滑整齐，胃蠕动以及胃黏膜皱襞均为正常；如肿瘤较大，则充盈缺损明显，胃和其他脏器受压移位，局部的黏膜皱襞会展平消失。（2）根据肿瘤生长方式：假若肿瘤向腔外生长，蠕动时腔内充盈缺损显示很小；假若肿瘤向腔内生长，蠕动时瘤体呈球形挤向腔内，基底呈蒂样与胃壁相连，与胃壁交界处呈光滑柔软的锐角；如肿瘤居于胃壁中间，其周围都有一定厚度肌肉包绕，蠕动时局部胃壁收缩受限，蠕动波减弱或者消失，胃腔内呈半球状或者光滑的弧形充盈缺损。

胃纤维瘤的CT显示与大多数胃部良性肿瘤一样，胃纤维瘤在平扫时多表现为低于肌肉的软组织肿块，边界显示多数清楚或部分清楚，表现为椭圆状或分叶状。肿瘤内一般无坏死，其内部可见钙化，质硬。

经腹壁超声检查是胃超声检查最基本和最重要的部分，有助于发现胃黏膜下肿物、了解肿瘤的浸润深度、内部结构以及黏膜情况。胃纤维瘤超声内镜影像学改变与胃良性间质瘤相仿，但病灶回声相对较高，表现为起源于第三层的低至中等回声病灶，周围胃壁层次结构正常。胃纤维瘤直径较大，可达10 cm左右，其间有条索状强回声间隔带，部分肿瘤内可见钙化强回声带。

X射线钡餐造影和胃镜检查也有助于看到黏膜的癌细胞，不过其主要缺点在于无法观测到瘤体的内部结构，在临床上使用有限。超声引导的细针反复穿刺活检所取的是局限的，故其精度受限。内镜下黏膜活体组织学检查因为只是采集到浅层细胞，因此对黏膜内占位的检查精度并不高。超声内镜检查对于确定癌症起源可以提供支持。MRI的扫描速度很慢，并且受胃肠管蠕动限制较大。与其相反，由于CT检查较快，因此已被应用于对胃壁及皮肤黏膜内占位的检查。影像学检查对于胃纤维瘤的诊断作用显著。

(二）病理学诊断

实验室检查常无明确的特异性表现。X射线钡餐、B超和CT等影像学检查手段对胃纤维瘤的确诊很有帮助，同时也可以评估肿瘤与神经系统、血管与脏器等邻近重要结构的关联程度，并确定在手术中切除范围，以防止破坏重要的神经系统、血管和脏器。但是，最后确诊仍要靠术前穿刺及术中标本的病理学检查。

二、鉴别诊断

胃肠良性肿瘤很罕见，为胃肠瘤的3.6%。在胃良性肿瘤中，以不随意肌瘤最为常见，达57.2%，而纤维瘤则极少见，仅占0.6%。胃肠良性肿瘤主要分为两种：一种是来自胃肠壁黏膜上皮组织的腺瘤，或息肉样腺瘤；另一些是来自胃肠壁间叶组织的平滑肌瘤、纤维瘤、脂肪瘤、神经纤维瘤、血管瘤等。胃肠纤维瘤通常没有特别症状，只有瘤体较大时可以出现压迫或者梗阻现象。所以，对胃纤维瘤的诊断必须注重与平滑肌瘤（当平滑肌瘤部分肌纤维被纤维结缔组织替代时）以及炎性纤维息肉的区别。此外，虽然发源于胃肠壁的胃纤维瘤和胃肠间质肿瘤（GIST）都来自间叶组织并好发于胃肠管，但由于胃纤维瘤主要来自黏膜层和固有层，在临床诊断工作中非常容易发生误诊，会直接造成患者的预后不良和生活质量遭受伤害。

（一）胃平滑肌瘤

胃平滑肌瘤也是最典型的胃部良性肉瘤。在各种胃肠良性肿瘤中，胃平滑肌瘤大约占40%。胃平滑肌瘤多发源于胃间质来源的固定肌层，少部分发源于黏膜肌层，好发于贲门附近，多以腔内生长为主，并易累及食管胃接合部。胃平滑肌瘤与性别和年龄均无明显相关性。胃平滑肌瘤容易与胃纤维瘤等其他间质来源肿瘤混淆。因此，想要诊断胃纤维瘤，也需要掌握胃平滑肌瘤的特点进行鉴别。

在超声内镜下，胃平滑肌瘤的长椭圆形病灶，绝大多数呈较低回音、与回声大小一致、界限明确。CT平扫与大多胃良性肿瘤相似，为边界明显、大小密度一致的软细胞块，很少见钙化以及坏死。在增强扫描时其通常呈现轻中度均匀、迟延性加强。胃平滑肌瘤的病理结果一般显示胃肠壁内为均匀实性肿块，切面为粉白色编织状。在光镜下可见瘤细胞为梭形，呈束形、涡旋形或编织样排列。和胃纤维瘤最主要不同的点在于胃平滑肌瘤来源于黏膜下、黏膜上平滑肌以及固有的肌层，所以免疫学组化检查结果才是诊断胃平滑肌瘤的最主要指标。目前的胃平滑肌瘤免疫组化成果多表达为：SMA（+）、S-100蛋白（-）、CD117（-）、CD34（-）、Dog-1（-）、Ki-67≤1%。

（二）胃炎性纤维性息肉

胃炎性纤维性息肉是较为罕见的胃部疾病之一，由于影像学的进一步发展，对病变的发生与发展已经有了比较多的了解。胃炎性纤维性息肉通常好发于中年妇女。在胃镜检查中显示黏膜有病变的外观，因此在诊断胃纤维瘤时也需先排除胃炎性纤维性息肉的可能性。

目前超声内镜已成为检查胃炎性纤维性息肉的首选方法，其特点是病灶界限不明确，低回声影、高回声不一致。在彩色多普勒上，可见血流比较丰富。经腹部CT平扫后发现病变在黏膜下，疏密程度不一致，状态不澄清，病灶呈现较低密度，有的病灶为较中度的强化，且随着年龄的增长密集程度逐步趋向一致。病理检查的免疫组织化学结果是诊断胃炎性纤维性息肉的主要指标，其主要表现为：梭状细胞经常在薄壁的血管中形成旋涡状样的洋葱皮样细胞，CD34表现为阳性。

（三）GIST

近年来，GIST逐渐成为被大众熟知的间叶性肿瘤，约占胃肠道恶性肿瘤的0.1%~3%。GIST大多数分布于胃（60%）和小肠（30%）。GIST是起源于胃肠道肌层的间叶源性肿瘤，发病年龄多为60岁左右，发病率在性别上无显著差异。GIST是胃部非GIST肿瘤常需鉴别的肿瘤，需避免漏诊、误诊。

多层螺旋CT已经成为GIST诊断和随访的主要方式，可以准确判断肿瘤的位置、大小以及有无远处转移等。当GIST>5 cm时，CT扫描通常显示为外生性生长和血管增生，GIST<5 cm时，表现为腔内息肉样生长。增强CT下GIST多表现为软组织密度的圆形或者类圆形实质性占位。消化道内镜与CT不同，它可以近距离观察肿物的大小、形状和外观以及肿物表面是否有溃疡、出血等，但是在普通白光内镜下GIST通常与其他黏膜下肿瘤相同，表现为被正常黏膜覆盖的非特异性的光滑凸起。

GIST的最终诊断仍然是依靠组织病理以及免疫组化检查。GIST的病理以及免疫组化结果显示：GIST通常以梭形细胞以及上皮样细胞为主要表现，并具有多种细胞的多种排列方式。其中，梭形细胞多见栅栏状、旋涡状以及编织状排列，且具有丰富的细胞量。肿瘤细胞出现形态变异的可能性较大，包括梭形细胞有空泡出现于核端，或者透明样改变、印戒出现；免疫检查结果显示desmin全部阴性、CD117及CD34表达较高。目前的指南指出，对于组织学形态诊断符合GIST，但是免疫组化检测CD117和DOG1均为阴性，并且无c-kit或PDGFRA基因突变的病例，如果能排除平滑肌肿瘤、神经源性肿瘤等其他肿瘤，也可以做出GIST可能的诊断。

第五节　治疗

胃良性肿瘤有时在临床上难以完全排除恶性的风险，胃良性肿瘤的临床发病率低，早期无明显症状，在症状加重后病情已经恶化，所以早期确诊早期干预显得尤为重要。即便为良性，在今后的演变中也可能会恶变或出现梗阻、消化道出血等不良并发症，所以在治疗上除了一般对症治疗外，原则上应在发现后积极手术治疗。根据具体情况选择手术方式，选择胃部分切除术或者全胃切除术。除了临床治疗，术后康复期也是风险高发期，在这个时期，患者的身体健康可能会受到极大危害。因此，必须采取科学护理干预方式控制并发症，促进患者早期康复。

胃纤维瘤通常生长缓慢，如果病变较小，无临床症状的病例可以选择定期内镜复查随访；如果病变较大，并且出现了相应的临床症状，可以根据病变的大小和生长方式，行内镜下切除或者手术切除治疗。近年来，消化道肿瘤外科手术最主要的变化在于微创理念和快速康复（enhanced recovery after surgery，ERAS）理念的引入。以腹腔镜技术为代表的微创手术在许多情况下已经取代了传统的开腹胃肠手术，胃肠外科已经进入了微创时代。所谓微创理念和ERAS理念，是指从不同角度尽量减轻患者的应激反应，以期望达到提早康复的目的，在胃良性肿瘤的外科手术治疗发展史上具有里程碑式的意义。ERAS的核心目标是通过采用多模式干预减轻术后应激，促进脏器功能修复，防止术后并发症，进而减少住院时间，从而节约住院费用。快速康复的顺利实施需要多学科协作诊疗团队的相互协作，团队成员包括外科医生、麻醉医生、管理人员、护理以及辅助人员等。

目前，快速康复在包括胃纤维瘤的胃良性肿瘤治疗中的有效性和安全性已经得到证实，其具体流程包括术前管理、术中管理以及术后管理。

（一）术前管理

术前管理包括健康教育、术前营养、术前优化、禁食以及麻醉前用药。

1. 健康教育

术前对患者进行健康教育可以减少术前患者的焦虑以及恐惧，同时也能使患者及其家属详细了解术后恢复的过程和每日康复的目标，有助于进食、活动和疼痛控制等，有助于患者身体、心理的恢复。

2. 术前营养

尽早对其进行营养筛查和评估，区分他们是否存在营养不良风险或是营养不良，及早进行营养干预是十分重要的。胃纤维瘤患者由于肿瘤细胞能量代谢、肿瘤压迫影响消化道消化吸收、疼痛以及肿瘤导致机体代谢变化等多种身心因素出现营养不良。所以在术前应严格遵守营养不良的三级诊断流程：一级诊断为营养风险筛查，是最基本的一步。营养风险筛查推荐使用营养风险筛查2002（nutritional risk screening 2002，NRS 2002），营养不良风险筛查采用国际上通用的营养不良筛查工具（malnutrition screening tool，MST），营养不良的筛查通常使用的是BMI筛查。二级诊断为营养评估，通过营养评估工具在筛查为阳性的患者中尽早发现有无营养不良并判断其不良程度。医学上，优先通过对患者主观的综合评价（patient subjective global assessment，PSGA）进行评估，该综合评估方法也是主要针对患者所采用的综合评价方法。三级诊断是综合测定，通过在一般疾病诊断中常用手段，如病史采集、体格检查以及实验室检查等结果从患者的应激程度、炎症反应、能耗水平、代谢状况以及心理状况等方面进行多维度分析。筛查、评估及分析结束后，对于需要进行营养治疗的胃纤维瘤患者，根据《中国肿瘤营养治疗指南2015》中的"营养不良的五阶梯治疗"模式进行有针对性的营养支持，予以口服或者肠内营养补充。

3. 术前优化

对于每日吸烟的患者（吸烟量≥2支/天，持续时间≥1年），应在术前1个月戒烟；对于嗜好酒精的患者（乙醇摄入量>60 g/d），应该在术前1个月戒酒。

4. 禁食

一般患者可以进食固体食物至麻醉诱导前6 h，可以进食清流质食物至麻醉诱导前2 h。非糖尿病患者在麻醉诱导前2 h仍然可进食含碳水化合物的饮料，据研究，这将会减轻患者对饥饿、口渴和等待的担忧，从而减轻了术后胰岛素抵抗。

5. 麻醉前用药

根据具体手术方式和麻醉师的诊断使用镇静剂以及麻醉药物。

（二）术中管理

术中管理包括标准麻醉方案、手术方式、预防感染以及术中监测体温等。

1. 标准麻醉方案

麻醉方案的制定是为了允许患者快速苏醒，并建议术中采用短效诱导剂和低潮气量通气，以防止麻醉过深。

2. 手术方式

传统手术方式属于开放式手术，对患者创伤大，术后并发症多。胃纤维瘤属于胃黏膜下肿瘤，其治疗原则对于单发、有蒂或者瘤体直径<2 cm者，可通过内镜切除；对于多发、无蒂、直径>2 cm或者有出血、梗阻等症状，应该予以手术切除，内镜下切除术往往会导致胃穿孔。近年来，内镜黏膜下剥离术也开始作为对胃肠良性肿瘤处理的最有效手段之一，内镜黏膜剥离术治疗是在传统内镜黏膜切除治疗的基础上开展起来的一项全新治疗，通过根据肿瘤的严重程度、位置以及浸润状况，选用各种工具将黏膜下层组织逐层剥离，最后可以完全剥离整层的病变黏膜和下层，但在黏膜下部有较多毛细血管，要防止盲目剥离。经内镜下手术剥离，必须及时止血，如果发现血液暴露应及时做电凝处理。除内镜黏膜剥离术，胃纤维瘤手术方式的选择还有腹腔镜下胃局部切除术，腹腔镜手术逐渐成熟，仅需作3~4个微小孔，给手术人员提供了良好的观察视角和工作位置，在腹腔镜下可以清晰、直观地检查术区，属于微创手术。此外，术中应快速做冰冻切片检查，根据病变性质以及部位决定切除范围。

3. 预防感染

主要是使用抗生素预防手术部位感染，首剂应在切皮前使用，术中剂量应该根据抗生素的半衰期和手术时间确定。

4. 术中监测体温

正常的体温对于在术中保持机体内稳态是重要的，所以在术中应用合适的温度保持装置维持监测体温。

（三）术后管理

胃纤维瘤在手术切除病灶后，对于胃组织来说存在较大创伤，术后会引发排气、排便障碍等反应，严重影响患者的生活质量。所以术后管理也是非常重要的，包括早期进食、预防深静脉血栓、多模式镇痛、平衡体液、控制血糖、导尿管的使用、预防恶心呕吐以及术后腹胀。

1. 早期进食

根据营养不良的评估，对于营养不良的患者或者术后第6天仍然达不到60%营养需求的患者，考虑给予个体化营养治疗。对于内环境稳定、正常术后的患者提倡早期营养支持，所谓"早期"，是指在手术后48~72 h内开始实施。在应激后6 h内给予肠内营养有抑制肠道产生促炎因子的作用，可以减轻全身炎症反应综合征的严重程度。

2. 预防深静脉血栓

低分子量肝素的使用可以降低深静脉血栓形成的风险。在术前2~12 h，可以应用低分子量肝素，直到患者可以活动或者持续到出院后4周。

3. 多模式镇痛

镇痛方案的合理应用，可以很好地缓解疼痛，允许患者早期活动，早期恢复他们的胃肠功能和进食，并且还能降低并发症的发生率。镇痛方案的使用是根据不同的手术类型以及切口的不同决定的，但是镇痛的基本原则是不变的，依旧为区域镇痛或者局部麻醉技术结合的多模式镇痛，这样可以避免胃肠外阿片样物质及其副作用。腹腔镜辅助手术一般采用低剂量阿片类药物进行脊髓麻醉止痛。

4. 平衡体液以及控制血糖

快速康复治疗提倡目标导向液体治疗（goal-directed fluid therapy，GDFT），手术期间低血容量或是过多盐水负荷均可导致术后并发症的发生。平衡体液治疗有利于患者的康复，避免液体过多的负荷，减少并发症的出现。控制血糖的管理与平衡体液同理，术后胰岛素抵抗和高血糖与并发症和死亡有密切相关性。所以应严格控制血糖，也要避免发生低血糖。

5. 预防术后腹胀

腹腔镜手术患者的胃肠功能恢复速度与开腹手术相比更快。术后管理的康复治疗是十分重要的，也是必需的。患者应在术后第1天早晨就积极活动。设定活动目标，并且尽可能执行。

第六节 预防和健康管理

在了解并熟悉了胃纤维瘤的流行病学、发病机制以及临床表现后，需要预防疾病而采取相应措施。作为一种疾病，胃纤维瘤的发生受到环境因素和遗传因素等多方面影响，是一种动态的过程，甚至在个人察觉到疾病并受到疾病的影响时，胃纤维瘤早已存在，此时对机体的伤害也大大增加。疾病的预防则是在疾病发生之前、疾病发生中期以及疾病发生后期每个阶段预为之准备的行动，预防疾病分为一级预防、二级预防以及三级预防。

一级预防（primary prevention）又称为病因预防，在胃纤维瘤的发病前期，针对发病原因，包括生物因素、心理因素、社会因素等。一级预防是预防疾病最根本的方面，预防的角度有3个方面：（1）从宏观角度出发，胃纤维瘤为胃良性肿瘤，不仅仅是一个城市、一个国家的疾病，是对全人类健康有所威胁，所以是全球性的预防战略。需要建立健全社会、经济以及文化等多方面的措施，需要政府的支持。（2）从环境方面采取预防措施，爱护环境，保护大气、土壤、水源以及食品等的安全，降低因环境污染对消化道的刺激，减小胃纤维瘤的发病率。（3）对于人类机体本身的预防，自身的健康状态与胃纤维瘤的发生、发展两者之间有很强的相关性。胃纤维瘤很少见，在一般情况下是被忽略的一类疾病，也只有在程度严重出现消化道出血以及发生梗阻影响正常生活时，才会被注意到并进行治疗，所以在一级预防中进行与胃纤维瘤相关的卫生教育是非常关键的，以增强公民的卫生意识和自我保健能力，从自己开始选择最健康的生活方式。重视个人健康与环境卫生，三餐按时定量，减少油腻、辛辣、生冷等敏感性食品，饮食上注重营养均衡、结构合理。

二级预防（secondary prevention）又称临床前期预防，也可叫"三早预防"，早期发现、早期诊断、早期治疗，为患有胃纤维瘤的患者控制或者延缓疾病的发展，降低患病率。普查、定期筛查、专科门诊等均为二级预防的常用方法。胃纤维瘤早期没有明显的临床症状和体征，在严重时被发现，此刻也为治疗增加了难度。因此早发现早治疗，避免病情的进一步恶化。

三级预防（tertiary prevention）又称临床预防。其具体内容是针对已经诊断的患者，采取及时、适时的处置，防止病情加重，促进机体功能的恢复，预防并发症的发生。三级预防的实施可以在专科治疗，也可在社区进行治疗与康复，加强患者的心理咨询和指导。

胃纤维瘤的预防应该注重强调一级预防和二级预防，定期筛检、早期诊断并及时治疗。除了防治，健康管理是对个人和群体的健康危害原因实施全面管理的过程，它是为了抑制慢性病发生进展和改善生活品质的医疗活动。其核心是通过充分调动个人、团体和社会的主动性，合理使用最受限的公共资源来实现最大化的社会健康效益。近年来，随着信息技术全球化的发展，健康管理以现代健康概念和新的医学模式（生理-心理-社会）以及中医治未病为指导，我国提出"互联网+"行动计划，将健康服务领域依托于现代互联网信息技术与各种健康服务，进行大数据信息化管理，有效使用健康数据，形成自主的健康服务标准和运营指南，全面进行自主健康管理服务。中医药在胃纤维瘤的健康管理中的应用也是普遍的，《素问·四气调神大论篇》中也有关于"治未病"的记载，即"未病先防、欲病救萌，既病防变，瘥后防复"，可以将形体锻炼、合理膳食、中药内服、中医引导术等多种具有中医特色的干预途径纳入健康管理中，内外同治，身心同调，扶正祛邪，增强体质，起到"一加一大于二"的作用。中医治疗防治结合，形神共养，中西并用，互利互补，是胃纤维瘤防治以及健康管理的主要措施。

胃纤维瘤的健康管理可显著提高患者的生活质量，建设完善统一的卫生管理体系，将现代移动健康技术和传统中医药文化有机融合，促进现代中医药的全面发展，改变普通市民的健康意识，改善基层市民的卫生素养，增强自我保健意识，以达到建设"健康中国"的宗旨。

（郑鹏飞）

参考文献

[1] POTTS G, ADLAM T, STIERMAN S, et al. Pleomorphic Fibroma: A Clinicopathologic Case Series with the Review of the Literature[J]. American Journal of Dermatopathology, 2021, 43(8): 560-566.

[2] SUMMEY R, MOUCHLI M, GRIDER D. Gastrointestinal Stromal Tumor, or Another Tumor Type[J]. Gastroenterology, 2018, 155(6): e4-e5.

[3] TSAI M, CHEN H, CHUANG M, et al. Gastric calcifying fibrous tumor: an easy misdiagnosis as gastrointestinal stromal tumor—a systemic review[J]. Medicina (Kaunas), 2020, 56(10): 56-63.

[4] PEZHOUH M, REZAEI M, SHABIHKHANI M, et al. Clinicopathologic study of calcifying fibrous tumor of the gastrointestinal tract: a case series[J]. Human Pathology, 2017, 62: 199-205.

[5] SHI Q, XU M, CHEN T, et al. Endoscopic diagnosis and treatment of calcifying fibrous tumors[J]. Turkish Journal of Gastroenterology, 2014, 25: 153-156.

[6] TIAN S, ZENG Z, PENG X, et al. Gastric calcifying fibrous tumor: A clinicopathological study of nine cases[J]. Experimental and Therapeutic Medicine, 2018, 16(6): 5137-5143.

[7] LARSON B, BALZER B, GOLDWASSER J, et al. Calcifying fibrous tumor: an unrecognized IgG4-related disease[J]. APMIS, 2015; 123(1): 72-76.

[8] LARSON BK, DHALL D. Calcifying Fibrous Tumor of the Gastrointestinal Tract[J]. Archives of Pathology & Laboratory Medicine, 2015, 139(7): 943-947.

[9] TURBIVILLE D, ZHANG X. Calcifying fibrous tumor of the gastrointestinal tract: A clinicopathologic review and update[J]. World Journal of Gastroenterology, 2020, 26(37): 5597-5605.

[10] LEE S, JAHNG J, HAN W. Gastric Calcifying Fibrous Tumor Manifesting as a Subepithelial Tumor[J]. Journal of Gastrointestinal Surgery, 2018, 22(6): 1127-1129.

[11] CERVANTES E, CERVANTES G, CERVANTES L, et al. Gastric leiomyoma casusing gastrointestinal bleeding[J]. Cirugia Y Cirujanos, 2020, 88: 116-119.

[12] WANG J, ZHOU X, XU F, et al. Value of CT Imaging in the Differentiation of Gastric Leiomyoma from Gastric Stromal Tumor[J]. Canadian Association of Radiologists Journal—Journal de L Association Canadienne Des Radiologistes, 2021, 72(3): 444-451.

[13] MIETTINEN M, SARLOMO M, SOBIN L, Esophageal stromal tumors: a clinicopathologic, immunohistochemical, and molecular genetic study of 17 cases and comparison with esophageal leiomyomas and leiomyosarcomas[J]. American Journal of Surgical Pathology, 2000, 24(2): 211-222.

[14] AKAHOSHI K, OYA M, KOGA T, et al. Current clinical management of gastrointestinal stromal tumor[J]. World Journal of Gastroenterology, 2018, 24(26): 2806-2817.

[15] MANTESE G. Gastrointestinal stromal tumor: epidemiology, diagnosis, and treatment[J]. Current Opinion in Gastroenterology, 2019, 35(6): 555-559.

[16] SCHAEFER I, MARIÑO A, FLETCHER A. What is New in Gastrointestinal Stromal Tumor[J]. Advances in Anatomic Pathology, 2017, 24(5): 259-267.

[17] GUPTA P, TEWARI M, SHUKLA H. Gastrointestinal stromal tumor[J]. Surgical Oncology, 2008,17(2):129-138.

[18] KANG HC, MENIAS CO, GABALLAH AH, et al. Beyond the GIST: mesenchymal tumors of the stomach[J]. Radiographics,2013,33(6):1673-1690.

[19] FOCK K. Review article: the epidemiology and prevention of gastric cancer[J]. Alimentary Pharmacology & Therapeutics,2014,40(3):250-260.

第十五章
胃神经纤维瘤的诊疗及健康管理

第一节 病因及发病机制

一、病因

神经纤维瘤（Neurofibroma）源自神经嵴细胞异常分化，是一种因22号染色体等位基因突变所导致的一种常染色体显性遗传性疾病。因其病变范围广泛，往往可累及多系统、多器官，故目前多以个案报道的形式进行流行病学统计与分析。依据临床表现、基因定位及突变环节等差异，神经纤维瘤往往被划分为Ⅰ型（NF1）和Ⅱ型（NF2）两类，其中Ⅰ型被描述为具有复杂的表型特征及高恶变风险类型，是目前该疾病中最常见的类型，而Ⅱ型目前报道较少，尚未发现其与恶性肿瘤存在明确相关性，但仍存在显著的发病率。病变位于消化系统尤其是分布于胃肠道的神经纤维瘤极为罕见，起源于胃组织浆膜或黏膜下的神经纤维瘤被定义为胃神经纤维瘤（Gastric neurofibroma），这是鲜有发生的间叶源性良性肿瘤，其发病率低，约占胃良性肿瘤的10%，但存在明显恶变风险。此类疾病患者以中年群体为主，较少见年轻患者，在性别分布上未显示出明确差异。胃神经纤维瘤多单发，但同时也可以为全身多发性神经纤维瘤的局部表现之一。约10%的胃神经纤维瘤存在癌化现象，具有不良预后。目前，胃神经纤维瘤病因不十分清楚，考虑与遗传或长期辐射暴露密切相关。

二、发病机制

通过对神经纤维瘤标本切片作染色发现，其主要由施万细胞和成纤维细胞组成，在其周边还嵌有少量神经束膜细胞、肥大细胞和散在的神经轴突等，这与神经发生基因突变是一致的。细胞成分分析显示，丛状神经纤维瘤较多见，且和皮肤神经纤维瘤具有相似的细胞组成，但丛状神经纤维瘤具有多基质、多血管等特点，近期报道了一例因面部丛状神经纤维瘤自发性大出血导致血管内栓塞，充分强调此类神经纤维瘤的高出血风险。研究发现，丛状神经纤维瘤通常表现为多发，并向周围组织延伸从而导致靶组织或器官的功能障碍以及局部软组织或骨组织的异常增生（图15-1）。值得关注的是，丛状神经纤维瘤偶向纺锤细胞瘤（一种周围神经鞘恶性肿瘤）转化。神经纤维瘤的发病机制仍不清楚，目前仍以散发报道为主。胃肠系统神经纤维瘤仅占全部神经纤维瘤的7.4‰，报道中男性与女性发病比率并不均衡，以男性稍多见，平均发病年龄约为48.7岁，胃神经纤维瘤主要分布在胃远端小弯侧部位，多数存在于浆膜下部位，并向腹腔方向突出，少数位于黏膜位置而向胃腔内部生长，导致胃黏膜不断发生改变，在接受胃酸刺激后甚至可形成溃疡样改变。胃神经纤维瘤可以圆形、椭圆形或结节状等形态存在，部分有蒂生长，且以上形态均可同时存在，尽管其生长比较缓慢，但接受消化液反复刺激后与溃疡类似具有较高的恶变风险。目前，神经纤维瘤主要的致病机制是肿瘤生长所产生压迫及功能损害，胃神经纤维瘤因其生长在胃中，对胃的组织结构及生理功能产生破坏，在引起消化道症状如消化道出血的同时也具有癌化风险。

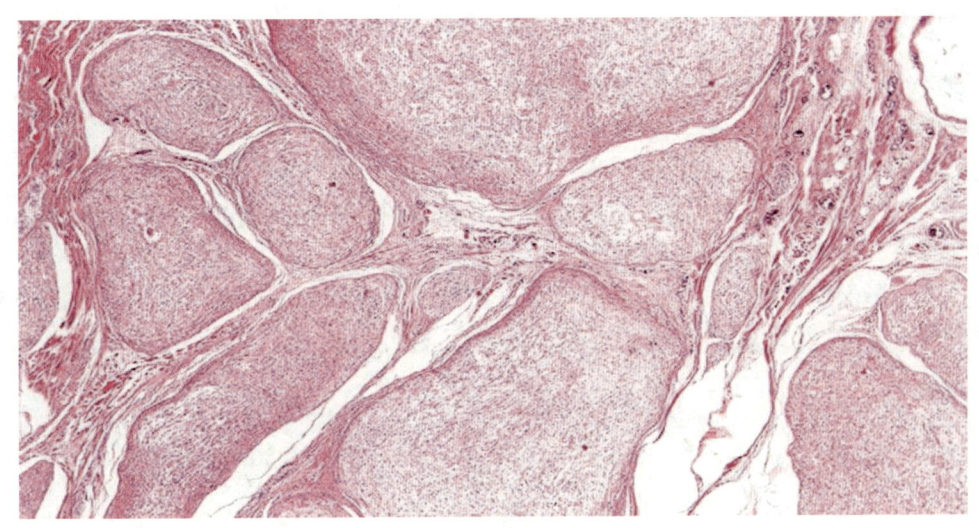

图15-1　丛状神经纤维瘤

（资料来源：兰州大学第二医院）

第二节　临床表现

胃神经纤维瘤的临床表现与消化性溃疡的临床表现极为相似。患者通常以不明显原因出现黑便现象为主要症状，部分患者则可因瘤体血供丰富在接受硬质食物或难以消化食物的摩擦刺激时可伴有少量呕血现象，此类消化道出血随进食可表现为周期性反复出现，长期以来可造成血色素持续下降而导致严重贫血。另一典型症状是类似消化性溃疡的周期性疼痛，主要为上腹部疼痛，部分患者有后背放射性疼痛，给予止痛药如布洛芬、塞来昔布等疼痛暂时缓解。若存在神经纤维瘤瘤体体积巨大的情况，可直接对胃腔产生压迫从而出现消化功能紊乱及食欲减退等症状，严重者尤其是瘤体靠近幽门部位的肿瘤也可出现反复幽门梗阻症状，在此条件下部分体型消瘦者因腹壁较薄弱深压腹部时或可触及上腹部包块，质地一般呈中等硬度，而少数胃神经纤维瘤患者并未表现出任何自觉症状。部分患者因癌变还可以表现出类似于癌症恶病质现象，如乏力、精神不振、消瘦及贫血等症状。

第三节 诊断与鉴别诊断

一、诊断

因胃神经纤维瘤症状与溃疡或其他急腹症极其相似,且缺乏典型的血清学标志物,因此除手术中获取标本病理活检外,一般检查很难进行明确诊断。目前,专家共识为,若存在如下征象或类似表现时可提示诊断:

(1) 具有长期慢性失血(如间断呕血或黑便)等表现,并遵医嘱给予标准消化性溃疡药物治疗后无明显改善,且不能以其他消化道出血原因解释。

(2) 查体、影像学或电子胃镜等检查提示存在胃腔内或胃壁表面占位性病变,且患者同时伴有全身其他部位的单发或多发性皮肤或组织器官的神经纤维瘤,应优先考虑胃神经纤维瘤的诊断。

(3) 影像学提示胃部良性肿瘤,后经胃镜病理或手术标本证实是胃神经纤维瘤。

(一) 超声检查

超声检查是最常应用于腹部病变的检查手段,因其快速、便捷及患者依从性好而被往往作为首选。在超声检查下,胃神经纤维瘤往往呈现为质地较均匀的低回声包块,形态规则,边界清楚,有完整包膜。然而,当出现质地不均匀或边界破坏模糊不清时,需警惕存在恶变。

(二) CT检查

CT检查具有从神经纤维瘤断层进行影像学剖析的优势,在诊断的敏感性和特异性方面均优于超声,但价格昂贵。胃神经纤维瘤在平扫和增强CT检查时通常具有以下特点:

(1) 胃神经纤维瘤CT平扫:通常表现为类圆形稍低密度影,为软组织肿块影像学特征,其密度一般比较均匀,边界清晰,可根据瘤体大小而存在不同程度的胃体受压,引起消化道症状。

(2) 胃神经纤维瘤CT增强扫描:动脉期肿物不均匀轻度强化,静脉期肿物渐变强化,延迟期则表现为持续性强化,肿块旁偶可见数枚肿大的淋巴结。但需注意的是,此类影像学表现仍无法排除胃间质瘤或平滑肌瘤,仍需结合胃镜检查综合评估。

(三) 磁共振成像

磁共振成像(MRI)对于神经纤维瘤具备相当的诊断价值。通常影像学表现如下:病变部位外观似堆积的葡萄状,T1W1呈低或等信号,T2WI呈等或高信号,以上信号均匀或不均匀。因胃纤维瘤病例散发,目前报道尚未发现有关MRI诊断胃神经纤维瘤的真实案例,故缺乏图片描述。

(四) X射线钡餐透视

X射线钡餐透视是一种可用于替代电子胃镜的用于显示目标病变轮廓或形态的检查手段,当患者因基础疾病如肝、肾功能严重不全或无法耐受胃镜时可纳入考虑。其优势在于可以通过结合胃肠蠕动频率及造影剂排空时间来间接观察病变的特点类型，但相较于胃镜的缺点则是缺乏直视的体验且无法直接获取组织标本，因此其存在一定的局限性。与胃癌和胃间质瘤类似，在X射线钡餐透视下胃神经纤维瘤表现为胃腔的龛影，显示为直观的充盈缺损，需结合胃体蠕动状态而动态观察鉴别。

（五）病理检查

病理检查是对胃神经纤维瘤的定性诊断，通常可通过胃镜或手术中取下切除的标本而送免疫组织化学染色，分析其是否符合神经纤维瘤的诊断特征。基于现有报道，我们描述了一种胃镜下联合切除肿物进行免疫组化的结果。可以看到，镜下显示出一约35 mm的菜花样凸起，表面可见约10 mm溃疡样改变，上覆灰白苔。经腹腔镜手术切除肿块后，取下标本行免疫组织化学染色，结果显示：组织学发现显示不规则扭曲、扩大的神经束；组织病理学检查显示核和细胞质与S-100蛋白免疫染色反应。S-100蛋白通常在胃肠间质瘤中极少表现出阳性，故据此可与其进行鉴别。

二、鉴别诊断

胃神经纤维瘤的鉴别诊断一直是该病临床诊疗工作开展的巨大挑战，尤其是与胃恶性肿瘤的鉴别，在临床实际中较难开展（接受手术病理检查前）。据文献记载，我国曾有将胃腺癌误诊为胃神经纤维瘤的案例。不仅如此，该病与其他胃部占位包括胃息肉、胃间质瘤及胃淋巴瘤等同样较难鉴别，依旧需要依靠术后病理证实。因此，胃神经纤维瘤相关的鉴别诊断是胃肠外科临床医师所必须关注的，可与胃神经纤维瘤的鉴别诊断的主要疾病包括胃溃疡、胃息肉、胃脂肪瘤、胃肠间质瘤、胃平滑肌瘤、胃平滑肌肉瘤、胃淋巴瘤和胃癌等，其中胃溃疡、胃脂肪瘤和胃息肉为良性病变，而胃肠间质瘤、胃平滑肌肉瘤、胃癌为恶性肿瘤。以下将逐一列出进行比较。

（一）胃脂肪瘤

胃脂肪瘤（gastric lipoma）是良性黏膜下肿瘤，由覆盖有纤维囊的脂肪组织组成。它们是孤立的缓慢生长的肿瘤。脂肪瘤在消化道中最常见于结肠（60%～75%），其次小肠（31.2%），胃约占5%。胃脂肪瘤一般为单发，大多数位于胃窦，呈腔内生长模式。在实际的病例中，胃脂肪瘤一般无明显临床症状，患者通常以体检或是主观考虑其他疾病就医时以影像学如CT、X射线造影、超声内镜或电子胃十二指肠镜检查偶然发现，而部分患者也可表现出一般消化性症状，如腹痛、腹泻、便秘和消化不良等。鉴于脂肪瘤质地很软，它们可能会通过幽门脱垂到十二指肠而不会阻塞胃出口。如果肿瘤足够大，则可能会导致肠套叠。CT是诊断脂肪瘤的首选成像方式。CT具有很高的密度分辨率，能准确识别病变内的脂肪成分。其中，腹部CT平扫检查能够将胃脂肪瘤显示为边界清楚且规则的类圆形结节影，普遍呈现均匀或不均匀的低密度质地；而腹部增强CT扫描在造影剂血管注射后可在扫描的动脉期、门静脉期及平衡期表现为均不明显的强化改变。但是，体积较大的胃脂肪瘤依靠胃肠道造影尚存在一定的不足，如在造影剂充盈下，病变部位可表现出较清楚的边界与轮廓，通常呈类圆形缺损，但缺点在于辨析病变内部的具体结构时存在劣势。超声内镜具有结合了超声及内镜的优势，对占位的浸润层次及周边淋巴改变都具有较好的辨别能力，胃脂肪瘤通常位于黏膜下层，且一般不伴有周边淋巴结病变，因此在超声内镜下，主要表现为黏膜下层的均匀高回声影，与周围边界清楚，与胃部恶性肿瘤鉴别性较佳。胃脂肪瘤没有恶变的可能。对于其治疗方法存有争议，但切除是最佳选择。腹腔镜下切除一般用于直径达6 cm的肿瘤。如果是带蒂且小于3 cm的肿瘤可由上消化道内镜切除，对于大多数无明显症状的患者也可选择动态观察。

(二) 胃溃疡

胃溃疡 (gastric ulcer) 目前多考虑由饮食因素、幽门螺杆菌持续感染引起，另外消化性溃疡的发生还与患者的精神因素、遗传因素、环境因素、药物因素、胆汁反流、胃排空延缓等因素有一定的联系。胃溃疡一般表现为局部黏膜单发或多发的组织缺损，可深达黏膜肌层，具有不同程度的炎症或坏死样改变，表面一般覆有灰白苔。病变主要与胃黏膜长期接受大量胃酸、胃蛋白酶刺激或碳酸氢盐屏障破坏有关。正常情况下，胃酸分泌与胃十二指肠防御之间存在生理平衡，当平衡被打破胃酸侵蚀胃内壁时就会形成消化性溃疡。胃溃疡的两个危险因素为非甾体抗炎药如阿司匹林和幽门螺杆菌反复感染。幽门螺杆菌是胃表面的黏膜层及其下方黏膜细胞层之间的一种细菌，其不仅能够产生生物因子，还有可能产生毒素，导致黏膜发生炎症反应。典型的胃溃疡具有以下特点：①慢性、周期性、节律性上腹痛；②部位以上腹偏左为主，多呈隐痛、灼痛或胀痛；③与进食有关，多在餐后出现痛。这些症状是反复发作的，发作持续数小时至数月。然而，少数患者并无特殊不适。消化道出血、穿孔、幽门梗阻及癌变是胃溃疡的主要并发症，绝大多数胃溃疡患者以出血为首诊症状。电子胃十二指肠镜检查是确诊胃消化性溃疡的"金标准"，^{13}C呼气实验用于评价幽门螺杆菌的感染情况，具有协同诊断价值。在胃镜直视下，胃溃疡通常呈类圆形或条形，边缘清晰、光滑，为灰白色苔所覆盖，溃疡周围黏膜充血、水肿，若成火山口样改变则应警惕溃疡癌化。而在消化道钡餐透视检查中，主要表现为内向凹陷的龛影，与胃癌恰好相反。

(三) 胃息肉

胃息肉 (gastric polyps) 一般为良性，可因反复炎症刺激形成，表现为从胃黏膜突出的组织的异常生长。胃息肉癌变率可达0.4%～10.0%，其中腺瘤性息肉是癌变率最高的病理类型，癌变率可达10.5%，而直径>2 cm且具有绒毛状结构者癌变率可高达28%～40%，同时也增加了同步性胃癌的发生风险，因此被认为是一种癌前疾病。息肉可能在胃的所有部位发育，具有来自不同细胞和组织的异质起源。胃息肉根据存在部位的不同可分为上皮性息肉和非黏膜壁间息肉两类，而依据其组织形态学可划分为增生性息肉、腺瘤性息肉和胃底腺息肉。据统计，腺瘤性息肉和胃底腺息肉的性别分布存在差异，男性以前者为主，而女性则以后者多见。其中，胃底腺息肉现阶段被描述为西方国家最常见的胃息肉类型，而增生性息肉的患病群体则主要分布在我国。增生性息肉是胃小泡细胞（胃表面和胃小凹的产生黏蛋白的上皮细胞）的炎症性增殖。当炎性浸润突出时，可称为炎性息肉。增生性息肉与胃炎、高胃泌素血症和胃萎缩有关，或可能因刺激再生和增殖的损伤而发展。此外，还发现增生性息肉与幽门螺杆菌有关，研究发现，产生增生性息肉的背景黏膜为正常或者轻度异常的概率低于15%，即增生性息肉产生的一个重要前提就是胃黏膜损伤，而幽门螺杆菌就是导致胃黏膜损伤的重要因素，此后在根除幽门螺杆菌后，发现增生性息肉消退，证明了幽门螺杆菌的因果作用。胃神经纤维瘤与胃息肉通过胃镜检查较易鉴别，胃神经纤维瘤多起源于浆膜下，胃息肉起源于黏膜层，超声内镜及病理活检可明确诊断。

(四) 胃肠间质瘤

胃肠间质瘤 (gastrointestinal stromal tumor，GIST) 是胃肠内发生的间充质类型肿瘤。胃肠间质瘤可存在于从贲门到直肠末端的任何部位，大约60%～70%发生在胃中，30%发生在小肠中，它们来自胃肠壁固有肌层的Cajal肠细胞。GIST是一种生物学行为极不稳定并具有恶性潜能的肿瘤，早期GIST常无任何特异性症状，一般当肿瘤直径发展至3～4 cm时才偶有消化道相关症状，这对患者的早期诊断带来了一定的困难。由于它们是间充质肿瘤，因此其生长方式表现多元，如可表现出外生、腔内生长或混合生长。其特点为间质瘤黏膜较为完整，但黏膜活检率相对偏低，超声内镜是较佳的手段。现阶段主要的诊断方式为影像学诊断和肿瘤标志物诊断：如超声内镜、增强CT、MRI甚至PET CT，肿瘤标志物CA199对GIST的诊断也有一定的价值，有实验表明，血清中性粒细胞/淋巴细胞比值（NLR）水平可以在术前评估GIST的预后，且多因素分析显示高NLR是判断GIST预后的独立危险因素，对GIST的诊断具有临床价值。此外，免疫组化显示CD177和DOG-1呈阳性表达。

（五）胃平滑肌瘤

胃平滑肌瘤（gastric leiomyoma）是一类发生于胃壁肌肉组织中的良性肿瘤，其多见于胃壁环形肌与纵行肌，而仅有极少数发生在黏膜肌层。其可分布于全胃各个部位，以胃底、胃体和胃小弯侧多见，组织病理学检查提示其边界显示较清楚，无包膜覆盖，而镜下显示梭形细胞伴有少量成纤维细胞或基质成分，它们交错呈束状分布，分化均较好。通常，B超检查联合胃镜活检能极大提高检出准确性，也是决定其治疗方式的关键手段。腹部CT平扫检查则多提示圆形或类圆形实性肿块，边界光滑，密度均匀，少数存在少量钙化现象。增强扫描在动脉期和延迟期分别呈现低强化、中等强化。腹痛、腹胀、食欲欠佳、贫血及消瘦同样可出现在胃平滑肌瘤中，当胃平滑肌瘤体积较大且位于幽门附近时则存在相应的梗阻现象，表现为宿食性呕吐。此病一般保守治疗无效，症状明显时推荐行局部腹腔镜手术切除，预后较好。但存在显著的复发现象，故建议接受手术治疗后继续完善术后定期复查以防止复发。

（六）胃平滑肌肉瘤

胃平滑肌肉瘤（gastric leiomyosarcoma）是一种起源于胃的间叶源性恶性肿瘤，极为罕见，占胃肿瘤的比例不到1%。胃平滑肌肉瘤的病因尚不清楚。由于原发性胃平滑肌肉瘤的诊断非常罕见，关于其临床特征的信息很少。胃平滑肌肉瘤外观多呈球形，通常病变直径>5 cm，按其生长方式分为腔内型、腔外型、混合型和壁间型四类，以腔内型和腔外型多见。瘤体黏膜常有溃疡形成，典型者为圆形、打洞样或脐孔样。患者可能长期无症状。胃平滑肌肉瘤患者的症状包括虚弱、上腹部疼痛、体重减轻、恶心和呕吐，以及上消化道出血。临床症状取决于肿瘤的位置和大小以及溃疡的存在。对于肿瘤非常大的患者，主要的临床症状可能是存在一个来源不明的巨大腹部肿块。内镜超声检查非常敏感，诊断胃平滑肌肉瘤的成功率高达97%。CT扫描、远处转移的观察和对比增强前后不规则形状、不均匀的局部肿块，肿块及溃疡较大，坏死、囊变显著，邻近胃壁受侵僵硬，黏膜破坏，可能提示平滑肌肉瘤。但胃平滑肌肉瘤的诊断主要依靠病理检查。胃平滑肌瘤相对较易与胃平滑肌肉瘤鉴别，前者没有异型性或有丝分裂活动，而后者显示出明显的核异型性和有丝分裂活动增加。

（七）胃淋巴瘤

胃淋巴瘤（gastric lymphoma，GL）是全身淋巴瘤的胃部表现，被描述为结节性淋巴瘤最常见的类型。GL是原发于胃黏膜固有层及黏膜下层淋巴组织的恶性肿瘤，位居高发胃恶性肿瘤第2位，仅次于胃癌，约占全部胃恶性肿瘤比例的5%以下。通常45岁以上发病，一般以男性患者多见。目前观点认为，胃淋巴瘤的发病与胃溃疡类似，均存在幽门螺杆菌持续感染，尤其对于确诊为MALT的患者应完善Hp监测。其95%以上在病理上被确定胃霍奇金淋巴瘤，并以B淋巴细胞为主。其早期与胃肠间质瘤类似，均表现为平整黏膜下的隆起，具有完整的外观。但随着病变或感染持续存在，则可形成大小不一的溃疡或片状浸润，可侵犯胃全层，严重者甚至出现出血、穿孔等并发症。在症状方面与消化性溃疡类似，当包块体积过大时则同样于腹部可扪及。在临床鉴别工作中，其具有独特特点，表现为尽管肿块体积较大，但是胃蠕动尚可通过，这是胃淋巴瘤与其他恶性肿瘤和胃神经纤维瘤的鉴别要点。胃部CT及内镜超声检查对GL诊断具有一定的价值。胃壁CT对于淋巴结及胃周浸润的观察较胃镜具有优势，但对性质判断具有局限性。内镜超声检查可以评估病变深度及范围以指导活检，但不作为常规检查。通常行抗幽门螺杆菌、放化疗及手术治疗。

（八）胃癌

胃癌（gastric cancer）是起源于胃黏膜上皮的恶性肿瘤。胃癌的发病可能与环境、饮食习惯、吸烟与饮酒、幽门螺杆菌、EB病毒、遗传、林奇综合征、腺瘤性息肉病等因素均有关。流行病学分析表明，目前胃癌是东亚地区最常见的癌症之一，且发病存在明显地域差异，在我国胃癌的发病以西北与东部沿海地区为主，而南方地区发病率相对偏低，患者群体几乎均分布在50岁以上，男性发病多与女性，比例约为2∶1，大部分（约90%）胃癌是腺癌，起源于胃表层或黏膜的腺体。早期胃癌（病变位于黏膜或黏膜下层，无淋巴结受累）可根据形态划分为隆起型、溃疡型及凹陷型，其中隆起型从形态学表现上难与胃神经纤维瘤鉴别。目前各种新型内镜检查技术的应用使得胃癌的检出率在不断提高，而内镜下治疗方式也在不断更新和发展，未来将有更多胃癌患者受益于日渐发展的内镜技术。当胃癌发展到进展期阶段，尤其是表现为溃疡或溃疡浸润性时，内镜下相对清晰。胃癌在CT上表现为不规则分叶状肿块影，常见有巨大溃疡及环堤，局部胃壁增厚僵硬，蠕动消失，黏膜破坏中断。目前，胃癌最有效的诊断方法是上消化道内镜检查，对可疑病变进行活检，联合腹部增强CT可协助评价胃癌的分期及进展情况。

第四节 治疗

作为消化类肿瘤，胃神经纤维瘤可能与日常饮食习惯和不良生活环境有密切关系，胃神经纤维瘤不仅影响消化系统，还会引发其他部位的疾病，危害人们健康，所以了解胃神经纤维瘤的治疗方法至关重要。胃神经纤维瘤具有潜在恶变倾向，其中因纤维瘤破裂并发大出血最为致命，故一旦明确诊断应立即评估患者状态选择内科保守治疗或直接行手术干预。

一、内科治疗

对症治疗：在过去，我们可以根据患者病情，若瘤体稳定尚无明确出血风险及恶性改变，则可先进行补充血容量、纠正贫血、多吃护胃食物及服用改善消化功能药物等治疗，切记莫拖延。部分因瘤体较小或暂无手术意愿的患者，经医师评估后可暂作内科对症治疗，如口服抑酸药物如奥美拉唑、硫糖铝等，止疼药物则推荐塞来昔布。

靶向治疗：随着神经纤维瘤发生、发展信号通路的剖析，涉及靶点治疗的临床试验正逐步开展。例如，有报道称，丝裂原活化蛋白激酶1/2（MEK1/2）抑制剂司美替尼针对NF1神经纤维瘤通过沉默Ras信号蛋白的表达而对病灶表现出靶向抑制作用，但该试验目前只局限于Ⅰ期临床验证，仍有待进一步研究。针对雷帕霉素复合物（mTOR）信号蛋白同样被筛选为阻断Ras信号传导的下游靶点，通过对其抑制可表现出相应的抗神经纤维瘤继续生长的作用，但目前尚处于研究阶段。由于丛状神经纤维瘤可能具有较好的血供，因此靶向血管内皮细胞生长因子（VEGF）或血管内皮细胞生长因子受体（VEGFR）依旧可能是潜在的重要突破点（图15-2）。

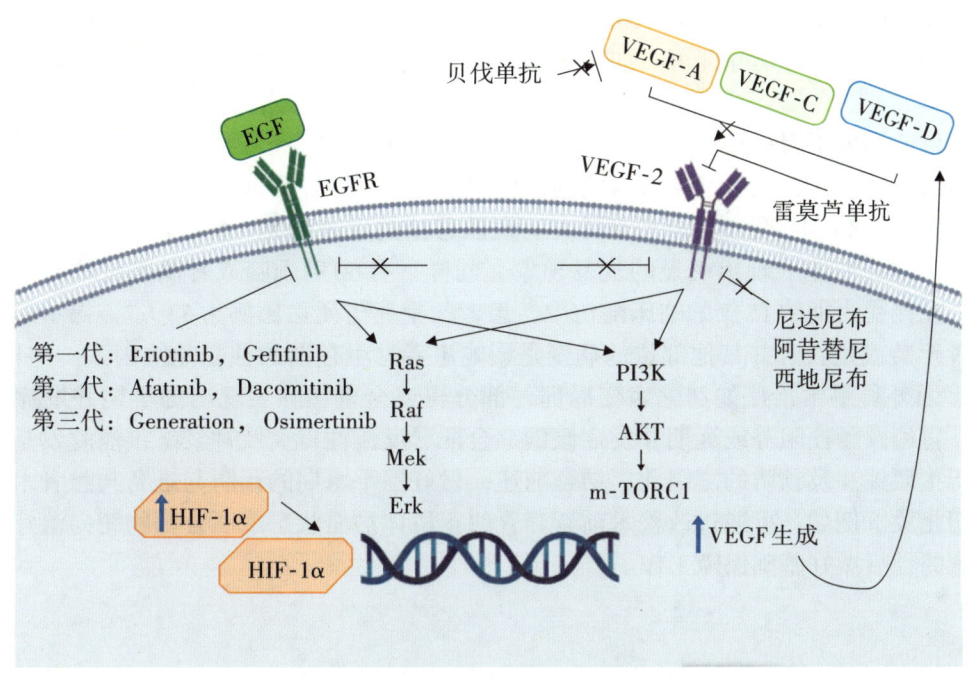

图15-2 VEGFR信号串扰及抗血管生成机制图（原创）

局部治疗：CO_2激光消融是一种应用于皮肤神经纤维瘤的常见治疗手段，其机制为骤然升温引起病变部位神经纤维瘤细胞的脱水坏死，从而达到目的，但目前该法未应用于内脏神经纤维瘤（包括胃神经纤维瘤）。电干燥法类似外科手术中的电凝或电灼操作，通过直接对神经纤维瘤进行灼烧，使其蛋白变性坏死，对于不伴有蒂结的神经纤维瘤可直接进行灼烧，其有望应用于胃神经纤维瘤的治疗。射频消融技术是当下应用于肿瘤微创消除的经典手段，通过探头电效应向热效应的转化可直接破坏神经纤维瘤细胞，但该法对于操作医师要求较高，需要对射频的深度和范围做出精准把握，以尽可能减少正常组织细胞的损伤与破坏。光动力疗法（PDT）是一种非常前沿的科学治疗手段，通过让目标肿瘤细胞摄入特定的光敏感药剂，再使用对应频率或波长和设定强度的光进行直接照射，其具有靶向性、副反应少及患者依从性好等优势，是一种应用于胃神经纤维瘤的期待治疗操作。

尽管目前尚无明确的内科治疗的远期预后分析讨论相关报道，但结合其病因及癌化风险，仍建议确诊后尽快完善术前准备并及时手术。短期内，患者可加大复查频率，尽可能保证3个月到6个月完成一次电子胃十二指肠镜或CT检查，一旦表现出恶变征象，则应立即就医行手术切除。

二、外科治疗

对大多数患者仍优先推荐外科手术治疗，具有单个瘤蒂的胃神经纤维瘤，评估后若蒂较小则考虑行内镜下肿瘤单纯切除，内镜下切除术的相关并发症主要有穿孔、出血、气腹、胸腔积液。当发生并发症时，出血、穿孔可使用夹子（内镜夹或止血夹）夹闭或内镜下喷撒止血粉。较大体积的胃神经纤维瘤或疑似有恶变特征者，应根据病变部位和范围作胃大部切除或全胃切除术。还有部分患者可行部分胃切除，对部分胃进行切除的方法是当胃神经纤维肿瘤扩散严重，导致部分胃坏死的情况下适用，部分胃切除是指把癌变的胃组织进行切除，保留正常胃组织，能有效切除病原体，避免癌细胞扩散全身，术后要进行康复治疗。开放性手术疗效确切，但创伤较大，腹腔镜下切除是较为理想的手术方法。当肿瘤位于幽门区域或引起胃出口阻塞时，可以进行远端部分胃切除术。需要注意的是，胃腔中单发的胃神经纤维瘤往往并不会发生癌化现象，因此拟行手术切除时，一定要严格掌握切除范围。通常范围主要依靠病灶的大小而定，大多数并不需行广范围切除，如肿瘤较小行局部切除即可；如肿瘤较大，恶变风险增加，根据情况选择远侧或近侧胃大部切除术。

预后：目前，由于胃神经纤维瘤发病实属罕见，且针对胃神经纤维瘤的病例描述尚未构建其系统化的诊治评估方式及预后判断，因此其预后大多取决于治疗方式。在机体其他部位的神经纤维瘤治疗案例中，86例接受整形外科切除并行皮肤移植的皮肤型NF1型神经纤维瘤在1年随访期间均恢复可，复查时未表现出明显的复发现象。同样，有60例颅脑或脊髓部位的NF2型神经纤维瘤患者，在接受为期约15年的临床随访中，患者的生存与死亡比例为53∶7，揭示出除原发疾病外，患者年龄或是否合并其他部位的病变是影响患者总生存期的独立危险因素。与胃癌相似，可以推测，因外科手术治疗如切除病变局部，部分胃或全胃切除表现出的早期并发症如吻合口瘘、出血、胃瘫及肠梗阻等或远期并发症倾倒综合征、反流性胃炎及神经纤维瘤复发是胃神经纤维瘤术后所主要关注及预防的。因此，结合前述，做好围手术期的预防与准备与患者术后的恢复及预后密切相关。例如，可通过改善术前营养，纠正机体贫血状态或联合药物靶向治疗等来为胃神经纤维瘤的预后做好基础保障工作。

第五节 预防和健康管理

一、病因预防

1.因目前仍考虑胃神经纤维瘤与遗传有关，优生优育，避免近亲结婚是主要预防措施。

2.避免接触大量辐射，削弱辐射暴露。例如避免去高射线场所或避免从事放射类相关工作，减少每日接触带有较强辐射电子产品的时间。

二、病情进展预防和健康管理

1.合理饮食可预防肿瘤的进展及并发症的发生：胃神经纤维瘤尤其是位于黏膜下的胃神经纤维瘤，由于与胃内容物接触频繁，因此减少刺激性食物的反复接触有助于让瘤体保持稳定，同时降低其恶变风险。高脂、高碳水化合物和高盐饮食是不当的饮食习惯，其能够增加多种疾病的罹患风险。因此，减少高脂、高碳水化合物和高盐饮食是保证健康及控制病情进展的重要手段。同时，还应避免或减少食用辛辣、过烫、过冷或熏制、腌制、烧烤类食物，这些食物与胃癌的发生密切相关。一项基于25194名无症状胃癌患者的临床研究显示，高盐、油炸和腌制食品均是影响胃癌患者远期生存的独立危险因素。胃神经纤维瘤作为一种具有潜在癌化风险的疾病，参照胃癌患者饮食推荐类型有利于维持胃神经纤维瘤瘤体的稳定性。

2.不良的生活习惯是引起病情进展、消化道溃疡出血的重要因素。有证据表明，长期吸烟和饮酒与胃黏膜发生恶性改变存在显著相关性，因此戒烟限酒对于胃黏膜恶变的预防至关重要。避免长期深度熬夜，熬夜对肝脏的损害是巨大的，同时可破坏人体免疫稳定性，故每日应作息规律，建议每晚22∶00洗漱睡觉，并保证夜间至少7 h的睡眠时间，同时加强午睡管理，午睡时间不宜过长，一般建议不超过1 h为宜。加强体格锻炼，增强体魄，以运动的方式增强免疫力，多做有氧运动，例如晨跑、游泳和健身等均可以成为良好的锻炼方式，但需注意的是，锻炼需循序渐进，不可盲目求快，切忌过度锻炼造成身体损伤。

3.体检是对胃神经纤维瘤保守治疗患者或接受手术治疗患者的阶段性评价,通过动态检测来了解病情的进展或恢复情况。推荐每半年至一年行全身体检,而对于有出血风险的胃神经纤维瘤患者,做到3个月1次的体检更有利于动态观测。总体而言,应积极做到早期发现、早期干预,避免贻误最佳诊疗时机。

三、心理干预

在新型医学模式理念下,心理问题应是临床医师除原发病外同样需要积极关注的。在实际临床工作中,部分患者确诊肿瘤后可能出现烦躁、焦虑等不良情绪,甚至产生自杀的不良心理倾向,严重影响生活质量,导致治疗依从性欠佳。故应重视此类患者的心理干预。

1.积极引导患者正视自身所患疾病,从根本出发,强调疾病早期干预可能出现良好的预后而并非其主观上的许多可怕想法。避免心理负担过重,向患者及其家属充分解释医师即将采用的治疗手段,谈话方式做到粗详有致,可能对患者心理产生巨大压力的风险应委婉而谈或仅告知其家属,以让患者充分了解自身病情及治疗方式为原则,强调治疗的可行性,让患者感到安心与舒适,至少应避免其产生过度应激反应。如若患者面临难以接受的状态,此刻可积极采用放松疗法或转移注意力法,让患者从焦虑、紧张和抑郁的情绪中快速走出并完成对可接受现实的平稳过渡,此过程中让患者尽量保持良好心绪和稳定的情绪。

2.对于情绪严重波动患者可请心理卫生医师进行直接干预,必要时采用药物治疗如地西泮等,睡眠障碍者可给予右佐匹克隆口服治疗。护理方面需要加强关注,如患者异常应立即报告医师并积极纠正不良情绪与反应,作对症处理。

3.患者家属同样应积极投入患者的治疗过程中,给予患者信心与鼓励。研究表明,患者在接受自己信任的人的鼓励话语时会增强其面对疾病的信心和决心,这对建立医患之间合作基础大有裨益。若患者存在心理应激反应,家属可协助心理医师进行辅助治疗,从而加大治疗前或治疗后的康复效率。

(杜 鹏)

参考文献

[1] JORDAN J, PLOTKIN S. Neurofibromatoses [J]. Hematology - Oncology Clinics of North America,2022,36(1):253-267.

[2] ZHAO Y, YAN M, MAUTNER V, et al. Calcipotriol Enhances Efficacy of Imatinib and Nilotinib on Cells Derived from Plexiform Neurofibroma[J]. Anticancer Research,2021,41(7):3293-3298.

[3] JIANG Y, XU Z, HUANG J X, et al. Endovascular embolization of spontaneous massive hemorrhage of a facial plexiform neurofibroma:case report and literature review[J]. Brain Injury,2022,36(6):810-816.

[4] SHI L, LIU F, JIA Q, et al. Solitary plexiform neurofibroma of the stomach: a case report [J]. World Journal of Gastroenterology,2014,20(17):5153-5156.

[5] HALKIC N, HENCHOZ L, GINTZBURGER D, et al. Gastric neurofibroma in a patient with von Reklinghausen's disease:a cause of upper gastrointestinal hemorrhage[J]. Chirurgia,2000,52(1):79-81.

[6] FU C, LIN C, PENG Y, et al. Acute abdominal pain caused by spontaneous hemorrhagic infarction of a solitary plexiform neurofibroma of lesser omentum[J]. Zeitschrift Fur Gastroenterologie,2008,46(4):344-347.

[7] RYU J A, LEE S H, CHA E Y, et al. Sonographic Differentiation Between Schwannomas and Neurofibromas in the Musculoskelet al System[J]. Journal of Ultrasound in Medicine, 2015, 34(12): 2253-2260.

[8] LIN Y M, CHIU N C, LI A F, et al. Unusual gastric tumors and tumor-like lesions: Radiological with pathological correlation and literature review[J]. World Journal of Gastroenterology, 2017, 23(14): 2493-2504.

[9] CHAGARLAMUDI K, DEVITA R, BARR R G. Gastric Lipoma: A Review of the Literature[J]. Ultrasound Quarterly, 2018, 34(3): 119-121.

[10] WU Z, SHI L. Laparoscopic enucleation for gastric leiomyoma in the antrum (with video)[J]. Asian Journal of Surgery, 2022, 45(7): 1473-1474.

[11] QUIRK B, OLASZ E, KUMAR S, et al. Photodynamic Therapy for Benign Cutaneous Neurofibromas Using Aminolevulinic Acid Topical Application and 633 nm Red Light Illumination[J]. Photobiomodul Photomed Laser Surg, 2021, 39(6): 411-417.

[12] KIM J, OH A, TRUONG H, et al. Low sodium diet for gastric cancer prevention in the United States: Results of a Markov model[J]. Cancer Medicine, 2021, 10(2): 684-692.

[13] LIU S, HUANG P, XU J, et al. Diet and gastric cancer risk: an umbrella review of systematic reviews and meta-analyses of prospective cohort studies[J]. Journal of Cancer Research and Clinical Oncology, 2022, 148(8): 1855-1868.

第十六章
胃脂肪瘤的诊疗及健康管理

第一节　病因学及发病机制

胃脂肪瘤（gastric lipoma）作为一种胃良性肿瘤，在临床中比较罕见。据统计，消化道脂肪瘤占所有胃肠道肿瘤的5%，胃脂肪瘤所占比例不到1%。胃脂肪瘤与性别无明显关联，在肥胖人群中相对比较多见。该肿瘤来源于胃间质组织，由成熟的脂肪组织形成，其外可见较为完整的纤维囊性包裹。目前胃脂肪瘤的病因尚不明确，可能是由胚胎发育时期异位的脂肪组织发育而来，亦可能是一种获得性疾病。

本病好发于胃远端，以胃窦部后壁多见，其中90%位于黏膜下层，5%～10%位于浆膜下层，多为单发且生长缓慢，亦偶可见多发病例的报道。肿瘤直径一般在1～5 cm之间，较大者多位于胃体，而位于胃窦幽门部的脂肪瘤时可见带蒂生长，当肿瘤直径>4 cm时可视为胃巨大脂肪瘤。美国一项针对胃脂肪瘤的系统性回顾研究提示，诊断为胃巨大脂肪瘤的病例数自1980年以来只有32例，而在连续进行的117110例胃镜检查中仅诊断出2例。虽然该肿瘤生长较缓慢，但如未及时诊断、治疗，随着肿瘤体积的增大，可引发胃溃疡、胃出血、肠梗阻、肠套叠等并发症，极罕见甚至合并胃黏膜恶性变，不仅影响患者的生活质量，严重时还会威胁其生命安全。

第二节　临床表现

该肿瘤的临床表现通常无明显特异性，肿瘤表面黏膜光滑完整，肿瘤直径小于2 cm，一般并无明显的临床症状，仅在内镜检查、外科手术或尸检时才被发现。当肿瘤表面黏膜有糜烂、破溃或形成慢性浅表性溃疡时，可表现腹痛、反酸、嗳气、黑便等类似消化道溃疡的症状和体征；而当肿瘤直径大于4 cm，近3/4患者可出现临床症状，肿瘤可压迫胃黏膜导致局部缺血坏死、溃疡形成，引发呕血、黑便等消化道出血及贫血症状。另有报道位于胃窦部的瘤体组织脱垂进入十二指肠球部引起消化道梗阻。尽管胃脂肪瘤是一种良性病变，但也有恶性病变的报道，推测可能是瘤体表面的胃上皮反复发生局部损伤从而导致胃黏膜发生恶变。因此，如考虑存在潜在癌变可能，术前需结合组织学检查结果进一步评估。

第三节 病理

与其他部位脂肪瘤相同,胃脂肪瘤外观可见分叶状,有包膜,质地柔软,切面呈黄色,类似脂肪组织(图16-1)。镜下见类似正常脂肪组织,呈不规则分叶状,有纤维间隔(图16-2)

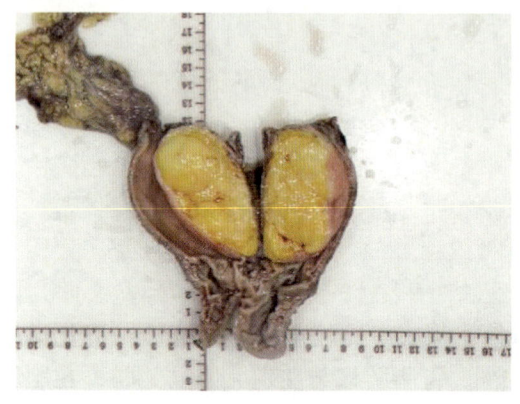

图16-1　胃脂肪瘤

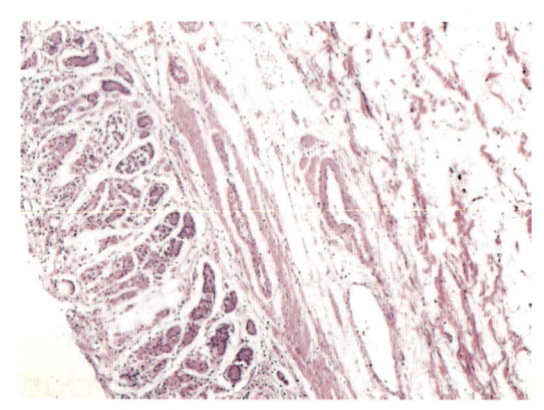

图16-2　胃脂肪瘤病理

(资料来源:甘肃省人民医院)

第四节 诊断与鉴别诊断

一、诊断

(一)影像学检查

首选增强CT,虽然绝大多数胃脂肪瘤是偶然被发现,而体积更大的肿瘤如前所述会出现较明显且非典型的症状。1982年,Heikens等第一次利用CT技术诊断描述了胃脂肪瘤,肿瘤在CT下的特点为呈光滑的圆形或类圆形,边界清晰且规整,因其多位于黏膜下,当瘤体较大时可见其突入胃腔内。其CT值也与正常脂肪组织类似,约为$-120\sim-70$ HU。CT诊断胃脂肪瘤的敏感性和特异性均优于X射线透视、内镜检查和超声内镜检查(EUS)。值得注意的是,有不少报道提出当在CT上发现相关软组织密度分隔或边缘缺损时表明存在脂肪瘤溃疡,这时需警惕脂肪肉瘤的可能。胃脂肪肉瘤极其罕见,其CT特点可参考其他部位高级别脂肪肉瘤典型表现,多为软组织致密且不均匀,伴有囊性坏死和出血。

MRI对含有脂肪的病变组织非常敏感且没有辐射,因此对于小儿检查及脂肪瘤复查可代替CT进行。片中可见T1/T2WI呈高压信号,T脂相上高信号被抑制,呈典型的脂肪特征。

上消化道造影也可作为胃脂肪瘤筛查诊断的手段之一。当瘤体较大突向胃腔内时,可在造影下见到边界清晰且边缘光滑规整的类圆形充盈缺损，当胃壁在规律蠕动时，瘤体的形态和大小可以随着体位的变化而改变，然而因为造影透视下无法观察到瘤体内部的结构，因而对于其定性诊断存在难度。因此，在临床中不作为常规检查。

（二）内镜检查

胃脂肪瘤多位于黏膜下层，因此对其定位和定性的诊断无法依靠常规内镜检查实现，超声内镜检查（EUS）则是很好的选择。EUS不仅可以将胃壁结构清晰地显示出来，还可以准确定位瘤体与周围组织的关系，以及精准评估瘤体大小、来源以及瘤体内部，进而提高胃黏膜下病变的诊断率，同时对于一部分瘤体可以行内镜下切除。值得注意的是，虽然胃的腔内病变检查手段中，上消化道造影及胃镜检查是首选检查，尤其胃镜的定性诊断可作为"金标准"，但因胃脂肪瘤多位于黏膜下层，且黏膜层较厚，很难取到病变组织，难以定性。因此上消化道造影及普通胃镜检查仅能提示胃内是否有占位性病变及良、恶性，而肿瘤类型的确定很困难。

二、鉴别诊断

本病需与胃癌、胃淋巴瘤、胃间质瘤、胃溃疡等其他胃相关良、恶性疾病相鉴别。

第五节　治疗

对于肿瘤较小、无症状或临床症状较轻的病例，可采取随访观察，不做特殊处理。而对于症状明显，出现出血等并发症或怀疑合并恶变、与其他恶性肿瘤难鉴别时，则需要及时行手术治疗。

一、内镜下治疗

对于直径2 cm左右、黏膜下、有蒂且单发的胃脂肪瘤，可行内镜下套扎或行黏膜下剥离术（ESD）。随着内镜技术的不断发展，直径>4 cm的黏膜下脂肪瘤成功进行完整切除的病例也可见报道。

二、腹腔镜下胃病损切除术

随着腹腔镜手术水平的不断发展、进步，腹部手术几乎已无腹腔镜禁区。当胃脂肪瘤体积较大、肿瘤多发，内镜下无法切除时，可首先选择腹腔镜下胃病损切除术。

三、开腹胃脂肪瘤切除术

当内镜下无法切除且存在腹腔镜手术禁忌时，可行常规开腹手术切除，术中需详细、全面地探查是否存在多发或合并其他恶性肿瘤的情况。术中快速冰冻切片病理检查对明确诊断及确定手术方式具有重要意义。

第六节　预防和健康管理

该病作为一类较罕见的胃良性占位性疾病，其发病机制尚不清楚，临床表现无明显特异性，预后总体良好。虽然这种瘤体通常是良性的，但在我们的日常生活中采取一些健康的预防措施和管理方法是至关重要的，从而减少患上这种疾病的风险。饮食是预防胃脂肪瘤的关键。建议采用低脂、高纤维的饮食，包括大量的新鲜蔬菜和水果。限制摄入高脂肪、高糖分的食物，尤其是加工食品。维持适度的体重和进行规律的运动对于预防胃脂肪瘤非常重要。每周进行至少 150 min 的中等强度有氧运动，如散步、游泳或慢跑，可以帮助控制体重并促进整体健康。吸烟和过量饮酒被证明与胃部问题相关，包括胃脂肪瘤的发展。戒烟和限制酒精摄入对于降低胃脂肪瘤的风险至关重要。对于已经患有胃脂肪瘤的人，当肿瘤体积较大时，常可出现非特异性的上腹不适等症状，同时需警惕合并有其他胃恶性肿瘤的可能，需行腹部增强CT及胃镜检查加以鉴别。

（郭柳青）

参考文献

[1] CHAGARLAMUDI K, DEVITA R, BARR R. Gastric Lipoma: A Review of the Literature [J]. Ultrasound Quarterly, 2018, 34(3):119-121.

[2] MITCHELL S, CHARLTON E, MITUAL A. Systematic review of giant gastric lipomas reported since 1980 and report of two new cases in a review of 117110 esophagogastroduodenoscopies [J]. World Journal of Gastroenterology, 2017, 23(30):5619-5633.

[3] TANG S, HUANG Y, ZHANG C, et al. Comparative study of MSCT, endoscopy and gastrointestinal tract radiography in diagnosis of gastric lipomas [J]. Medical Journal of Chinese People's Liberation Army, 2017, 2:154-157.

[4] ELHJOUJI A, JAITEH L, MAHFOUD T, et al. Giant gastric liposarcoma: A fatal exceptional location [J]. Journal of Gastrointestinal Cancer, 2016, 47:482-485.

[5] GIRARDOT A, CLERC D, SUTER M. Gastric liposarcoma in a patient with severe obesity [J]. Annals of the Royal College of Surgeons of England, 2018, 100(4):e88-e90.

[6] XIE H, ZHANG H, WANG X, et al. Submucosal Tunneling and Endoscopic Resection of a Huge Gastric Lipoma [J]. American Journal of Gastroenterology, 2017, 112:12-19.

[7] CHAGARLAMUDI K, DEVITA R, BARR R. Gastric Lipoma: A Review of the Literature [J]. Ultrasound Quarterly, 2018, 34(3):119-121.

[8] PERISETTI A, GEORGE N, RAGHAVAPURAM S, et al. Endoscopic Dissolution of Gastric Lipoma with Argon Plasma Coagulation [J]. Cureus Journal of Medical Science, 2017, 9(7):e1526.

[9] ICHINOSE M, HIKICHI T, KANNO Y, et al. A case of gastric lipoma resected by endoscopic submucosa dissection with difficulty in preoperative diagnosis [J]. Fukushima Journal of Medical Science, 2017, 63(3):160-164.

第十七章
胃血管瘤的诊疗及健康管理

第一节 病因及发病机制

血管瘤是通常起源于间叶质组织的先天性血管畸形，它可能涉及皮肤、内脏或两者均有，其好发于头颈部（60%）、躯干（25%）和四肢（15%）。肝脏是内脏中血管瘤最常见的受累部位（0.4%~20%），腹腔内血管瘤很少在肝脏外发现，Lambers于1893年首次定义胃血管瘤，胃血管瘤仅占所有胃肠道肿瘤的0.05%。胃肠道血管瘤可分为毛细血管瘤、海绵状血管瘤或混合型血管瘤，其中海绵状血管瘤较多见。

截至目前，胃肠道血管畸形的病因和发病机制尚未完全阐明，文献中提及较多的有以下两种假说。

第一种是先天性血管发育异常：消化道血管瘤患者的发病高峰以20~30岁和60~70岁两个年龄段为主。青年发病患者一般既无心、肺疾病又无显著的消化道功能异常，在组织学上畸形血管亦无显著形态学改变特征，因此认为青年血管瘤患者的病因是先天性血管发育异常，但具体发病分子机制和细胞组织学层面的发病过程仍不清楚。

有研究认为，血管持续恒径现象与胃肠道血管瘤的发病具有相关性，即胃壁血管从浆膜层一直到黏膜层，其管径保持一致，未见逐渐减小趋势，甚至呈锐角进入黏膜层，这将导致病变处血液流通和交换障碍，由于缺少细小分支和毛细血管，容易使相对粗大的血管表面黏膜供血不足而产生缺血、坏死，暴露的血管更易受到机械性损伤或消化液的侵蚀，导致胃肠道出血。有慢性心肺功能不全、主动脉瓣狭窄或慢性肾衰竭等的患者，其胃肠道血管畸形发病率明显升高，且更容易出现临床症状。1958年，Hedye首次报道了主动脉狭窄患者容易出现消化道出血。1992年，Olearchyk进一步明确了主动脉狭窄与消化道出血和胃肠道血管畸形的关系，并将其命名为Hedye综合征。由于上述疾病可能使胃肠黏膜供血血管的灌注压力降低，并导致慢性缺氧，容易造成局部黏膜缺血，因此更容易导致血管扩张、迂曲，黏膜变薄、形成糜烂、坏死和浅溃疡以及畸形血管裸露等，最终引起消化道出血。在60岁以上的血管畸形伴出血的患者中，20%~25%的患者同时伴有主动脉瓣狭窄。Vincentelli等指出，这种胃肠道血管异常是主动脉瓣狭窄与胃肠道出血直接关联的环节，即主动脉瓣口的高切应力导致vW因子构象改变，使vW因子可以被ADAMTS13蛋白酶特异性降解，更易发生蛋白水解，从而削弱vW因子介导的血小板黏附而诱发出血。也有研究认为，主动脉瓣狭窄与血管畸形无关，约20%~35%的慢性肾功能不全患者合并上消化道出血，同时发现该部分患者存在血管发育不良，慢性肾功能不全增加了血管畸形的发生率，肾功能不全又促使血管畸形更易于出血，但两者之间的关系尚待进一步研究证实。

第二种是后天获得性血管退行性病变。结肠血管畸形的发病率随年龄增长而增加，多见于60岁以上患者，其中70岁以上患者占绝大多数。Richter等的研究显示2.5%的60岁以上无症状的人群中可发现结肠血管扩张。由于结肠血管畸形多见于高龄人群，故推测其与黏膜静脉随年龄增长而发生的退行性病变有关。

Leibovitz等提出了新生血管病（neovasculopathy）这个新名词，认为与年龄有关的血管形成过程中存在调控缺陷，新生小血管病变更具有出血倾向，包括肠道血管发育不良、硬膜下血肿、眼球血管病变等。

总之，长期以来，胃肠道血管瘤的发病机制始终是研究的难点，其导致的不明原因消化道出血也是临床诊治的难点。随着病例报道越来越多，对胃肠道血管瘤发病机制的深入探讨以及多种相应临床诊治措施也进一步开展，胃肠道血管瘤及其所致胃肠道出血这一临床问题将会得到更好的解决。

第二节　生理病理

海绵状血管瘤是一种先天性的血管发育异常疾病，发病年龄从12岁到72岁，多见于成年女性。该病因血管组织的延伸、迂曲和扩张，最终形成海绵窦状腔隙。它可以发生于单一组织，也可以呈弥漫性浸润生长，累及多层、多种组织，也可呈丛状沿肌间隔生长。由于既往对血管畸形没有统一的命名，所以查阅相关文献和了解具体的发病率就比较困难。海绵状血管瘤肝外较罕见，发生于胃的血管瘤则更为少见，约占胃良性肿瘤的1.7%，目前报道多位于胃体及胃窦部。

胃肠道血管瘤，是胃肠道最常见的血管异常疾病，一般指正常黏膜和黏膜下畸形静脉以及毛细血管所发生的扩张性病变，可以表现为血管壁变薄和血管扩张，病变可累及胃肠道各个部分，以胃、十二指肠、右半结肠和小肠为主。

一般认为胃肠道血管瘤源自中胚层的胚胎残余，血管内皮细胞增大导致微小动脉、毛细血管和微小静脉之间产生异常交通或扩张。可能与毛细血管括约肌功能丧失或静脉扩张、毛细血管慢性炎症致阻塞等有关。组织学显示血管壁厚薄不均，血管扩张并充满血液。胃肠道血管瘤主要发生于黏膜下层，其表面覆有光滑黏膜。

在血管源性病变中，往往难以十分明确区分血管瘤和血管畸形，因为其表现形式很相似。临床医师、病理学家和放射学家分别根据不同的参数对血管源性病变进行分类，且没有统一标准，因此造成命名混乱。查阅资料可知，常用的名称有血管畸形、血管瘤、血管先天发育不良、血管扩张等。Gentry等首先提出了胃肠道血管瘤的分类（见表17-1），其中部分原则沿用至今。其后，有学者提出了数种胃肠道血管瘤的分类，但均未得到广泛认同。Boyle等对胃肠道血管瘤提出了一种修订分类法（见表17-2）。由此可见病理学家是根据血管类型分类，放射学家则根据影像学检查表现，多使用"动静脉畸形"（arteriovenous malformation）这一诊断名称进行归纳分类。

表 17-1　Gentry 胃肠道血管瘤分类

血管畸形和肿瘤样血管病变
血管扩张和毛细血管扩张
血管发育不良
血管瘤病（angiomatosis）
血管曲张（varices）
血管瘤
毛细血管瘤
海绵状血管瘤
混合型

（引自：Gentry R W，Dockerty M B，Glagett O T. Vascular malformations and vascular tumors of the gastrointestinal tract[J]. Surg Gynecol Obstet，1949，88(4)：281-323.）

表 17-2　Boyle 修订分类法

血管畸形和肿瘤样血管病变
血管扩张和毛细血管扩张
血管发育不良
血管瘤病（angiomatosis）
血管曲张（varices）
血管瘤
毛细血管瘤
海绵状血管瘤
混合型

（引自：Boyle L，Lack E E. Solitary cavernous hemangioma of small intestine. Case report and literature review[J]. Arch Pathol Lab Med，1993，117(9)：939-941.）

程黎阳等收集了1982—2000年以来国内文献报道的22例胃血管瘤患者临床资料，结合其收治的2例患者，分析了24例胃血管瘤患者的诊疗信息，分类结果如下：24例患者中海绵状血管瘤6例，蔓状血管瘤3例，血管淋巴管瘤1例，平滑肌纤维血管瘤1例，另8例诊断为胃黏膜下血管瘤，余5例无病理结果，可见，胃血管瘤病非常少见，而其漏诊和误诊发生率也较高，因此导致对该病的了解和认识非常有限。

第三节　临床表现

胃血管瘤本质上是一种血管畸形，本身不具备其他肿瘤的病理学特征，如侵犯、转移等，在血管瘤未破裂时，因其临床症状无特异性，X射线钡餐、胃镜、CT等检查与其他黏膜下肿瘤难以鉴别，故误诊率较高。当黏膜溃疡致血管瘤破裂或长大后引起出血或压迫症状时才出现显著的临床表现，呕血和黑便为胃血管瘤最常见的症状。胃血管瘤手术前诊断率极低，因此，在排除常见病（如消化道溃疡、食管胃底静脉曲张破裂、胃肠道恶性肿瘤等）引起的上腹痛及上消化道出血后，可选择适当的影像学检查以协助诊断。

由胃血管瘤引起的上消化道大出血相对较罕见，Zong 等报告了一名 65 岁女性患者突发吐血的救治病例。急诊内镜检查，发现患者胃底有一 4 cm×3 cm 的肿块，腹部增强 CT 显示位于胃底的线状血管增强影和肿块，根据患者的临床表现和实验室检查结果，该患者被确诊为胃血管瘤。行剖腹探查，术中进行了近端胃切除术，术后病理检查证实为胃底海绵状血管瘤。

Espinoza-Ríos 等报道了一名 83 岁男性患者的救治过程，患者有腹痛、呕吐和黑便史，体重缓慢减轻 8 kg。胃镜检查显示胃窦有一隆起性溃疡病灶，表面有可见的迂曲扩展血管，遂行内镜治疗。在腹部增强 CT 扫描中，观察到附着在胃壁上的对比度增强、边界清楚的肿块，和胃肿瘤出血较难鉴别。遂进行剖腹探查，发现为血管化肿块，切除后病理报告提示为胃海绵状血管瘤。

Sun 等报道了一名 21 岁的女性患者，在就诊当天早上出现上腹痛并呕血约 250 mL。胃十二指肠镜检查发现了胃窦部一个直径 5 cm 大小的血块样肿块，外观类似于消化性溃疡，但存在桥接褶皱，因此怀疑可能是黏膜下肿瘤。增强 CT 扫描显示类似的表现，但无法鉴别是血管瘤还是其他肿瘤，遂进行手术探查，行腹腔镜远端胃切除术，术后病理确诊为胃海绵状血管瘤。

第四节　诊断与鉴别诊断

胃血管瘤的诊断很大程度上取决于病变的大小、位置等，报道显示，最优的检查方式为内镜检查，然后是 CT 或 MRI。虽然病例记录显示胃血管瘤可能发生在任何年龄段，但目前的大多数病例都以少儿和老年患者为主。

胃肠道血管畸形的诊断始终是临床上的难题，主要依靠病史、临床表现、内镜检查、血管造影以及核素扫描等，确诊需依靠术后病理，而 X 射线钡餐检查的诊断率几乎为零，且很容易造成误诊。

一、内镜检查

怀疑血管畸形病灶位于胃腔或结肠时，胃镜或结肠镜检查是最好的选择。但血管畸形也常位于小肠，小肠是内镜检查的相对盲区，胃镜和结肠镜检查未见异常而高度怀疑小肠病变时，胶囊内镜是很好的选择。此外，双气囊小肠镜也可用于可疑小肠病变的诊断和镜下局部治疗。内镜表现为局部黏膜隆起呈结节状或分叶状，黏膜下见蓝紫色的包块，有时如蚯蚓状屈曲，与静脉曲张难以鉴别。

二、血管造影术

对内镜检查失败或内镜不能到达的小肠，选择性血管造影定位是目前诊断胃肠道血管畸形的最好方法，可作为内镜检查不能确诊时的补救措施，尤其对外科手术切除病变具有重要指导意义。

放射性核素扫描检查：速度为 0.4 mL/min 的出血可通过 ^{99m}Tc 标记的红细胞显影法检测，但该方法的敏感性和特异性不及结肠镜检查或选择性血管造影术。

曹原对9例胃肠血管瘤进行总结分析后指出，单纯根据病史和临床特征，很难诊断血管瘤，为进一步明确诊断，建议下列检查：

1. 消化道X射线钡餐检查

消化道X射线钡餐检查对较大突入胃腔血管瘤诊断较易，但阳性率较低，鉴别诊断差。

2. 纤维内窥镜检查

临床上常用的胃十二指肠镜对屈氏韧带以上部位血管瘤诊断有较大价值，一般都能发现病变部位和明确诊断，但如出血较多，影响视野，可能遗漏或误诊病变。

3. 选择性腹腔动脉造影

选择性腹腔动脉造影被认为是诊断小肠血管瘤最有效的方法之一。

一般情况下，在肠道内出血速度为0.5 mL/min以上时，就可经血管造影发现出血部位，阳性率约为50%~70%，如出血速度大于2 mL/min，阳性率达80%。血管造影除可找到出血部位外，还可发现一些小静脉畸形、小动脉扩张等，为外科手术定位起到了很好的作用。

对于胃血管瘤，超声可显示具有异质多结节外观的囊、实性肿块。CT似乎是确定诊断最有用的影像学方法，其通常显示显著的血管强化，具有实质血管瘤的"填充模式"特征，此外，它还提供有关血管瘤侵袭范围和程度的信息。血管造影描绘了肿瘤的动脉供应，有助于确定诊断。血管造影定向栓塞也可能对急性出血有益。正电子发射断层扫描适用于术前肿块的良、恶性判断。通过内镜超声对此类病变的评估变得越来越重要。Boyce等人通过内镜超声评估了91名胃黏膜下肿瘤患者，报告称内镜超声非常适用于评估胃黏膜下肿块的病变性质和范围。

朱碧莲等为了解胃肠道黏膜下海绵状血管瘤病例的CT及MRI表现，对2例胃肠道黏膜下海绵状血管瘤患者总结其临床资料的同时，观察其影像学信息，并且分析总结了患者的影像学征象。2例患者的病变组织位于胃底贲门周围，增强CT示胃底贲门管壁明显增厚，内见多发散在细小钙化影，增强动脉期、门脉期病灶轻中度强化，延迟5 min见病灶持续强化，考虑食管胃底贲门静脉曲张伴部分栓塞可能。MRI图像示胃底贲门处可见团片状软组织信号，病灶呈长T_1、长T_2信号，其内可见多发细小的T_1、T_2均为低信号结节，增强动脉期病变强化不明显，门脉期可见病灶边缘强化，延迟45 min后病灶明显持续强化，诊断为胃底贲门弥漫性血管瘤。胃镜检查：病变部位局部黏膜隆起呈结节状或分叶状，黏膜下见蓝紫色的包块，有时如蚯蚓状屈曲，与静脉曲张难以鉴别。MRI有良好的组织分辨率，能较好地显示病变的范围，反映其内组织结构。胃肠道黏膜下海绵状血管瘤病例专业诊断中，综合性影像学检查可以明确血管瘤的大小、部位、范围，为外科手术或随访提供重要依据。

陈福真等统计了国内122例胃肠道血管瘤，胃血管瘤仅2例。胃血管瘤发生在胃窦部较多，与文献所述胃远端多发一致，但例数太少，且不能排除与胃窦部在胃镜检查时易观察、不易漏诊有关。目前的文献虽认为内镜检查对血管瘤的诊断有较大的实用价值，一般都能发现病变部位和明确诊断，但如出血较多，形成大量血凝块，血液影响视野，常可导致遗漏病灶。宋少柏报道，术前内镜检查、选择性腹腔内动脉造影、胃肠道X射线钡餐和术中内镜检查对胃肠道血管畸形血管瘤出血诊断的阳性率分别为63%（12/19）、79%（7/9）、61%（8/13）、100%（11/11）。

胃血管瘤禁忌活检，以免引起大出血。胃血管瘤主要和胃溃疡、胃平滑肌瘤、胃癌等鉴别。胃溃疡结合患者病史和内镜检查基本可以确诊。胃平滑肌瘤CT平扫表现为边界清晰、密度均匀的软组织块影，其内无静脉石，增强后轻中度均匀强化，MRI扫描为T_1、T_2均为等低信号。胃癌有明显进行性加重的临床表现，胃壁僵硬，CT增强动脉期病变亦明显强化，门脉期延迟强化，周围可见肿大淋巴结，MRI表现为长T_1、T_2异常信号，DWI为明显高信号，增强后见黏膜面连续性中断，病变不均质强化等。

第五节 治疗

胃血管瘤治疗可以采用内镜下切除、硬化剂注射疗法、冷冻疗法等，但治疗效果不理想，且易复发；范围较大或出血严重者需行局部楔形切除或胃大部切除术。最终确诊仍需要靠术后病理检查，如胃血管瘤术前一经确诊，合并显著临床症状建议手术治疗。

一、非手术治疗

雌激素曾被用于血管畸形的治疗，但大规模的前瞻性临床试验均未显示其具有明确改善临床预后的作用，因此不推荐其在胃血管瘤患者中应用。迄今，临床上尚缺乏一种有效、直接抑制血管生成从而阻止出血的特异性药物。沙利度胺作为首个抑制血管生成的药物用于肿瘤的治疗已被广为接受。近年来亦有关于沙利度胺成功治疗胃肠道血管畸形的报道，但其确切疗效和作用机制尚待进一步研究来明确。除药物治疗外，选择性血管造影时如发现出血部位，则可采用血管介入栓塞进行治疗，但介入也有一定的风险。

二、内镜治疗

如出血症状不明显，凡内镜能到达的部位，均可在内镜下进行治疗，因此内镜具有诊断和治疗的双重作用。内镜下行电凝、注射硬化剂等治疗血管畸形具有安全、方便、创伤小的优点，尤其适合于有心、肺疾病而不能耐受手术的患者，且内镜下可反复多次进行治疗。但由于血管畸形往往为多发病灶，因此内镜下局部治疗往往复发率较高。

三、手术治疗

血管畸形的首选治疗是手术切除病变部位。手术治疗的主要适应症还包括多次内镜治疗无效、危及生命的大出血以及诊断未明而反复出血，首选方法是腹腔镜下胃肠道部分切除。由于血管发育不良的病变部位分布广泛、分散，术中可根据病变范围，选择点状切除、楔形切除、胃大部切除等。

新生儿胃血管瘤是一种非常罕见的上消化道出血原因，Lee等介绍了一例出生10天婴儿的胃血管瘤病例。在胃上部的小弯侧观察到一个巨大的红色肿块并伴有出血。通过内窥镜氩等离子体凝固术（APC）实现止血。两次APC治疗后，病变完全消失。APC是一种简单、安全、有效的止血和胃血管瘤消融工具，未见明显并发症。

楔形切除、全胃或胃部分切除则是胃海绵状血管瘤的外科开腹手术的标准治疗方法，其他还包括烧灼、注射硬化剂等。然而，根据目前外科手术及内镜治疗技术的不断提高，以及相关辅助设备的发展，对于孤立的胃海绵状血管瘤，则可选择腹腔镜或内镜下切除肿瘤组织。有学者建议于术前对病灶所累及器官的黏膜层及浆膜层进行彻底检查，以期能完整地切除病灶，并对其余消化道进行详细检查。考虑相关手术风险，特别是术中出血，对于行内镜下切除胃的海绵状血管瘤，则必须严格掌握适应症。当然，随着内镜新技术的不断出现、成熟，如内镜下全层切除术（endoscopic full thickness resection，EFTR）、内镜下黏膜下隧道切除术（endoscopic submucosal tunnel dissection，ESTD）以及相关内镜设备及附件的快速进步与发展，也许将来更大的或浸润更深的血管瘤有望通过内镜切除，减轻患者的痛苦，从而提高患者术后的生活质量。

第六节 预防和健康管理

胃血管瘤的病因包括先天性和后天性，对于先天性因素造成的血管瘤，无特别有效的预防措施，只能对孕妇进行相关预防，但是针对后天的因素可以有以下几方面的预防：保持室内空气清新，温度和湿度在合适范围，避开重工业地段，以免废弃物对环境的污染，造成血管瘤的诱发；生活中应以清淡饮食为宜，多吃新鲜的瓜果、蔬菜，保持大便通畅，营养均衡，不暴饮暴食，少吃肥而厚腻或辛辣刺激性的食物，合理饮食，养成少食多餐的饮食习惯；避免滥用激素类药物以及避孕药；孕妇应避免使用香水、化妆品，因为一部分化妆品含有激素类药物，长期使用容易造成人体激素水平失衡，成为血管瘤的诱发因素；尽可能在怀孕期间不用药或者少用药，尽可能减少创伤、减少外用药、减少内服药，另外少接触一些有害化学物质，饮食上尽可能避免一些对人体造成伤害或者过敏，不食有毒、有害的食品。血管瘤发病是各综合因素作用的结果，是多方面引起的，目前研究主要考虑是先天导致的疾病，预防需要从孕妇做起。戒烟、限酒，按时作息，保持睡眠充足；适当进行体育锻炼，以有效提高机体的抵抗力；保持心情愉悦，避免情绪过喜或过悲；每年定期检查身体，注意血压、血脂、血液黏稠度等指标的异常，以防止动脉粥样硬化，发现危险因素及时去除。

胃血管瘤大部分是先天性发生，属于良性肿瘤，一般没有特别预防的措施。目前胃血管瘤发生病因不明确，尚无具体的方法、药物、措施可以预防胃血管瘤的发生。对于胃血管瘤的健康管理，主要就是早发现，早诊断，需要医生来判断胃血管瘤的类型和具体病情，根据病情的发展，做出个体化的治疗方案选择。

（周辉年）

参考文献

[1] YILDIRIMCAKAR D, DEMIRSOY U, AZIZOGLU M, et al. Evaluation of Clinical Properties and Treatment Responses of Infantile Hemangioma[J]. Journal of Drugs in Dermatology, 2020, 19(12): 1156-1165.

[2] COUMBARAS M, WENDUM D, MONNIER L, et al. CT and MR imaging features of pathologically proven atypical giant hemangiomas of the liver[J]. American Journal of Roentgenology, 2002; 179(6): 1457-1463.

[3] BONGIOVI J, DUFFY J. Gastric hemangioma associated with upper gastrointestinal bleeding[J]. Archives of Surgery, 1967, 95(1): 93-98.

[4] 陈慧敏, 戈之铮. 胃肠道血管畸形的分类、发病机制和诊治进展[J]. 胃肠病学, 2008, 13(8): 499-501.

[5] ZONG L, CHEN P, SHI G, et al. Gastric cavernous hemangioma: A rare case with upper gastrointestinal bleeding[J]. Oncology Letters, 2011, 2(6): 1073-1075.

[6] ESPINOZA J, FERRUFINO M, TAGLE M, et al. Hemangioma gástrico como causa de hemorragia digestiva alta[J]. Revista de Gastroenterologia de Mexico, 2017, 37(3): 258-261.

[7] SUN A, SUN J, SUN CK. Cavernous Gastric Hemangioma as an Unusual Cause of Upper

Gastrointestinal Bleeding in a Young Woman[J]. Case Rep Gastroenterol,2022,16(1):1-7.

[8]BASBUG M,YAVUZ R,DABLAN M,et al. Isolated cavernous hemangioma:a rare benign lesion of the stomach[J]. Journal of Applied Clinical Medical Physics,2012,4(5):354-357.

[9]TRIESTER S L,LEIGHTON J A,LEONTIADIS G I,et al. A meta-analysis of the yield of capsule endoscopy compared to other diagnostic modalities in patients with obscure gastrointestinal bleeding[J]. American Journal of Gastroenterology,2005,100(11):2407-2418.

[10]朱碧莲,王新宇.胃肠道黏膜下海绵状血管瘤CT和MR影像表现[J].心理医生,2017,23(17):10-11.

[11]WATANABE Y,TAKAHASHI K,YOKOYAMA J,Gastric cavernous hemangioma resected by endoscopic submucosal dissection[J]. Internal Medicine,2018,57(15):2269-2270.

[12]LEE YA,CHUN P,HWANG EH,ET AL. Gastric Hemangioma Treated with Argon Plasma Coagulation in a Newborn Infant[J]. Pediatric Gastroenterology Hepatology & Nutrition,2017,20(2):134-137.

第十八章
胃间质瘤的诊疗及健康管理

胃肠间质瘤（gastrointestinal stromal tumor，GIST）是消化道最常见的间叶源性肿瘤，可发生在整个胃肠，其中有约60%～70%发生在胃部，并且通常位于胃黏膜下层。在早期文献中，GIST常被诊断为胃平滑肌肉瘤、胃平滑肌瘤和胃神经鞘瘤等。20世纪后期，超微结构、免疫组织化学和分子生物学技术的迅速发展加深了对此类肿瘤的认识，发现此类肿瘤不具有平滑肌细胞超微结构特征和不表达S-100蛋白，并证明此类肿瘤起源于控制胃肠蠕动的肠壁神经丛中的Cajal间质细胞（ICC），将这些发生在胃肠黏膜下层的间叶源性肿瘤定义为GIST。现已证明酪氨酸激酶受体在生理上调节细胞的生长和增殖，KIT基因或血小板衍生生长因子受体（PDGFRA）基因的获得性功能突变使酪氨酸激酶受体的结构性激活而导致了GIST的发生。在酪氨酸激酶抑制剂（TKI）出现之前，由于GIST对常规化疗药物不敏感，所以预后较差，转移性GIST患者的中位生存期为10～20个月，5年生存率不到10%。致病机制的阐明和TKI的问世改变了GIST的治疗模式，也显著改善了GIST的预后。与癌症一样，分子亚型决定了肿瘤的生物学行为，也影响了GIST的预后。自GIST被单独命名以来，对其发病机制的研究、诊断和治疗迅速进展，基于形态学的诊断结合免疫组织化学检测和分子标志物的遗传评估被认为是GIST诊断的金标准。本章将分节论述胃肠间质瘤的病因学及发病机制、病理生理、临床表现、诊断与鉴别诊断、治疗、康复以及预防及健康管理方面的内容以及相关研究进展。

第一节 病因学及发病机制

由于大多数GIST是无症状的，它们在生活中通常不被认识。GIST发病率因地而异，每年发病率在10例/百万人口～15例/百万人口，在美国，每年有6000例新发病例。然而，尸检研究表明，当仔细检查胃肠时，可在25%的未选定个体中发现微小（<1 cm）的GIST。GIST可发生在任何年龄，常见于50～60岁人群，男、女发病率无明显差异。大约60%的GIST发生在胃，30%发生在小肠，确诊时肿瘤的中位大小为6 cm。从2001年到2015年，GIST的发生率有所增加，可能是由于认识的增加以及在常规内镜和胶囊内镜检查中偶然发现小的GIST。

KIT基因和PDGFRA基因的突变是GIST发病机制中的核心事件，它们都是Ⅲ型受体酪氨酸激酶，具有很高的同源性和相似的下游信号通路，但相互排斥。KIT基因编码一种蛋白质，作为生长因子干细胞因子（SCF）的受体，细胞内结构域包含酪氨酸激酶，该酶激活一系列活动，最终导致有丝分裂，KIT基因突变导致酪氨酸激酶失控激活，从而促进细胞增殖。KIT基因突变主要发生在外显子11，它可以通过破坏膜旁结构域的自抑制功能来激活酪氨酸激酶，其次是外显子9，它也可以激活酪氨酸激酶。虽然外显子13和外显子17的突变率很低，但在继发突变中很常见，在继发耐药中具有重要的临床意义。PDGFRA基因是KIT基因的同源物，在PDGFRA膜旁结构域（由外显子12编码）、ATP结合结构域（由外显子14编码）或激活环（由外显子18编码）存在突变的GIST中被激活。KIT基因和PDGFRA基因突变，导致受体组成性和配体非依赖性激活，MAPK通路（由RAF、MEK和MAPK组成）、PI3K-AKT通路被激活，进而导致下游信号通路被激活。MAPK通路上调重要的转录调控因子MYC、ELK和CREB，并可通过FOS刺激细胞周期；AKT通过PI3K和3-对羟基肌醇依赖的蛋白激酶1（PDK1）激活，导致蛋白质翻译增加，细胞周期抑制因子p27（也称为KIP1）下调，并具有抗凋亡作用。然而，在不同突变类型的GIST中，下游信号通路的激活存在相当大的差异，这解释了肿瘤生物学行为的差异。

第二节 生理病理

一、组织病理学

胃肠间质瘤常为孤立病变，边界清楚，大小不一，发生于胃肠壁，呈腔内生长、腔外生长或混合沙漏状生长。在切片上病灶坚固，灰白色，可表现为局灶性出血、囊性变或坏死。在手术切除时，应特别注意肿瘤表面和手术切缘的完整性。在极少数情况下，GIST呈多发性病变，主要局限于胃（儿童GIST和微型GIST）或小肠（家族性GIST和与神经纤维瘤病相关的GIST）。

组织学上，它们常为梭形细胞（70%）、上皮样细胞（20%）或混合细胞（10%）三种主要类型。

梭形细胞型GIST（70%）：主要由形态相对一致的梭形细胞组成，瘤细胞胞质稀少，核呈椭圆形，部分病例核端可见空泡。瘤细胞的异型性、核分裂象和密度因病例而异。梭形细胞多呈相互交织的短束或条状排列。细胞的数量和它们的基质特征有很大的不同。一些组织学细节与某些部位特别相关；例如，核栅栏和胞浆核周空泡化在胃病变中更常见，而Skein样纤维和"副神经节瘤型"模式在肠道病变中更常见。

上皮样细胞型GIST（20%）：瘤细胞由上皮样细胞、多边形细胞或圆形细胞组成，胞质透明或嗜伊红色，排列在粘连的巢中，间质稀疏，有时表现为蜘蛛网样或印戒细胞样。少数GIST的瘤细胞显示有多形性。

梭形细胞-上皮样细胞混合型GIST（10%）：由突然转变的梭形细胞和上皮样细胞或中间形态的细胞混合组成，细胞成分之间可有移形性或有相对清楚的界限。在罕见的情况下，可发现具有明显多形性的非典型形式，及局部或全部丧失的未分化形式。有丝分裂活性一般为中等或较低，应仅在细胞密度较大或有丝分裂发生率较高的区域进行评估。虽然传统上表示为每50个高倍视野（HPF）的有丝分裂数，但建议计算5 mm×2 cm区域的有丝分裂数，相当于20倍镜的25HPF或22倍镜的21HPF。

某些组织学特征与特定形式的GIST有关，例如：与1型神经纤维瘤相关的GIST常表现为梭形细胞、低有丝分裂活性和频繁的丝状纤维，很少有侵袭性的临床病程。儿童GIST（散发性、Carney-Stratakis综合征和Carney三联征）以多结节结构、丛状生长模式、上皮样细胞或混合细胞性为特征，偶尔可表现为核多形性或坏死。区域淋巴结和肝脏的淋巴管侵犯和转移也可能相当频繁。微型GIST完全由纺锤形细胞组成，有丝分裂活性很低，并有不同程度的硬化和钙化。

二、免疫组织化学标志物

CD117：在发现CD117在GIST中的表达之前，CD34被认为是GIST的最佳标志物，但它既敏感度低（仅对2/3的GIST敏感），特异性也较差（在成纤维细胞肿瘤和内皮细胞肿瘤中呈免疫反应）。GIST中发现KIT、ICC、c-KIT原癌基因突变和CD117的表达开创了GIST分子诊断的新纪元。在早期病例数量有限的研究中，CD117表达的阳性率为76%～100%，最大的一组1168例GIST患者报告CD117在1040例GIST中有94.7%表达。CD117在GIST中的阳性率在不同研究之间的差异可能是由于原发部位的分布、不同的KIT抗体以及一些报告中样本数量有限，平均而言，约95%的GIST表达CD117。而CD117在GIST的类似肿瘤如胃平滑肌肉瘤、胃平滑肌瘤和胃神经鞘瘤中表达几乎均为阴性，表明CD117是GIST的高度敏感和特异的标志物。

DOG1：虽然CD117对GIST高度敏感且特异性强，但CD117并不表达在所有的GIST中，它也可以在其他肿瘤中表达，如腺样囊性癌、脂肪肉瘤、黑色素瘤、卡波西肉瘤、默克尔细胞癌甚至平滑肌肉瘤（很少）等。因此需要增加一些其他免疫标志物来弥补CD117诊断的不足。DOG1于2004年被发现而成为一种新的GIST标志物，并被病例实验室广泛应用。

DOG1编码氯离子通道蛋白Anoctamin 1（ANO1/TMEM16A），是在胃肠间质瘤中发现的一个新基因，参与多种癌症的细胞增殖和肿瘤形成。关于GIST中的DOG1，一项研究调查了ANO1在ICC中的生理意义，并表明肠道ICC表达ANO1不仅是为了慢波产生（调节ICC细胞的兴奋性和肠道运动节律），也是为了ICC细胞的增殖，研究发现ANO1基因敲除小鼠的小肠ICC增殖较少，ANO1基因敲除小鼠的ICC原代培养增殖也较少。直到2013年，DOG1在胃肠间质瘤中的病理作用还不清楚。Simon和他的同事们发现，DOG1调节抗血管生成因子Igfbp5，导致IGF/IGFR信号在肿瘤微环境中的调节，这不涉及KIT表达和KIT依赖的途径，另一项研究也表明DOG1在体外对GIST细胞的活性和增殖几乎没有影响。

DOG1被认为是GIST的敏感和特异的标志物，与CD117的表达无关，DOG1也独立于GIST中KIT或血小板衍生生长因子受体α（PDGFRA）突变状态。在DOG1在GIST中的首次报道中，在139例GIST中有136例表达（97.8%）DOG1。在该研究中还发现，所有具有PDGFRA突变的8例GIST中DOG1表达均为阳性，而超过50%的GIST未表达CD117。另外438例诊断为非GIST的肿瘤中，仅有4例（<1%）DOG1免疫阳性，表明DOG1是GIST高度特异标志物。

PKCθ：即使有KIT/PDGFR突变，但不表达CD117/DOG1（1%～2%）的GIST也很难通过IHC染色进行诊断，因此，更多的蛋白质被研究来支持GIST的诊断，特别是在CD117/DOG1阴性表达的GIST中。蛋白激酶C-θ（PKCθ）是一种丝氨酸-苏氨酸蛋白激酶，表达于豚鼠消化道内皮细胞，后来在GIST中发现PKCθ基因过表达。不论KIT如何表达，在GIST诊断中PKCθ都被认为是有价值的免疫组化标志物。PKCθ在GIST中表达评估的有效性研究发现，PKCθ对其他梭形细胞肿瘤，如平滑肌肿瘤和神经鞘瘤具有比较高的敏感性，但特异性较低，PKCθ的特异性低于KIT，限制了其在GIST中的应用。

Nestin：巢蛋白（Nestin）是发现表达在未成熟细胞中的一种中间丝蛋白，如神经外胚层干细胞和骨骼肌祖细胞，以及源自这些细胞的肿瘤。研究者还发现Nestin具有调节GIST线粒体动力学和改变细胞内ROS水平的作用，这为Nestin介导GIST的增殖和侵袭提供了一种新的机制。与PKCθ类似，Nestin是对GIST敏感的，但较之KIT、DOG1特异性差。

在GIST的诊断中，几种蛋白质表现出不同的敏感性和特异性。

总之，CD117和DOG1是最敏感和最特异的标志物，可覆盖约99%的GIST，在非GIST肿瘤中很少表达。虽然CD34在CD117发现之前被广泛用于GIST的诊断，但由于其敏感性低于

CD117，已不再用于GIST的诊断。同样，PKCθ和Nestin因其特异性较低，在诊断GIST中的作用也有限。其他标志物，如平滑肌标志物（SMA和Desmin）和神经标志物（S100），在排除GIST的诊断时偶尔有用。

三、分子分型

胃肠间质瘤（GIST）的不同分子亚型具有不同的预后和预测相关性，根据目前研究可将GIST分为经典型GIST、野生型GIST及继发耐药型GIST。经典型GIST表现为KIT基因和PDGFRA基因的突变，而野生型GIST则没有KIT基因和PDGFRA基因突变。同时，它们也代表了一个目前正在进行进一步细分的异质性群体。在临床上，对伊马替尼的原发耐药和继发耐药是一个重大的临床挑战，因此在诊断GIST中明确GIST的分子分型以试图评估或克服耐药的机制具有十分重要的意义，分子分型可彻底了解不同基因亚型GIST的预后和预测相关性，并指导临床决策。对于野生型GIST，尚需要进一步的研究来确定针对KIT基因突变和PDGFRA基因突变的特定亚组的定制治疗。

（一）经典型GIST

1. KIT基因突变

大约80%的GIST存在KIT基因突变，导致KIT受体和下游信号通路的结构性激活，从而刺激细胞生存、生长和增殖。GIST中KIT基因的"功能获得"突变发生在基因的不同外显子中，包括点突变、缺失或插入，所有这些都可以发生在散发性和遗传性病例中。因此，KIT基因突变被认为是GIST肿瘤发生的主要因素。

在GIST中没有KIT基因突变的热点，但某些外显子比其他外显子更容易受到影响。GIST中大多数KIT基因突变（约70%）影响外显子11，该外显子编码受体的胞内膜旁结构域，该区域通常对激酶激活具有自身抑制功能，而突变可以减轻这种作用。影响细胞外配体结合域的外显子9的突变占12%~15%。激酶结构域（外显子13，ATP结合；外显子17，激活环）的初级突变很少见。然而，重要的是，这些突变在对伊马替尼耐药的GIST中被视为继发性突变。KIT基因在不同区域的突变可以影响靶向治疗的反应，为选择具有最佳剂量的适当药物提供指导。例如，伊马替尼治疗外显子11突变GIST的效果比外显子9突变GIST的效果更好。在二线设置方面，在非外显子9突变GIST中，舒尼替尼疗效比伊马替尼加量疗效更好，而在外显子9突变GIST中，伊马替尼加量显示出比外显子11突变GIST更好的效果。此外，KIT次级外显子17突变导致了KIT次级突变的30%~40%，这解释了GIST患者对伊马替尼或舒尼替尼的耐药性。在这种情况下，瑞格非尼在这些患者中显示出治疗活性。

2. PDGFRA基因突变

大约15%~20%的GIST缺乏KIT基因突变，属于所谓的KIT野生型（KIT-WT）GIST。2003年，Heinrich等人利用免疫沉淀法研究了可能的替代受体酪氨酸激酶（RTK）癌蛋白，发现在KIT-WT GIST细胞系GIST478中，磷酸化的PDGFRA基因是主要的磷酸化RTK。在这方面，35%（14/40）的KIT-WT GIST含有激活的PDGFRA基因突变。此外，磷酸化PDGFRA基因的表达仅限于KIT-WT GIST，KIT基因低表达到检测不到KIT基因，表明磷酸化KIT基因和磷酸化PDGFRA基因在GIST中的表达是互斥的。表达KIT基因或PDGFRA基因的GIST通过癌蛋白驱动的信号转导具有相似的肿瘤发生和进展机制。因此，KIT基因和PDGFRA基因突变是GIST的替代和互斥的致癌机制。

一项大规模研究报告称，7.2%（1105例GIST中的80例）的GIST存在PDGFRA基因突变，高于先前报道的频率，这很可能是因为纳入了KIT基因阴性病例。PDGFRA基因突变的GIST优先出现在上皮样形态中，仅出现在胃中，而大多数纺锤形的GIST主导大多数KIT基因突变的GIST，并可能出现在胃肠的任何位置。

与GIST中的KIT基因突变类似，GIST中的PDGFRA基因突变没有单一的热点。在289例具有PDGFRA基因突变的GIST中，PDGFRA基因突变发生在外显子12、外显子14和外显子18中，其中最常见于外显子18的D842V突变（62.6%）。并不是所有激活PDGFRA基因的突变在生物学上都是相同的，大多数外显子18的突变，特别是D842V突变，其特征是对伊马替尼相对不敏感，但D842Y例外，它对伊马替尼敏感，但对舒尼替尼具有耐药性。

然而，除D842V突变外，大多数带有PDGFRA基因突变的GIST仍然对伊马替尼有反应，因此突变筛选在GIST的管理中是重要的和有帮助的。在亚洲，PDGFRA基因突变率不到5%，低于西方国家的PDGFRA基因突变率。PDGFRA基因突变的GIST表达PDGFRA基因而不是KIT基因，由此引发了抗PDGFRA基因的单抗治疗PDGFRA基因突变的GIST的研究。奥拉单抗的Ⅱ期研究表明，在PDGFRA基因突变的GIST中可以控制疾病，但在PDGFRA-WT GIST中却不能。

总之，缺乏KIT基因突变的GIST在相关的RTK PDGFRA基因中存在激活突变，由于这种变异性，评估突变状态对晚期GIST患者辅助治疗或者新辅助治疗具有重要意义。

（二）野生型GIST

尽管大多数GIST都有KIT基因或PDGFRA基因突变，导致结构性激活，但10%～15%的成人胃肠间质瘤（GIST）和几乎所有的儿童GIST都不存在KIT基因或PDGFRA基因突变，它们统称为KIT/PDGFRA野生型（WT）GIST。KIT/PDGFRA WT GIST被认为是一个相当不同的疾病组，而不是一个单一疾病，具有几个不同的分子变化。根据琥珀酸脱氢酶（SDH）免疫组织化学（IHC）状态，KIT/PDGFRA WT GIST可分为琥珀酸脱氢酶（SDH）缺陷型GIST、非SDH缺陷型GIST。在非SDH缺陷型GIST中还发现RAS信号通路（BRAF V600E或NF1突变）、神经营养酪氨酸激酶（NTRK）通路和成纤维细胞生长因子受体（FGFR）信号通路的改变。

1.琥珀酸脱氢酶缺陷型GIST

SDH缺陷型GIST约占所有KIT/PDGFRA WT GIST的20%～40%，因SDH四个亚基（A、B、C或D）中的任何一个种系和/或体细胞功能丧失突变导致SDHB的表达缺失而被定义。在SDH缺陷型GIST中，SDHA的种系突变约占30%，而SDHB、SDHC和SDHD的种系突变只占20%～30%，其余50%的SDH缺陷型GIST缺乏SDHx突变，但显示SDHC启动子高度甲基化。携带SDHx胚系突变的SDH缺陷型GIST常发生在遗传性GIST-副神经节瘤综合征，也称为Carney-Stratakis综合征。这是一种罕见的家族性疾病，为常染色体显性遗传，不完全外显，以多灶性副神经节瘤和GIST为特征，不同于Carney三联征，没有肺软骨瘤和存在SDHx胚系突变。

SDH缺陷型GIST临床特征很容易被识别，如原发于胃、多灶性和并且进展缓慢。此外，SDH缺陷型GIST有一个独特的分子背景，其特征是以胰岛素样生长因子1受体（IGF1R）过表达和基于保证神经系细胞命运的基因表达的全局DNA高甲基化同质基因表达谱。

尽管由低氧诱导因子（HIF）转录因子驱动的SDH复合体失活的低氧反应可能增加了GIST对具有显著抗血管生成作用的酪氨酸激酶抑制剂（TKIs）的敏感性，但仍缺乏有效治疗SDH缺陷型GIST的特定和可控的依据。此外，相对于突变型GIST，在KIT/PDGFRA WT GIST中，涉及葡萄糖代谢的基因如葡萄糖转运蛋白1（GLUT1），以及血管生成基因如血管内皮生长因子（VEGF）和巨噬细胞集落刺激因子（M-CSF）是上调的。此外，在其他SDH缺陷型肿瘤中，如副神经节瘤（PGL）中也有VEGF表达上调的报道。

2.琥珀酸脱氢酶非缺陷型GIST

SDH非缺陷型GIST没有KIT基因、PDGFRA基因突变，但具有SDH活性，能保持SDH的表达和正常甲基化。这种GIST的人口学特征类似于KIT基因、PDGFRA基因突变的GIST，发生在成人中，具有梭形细胞的组织学。但9/11（82%）的SDH活性GIST发生在小肠，高于KIT基因、PDGFRA基因突变的GIST。GIST的这一亚群还存在其他基因异常，其中一些具有治疗意义。在11例SDH非缺陷型GIST患者中，有3名患者有BRAF突变，另有3名患者有神经纤维蛋白1（NF1）突变。例如，在多达13%的KIT/PDGFRA野生型GIST中可以检测到BRAF V600E突变，这些BRAF突变的GIST可能是BRAF抑制剂治疗的选择对象。与NF-1相关的GIST通常没有KIT基因、PDGFRA基因突变，尽管在某些情况下报告了零星的KIT基因、PDGFRA基因突变。NF1相关的GIST表现出通过丝裂原活化蛋白激酶（MAPK）信号级联增加的信号，增加了用MEK抑制剂治疗的可能性。最后，全面的基因组图谱研究确定了KIT基因、PDGFRA基因野生型GIST中的一些基因融合，涉及神经营养性酪氨酸激酶受体3（NTRK3）和成纤维细胞生长因子受体1（FGFR1），其中一些可能代表"可操作的改变"。

（三）继发性耐药突变GIST

对复发GIST、转移GIST和不可切除GIST的治疗策略中，伊马替尼（IM）是一线选择药物，>80%的此类GIST患者可以从伊马替尼靶向治疗中获益，但有一半的患者在伊马替尼治疗后2年内会出现进展，一个主要原因是继发性耐药。因此需要加深对GIST靶向药物治疗后出现继发性耐药的认识，深入研究和探讨继发性耐药机制，寻找合适的解决方法，从而指导临床制定个体化治疗方案。目前研究认为，导致继发性耐药突变GIST发生的机制有：基因的改变、信号传导通路的异常激活、细胞自噬与细胞凋亡等。

第三节　临床表现

胃肠间质瘤的好发部位依次为胃（50%~60%）、回肠和空肠（20%~30%）、十二指肠（3%~5%）、直肠-肛门（2%~4.4%）、结肠（1.2%）、食道（1%）和阑尾（1%），并常位于消化道壁黏膜下层。而出现在胃肠外的间质瘤被称为胃肠外GIST（EGIST），EGIST常位于大网膜、肠系膜和腹膜后，更罕见的则是出现在胰腺或腹腔内。胃肠出血约见于50%的患者，其次是腹痛（20%~50%）和胃肠道梗阻（10%~30%）。其他症状包括黑便、呕血、饱腹肝脏、胆囊炎、女性生殖器官疾病、前列腺炎、阑尾系膜疾病、腹壁和胸腔（心包和胸膜）疾病。

小的胃肠间质瘤（GIST）（<2 cm）通常没有临床症状，常在内镜或影像学检查中意外发现，当GIST直径达到6 cm以上时常会出现临床症状。GIST的症状没有特异性，肿瘤的大小和位置决定了GIST的临床表现，胃肠道出血是较大GIST最常见的临床症状，出血可发生在胃肠和可触摸到的肿块，位于近端胃的肿瘤可导致吞咽困难，而位于幽门的肿瘤可能表现为胃出口梗阻，较少见的症状包括恶心、胸膜炎、盆腔疼痛和小肠梗阻。GIST确诊时大约有20%的患者有转移，肝脏是最常见的转移器官，其次是腹腔，转移到区域淋巴结或转移到腹腔外其他器官的情况少见。

大多数GIST是散发性的（>97%），家族性胃肠间质瘤（神经纤维瘤病1型、Carney-Stratakis综合征和Carney三联征）是罕见的，但表现不同，通常表现为色素沉着增多。

此外，还有一些特殊的临床特征：

微型GIST：病变<1 cm，无症状。诊断是偶然的，通常发生在放射学或内镜检查期间，或在

无关GIST的手术期间发现。

儿童类型的胃肠间质瘤：大多数病例发生在女性的婴儿期或儿童早期。这些肿瘤往往是位于胃的多灶性KIT/PDGFRA WT肿瘤，转移到淋巴结（29%）和肝脏（25%）。它们的临床病程通常是缓慢的，尽管有扩散，但患者存活时间往往很长。

GIST伴随Carney三联征：这种非遗传性疾病表现出与儿童类型GIST相同的特征，但也应该至少有一种以下的成分：肾上腺外副神经节瘤、肺软骨瘤、食道平滑肌瘤或肾上腺皮质腺瘤。

与Carney-Stratakis综合征相关的GIST：与Carney三联征相关的GIST具有相同的临床和形态特征，但没有肺软骨瘤或性别优势。从遗传学角度讲，Carney-Stratakis综合征的特点是常染色体显性遗传和不完全外显子突变。

与1型神经纤维瘤病相关的GIST：发病于成人（中位年龄为46岁），以ICC增生和小肠多发性小GIST为主要特征。

家族性GIST：已有报道称KIT中携带遗传性生殖系突变，而PDGFRA中携带遗传性生殖系突变的家系较少。外显率较高，中年患者存在一个或多个GIST。这些肿瘤中的大多数是良性的。KIT外显子11突变的患者可能会出现皮肤色素沉着和肥大细胞增多症。

第四节　诊断与鉴别诊断

对于首诊的GIST患者应详细询问病史，进行仔细的体格检查。在诊断GIST时常需结合临床表现、影像学检查、组织学检查及基因突变检测等进行综合诊断。影像学检查为最常用的检查手段，在获得影像学检查结果后行组织学检查及基因检测，明确诊断常无困难。诊断GIST的常用检查方法有影像学检查、内镜检查和病理学检查。

一、影像学检查

（一）CT

腹部/骨盆的CT是GIST评估、分期和监测GIST治疗反应的首选检查，特别是对小肠GIST的诊断价值尤为明显，但辐射暴露可能对儿童和一些特殊群体的成年人来说是一个值得考虑的问题。多平面重组（至少包括轴位、冠状位和矢状位）可提高GIST起源及分型判定的准确性，客观反映肿瘤与周围脏器的关系。扫描时应包括平扫、动脉期和静脉期，平扫判断瘤内出血及计算强化幅度，动脉期CT值显示肿瘤供血动脉，静脉期CT值可辅助Choi标准评效应用。5 cm以上的GIST在CT上通常表现为外生性生长和富血供病灶，而5 cm以下的GIST通常是腔内息肉样肿块，CT还可发现局部侵袭和转移的病灶。对于1～2 cm的小GIST，推荐CT作为超声内镜检查的补充。

（二）MRI

MRI可作为CT增强扫描禁忌或怀疑肝转移时进一步检查的手段。直肠GIST推荐MRI作为首选的检查方法，建议进行多平面扫描（至少包括轴位、冠状位和矢状位）。直肠GIST需行垂直和平行于肿瘤长轴的高分辨率MRI扫描。扩散加权成像（diffusion-weighed imaging，DWI）可间接反映肿瘤细胞及间质密度，辅助肿瘤危险度判断及治疗效果评价。在MRI上，GIST在T_1加权像上表现为清晰的低至中等信号，在T_2加权像上表现为高信号，小的GIST表现为圆形肿瘤，动脉期强而均匀的强化，而大的GIST表现为分叶状肿瘤，轻度不均匀逐渐强化，常伴有瘤内囊性改变。

（三）正电子发射断层扫描（PET-CT）

PET-CT没有CT或MRI的优势，但对于早期评估新辅助治疗的反应是有用的。GIST通常会显示很强的氟脱氧葡萄糖摄取，PET功能成像SUV值可为GIST疗效评价提供辅助指标，这种变化在形态学出现改变之前，可通过检测肿瘤内部代谢改变而早期预测疗效。但受限于经济因素，目前仅作为CT评效受限病例的备选手段。

二、内镜

超声内镜对GIST的诊断有额外的价值，但内镜下活检在手术前并不是强制性的，除非排除淋巴瘤或其他恶性肿瘤或良性肿瘤的鉴别诊断。在计划新辅助治疗时和在存在转移性病灶时，建立组织学诊断是至关重要的，因为手术不是首选的治疗方法。活检（深入肌层的活检）既可以通过内镜进行，也可以作为芯针活检（超声或CT引导）进行。超声内镜能够区分胃壁的不同层次，可以观察肿瘤侵及的层次。超声内镜下，GIST通常表现为一个轮廓清楚的球形或半球形肿块，主要来自黏膜下的固有肌层（MP），并将其推至管腔形成光滑的轮廓隆起。内镜下切除时，GIST通常被一个假囊包围，这有助于完全切除。

三、病理学诊断

病理学诊断的标准程序是内镜及超声引导的活检；如果因特殊原因无法进行，那么CT引导的经皮活检是首选。在某些情况下，CT引导的细针吸取细胞检查和超声引导的内镜检查具有重要的诊断价值。对于小肿瘤，如果病变高度可疑并且其位置允许手术切除而没有风险，则不需要术前活检。当然，当新辅助治疗被提出时，在播散性疾病和局部晚期肿瘤的病例中，活检是必需的。

在获取病理组织后常需行免疫组织化学检测。CD117是GIST诊断中应用最广泛的免疫组织化学标志物，95%的病例呈阳性。CD117是一种高度敏感的标志物，但特异性相对较低，因为它经常在其他肿瘤中表达，特别是黑色素瘤。抗DOG1抗体（AnocTamin1，ANO1）比抗CD117抗体更敏感，但特异性也相对较低（已有报道在各种类型的癌症中表达）。目前认为GIST最佳的免疫组化标志物是DOG1，1/3以上的CD117阴性GIST病例可以通过DOG1识别。DOG1和CD117阴性是例外的，在1%的GIST中存在。其他抗体在鉴别诊断中具有重要价值：CD34在70%～90%的病例中表达，平滑肌肌动蛋白在20%～30%的病例中表达，S-100在8%～10%的病例中表达，结蛋白在5%～10%的病例中表达。近年来引入的新的GIST免疫组织化学标志物（PKCH、碳酸氢酶、巢蛋白、PDGFRA、SDHB、胰岛素样生长因子1受体等）。SDHB值得特别提及，因为它确定了儿童GIST亚型。SDHB免疫反应性的丧失表明SDH复合体功能障碍；尽管有一些例外（例如，与Carney三联征相关的GIST），但这通常与四个亚单位（SDHA、SDHB、SDHC和SDHD）之一的突变有关。

GIST的主要特征是编码Ⅲ型受体酪氨酸激酶的KIT基因和PDGFRA基因的突变。分子检测对GIST诊断十分重要，可以对疑难病例做出诊断、指导GIST患者临床用药及预测GIST患者分子靶向药物的效果。GIST的分子诊断推荐采用聚合酶链式反应（polymerase chain reaction，PCR）扩增-直接测序的方法，应在符合资质的实验室进行分子检测，以确保检测结果的准确性和一致性。

对于是否需行分子检测，CSCO指南推荐对疑难病例诊断困难者、计划术前靶向药物治疗者、首次诊断为转移或者复发GIST计划靶向药物治疗者、原发灶切除术后复发风险评估为高-中风险者、怀疑野生型GIST需要鉴别诊断者、发生继发耐药者进行分子检测，分析c-kit基因或PDGFRA基因突变状态。检测基因突变的位点，应包括c-kit基因的外显子9、外显子11、外显子13和外显子17以及PDGFRA基因的外显子12和外显子18。如为继发耐药患者，还应该增加检测c-kit基因的外显子14和外显子18。BRAF总体突变率较低，仅在少数野生型GIST病例中检测到，不推荐常规检测BRAF基因突变。

病理医生要熟悉原发GIST和分子靶向治疗后GIST的各种形态学表现，以及与对应形态相鉴别的非GIST。对胃肠间叶源性肿瘤，结合组织形态学和免疫组织化学染色中DOG1和CD117的表达情况，可对大部分GIST做出明确诊断；如果在细胞形态学上为上皮样但CD117表达阴性、DOG1表达阳性或CD117表达弱阳性、DOG1表达阳性的病例，须加做分子检测，以明确是否存在PDGFRA基因突变（特别是D842V突变）；CD117表达阳性、DOG1表达阴性者需首先排除其他CD117表达阳性的肿瘤，如恶性黑色素瘤等，必要时增加分子检测以协助鉴别诊断；CD117、DOG1都表达阴性的病例大部分不是GIST，在做出GIST诊断时须谨慎，在排除其他间叶源性肿瘤后仍怀疑为GIST时，必须进行分子检测；考虑野生型GIST时，应检测SDHB进行进一步鉴别。

四、鉴别诊断

GIST在组织学和分子诊断尚不明确时，需要与其余胃肠肿瘤进行鉴别。以下列举一些常见的胃肠肿瘤，并简述其与GIST的鉴别方法。

（一）胃平滑肌瘤（gastric leiomyoma，GL）

GL与GIST在早期均常无临床症状，GL多为单发。它常起源于黏膜肌层或固有肌层，多发于贲门及胃底，随着肿瘤的增大向黏膜或浆膜面生长。在内镜下GL可表现为半球形或长梭形隆起。EUS下表现特点与GIST十分相似，病变多呈均匀低回声团块，边界清楚，两者均起源于黏膜肌层或固有肌层，因此GL在EUS下常被误诊为GIST。但这两者标本免疫组化结果不同，GL标本免疫组化检测SMA和Desmin阳性率要高于CD117及CD34阳性率，因此可使用CD117、CD34、Desmin及SMA联合检测来鉴别GIST与GL。

（二）胃神经鞘瘤（gastric schwannoma，GS）

GS常发生于胃体，无特异的临床表现，可出现腹部疼痛、上消化道出血和腹部肿块体等。因其在临床表现及影像学上常无特异性，在诊断时常和GIST混淆。通过病理检查及免疫组化检测可鉴别两者。

（三）原发性胃淋巴瘤（primary gastric lymphoma，PGL）

PGL是淋巴系统恶性肿瘤，常起源于黏膜下层的淋巴组织和胃黏膜固有层，弥漫性大B细胞瘤和黏膜相关淋巴组织结外边缘区淋巴瘤为常见病理类型，无特异性临床表现。PGL在CT上表现为不同程度的胃壁增厚，均匀密度，不易囊变和发生坏死。通过病理检查及免疫组化检测可鉴别此两种疾病，黏膜相关淋巴组织外边缘区肿瘤细胞中有CD20表达，伴浆细胞样分化可表达CD79a、CD38、CD138和MUM1。

（四）胃癌

早期胃癌症状不明显，进展期胃癌可出现体重减轻和疼痛。胃癌在胃镜下表现为不均匀胃壁增厚，胃黏膜皱襞中断或巨大溃疡，胃腔坚硬狭窄，通过内镜活检不难鉴别，可以明确胃癌定性诊断。

第五节　治疗及康复

胃肠间质瘤（GIST）大多是由KIT或PDGFRA受体酪氨酸激酶功能获得性突变而驱动，靶向药物伊马替尼治疗GIST获得了很好的效果，堪称实体肿瘤精准治疗的典范。特殊突变类型的GIST必须明确分子分型以指导临床确定合理的诊断和治疗方案。手术是局限性GIST治疗的基础，在转移性疾病中也具有重要作用，靶向药物治疗联合手术并按合理顺序进行可以改善GIST患者的预后。对于大多数患者，包括外科肿瘤学家、内科肿瘤学家、病理学家和放射科医生在内的多学科评估是必要的，因为治疗的类型、顺序和持续时间对于优化结果至关重要。目前所有被批准用于治疗GIST的药物都是靶向作用于KIT和PDGFRA致癌基因激活的口服酪氨酸激酶抑制剂，尽管一线药物伊马替尼能显著延长疾病控制时间，但后线治疗的疗效有限。舒尼替尼、瑞格菲尼等新药物的问世旨在克服KIT或PDGFRA继发突变的异质性，并对特殊的挑战性突变提供更有效的抑制。

一、手术治疗

手术是治疗胃肠间质瘤的基石。在过去的20年里，外科手术在原发和转移性胃肠间质瘤治疗中有了很大的进展，手术治疗的目的是治愈肿瘤或缓解症状。对于局限性GIST和潜在可切除GIST，手术切除是首选治疗方法，手术时应完整切除肿瘤，避免肿瘤破裂，因为肿瘤破裂患者有着较高的局部复发风险。肿瘤完全切除的GIST患者的5年总存活率估计为42%，而肿瘤不完全切除患者的总存活率仅为9%。由于GIST罕见淋巴转移，所以不建议区域淋巴清扫，除非淋巴结大体受累。值得注意的是，在SDH突变的GIST中，淋巴结受累更为常见。GIST手术的目标是切缘阴性，与腺癌相反，保留器官的切除（节段性切除等）在肿瘤学上是合适的，因此应该以此为目标。小肠或结直肠的肿瘤，尤其是发生在食道或十二指肠的肿瘤，可能需要更彻底的切除，对于直接侵犯邻近器官的大肿瘤，有时可能需要整块切除这些器官。

虽然有争议，但腹腔镜手术由于创伤小、恢复快而如火如荼地开展，腹腔镜手术与开腹手术的优劣在很大程度上取决于肿瘤大小、周围结构受累的程度以及外科医生的个人经验。

（一）手术适应症

病变局限的GIST原则上可直接手术切除；初诊不能切除的病变局限的GIST，或接近可切除但手术风险较大或病变切除后可能明显影响脏器功能的患者，更适合先行术前靶向药物治疗，待肿瘤降期后再行手术切除。位于胃的无症状GIST，肿瘤最大直径≤2 cm，应先进行超声内镜检查，依据其超声内镜下表现进行风险分级评估，不良因素为不规整的边界、溃疡、超声内镜的强回声及异质性。发现肿瘤合并不良因素时，应该考虑切除肿瘤；如果肿瘤未合并不良因素，则可以间隔6~12个月再行超声内镜检查。位于其他特殊部位的GIST，由于其恶性程度一般来说相对较高，一旦发现就应考虑进行手术切除。一些部位特殊的GIST，如直肠GIST、胃食管接合部GIST、十二指肠GIST，一旦肿瘤增大，保留肛门、贲门功能的手术难度则相应明显增加，甚至需进行联合脏器切除，所以应积极切除肿瘤。当GIST引起完全性肠梗阻、消化道穿孔、保守治疗无效的消化道大出血以及肿瘤自发破裂导致腹腔大出血时，必须急诊手术治疗。

对于复发和转移性GIST，手术的作用有限，仅被视为TKI治疗的辅助治疗，主要目的是尽可能地消除耐药、控制疾病的进展，处理肿瘤相关并发症，如出血、梗阻等。多项研究已经检验了手术的效果，并证明对于对TKI有反应的患者，减瘤比那些耐药或未接受TKI治疗的患者更有益。2018年，一项大型回顾研究纳入323名晚期GIST患者，在手术前，他们都发生了转移性疾病，并接受了TKI治疗，与先前的发现一样，手术是预后的预测因素。反应性疾病患者的术后中位PFS（31个月）明显多于稳定期患者、单灶性进展性疾病患者和多灶性进展性疾病患者的术后中位PFS（分别为19个月、10个月和5个月，$P<0.001$），OS无明显差异。有趣的是，进一步的亚组分析表明，对TKI的反应影响IM患者的预后，但不影响SU患者的预后。此外，IM治疗的患者在细胞减少后的PFS和OS较SU治疗的患者延长，这反映了这些患者的手术效果有限。多因素分析显示，多部位转移和高核分裂指数也是PFS降低的独立预测因素。因此，对于伊马替尼治疗后出现应答、病情稳定或单灶性进展的患者，进行减瘤手术是可行的。

（二）手术方式

1. 开腹手术

开腹手术是GIST手术的基础，目前最常用的GIST手术方法仍是开腹手术，区段切除、楔形切除为目前最常用的局部手术术式。手术应尽量避免操作复杂的术式（如全胃切除术、腹会阴联合切除术）或联合脏器切除术（如胰十二指肠切除术等），争取手术并发症降到最低。对于位于胃食管结合部的GIST、中低位的直肠GIST，推荐保留食管的手术（esophagus-sparing surgery）和保留括约肌的手术（sphincter-sparing surgery）。对于GIST复发或需保护器官功能的病例，推荐进行多学科讨论以决定是否进行手术，或是否需要进行术前分子靶向药物治疗待肿瘤缩小后再行手术。位于直肠或者直肠阴道隔的肿瘤病灶，可以选择折刀位或者截石位下局部完整切除肿瘤。

2. 腹腔镜手术

随着腹腔镜技术的日益成熟，腹腔镜手术的适应症范围也不断扩大。Chen及其同事回顾性分析了58例GIST，其中16例（27%）接受了腹腔镜手术（LSG），42例（73%）接受了开放手术（OSG）。1例LSG患者的中位随访期为33个月，2例OSG患者的中位随访期为40个月。与OSG组相比，LSG组恢复正常饮食的时间更早，术后住院时间更短，需要的疼痛管理也更少。LSG组和OSG组的术后并发症分别为6.3%和19%，认为腹腔镜手术较之开腹手术切除GIST有优势。瘤体小的直肠GIST也可以考选择腹腔镜下切除。如果GIST瘤体较大，取出标本需要开较大的腹部辅助切口才能完整取出者则不建议选择腹腔镜手术。"非接触、少挤压"是GIST手术过程中必须遵循的原则，且取出标本时必须使用"标本取出袋"，以避免手术挤压造成瘤体破裂导致肿瘤播散。也应避免为了追求微创和小的手术切口而将肿瘤切开分块取出，这会对术后病理学评价复发风险造成干扰。如果患者病情不稳定，则开腹手术是首选的治疗方法。

3. 内镜手术

随着内镜和超声内镜（EUS）的广泛应用，许多早期上段胃肠间质瘤被发现并为完全切除提供了机会。许多学者认为EUS是治疗食管胃黏膜下肿瘤最合适的方法。EUS下GIST表现为低回声、不均匀、无回声或高回声（当肿瘤为恶性肿瘤时），通常位于第三层和第四层，很少位于第二层。EUS也可用于恶性肿瘤的预测，Palazzo等指出EUS内镜下淋巴结肿大、肿瘤直径>4 cm、边缘不规则以及肿瘤内存在囊性间隙等特征时提示肿瘤可能为恶性。对于较大的肿瘤，EUS在以鉴别肿瘤是黏膜下还是来自外部压迫很有价值，敏感度为92%，特异度为100%。

由于GIST独特的起源和生长方式，所以内镜下的GIST手术切除技术要求高，手术难度大，目前尚无内镜手术切除GIST的中长期安全性的对照研究，故不推荐作为常规治疗方法。GIST无论大小均有恶性可能，对于瘤体直径<2 cm的GIST，定期随访有可能会增加患者经济和心理的负担，且GIST瘤体一旦增大，恶性程度可能增加，因此，对于瘤体直径<2 cm的GIST，如无法规律随访或者随访期内肿瘤短时间增大的患者，以及内镜微创治疗意愿强烈者可选择内镜下治疗。对于低风险GIST且瘤体直径>2 cm的患者，术前检查评估除外淋巴结转移或远处转移的患者，如能确保完整切除肿瘤，可选择内镜下切除。为准确评估GIST复发风险、减少肿瘤细胞播散，不建议对瘤体进行切开后分块取出。内镜治疗不适用于瘤体较大的GIST。内镜下切除GIST方式多种，应根据术前超声内镜检查结果、其他影像学检查结果及肿瘤位置、肿瘤大小、肿瘤生长方式决定。内镜下直接切除方式主要有内镜下套扎术（EBL）、内镜黏膜下剥离术（ESD）、内镜下肌层剥离术（EMD）、内镜黏膜下隧道术（EST）、内镜下全层切除术（EFTR）、内镜和腹腔镜联合技术（LECS）等。术区肿瘤位置不明确且对选择手术方式有影响时要依据术中内镜表现做出手术方式的选择。当考虑内镜下切除GIST时，根据瘤体在胃壁中的位置分为以下几种类型。Ⅰ型GIST瘤体与固有肌层的连接非常狭窄，并突出到管腔侧，类似于息肉。Ⅱ型GIST瘤体与固有肌层有更广泛的连接，并钝形突出到管腔一侧。Ⅲ型GIST瘤体位于胃壁中部。Ⅳ型GIST瘤体主要突出于胃壁的浆膜侧。在这四种类型中，Ⅰ型是最好的内镜下切除指征，因为它与固有肌层的连接很窄，Ⅱ型也可能通过内镜下切除，常选择EBL、ESD和EST，Ⅲ型和Ⅳ型通过单纯内镜下切除几乎不可能实现，常选择EFTR或联合其他先进治疗手段，如腹腔镜内镜联合非暴露技术等。GIST内镜下切除时，应根据肿瘤大小、核分裂象数、切除完整性评估复发危险度，进而决定是否需要补充治疗，必要时外科急诊手术干预。

二、新辅助治疗

术前治疗的主要目的是缩小肿瘤，最大限度提高可切除性，并避免多脏器切除而提高生活质量。确诊时无法手术切除的GIST应考虑使用分子靶向药物转化治疗，术前评估肿瘤切除困难者、需要实施联合脏器切除者、完整切除手术风险较大者，应考虑分子靶向药物新辅助治疗，在肿瘤退缩最大化或达到手术要求后再进行手术切除，以提高手术切除率，保存器官功能。新辅助治疗开始前，须行病理活检明确诊断，并推荐基因检测。SDH缺陷型GIST以及KRAS、BRAF突变和NF1突变型GIST，伊马替尼可能无法带来益处；对IM不敏感的PDGFRA第7外显子D842V突变的GIST，推荐使用阿伐替尼治疗。同时，患者应行治疗前影像学检查（包括全腹部增强CT扫描、MRI、PET-CT等）作为基线以备治疗后对比评估治疗效果。在新辅助治疗期间，应每隔1~3个月用Choi标准或参考RECIST标准进行治疗效果评价，掌握肿瘤动态，以免延误最佳手术时机。

在十二指肠GIST中，有时很难实现完全手术切除。术前治疗后肿瘤缩小和血管的减少可以降低术中肿瘤破裂和腹膜种植的风险。在几项研究中，对不同部位的原发性胃肠间质瘤患者术前应用甲磺酸伊马替尼的效果进行了检测。虽然一些研究报告了所有患者的肿瘤缩小，并得出结论，在无法切除或局部晚期的GIST中，术前使用甲磺酸伊马替尼有助于提高可切除性和降低手术发病率。术前伊马替尼治疗的影响取决于原始试剂盒和PDGFRA突变状态。

考虑到许多新辅助伊马替尼治疗的患者患有中危或高危GIST，使用伊马替尼3年也可能有助于总体生存（OS）利益。一项利用国家癌症数据库的真实数据研究显示，新辅助伊马替尼后手术患者与接受前期手术后辅助伊马替尼的患者，OS 没有差异。虽然一些单臂前瞻性研究已经证明了新辅助药物伊马替尼的临床益处，但到目前为止，还没有随机的Ⅲ期研究来评估新辅助药物伊马替尼在局部晚期 GIST 中的有效性和安全性。新辅助伊马替尼治疗的最佳持续时间也没有定论。前瞻性研究表明，使用伊马替尼的平均持续时间为 6.1 个月可以实现最大的肿瘤缩小。总之，我们建议在个体化的基础上评估新辅助药物治疗局部晚期或潜在可切除的胃肠间质瘤的必要性，仔细监测使用新辅助药物伊马替尼的并发症是必要的。

三、辅助治疗

虽然手术切除是局限性胃肠间质瘤的根治方法，但在伊马替尼辅助治疗高危胃肠间质瘤之前，约一半的患者在初次手术切除后复发，中位复发时间为 2 年。即使 R_0 切除的 GIST 患者，5 年 PFS 也仅为 35%，总 5 年 OS 也只有 54%，转移性 GIST 的中位 OS 为 19 个月，局部复发者的中位生存期为 12 个月。如上所述，高危 GIST 有高达 66% 的肿瘤复发风险，这表明单靠手术不足以为大量 GIST 患者提供长期生存。

第一个辅助治疗试验是美国外科医师学会肿瘤组（ACOSOG）Z9000 的第二阶段 OpenLabel 单臂试验。在这项试验中，纳入的 GIST 患者接受了完全肿瘤切除，肿瘤具有高复发风险（≥10 cm，肿瘤破裂，或腹膜转移）。KIT 基因外显子 9 突变的患者在伊马替尼停药后迅速复发（2 年无复发生存率为 0%），外显子 11 突变的患者 3 年无复发生存率约为 62%。PDGFRA 基因突变患者的结果最好，3 年后约 90% 的患者无复发。未检测到突变的患者（野生型）在 3 年内显示约 77% 的无复发生存率。综上所述，这项试验得出的结论是，与历史对照相比，伊马替尼延长了复发患者的存活时间，并与改善总体存活率有关。

目前的临床实践指南建议对肿瘤进行手术切除，并将伊马替尼辅助治疗作为有中高复发风险患者的一种选择，使用酪氨酸激酶抑制剂进行辅助治疗的最佳时间仍在争论中。要确定从伊马替尼辅助治疗中获益最多的患者组，必须考虑肿瘤大小、核分裂数、突变类型和部位以及手术质量，肿瘤破裂患者应延长伊马替尼辅助治疗时间。此外，突变分析可能会选择更有可能从治疗中受益的患者。KIT 第 11 外显子突变 GIST 患者可以从每天 400 mg 伊马替尼辅助治疗明显获益。值得注意的是，KIT 第 11 外显子密码子 557/558 缺失/插入突变 GIST 临床行为更具侵袭性。现已证明增加伊马替尼治疗剂量可以让 KIT 第 9 外显子突变的 GIST 患者从中获益。此外，舒尼替尼对第 9 外显子突变 GIST 的治疗也是有益的。

对于 PDGFRA 基因突变的 GIST，PDGFRA 第 18 外显子突变的 GIST 患者一般情况下可以从伊马替尼治疗中获益，但 PDGFRA 第 8 外显子 D842V 突变的 GIST 除外。然而，上述研究中的所有患者都在姑息治疗环境中进行治疗，目前还没有公开发表的证据表明在不同突变的 GIST 中伊马替尼的疗效是否不同。

四、晚期/转移性 GIST 的系统治疗

虽然靶向治疗是 GIST 系统治疗的主流，但由于最近批准了两种新的酪氨酸激酶抑制剂（TKI），晚期/转移性 GIST 的治疗范式仍在继续发展。迄今为止，伊马替尼因其持久的疗效和良好的安全性作为 GIST 一线治疗是无可辩驳的。值得注意的是，一部分携带已知对伊马替尼耐药突变（PDGFRA 第 18 外显子 D842V）的患者有更好的一线治疗选择。2020 年 1 月阿伐替尼被批准用于携带 PDGFRA 第 18 外显子突变（包括 D842V）的晚期/转移性 GIST 的一线治疗。使用伊马替尼的进展性疾病患者建议接受二线舒尼替尼治疗，中位 PFS 约为 6~9 个月。瑞格非尼治疗是目前确定的三线治疗方法，与安慰剂组相比，中位 PFS 约为 4~5 个月。瑞派替尼是一种开关控制 TKI，通过双重绑定到开关口袋和激活环路，将 TKI 锁定在失活状态。Ⅲ期临床试验

（INVICTUS）证实了瑞派替尼作为四线药物治疗的作用，中位PFS超过6个月，而安慰剂组只有1个月。Ⅲ期临床试验INTIGUE试验的初步结果也显示，作为GIST的二线TKI，瑞派替尼在无进展生存率方面并不优于舒尼替尼。与伊马替尼相似的相对安全性为经过大量预治疗的患者提供了一种可行的药物选择，对于超出批准治疗的患者进展，在某些情况下可能会考虑几种靶向药物，鼓励这些患者参与临床试验。

第六节　预防及健康管理

GIST是胃肠最常见的非上皮源性肿瘤，目前普遍认为，从形态学上GIST的生物学行为良性、潜在恶性到低度恶性、中度恶性和高度恶性形成一个连续谱，因此对于GIST的发生、发展以及转移的预防是医生面临的重大挑战。本节简述GIST的预防措施，并就GIST的健康管理建议进行简要讨论。

一、GIST的病因学预防

GIST最常见的发病机制为KIT基因和PDGFRA基因的突变，目前暂无文献报道KIT基因和PDGFRA基因的突变与饮食、环境职业暴露、遗传、慢性病因素以及保持健康的体重、增加体育活动等因素之间的明确关联。尽管如此，保持良好的身体状况、减少不健康的生活方式仍对于维持个体免疫系统平衡从而避免免疫监视功能下降而导致肿瘤的发生。

二、GIST的筛查、早诊断和早治疗

GIST在生物学行为上表现为极低风险、低风险、中风险、高风险，因此其具有的潜在转移风险是在肿瘤防控过程中绝不可忽视的重要部分。因此，对于GIST的筛查以及早期诊断和早期治疗显得尤为重要。

健康管理建议：由于GIST常见发病机制为KIT基因和PDGFRA基因的突变，因此基因检测在GIST的诊断和治疗中有着重要作用。目前尚无相关指南明确建议何种人群需行GIST相关基因的早期筛查性检测。也并无像肺癌、胃癌、结直肠癌那样有明确定义的高危人群及建议早期筛查的检查和随访频率。因此目前亟待一些对GIST的高危人群定义的研究，并且制定相关早期筛查的指南建议。因此，对于GIST的早期筛查参考胃、结直肠肿瘤的高危人群进行早期筛查的标准，对于家族中患有GIST的人群建议定期行胃肠镜、腹部CT等进行定期监测。

三、GIST的三级预防

第三级预防的主要措施为对症治疗，防止疾病恶化和复发转移，减少患者痛苦，提高生活质量。

健康管理建议：对于GIST的三级预防主要应注意对手术切除肿瘤患者的管理，具体包括：对消化道重建和消化功能恢复的管理、对尚未发生远端转移的GIST患者防止复发和转移的预防和定期随访。发生远处转移患者的远期生存率低，预后较差，在明确诊断为中晚期GIST时，医生应合理制定个体化治疗方案，以提高治疗的总体效果。

（一）消化道重建和消化功能恢复的管理

为了完整切除发生于胃部的GIST，胃的楔形切除术、远端胃大部切除术或近端胃大部切除术、全胃切除术等为常见手术方式，同时也有不同的重建消化道方式，这取决于病变部位和大小、重建后的并发症的多少和外科主刀医师的手术习惯等因素。虽然重建术式多样，但都不能完全避免术后并发症。对于较小的胃间质瘤的切除，应避免选择复杂手术，常选择行胃楔形切除。该术式不影响胃贲门和幽门，术后反流性并发症发生较少。对于必须选择复杂手术的情况，应尽可能避免发生反流性胃炎、吻合口狭窄或瘘、胃排空障碍、倾倒综合征、术后消化道出血等术后并发症。尽管胃部手术技术在切除重建方式方面、辅助器械应用方面均取得了较大的进步，但其仍然是腹部外科中较为复杂的手术，同时也伴随着多种并发症发生。需要外科临床医生共同努力，加强围手术期管理，认识并认真处理好相关并发症，提高患者治愈率，减轻患者痛苦。

（二）防止复发和转移

GIST的转移与否将直接影响疾病的预后，对于GIST转移的预防将从术前评估、术中操作、术后预防性治疗三个方面进行讨论。

术前评估：术前应详细查阅影像资料，充分了解病变的部位、大小及与周围脏器的关系，进行多学科讨论，对病灶的可切除性和是否应该手术做充分评估，制定合理的手术方式。

术中操作：GIST手术切除肿瘤时应以争取R_0切除为原则。肿瘤切除应完整无残留，避免挤压肿瘤造成破裂和防止瘤细胞术中播散。肿瘤可发生自发性破裂导致出血，也可因手术操作不当造成肿瘤破裂出血，因此手术过程中探查务必轻柔、细心。在行腹腔镜切除GIST肿瘤时，术中需特别注意操作，取出标本要使用"标本袋"，以避免肿瘤被挤压造成破裂而导致肿瘤播散。对于直径>5 cm的肿瘤，除需要进行临床研究外，不推荐选择腹腔镜手术切除。

术后预防：GIST的侵袭性取决于GIST的大小、核分裂指数、原发肿瘤部位和肿瘤破裂情况，根据国家卫生研究院（NIH）GIST共识标准，GIST被分为极低风险组、低风险组、中等风险组和高风险组。由于该分级系统便捷可操作，中国临床肿瘤学会（CSCO）GIST指南推荐采用该系统为GIST复发危险度进行分层（表18-6）。属于高危分层的GIST有15%～20%的疾病复发风险。除了上述因素外，基因水平上的某些突变也可能与预后不良有关，其中包括c-kit基因第9外显子突变和影响密码子557～558的第11外显子缺失。KIT第9外显子突变几乎只发现在小肠中，而PDGFRA基因突变多见于胃，第18外显子Asp842Val替换突变导致的PDGFRA基因突变造成GIST对伊马替尼的耐药。对GIST风险分层的一种简化方法是对低风险GIST和高风险GIST使用"五五法"。中危型GIST肿瘤>5 cm，每50HPF核分裂数>5；而非GIST肿瘤>5 cm或核分裂>5/50HPF属于高危型。GIST中瘤体直径小于10 cm并且核分裂数小于5个/50HPF的患者约有2%～3%会发生转移，瘤体直径大于10 cm并且核分裂大于5个/50HPF的病例中约有86%会发生转移。11%的瘤体直径大于10 cm和核分裂数小于5个/HPF的GIST会发生转移，而15%的瘤体直径小于5 cm而且大于5个核分裂/50HPF的GIST可发生转移。胃窦处GIST比胃底或胃食道交界处GIST预后更好。肿瘤>10 cm且核分裂数≤5个/50HPF或肿瘤≤5 cm且核分裂数>5个/50HPF的小肠处GIST转移潜能>50%；而肿瘤>10 cm且核分裂数<5个/50HPF的小肠处GIST转移潜力为24%。

表15-6　原发胃肠间质瘤切除术后危险度分级

危险度分级	肿瘤大小/cm	核分裂象计数/个·cm²	肿瘤原发部位
极低	≤2	≤5	任何
低	2.1~5.0	≤5	任何
中等	2.1~5.0	6~10	胃
	<2	6~10	任何
	5.1~10.0	≤5	胃
高	任何	任何	肿瘤破裂
	>10	任何	任何
	任何	>10	任何
	>5	>5	任何
	>2且≤5	>5	非胃原发
	>5且≤10	≤5	非胃原发

（引自：中国临床肿瘤学会.CSCO胃肠间质瘤诊疗指南2021年版［M］.北京：人民卫生出版社，2021.）

推荐对中、高危复发风险的患者进行辅助治疗。目前推荐伊马替尼辅助治疗的剂量为400 mg/d，对于中危患者，应至少给予伊马替尼辅助治疗1年；高危患者辅助治疗时间为至少3年。手术后随访应每隔3个月进行一次，持续3年；手术后4~5年每隔6个月随访一次；手术5年后每年随访一次。最近的临床研究结果显示，高度复发风险GIST患者术后接受伊马替尼辅助治疗3年与1年比较，可以进一步降低复发率、延长生存期。

（三）晚期GIST患者的管理

对于复发GIST、转移GIST或不可切除GIST，伊马替尼是一线治疗的选择药物，推荐起始剂量为400 mg/d。B2222试验结果表明，在转移、复发GIST的治疗中，伊马替尼客观疗效好，明显改善了此类患者的中位OS。EORTC62005研究评价了c-kit第9外显子突变的GIST患者的初始使用伊马替尼的治疗，伊马替尼800 mg/d治疗的患者比400 mg/d治疗的患者PFS更长，故推荐此类患者在初始治疗时增加伊马替尼剂量。由于体质差异，临床实践中发现国内多数患者不能耐受伊马替尼800 mg/d治疗，因此对于c-kit第9外显子突变的国内GIST患者，可给予伊马替尼600 mg/d的初始治疗剂量。GIST复发、转移或不可切除时，如伊马替尼治疗有效，应持续使用伊马替尼，至少每3个月随访一次，直至疾病进展或出现不能耐受。对一线治疗出现局灶性进展患者，可换用舒尼替尼37.5 mg/d或伊马替尼加量至600 mg/d治疗；研究认为，减瘤手术、射频消融、栓塞及姑息性治疗或可使接受靶向治疗暴露的肿瘤负荷最小化，降低肿瘤继发概率。对出现广泛性进展的患者可逐级采用后线治疗，二线舒尼替尼、伊马替尼加量、达沙替尼或瑞派替尼，三线瑞格非尼、培唑帕尼或伊马替尼，四线瑞派替尼或阿伐替尼。

手术后或在伊马替尼辅助治疗期间和之后的最佳随访策略尚不清楚。定期的腹部影像学检查是有益的，因为在GIST术后较小复发比巨大复发对伊马替尼出现耐药的时间更长。一个合理的策略可能是在手术后的前10年每隔6~12个月进行一次腹部影像学检查，在使用和停止伊马替尼治疗后2年内可以考虑每隔3~4个月或进行更频繁的影像学检查。

对于进入晚期终末状态的患者，除了合理为晚期患者制定相应治疗方案外，还应注意减轻患者身体、精神痛苦，提高患者终末期的生存质量，减轻家属心理痛苦，减少医患矛盾的发生等也是值得思考且具有重大意义的一个内容。

第七节 展望

生物医学技术显著提高了GIST诊断和治疗水平,加快了精准医学的发展,促进了肿瘤基础研究在临床上的应用。这些技术包括单细胞技术、PDX和有机技术。利用这些技术可可以探讨肿瘤耐药性和异质性的原因,进一步揭示表观遗传学变化和肿瘤转移的机制。此外,耐药突变是GIST肿瘤进展的主要原因。单细胞技术可以预测肿瘤细胞对TKI的药物敏感性,及时发现耐药突变,分析耐药机制,克服耐药。已有研究表明,细胞表面波形蛋白阳性的巨噬细胞样循环肿瘤细胞作为一种新的GIST转移性生物标志物,可以预测GIST的转移风险。这项技术可以为患者提供全面的肿瘤信息,阐明个体之间的差异,从而使临床决策和个体化用药能够指导肿瘤的治疗。PDX和有机化合物用于体外构建肿瘤模型,在肿瘤基础研究、药物研发、个体化用药等方面发挥了重要作用,但仍有一些问题有待解决。目前,KIT和PDGFRA的分子亚型对于治疗策略的选择至关重要,可以最大限度地使复发和转移患者受益,然而,WT-GIST和耐药性非常棘手,应尽快解决。生物医学技术的应用前景十分广阔,但仍需进一步研究。

(杨含腾)

参考文献

[1] PARAB T, DEROGATIS M, BOAZ A, et al. Gastrointestinal stromal tumors: a comprehensive review[J]. Journal of Gastrointestinal Oncology, 2019, 10(1):144-154.

[2] PATEL N, BENIPAL B. Incidence of Gastrointestinal Stromal Tumors in the United States from 2001 to 2015: A United States Cancer Statistics Analysis of 50 States[J]. Cureus Journal of Medical Science, 2019, 11(2):e4120-4126.

[3] KANG W, ZHU C, YU J, et al. KIT gene mutations in gastrointestinal stromal tumor[J]. Front Biosci (Landmark Ed), 2015, 20(6):919-926.

[4] LIU P, TAN F, LIU H, et al. The use of molecular subtypes for precision therapy of recurrent and metastatic gastrointestinal stromal tumor[J]. OncoTargets and Therapy, 2020, 13:2433-2447.

[5] GOPIE P, MEI L, FABER A C, et al. Classification of gastrointestinal stromal tumor syndromes[J]. Endocr Relat Cancer, 2018, 25(2):r49-r58.

[6]《胃肠间质瘤病理诊断临床实践指南(2022版)》编写专家委员会. 胃肠间质瘤病理诊断临床实践指南(2022版)[J]. 中华病理学杂志, 2022, 51(10):959-969.

[7] DERMAWAN J, RUBIN B. Molecular Pathogenesis of Gastrointestinal Stromal Tumor: A Paradigm for Personalized Medicine[J]. Annual Review of Pathology-Mechanisms of Disease, 2022, 17:323-344.

[8] MATHEW R, XAVIER JV, BABUKUMAR S, et al. Clinicopathological and morphological spectrum of gastrointestinal stromal tumours on multi-detector computed tomography[J]. Polish Journal of Radiology, 2018, 83:e545-e553.

[9] BRIGGLER A, GRAHAM R, WESTIN G, et al. Clinicopathologic features and outcomes of gastrointestinal stromal tumors arising from the esophagus and gastroesophageal junction[J]. Journal of Gastrointestinal Oncology, 2018, 9(4):718-727.

[10] MANTESE G. Gastrointestinal stromal tumor: epidemiology, diagnosis, and treatment[J]. Current Opinion in Gastroenterology,2019,35(6):555-559.

[11] STANEK M, PISARSKA M, BUDZYŃSKA D, et al. Gastric gastrointestinal stromal tumors: clinical features and short-and long-term outcomes of laparoscopic resection[J]. Wideochir Inne Tech Maloinwazyjne,2019,14(2):176-181.

[12] CHETCUTI S, SIDHU R. Small bowel bleeding: cause and the role of endoscopy and medical therapy[J]. Current Opinion in Gastroenterology,2018,34(3):165-174.

[13] CEAUSU M, SOCEA B, CIOBOTARU V, et al. A multidisciplinary approach in the diagnostic challenge of GIST[J]. Experimental and Therapeutic Medicine,2021,22(4):10-63.

[14] 中国临床肿瘤学会胃肠间质瘤专家委员会. 中国胃肠间质瘤诊断治疗共识(2017版)[J]. 肿瘤综合治疗电子杂志,2018,4(1):31-43.

[15] 曹晖,高志冬,何裕隆,等. 胃肠间质瘤规范化外科治疗中国专家共识(2018版)[J]. 中国实用外科杂志,2018,38(9):965-973.

[16] CAVNAR M, SEIER K, CURTIN C, et al. Outcome of 1000 Patients with Gastrointestinal Stromal Tumor (GIST) Treated by Surgery in the Pre-and Post-imatinib Eras[J]. Annals of Surgery,2021,273(1):128-138.

[17] MARQUEEN K, MOSHIER E, BUCKSTEIN M, et al. Neoadjuvant therapy for gastrointestinal stromal tumors: A propensity score-weighted analysis[J]. International Journal of Gynecological Cancer,2021,149(1):177-185.

[18] WANG S, WU C, LAI C, et al. Prospective Evaluation of Neoadjuvant Imatinib Use in Locally Advanced Gastrointestinal Stromal Tumors: Emphasis on the Optimal Duration of Neoadjuvant Imatinib Use, Safety, and Oncological Outcome[J]. Cancers (Basel),2019,11(3):56-67.

[19] HUANG W, WU C, WANG S, et al. Systemic Therapy for Gastrointestinal Stromal Tumor: Current Standards and Emerging Challenges[J]. Current Treatment Options in Oncology,2022,23(9):1303-1319.

第十九章
胃神经内分泌肿瘤的诊疗及健康管理

第一节 病因

神经内分泌肿瘤（neuroendocrine neoplasm，NEN）是一种异质性恶性肿瘤，起源于弥漫性神经内分泌系统，常发生于胃肠胰和胃支气管。NEN包括高分化神经内分泌瘤（neuroendocrine tumor，NET）和低分化神经内分泌癌（neuroendocrine carcinoma，NEC），NEC仅占所有NEN的10%~20%。胃肠胰神经内分泌肿瘤（gastroenteropancreatic neuroendocrine neoplasm，GEP-NEN）是一组具有神经元表型和分泌胺和激素能力的异质性恶性肿瘤。GEP-NEN发病率在北美、亚洲和欧洲稳步上升。在1997年至2012年期间，全球GEP-NEN的发病率增加了6倍以上，其中以北美最为明显。一项美国国立癌症研究所SEER数据库的数据显示，美国每年每10万人中就有约3.56人诊断为胃肠胰神经内分泌肿瘤。在欧洲，GEP-NEN的发病率也有所增加，介于1.33/100000~2.33/100000之间。研究表明男性发病率略高于女性发病率，且相对预后更差。GEP-NEN的分布因地区而异，北美小肠NEN和直肠NET最为普遍，亚洲直肠NET和胰腺NET最为普遍，而欧洲小肠NET和胰腺NET最为普遍。在一项SEER数据库分析中，研究人员统计了29664例GEP-NEN，最常见的原发部位按递减顺序依次为直肠（17.7%）、小肠（17.3%）、胰腺（7%）、胃（6%）和阑尾（3.1%）。在总生存时间（overall survival，OS）方面，一项SEER数据库中纳入了1973年至2012年间共64971名NET患者的回顾性研究发现，阑尾NET患者和直肠NET患者的最长OS分别为30年和24.6年。在小肠NET、胰腺NET、胃NET、结肠NET和直肠NET患者中，5年生存率分别为69%、50%、32%、29%和28%。在我国的一项回顾性分析中，在2003年至2009年期间，两个医学中心确诊的168名GEP-NEN的主要疾病部位依次为胰腺、胃、小肠、结肠和阑尾，占比分别为13.7%、9.5%、8.3%、4.8%和4.7%。直肠NET、胃NET和胰腺NET的中位OS分别为9.4年、7.6年和4.1年。NET的中位OS为7.4年，而NEC的中位OS为2.8年。近10年来，由于对该病的认识增强、诊断技术的改进以及消化道内镜的广泛使用，大多数国家的GEP-NEN发病率有所增加，总生存时间较前也有明显提升。

总的来说，胃神经内分泌肿瘤（gastric neuroendocrine neoplasm，g-NEN）的发病率相对较低，它们约占所有消化系统神经内分泌肿瘤的7%，而占所有胃肿瘤的不到1%。目前g-NEN的具体病因尚未明确，其发生、发展可能与遗传因素、自身免疫性疾病、炎症、胃酸及胃泌素水平改变以及佐林格–埃利森综合征（Zollinger-Ellison syndrome，ZES）等相关。此外，在1型多发性内分泌瘤（multiple endocrine neoplasia type 1，MEN1）综合征的情况下，也可能发生胃神经内分泌瘤。

第二节 生理病理及发病机制

一、病理生理

g-NEN被认为是起源于上皮下具有组胺分泌功能的肠嗜铬样（enterochromaffin-like，ECL）细胞，传统上被分为三种主要类型，不同类型具有截然不同的病理生理学。Ⅰ型g-NEN与自身免疫性萎缩性胃炎和胃酸分泌过少有关，Ⅱ型g-NEN发生在一些胃泌素瘤、胃酸分泌增加、佐林格-埃利森综合征和1型多发性内分泌瘤患者中。Ⅰ型g-NEN和Ⅱ型g-NEN均与空腹血清胃泌素浓度升高有关。许多患者疾病进展相对缓慢，预后良好。高胃泌素血症对胃中的ECL细胞有促增殖作用，导致线状和小结节状ECL细胞增生，随后出现异型增生及g-NEN发展。相比之下，Ⅲ型g-NEN是散发性肿瘤，胃泌素被认为与其发病机制无关。Ⅲ型g-NEN的行为更具侵略性，通常预后较差。此外，除了这三种经典亚型之外，Ⅳ型g-NEN的分类也被推荐。一种建议认为Ⅳ型g-NEN可能起源于其他类型的内分泌细胞（如分泌血清素、胃泌素或促肾上腺皮质激素细胞），与Ⅲ型g-NEN相似，侵袭性更强，且倾向为低分化神经内分泌癌。关于Ⅳ型g-NEN分类的第二个不同建议则是指胃壁细胞胃酸分泌方面存在内在缺陷的g-NEN。此种Ⅳ型g-NEN的特征是胃酸过少、高胃泌素血症和多发小胃息肉（类似于Ⅰ型g-NEN），但胃体黏膜的组织学检查经典显示壁细胞肥大和增生，细胞质呈空泡状，提示阻止胃酸分泌的结构异常。上述类型的g-NEN非常罕见，发病机制与Ⅰ型g-NEN相似，因此在g-NEN分类系统中不常作为单独的分型纳入。

二、发病机制

不同的生物学和基因组导致了g-NEN的临床异质性，使其具有不同的临床表现及生物学特征。因此，明确疾病发病机制及分子特征具有十分重要的意义，可为临床个体化的综合治疗和预后预测提供支撑依据，使更多的g-NEN患者从精准医学中获益。尽管近年来有越来越多的研究致力于揭示神经内分泌瘤的分子特征及发病机制，但是对g-NEN的研究仍然是十分不足的，对其分子特征及具体的发病机制的了解更是知之甚少，且较大部分研究是以GEP-NEN为整体进行研究。基于以上考虑，我们在进行g-NEN的分子机制梳理时适当纳入了以GEP-NEN为整体的研究，以期从中获得新的启发和理解。

（一）ATP4A、PTH1R信号通路在g-NEN中的作用

Ⅰ型g-NEN的发生与自身免疫性慢性萎缩性胃炎患者的高胃泌素血症相关。根据经典模型，在慢性自身免疫性情况下，胃H^+/K^+ ATP酶（ATP4A）可被$CD4^+$ T细胞识别，并诱导IL-17的分泌，造成壁细胞萎缩，后者导致胃酸分泌过少，进而增加胃肿瘤的风险。但是其具体机制尚不清楚。一项研究通过构建ATP4A p.R703C突变小鼠模型发现，ATP4A p.R703C突变可以破坏壁细胞功能，导致酸碱平衡紊乱，从而诱发线粒体功能障碍，进而激活ROS，导致氧化应激诱导的损伤和caspase-3介导的炎症，导致壁细胞萎缩，从而导致Ⅰ型g-NEN形成。另一项研究表明PTH1R p.E546K突变可能与ATP4A p.Q680L突变协同影响壁细胞的功能及导致胃酸分泌减少，进而导致高胃泌素血症和g-NET形成。

(二) PD-L1 在 g-NEC 中的作用

近年来,越来越多的研究证实了 PD-1/PD-L1 通路在肿瘤逃逸宿主免疫系统中的关键作用。然而,PD-1/PD-L1 通路在胃神经内分泌癌(g-NEC)中的作用尚不清楚。Yang 等人通过免疫组化的方法研究了 43 例切除的 g-NEC 组织标本中 PD-L1 的表达以及 PD-1$^+$、CD8$^+$ 和 FOXP3$^+$ T 细胞的浸润情况,并利用 qRT-PCR 检测 PD-L1 拷贝数的变化,研究发现在 g-NEC 中 PD-L1 高表达与不良预后相关,而 PD-L1 高表达可能与 PD-L1 基因拷贝数的变化或 TILs 的刺激有关。这些结果为 g-NEC 靶向 PD-1/PD-L1 通路的免疫治疗提供了依据。

(三) TP53、CCNE1 和 FAT1 在 g-NEN 中的作用

胃混合性腺-神经内分泌癌(MANEC)是一种具有侵袭性的混合性神经内分泌-非神经内分泌肿瘤(MiNEN)。为了确定 MANEC 和神经内分泌癌(NEC)的发病机制,Jiwon 等人对来自 21 例患者(13 例 MANEC 和 8 例 NEC)的 34 个肿瘤样本和 21 个匹配的非肿瘤胃组织)进行了靶向 DNA 测序,发现约 64.1% 的 MANEC 中腺癌(ADC)组分和 NEC 组分同时存在。此外,在 MANEC 和 NEC 中以 TP53 基因突变最多见,分别为 69.2%(9/13)和 87.5%(8/9),且 MANEC 中所有 TP53 突变均为致病性突变。与其他器官的 NEC 相比,胃 NEC 具有独特的表现,包括较少出现 RB1 突变。MANEC ADC 组分的差异改变基因与受体酪氨酸激酶信号通路显著相关,MANEC NEC 组分的差异改变基因与 NOTCH 信号通路显著相关。此外,Sun 使用 OncoScan CNV 分析法分析了 8 例 MANEC 样本中神经内分泌癌(NEC)和腺癌(ADC)成分的高分辨率拷贝数,发现在两个组分中频繁发生 CCNE1 的增加(19q12)和 FAT1 的丢失(4q35.2),这可能有助于胃 MANEC 的进展。研究还发现了一些 CNV 和 NEC 成分特异性的改变并做了验证,如 MAPK1 丢失和 MAPK 信号通路改变可能有助于胃 MANEC 的神经内分泌分化。

(四) Akt-mTOR 信号通路在 GEP-NEN 中的作用

PI3K-Akt-mTOR 通路在蛋白质翻译、细胞生长和代谢的调节中至关重要。研究表明,mTOR 通路通过多种机制的过度激活参与肿瘤进展和耐药治疗。PI3K 是 Akt-mTOR 轴的主要上游之一,主要通过受体酪氨酸激酶(RTK)和 G 蛋白偶联受体(GPCR)作用参与肿瘤形成过程。表皮生长因子受体(EGFR)、血小板衍生生长因子受体(PDGFR)和间充质-上皮转换因子等致癌因子可通过结合 RTK 和 GPCR 激活 PI3K。Zanini 等人通过对 98 例 NEN 组织的免疫组化分析,发现 Akt 磷酸化及下游靶标 ERK 的激活分别达到 76% 和 96%。mTOR 通路的两种内源性抑制剂 PTEN 和 TSC2 分别在 35% 和 60% 的肿瘤中表达下调,与此同时,两者的低表达与无病生存期和总生存期降低显著相关。mTOR 的过度表达已在低分化 NEN 中得到证实,另有研究表明,神经内分泌肿瘤细胞(KRJ-I,H-STS)相对于正常肠嗜铬细胞表现为 Akt 水平的激活,这一研究进一步表明该途径参与肿瘤进展。

(五) EGF/TGFα、EGFR 信号通路在 GEP-NEN 中的作用

表皮生长因子(EGF)和转化生长因子 α(TGFα)通过与 EGF 受体(EGFR)结合,激活信号转导通路(RAS-RAF-MAPK),调节细胞对生长信号的反应。EGF 是一种调节多种细胞类型生长、增殖和分化的有丝分裂因子,其信号通路的异常与肿瘤的发生和进展有关。TGFα 是与 EGF 相关的生长因子,通过激活同一受体来调节相同的信号通路。EGFR 是 ErbB 家族的受体酪氨酸激酶成员,两种生长因子都特异性结合 EGFR(又名 HER1,ErbB1)的胞外配体结合结构域,并在受体同源、非同源二聚化和胞内激酶结构域的自磷酸化后启动信号转导。细胞质底物发生磷酸化

并启动信号级联反应（RAS-RAF-MAPK-ERK），驱动促增殖基因表达、细胞骨架重排和促进细胞增殖。已有研究在NEN中鉴定了HER1（EGFR）和HER4的表达，且在分子水平上，GEP-NEN呈现为EGFR的非整倍体性（20%）以及拷贝数（39%）升高。这些结果表明，NEN呈现出一种完整的促增殖途径，可能调节肿瘤生长并具有潜在的靶向性。EGFR介导的RAS-RAF-MAPK信号通路通常在NEN中被激活。在g-NEN（ECL细胞肿瘤）的Mastomys动物模型中，当胃ECL细胞中TGFα和EGFR表达水平升高时，TGFα对ECL细胞的增殖作用在胃黏膜增生的发展过程中被特异性增强。这表明TGFα和EGFR的表达可能构成ECL细胞肿瘤转化的自分泌调节机制。综上说明GEP-NEN的增殖受到EGF和TGFα等生长调节因子的调控，这些生长因子通过作用于EGFR进而调节RAS-RAF-MAPK信号通路，从而发挥促增殖作用。

（六）TGFβ信号通路在GEP-NEN中的作用

TGFβ超家族编码一系列分泌蛋白，包括TGFβ1、TGFβ2和TGFβ3以及抑制素和骨形态发生蛋白（BMP）34。TGFβ被认为是有效且普遍存在的细胞生长介质并可以与Ⅰ型TGFβ受体和Ⅱ型TGFβ受体（TGFβRⅠ和TGFβRⅡ）相互作用。它们被认为是生理环境中正常细胞生长的有效抑制剂，但经历恶性转化的细胞会部分或完全抵抗TGFβ生长抑制。事实上，越来越多的证据表明，在癌症发展的后期，TGFβ具有促增殖作用。TGFβ由肿瘤细胞主动分泌，有助于细胞生长、侵袭和转移，同时降低宿主肿瘤免疫反应。具有活性的TGFβ1通过与Ⅱ型TGFβ受体结合，后者可以与Ⅰ型TGFβ受体形成异二聚体，从而导致受体介导的丝氨酸苏氨酸激酶的激活以及SMAD家族的磷酸化，继而激活P21 WAF1/CIP1发挥细胞周期阻滞功能。TGFβ激活丝氨酸苏氨酸激酶后可同时诱发生长刺激通路（包括RAS-RAF-MAPK信号通路和PI3K-Akt-mTOR通路）的交叉激活。在这些情况下，TGFβ转变为促增殖作用。

（七）CTGF信号通路在GEP-NEN中的作用

胰岛素生长因子结合蛋白（CTGF），又名IGFBP或CCN2，是一个富含半胱氨酸的分泌蛋白，是生长因子或某些致癌基因诱导后表达的早期反应基因之一。CTGF已在多种间质、上皮和淋巴细胞来源的肿瘤中被发现，其转录或蛋白表达水平与乳腺癌骨转移、胶质母细胞瘤生长、食管腺癌预后不良、胰腺癌细胞侵袭性行为等正相关。同时该基因在胃神经内分泌细胞癌转基因小鼠模型中表现为过表达。已在NEN肿瘤模型中进行了CTGF信号传导研究。在动物研究中（Mastomys模型）发现，与正常ECL细胞相比，CTGF转录水平和蛋白水平在胃ECL肿瘤细胞中表达更高。这种生长因子刺激肿瘤ECL细胞增殖，但不刺激正常细胞增殖，并在体外条件下具有协同EGF的增殖作用。这些作用是通过ERK1/2磷酸化介导的，这些数据表明CTGF可能作为ECL细胞增殖的调节剂发挥作用。一项体内研究发现，在不可逆的组胺2受体拮抗剂洛替丁诱导的高胃泌素血症情况下，CCK2受体被抑制，同时CTGF表达水平降低且动物未长出肿瘤，由此证实CTGF在肿瘤ECL细胞增殖中发挥作用。此外，在g-NEN中，CTGF的mRNA和蛋白表达水平可以特异性区分Ⅰ/Ⅱ型"胃泌素依赖性"神经内分泌肿瘤与Ⅲ型"胃泌素非依赖性"神经内分泌肿瘤。同时，在恶性程度更高的Ⅲ型g-NEN中，CTGF表达水平更高，这提示CTGF可能与肿瘤的自主生长而非胃泌素应答有关。总之，在各种肿瘤中，CTGF的存在与一系列恶性表型相关。同时，CTGF也可以促进g-NEN细胞的生长。

此外，一些研究发现TNFα、IL-2、IL-6、IL-1β、APOBEC3B以及ODF1等在GEP-NEN中高表达，可能与其发生有关。

三、分期分型

(一) g-NEN 组织学分期

胃肠胰神经内分泌肿瘤是消化系统中较为罕见的一类肿瘤,可以通过合成各种生物活性胺、肽和其他物质,起到神经递质、激素和旁分泌调节因子的作用,其临床表现复杂多样,异质性很强。不同部位、不同类型及不同分期的神经内分泌肿瘤结局差距甚远,因此基于对神经内分泌肿瘤患者的分层管理和治疗标准的迫切需求促使了胃肠胰神经内分泌肿瘤的TNM(tumor-node-metastasis)分期诞生及不断更新。目前国际上较为通用的主要是欧洲神经内分泌肿瘤学会(European Neuroendocrine Tumor Society,ENETS)、美国癌症联合委员会(American Joint Committee on Cancer,AJCC)以及世界卫生组织(World Health Organization,WHO)制定的TNM分期标准。

欧洲神经内分泌肿瘤学会于2006年和2007年最先提出将各个部位的胃肠胰神经内分泌肿瘤按照肿瘤浸润深度、淋巴结转移情况及是否远处转移进行TNM分期,其中,在T分期中,T_0为没有原发肿瘤证据,T_{is}为原位肿瘤或异常增生<0.5 mm,T_1为肿瘤侵犯固有层或黏膜下层且≤1 cm,T_2为肿瘤侵犯固有肌层或浆膜下层或>1 cm,T_3为肿瘤穿透浆膜层,T_4为肿瘤侵入邻近组织;在N分期中,N_X为无法评估区域淋巴结,N_0为无区域淋巴结转移;N_1为区域淋巴结转移;在M分期中,M_X为无法评估远处转移,M_0为无远处转移,M_1为远处转移。根据T、N、M的分期情况共分为0期(T_{is},N_0,M_0)、Ⅰ期(T_1,N_0,M_0)、Ⅱa期(T_2,N_0,M_0)、Ⅱb期(T_3,N_0,M_0)、Ⅲa期(T_4,N_0,M_0)、Ⅲb期(任何T,N_1,M_0)、Ⅳ期(任何T,任何N,M_1)。这些分期系统考虑了肿瘤的生长特点,并在临床研究中证实与患者预后相关,因此在欧洲广泛使用。紧随其后,AJCC和WHO分别在2009年和2010年对神经内分泌肿瘤进行了TNM分期,其分期标准与ENETS的TNM分期类似,但在部分分期中各有侧重。诚然,TNM分期系统是为满足临床治疗需求而产生的,在不同地域及不同医疗中心,面对不同种族的差异及肿瘤的异质性等特点,各类分期系统的制定应以更好地预测患者预后及指导临床诊疗为目标,而非就具体的细节问题达成共识。随着精准医学时代的到来,各类分期系统也在与时俱进,不断更新。2016年10月,美国癌症联合委员会(AJCC)发布了第8版肿瘤分期系统。针对上一版的问题,更新了胃肠胰神经内分泌肿瘤的分期系统。将除外结直肠部位的所有胃肠胰神经内分泌肿瘤中Ⅱ期和Ⅲ期的a、b亚组进行合并。根据AJCC关于GEP-NET的最新版分期标准,我们对胃神经内分泌肿瘤的TNM分期进行了归纳整理,见表19-1和表19-2。

表19-1 美国癌症联合委员会(AJCC)第8版胃神经内分泌肿瘤T分期、N分期、M分期的定义

分期	定义
T_1	侵犯黏膜固有层或黏膜下层,且肿瘤直径≤1 cm
T_2	侵犯固有肌层,或肿瘤直径>1 cm
T_3	穿透固有肌层至浆膜下层,未突破浆膜层
T_4	侵犯脏层腹膜或其他器官或邻近组织
N_0	无区域淋巴结转移
N_1	区域淋巴结转移,数量不限
M_0	无远处转移
M_1	有远处转移

表 19-2 美国癌症联合委员会（AJCC）第 8 版胃神经内分泌肿瘤 TNM 分期的定义

TNM 分期	T 分期	N 分期	M 分期
Ⅰ期	T_1	N_0	M_0
Ⅱ期	T_2、T_3	N_0	M_0
Ⅲ期	T_4	N_0	M_0
Ⅳ期	任何 T	任何 N	M_1

尽管各类分期系统在不断完善，但已有研究指出第 8 版 AJCC 关于神经内分泌肿瘤的 TNM 分期仍然存在一些问题，其并没有向精准医学方向转化。与此同时，其分期情况也不能很好地反映患者预后情况。因此，部分中心在原有分期的基础上，结合本地域疾病特征，对 TNM 分期进行了进一步的细化及完善，但其分期价值具体如何，仍需要未来更多的临床病理学等工作来进行验证。但是我们相信，随着越来越多的胃神经内分泌肿瘤被准确诊断以及关于该疾病的多中心研究的广泛开展，我们对其认识一定会更加深刻。与此同时，不断完善优化的 TNM 分期也一定能更好地反映临床预后情况，更好地为临床诊疗服务。

（二）g-NEN 分类

与全消化道及胰腺神经内分泌肿瘤（neuroendocrine neoplasm，NEN）命名及分类标准一致，WHO 于 2010 年根据 Ki-67 指数及核分裂象将胃肠胰 NEN 分为 G1 级、G2 级和 G3 级，其中 G1 级肿瘤和 G2 级肿瘤称为胃神经内分泌瘤（gastric neuroendocrine tumor，g-NET），G3 级肿瘤称为胃神经内分泌癌（gastric neuroendocrine carcinoma，g-NEC）。当 g-NEC 组织中混有腺癌成分，且两者比例均 >30% 时，称为混合性腺-神经内分泌癌（mixed adeno neuroendocrine carcinoma，MANEC）。2019 年 WHO 第 5 版更新了消化系统肿瘤分类中神经内分泌肿瘤的分级标准，根据分化程度将 g-NEN 分为高分化胃神经内分泌瘤（g-NET）和低分化胃神经内分泌癌（g-NEC）两大类。g-NET 进一步根据肿瘤分化的类型和增殖程度，即 Ki-67 阳性指数及核分裂象数，分为 G1 级、G2 级和 G3 级，而 g-NEC 不再分级，仅分为小细胞神经内分泌癌（small-cell neuroendocrine carcinoma，SCNEC）及大细胞神经内分泌癌（large-cell neuroendocrine carcinoma，LCNEC）两个亚型。同时，以混合性神经内分泌-非神经内分泌肿瘤（mixed neuroendocrine non-neuroendocrine neoplasm，MiNEN）分型取代原有的混合性腺-神经内分泌癌（mixed adeno-neuroendocrine carcinoma，MANEC）分型（见表 19-3）。在 g-NET 中，肠嗜铬样细胞 NET 是最常见的，虽然由产生组胺的细胞组成，但它是具有肿瘤增殖能力的异质性组群。根据患者的临床病理背景，包括肿瘤周围黏膜的形态、胃泌素血清水平、胃窦 g 细胞是否增生、是否存在 MEN1 综合征，显示出不同的临床表现和预后特征。Ⅰ型 g-NET 是最常见的亚型（占所有 g-NET 的 70%～80%），与慢性萎缩性胃炎（包括自身免疫性胃炎和幽门螺杆菌相关萎缩性胃炎）和胃酸分泌过少相关。Ⅱ型 g-NET（5%～6%）与胃泌素瘤、胃酸分泌增加、1 型多发性神经内分泌肿瘤和 Zollinger-Ellison 综合征相关。Ⅰ型 g-NET 和Ⅱ型 g-NET 均与高胃泌素血症相关，体积小，多发，疾病进展相对缓慢，预后良好。相比之下，Ⅲ型 g-NET（10%～15%）是散发性肿瘤，与胃泌素分泌无关。Ⅲ型 g-NEN 往往表现得更具侵袭性，通常预后较差。

表19-3　WHO第5版胃肠胰神经内分泌肿瘤的分类和分级标准（2019版）

分型	分化程度	分级	核分裂象数/2 mm²	Ki-67指数(%)
神经内分泌瘤(NET)，G1级	高分化	低	<2	<3
神经内分泌瘤(NET)，G2级	高分化	中	2~20	3~20
神经内分泌瘤(NET)，G3级	高分化	高	>20	>20
小细胞神经内分泌癌(SCNEC)	低分化	高	>20	>20
大细胞神经内分泌癌(LCNEC)	低分化	高	>20	>20
混合性神经内分泌-非神经内分泌肿瘤(MiNEN)	高或低分化	不定	不定	不定

四、分子分型

欧洲神经内分泌肿瘤学会（ENETS）和世界卫生组织（WHO）于2019年出版了消化系统肿瘤的分类（第5版），对胃肠胰神经内分泌肿瘤的病理分类分级进行了更新，同时在g-NEN中明确了分化良好的g-NET的分型及其临床病理特征。中国2020年也将以前颁布的胃肠胰神经内分泌肿瘤专家共识g-NET分型进行了更新，使用新版的WHO三型分类法，即分化良好的g-NET分三型，g-NEC可单独论述，不再归于第4型。Ⅰ型和Ⅱ型均来源于分布于胃底和胃体的肠嗜铬样细胞，Ⅲ型来源于所有胃内的神经内分泌细胞。g-NET分为3个亚组，临床表现和预后不同。Ⅰ型和Ⅱ型GNET通常是女性优势，多个，小尺寸（<20 mm），近端定位，分化良好，WHO分级G1级和G2级，仅限于黏膜和黏膜下层，并伴有高胃泌素血症。自从20世纪70年代，人们注意到Zollinger-Ellison综合征（ZES）患者的肠嗜铬细胞样（ECL）细胞，人们对胃神经营养不良的行为和病理生理学的理解已经发展和演变。临床医生现在了解到，胃NET是由胃中分泌组胺的ECL细胞发展而来的，尽管一些NET是从分泌5-羟色胺的肠嗜铬细胞或胃泌素细胞产生的。到20世纪90年代初，收集了足够的胃NET证据，将病变分为3种不同类型（表19-4）。

表19-4　神经内分泌肿瘤的特点

临床病理参数	Ⅰ型	Ⅱ型	Ⅲ型
占g-NET比例	70%~80%	5%~10%	10%~15%
病变部位	胃底、胃体	胃底、胃体	任何部位
大体特点	多发病变，息肉病灶，1~2 cm	多发病变，息肉病灶，<2 cm	单发，息肉或溃疡样，病灶通常>2 cm
来源细胞	肠嗜铬样细胞(ECL)	肠嗜铬样细胞(ECL)	神经内分泌细胞
相关疾病	慢性萎缩性胃炎	Zollinger-Ellison综合征	无
免疫指标	CgA，NSE，VMAT2阳性	CgA阳性	CgA阴性
血清胃泌素水平	低	高	正常

续表19-4

临床病理参数	Ⅰ型	Ⅱ型	Ⅲ型
胃pH值	低	高	正常
转移比率	2%～5%	10%～30%	50%～100%
Ki67	<3%	3%～20%	>20%

Ⅰ型最为常见，占所有胃神经内分泌肿瘤的70%～80%，它们与自身免疫性萎缩性胃炎有关，后者可导致胃酸缺乏和内在因子缺乏。由于慢性失血，G细胞增生，导致胃泌素分泌增加，随后出现高胃泌素血症。Ⅰ型g-NET为肠嗜铬样（ECL）细胞增生或异型增生成为NET。特点是高胃泌素血症伴胃酸缺乏，常见于慢性萎缩性胃炎、自身免疫性胃炎和幽门螺杆菌等相关萎缩性胃炎。主要病因是胃壁细胞破坏致胃酸缺乏或低下，负反馈引起胃窦胃神经内分泌细胞增生和多灶性息肉样NET。Ⅰ型g-NET多数为多发、小的、息肉样病灶，发展缓慢，因此，内镜下治疗联合随访最为常用。Ⅰ型g-NET通常良性，很少积极地治疗。大多数指南建议对于接受内镜下治疗的患者，无论是切除所有可见病灶还是选择性切除较大病灶，均需定期（6～12个月）复查，因胃内复发常见，如发现大的病灶再次予以切除。对于多发的、反复复发的1型g-NET可以考虑长效生长抑素类似物（长效奥曲肽或兰瑞肽）治疗。它们往往局限于黏膜或黏膜下层，通常表现得更为良性，对于<1 cm的多发肿瘤建议内镜下切除加定期随访，也有学者主张<1 cm的Ⅰ型g-NET单纯内镜随访即可。对≥1 cm的g-NET，应当行超声内镜检查，根据肿瘤浸润深度和淋巴结转移情况决定行内镜下切除还是外科手术切除。诊断Ⅰ型关键是通过检测血清胃泌素水平和组织活检，可以发现慢性萎缩性胃炎和胃酸碱度升高。慢性质子泵抑制剂被认为以类似的方式导致胃NET的发展，尽管这尚未明确确定。这些肿瘤在女性中更为常见，通常较小且多中心。

Ⅱ型最为少见，占所有胃神经内分泌肿瘤的5%～6%，多继发于十二指肠或胰腺的胃泌素瘤，或与多发性内分泌腺瘤病1型有关，尽管与Ⅰ型病变非常相似，但它们往往表现得更具侵袭性，转移潜能增加。它们在男性和女性中平等发生，病因是胃泌素瘤，肿瘤分泌引起的高胃泌素血症，特点是高胃泌素血症伴胃酸过多型胃类癌是由潜在胃泌素瘤中的高胃泌素血症引起的，胃酸分泌增多，出现典型的Zollinger-Ellison综合征（ZES），如腹泻、胃灼热和消化性溃疡，也属于肠嗜铬样（ECL）细胞NET。肿瘤往往较小，多灶，相对不具有侵袭性。血清胃泌素水平升高和胃pH值降低是Ⅱ型胃癌常见的检测指标。Ⅱ型g-NET的治疗主要是针对原发肿瘤的治疗及对症治疗。胃泌素瘤多发生在十二指肠或胰腺，尽量外科手术切除原发肿瘤或转移灶，如果多发肝转移不适合手术，首选生长抑素类似物治疗。原发肿瘤治疗后，胃内多发病灶可减少甚至消失。Ⅱ型g-NET患者均伴有胃酸过多所致的消化性溃疡或腹泻，应长期给予质子泵抑制剂抑酸对症治疗。在胃泌素瘤和ZES的情况下，Ⅱ型g-NET也与高胃泌素血症相关。偶发性ZES很少引起Ⅱ型g-NET，但在1型多发性内分泌肿瘤（MEN-1）中很常见。尽管与Ⅰ型g-NET非常相似，但它们往往表现得更具侵袭性，转移潜能增加。它们在男性和女性中平等发生。

Ⅲ型（或散发性）g-NET占所有胃神经内分泌肿瘤少于15%，且具有最大的恶性潜能。它们在男性中占主导地位，通常是大的、孤立的肿瘤，范围为2 cm～5 cm并且与胃泌素过量无关。与Ⅰ型g-NET和Ⅱ型g-NET相比，它们的恶性潜能要高得多，晚期病例往往需要根治性切除。小的、浅表的Ⅲ型g-NET可以通过手术或内镜下切除。Ⅲ型g-NET被认为是散发性的，因为它们不与任何相关疾病或高胃泌素血症相关。

神经内分泌癌分化差，恶性程度高，通常表现为晚期疾病和广泛转移。一般来说，神经内分泌癌的表现更像胃腺癌，但有内分泌表型。这些患者很少需要肿瘤切除，但可能需要手术治疗出血、穿孔或梗阻等局部症状。神经内分泌癌偶尔被归类为Ⅳ型胃癌，但这并不是普遍采用的。

g-NET的病因是ECL细胞的增殖。ECL细胞存在于氧化性胃黏膜中，通常位于胃体中。ECL细胞受胃泌素作用，胃泌素引起组胺释放。然后，组胺刺激壁细胞分泌酸。胃泌素对ECL细胞也有营养作用，高胃泌素血症导致ECL肥大和增生。在ECL增生的情况下，g-NET通过增生-异型增生途径产生。此外，慢性萎缩性胃炎不能通过生长抑素的负反馈抑制胃泌素生成G细胞，从而进一步促进高胃泌素血症及其对ECL细胞的营养作用。

胃神经内分泌肿瘤的发病率正在增加，这可能是由于检测的水平提高、更好的疾病管理治疗策略用于胃神经内分泌肿瘤。Ⅰ型胃神经内分泌肿瘤与慢性萎缩性胃炎相关，预后良好，建议内镜下切除或监视。Ⅱ型胃神经内分泌肿瘤与Zollinger-Ellison综合征和1型多发性内分泌肿瘤有关，建议切除胃癌和神经内分泌肿瘤。Ⅲ型胃神经内分泌肿瘤是散发性的，预后最差，常伴有转移性疾病，如果可能，建议进行肿瘤切除术。

第三节　临床表现

胃神经内分泌肿瘤一般很少分泌血清素及其他的血管活性物质，进而很少出现激素综合征，多表现为不典型的消化道症状。患者多数表现为腹痛，少数表现为消化道出血、进食困难、体重下降等。胃神经内分泌肿瘤因其不典型的临床症状可能使其实际发病率被低估了。但随着内镜等检查手段的普及，越来越多的胃神经内分泌肿瘤被早期诊断出来。

神经内分泌肿瘤（NEN）是一种罕见的肿瘤，发生于不同器官，临床表现多样。胃肠道NEN的临床表现多种多样，可以分为功能性表现和无功能性表现。功能性NEN通常根据高分泌激素引起的内分泌症状进行诊断。胰岛素瘤主要表现为空腹低血糖发作，包括自主神经症状。在低血糖症状未被识别的情况下，癫痫和痴呆等症状可能是最早的症状。建议进行72 h禁食测试和混合餐测试，以确定诊断，尽管最近有报告用48 h禁食测试与胰高血糖素测试相结合。胃泌素瘤的症状包括胃高分泌引起的消化性溃疡和反流性食管炎，以及胰腺酶失活引起的腹泻。测定空腹血清胃泌素水平和胃酸pH值是确诊所必需的，而钙灌注试验是有用的，还建议确定MEN1并发症。非功能性胰腺NEN没有特定症状，可能出现与肿瘤生长相关的黄疸、胰腺炎、腹胀、腹痛或肠梗阻症状。

总之，有功能的NEN的临床表现多与原发部位分泌的肽类物质及激素有关，表现为相应的综合征。如肿瘤分泌过量的5-羟色胺表现为类癌综合征；胃泌素瘤分泌过量的胃泌素表现为Zollinger-Ellison综合征；血管活性肠肽瘤主要分泌血管活性肠肽，其典型表现为弗-莫综合征，即胰性霍乱综合征。但是大多数的胃肠道NEN为无功能性的，无上述特异性的临床表现，因此早期常难以发现，平均的诊断时间为5～7年，这使转移风险增加。其临床表现多为肿瘤引起的局部症状，如腹部包块、吞咽困难、胃肠道出血、肠梗阻等，肝脏转移后还可引起黄疸、食欲缺乏等。孤立性的胃NEN多数体积较大，大部分有转移；小肠和阑尾的NEN则较小，多局限在阑尾，常因附近脏器手术或急性阑尾炎手术而被发现；结肠的NEN多生长较快，预后最差，容易发生肝脏转移；直肠NEN多在结肠镜检查时被发现，体积小，局限且没有内分泌功能，很少发生转移，这可能与早期发现有关。

第四节 诊断与鉴别诊断

一、诊断

由于胃神经内分泌肿瘤多数无特异性症状,往往导致患者延误诊断。随着内镜技术的发展,胃神经内分泌肿瘤的检出率日益增加。通过各种检查方法,可以对其进行明确诊断,并且进行临床分期。临床分期对制订治疗方案及判断预后非常重要。

(一)电子胃镜检查(gastroscopy)

胃镜检查能够在直视下观察胃神经内分泌肿瘤的形态、大小及数量,初步判断肿瘤的分型,并可以对不同部位的可疑病灶钳取小块组织作病理学检查,是诊断胃神经内分泌肿瘤的最有效方法。因发病机制不同,各型胃神经内分泌肿瘤胃镜表现不一,为提高诊断率,胃镜检查时应取多个息肉样病灶进行活组织检查(简称活检),至少取2处(无肿瘤)胃窦黏膜和4处(无肿瘤)胃底/胃体黏膜,以通过评估萎缩性胃炎和肠上皮化生是否存在来帮助识别胃神经内分泌肿瘤的类型。对于病灶小于1 cm的胃神经内分泌肿瘤,电子胃镜检查加活检是唯一推荐的诊断方法,对于病灶大于2 cm的患者建议进行超声胃镜检查,以便进一步了解肿瘤的分型。采用带超声探头的电子胃镜,对病变区域进行超声探测成像,不但可以判断肿瘤浸润的深度和局部淋巴结转移情况,协助明确肿瘤的分期,并且可行超声内镜下引导穿刺获取病理诊断,有着重要的诊断价值。

(二)实验室检查

嗜铬粒蛋白A(chromogranin A,CgA)是一种由439个氨基酸组成的酸性、亲水性分泌蛋白,位于神经内分泌细胞的嗜铬性颗粒内,属于神经肽类家族中的一员,无论是功能性的神经内分泌肿瘤还是无功能性的神经内分泌肿瘤,血清CgA水平或血浆CgA水平均有所升高。研究表明,与未患胃肠神经内分泌肿瘤的患者相比,患有该病的人群中血浆CgA浓度的中位数达到5.7(3.5~40)nmol/L。因此,血清CgA是目前神经内分泌肿瘤最常用、最具临床意义的肿瘤标志物。CgA检测不仅可以辅助诊断,同时也是评估肿瘤负荷和监测治疗反应最常用的生物标志物,对于肿瘤复发和预后亦具有一定程度的预测作用。经手术治疗的神经内分泌肿瘤,血浆CgA水平降低。需要注意的是,CgA在其他疾病中也能增高,例如心血管疾病、肾功能不全、前列腺癌、非小细胞癌、自身免疫性疾病等,因此在诊断过程中应排除上述疾病。血清CgB的结构与血清CgA类似,其水平较少受肾功能不全和质子泵抑制剂的影响。

临床怀疑功能性肿瘤时,胃泌素水平检测也是一种重要的检测手段,在Ⅰ型g-NET和Ⅱ型g-NET患者中能够发现持续增高的胃泌素水平。血清胃泌素升高者可考虑进行24 h胃液pH监测。Ⅰ型g-NET患者通常胃酸缺乏(pH>4),Ⅱ型g-NET患者胃酸分泌持续增加,Ⅲ型g-NET患者胃酸分泌正常。其他血清标志物还包括组胺、5-羟色胺、神经元特异性烯醇化酶(neuron-specific enolase,NSE)等,其中NSE是高分化神经内分泌肿瘤的标志物,对肿瘤病情的监测、疗效评估具有一定的意义。需要注意的是,胃神经内分泌肿瘤患者中肿瘤标志物如CEA、CA125和CA199均不高。对于考虑自身免疫性疾病的患者还可检测壁细胞抗体和内因子抗体,能够发现半数慢性萎缩性胃炎患者存在壁细胞抗体和内因子抗体阳性。常规行甲状腺功能及甲状腺抗体检测,以排除自身免疫性甲状腺炎。

Ⅰ型g-NET患者预后好且很少发生淋巴结转移和远处转移,常规影像学检查如B超、CT（computerized tomography）、MRI（magnetic resonance imaging）对其诊断价值不大。对于Ⅱ型g-NET、Ⅲ型g-NET患者,有必要做胸、腹部多期增强CT或MRI以了解胃以外的其他器官以及腹腔淋巴结的情况,排除肿瘤转移。既往研究显示,增强CT诊断神经内分泌肿瘤的灵敏度为82%,特异度为89%;增强MRI诊断神经内分泌肿瘤的灵敏度为70%~79%,特异度高达98%~100%。CT检查因其重复性好、可全身扫描等优势被作为常规选择。但CT征象缺乏特异性,对于最大径<1 cm的淋巴结转移和腹膜转移诊断价值不高,且在诊断骨转移灶方面作用有限,在临床上更多用于判断肿瘤分期和预后。MRI检查软组织分辨率高,无辐射,且在肝脏、胰腺、脑和骨骼病变的定位、定性诊断,以及判断可切除性方面更具优势,但对于最大径<1 cm、局限于黏膜下层的病灶也难以检出,且对于体内存在金属植入物的患者诊断作用也有限。对于Ⅱ型g-NET患者,应进行相应的影像学检查以定位胃神经内分泌肿瘤,并排除多发性内分泌腺瘤病1型（multiple endocrine neoplasia 1,MEN-1）和MEN-2的可能性。

（三）分子影像学检查

^{18}F-氟代脱氧葡萄糖（^{18}F-fluorodeoxyglucose,^{18}F-FDG）正电子发射计算机断层显像（positron emission computed tomography - computed tomography,PET-CT）和生长抑素受体显像（somatostatin receptor imaging,SRI）为核医学在神经内分泌肿瘤分子诊断方面的两种常用方法,既可明确肿瘤与邻近脏器及血管的毗邻关系,判断手术的可行性,又可发现肿瘤的远处转移灶,对肿瘤分期和预后的判定有重要意义。

SRI技术是将放射性核素标记的生长抑素类似物（somatostatin analogues,SSA）引入人体,使其与肿瘤细胞表面的生长抑素受体（somatostatin receptor,SSTR）特异性结合,从而使肿瘤显像,以定位肿瘤并发现转移灶,其病灶浓聚显像药物程度与肿瘤细胞表面SSTR数量有关,对于G1级神经内分泌瘤和G2级神经内分泌瘤,SRI对其原发灶和转移灶的诊断准确度和特异度均可达85%以上。对于G3级神经内分泌瘤和神经内分泌癌,由于其细胞表面受体表达量较少,SRI诊断准确度仅为40%~60%。以γ照相为基础的SRA空间分辨力不高,存在一定的假阴性和假阳性。近年来,通过将发射正电子的放射性示踪剂标记SSA,从而开发出基于PET-CT的SRI,互相补充以全面评估肿瘤的SSTR表达和恶性程度,具有较高的灵敏度和特异度,有助于进行准确分期,已成为神经内分泌瘤诊断、定位和分期的金标准。

二、鉴别诊断

通过临床表现、血清标志物、电子胃镜及其他影像学检测,多数胃神经内分泌肿瘤可获得正确诊断,少数情况下需要与以下疾病进行鉴别。

（一）胃间质瘤

胃肠间质瘤（gastrointestinal stromal tumor,GIST）是一类起源于胃肠间叶组织的肿瘤,可累及胃肠的任何部位,但最常发生于胃（60%~70%）及近端小肠（20%~30%）,极少数还可发生在肠系膜甚至腹膜后。其分子生物学特点是c-kit基因发生突变,编码的KIT蛋白是重要的诊断标志物。临床表现因肿瘤原发部位、大小和生长方式不同而有差异,浸润到胃肠道腔内常有消化道出血的表现,大部分患者因此而就诊。X射线钡餐造影可表现为边缘光整的充盈缺损,与正常胃肠壁分界清,肿块表面黏膜皱襞可被展平或有龛影。CT和MRI表现为胃肠壁起源的实性肿块,良性者直径多小于5 cm,趋向边界清楚,肿块密度或信号也趋向均匀,呈中度或明显强化；恶性者直径多大于6 cm，常有坏死、囊变和出血，强化不均，境界欠清。组织标本镜下可见多数梭形细胞，并且免疫组织化学检测显示CD117和（或）DOG-1过度表达，有助于病理学最终确诊。

（二）胃淋巴瘤

原发性胃淋巴瘤发病年龄以45～60岁居多，男性发病率较高，与幽门螺杆菌感染密切相关。病变可以发生在胃的各个部分，但以胃远端2/3后壁和小弯侧多发。病理上多为非霍奇金B细胞淋巴瘤。肿瘤可为单发或多发肿块，或较弥漫性胃壁增厚。早期症状无特异性，常误诊为胃溃疡和胃癌，主要表现为上腹痛、恶心、呕吐、腹泻、消瘦、发热等，部分患者上腹部可触及肿块。X射线造影可见黏膜皱襞不同程度的展平、增宽、破坏消失，病变部位可有大小不等的溃疡龛影，胃壁多柔软，内腔狭窄不明显。因肿瘤多向黏膜下层浸润生长，活检时取材太浅时常难做出正确诊断，内镜超声结合胃镜下多部位较深取材可显著提高诊断率。CT和MRI检查可见胃仍有一定的扩张性和柔软度，肿块密度或信号大体均匀，轻中度强化，呈"三明治征"表现。

（三）进展期胃癌

胃癌是最常见的恶性肿瘤之一，好发年龄在50岁以上，男、女发病率之比约为2∶1，发病与地域环境、饮食因素、幽门螺杆菌感染、遗传和基因密切相关，可发生在胃的任何部位，以胃窦、小弯和贲门区较常见。主要临床表现为上腹部疼痛，不易缓解，呕咖啡色血液或排黑便，有时可触及肿块或发生梗阻症状，肿瘤标志物癌胚抗原（CEA）、CA199和CA125在部分患者中可见升高。电子胃镜或X射线造影检查时，进展期胃癌的表现明确，诊断通常不难，要注意胃良、恶性溃疡的鉴别。CT或MRI表现为局部胃壁增厚或肿块，伴强化或信号异常。

第五节　治疗及康复

根据临床类型和组织学分级的不同，胃神经内分泌肿瘤的治疗方案和预后也存在差异。手术是治疗胃神经内分泌肿瘤的一线推荐。随着该病的临床分型及组织学分级越来越具体，手术治疗也越来越个体化和精准化。一般来说，Ⅰ型g-NET多考虑内镜下切除，Ⅱ型g-NET多因发生于十二指肠或胰腺的胃泌素瘤长期刺激胃壁，导致ECL细胞增殖所致，需重视原发胃泌素瘤的外科治疗和对症治疗，Ⅲ型g-NET需根据肿瘤大小、浸润深度、淋巴结转移及远处转移情况综合考虑手术方式。晚期患者往往需要多种方法进行综合治疗，也能取得较好的疗效。

一、手术治疗

（一）内镜治疗

对于早期高分化，EUS及其他影像学评估无区域淋巴结转移和远处转移的患者，可根据情况分别给予内镜下息肉电切术、内镜下黏膜剥离术（endoscopic submucosal dissection，ESD）或内镜下黏膜切除术（endoscopic mucosal resection，EMR），能够完整切除肿瘤病灶，达到早期根治性切除的目标，具有创伤小、恢复快、费用低的优点。内镜下切除的具体适应症包括：病灶最大径≤1 cm、肿瘤未侵犯肌层、息肉样病灶少于6个。研究显示，ESD与EMR对于局限于黏膜层及黏膜下层的胃神经内分泌肿瘤具有较高的肿瘤完整切除率，且有效性和安全性较好。若肿瘤最大径达1~2 cm，或G分级增加，则需要进行全腹部增强CT或相应部位的MRI、SRI、^{18}F-FDG显像检查以排除肿瘤转移。对于内镜下切除肿瘤的患者，切除标本应按照神经内分泌肿瘤的诊断要求，常规送病理检查，行Ki-67指数和免疫组织化学标志物检测，术前建议对包括肿瘤浸润深度和肿瘤直径在内的危险因素进行全面评估。需要注意的是，内镜下治疗也有发生消化道穿孔、出血的风险。而且Ⅰ型胃神经内分泌肿瘤的病灶多为散在的小息肉，直径多小于2 cm，内镜下难以完全清除，术后复发可能性较高，因此，无论是切除所有可见病灶，还是选择性切除较大病灶，建议术后6~12个月均进行定期随访和复查，如发现病灶复发可再次予以内镜下切除，同时，对于散在多发、难以切净的息肉，以及内镜下治疗后仍反复复发的患者，可考虑使用长效生长抑素类似物治疗，如长效奥曲肽或兰瑞肽等。

（二）外科切除

对于病灶数大于6个，或3~4个病灶大于1 cm，或1个病灶大于2 cm，超声胃镜评估肿瘤侵犯固有肌层及固有肌层以上，或判断有局部淋巴结转移者推荐进行手术切除。根据肿瘤病灶部位、临床分型和肿瘤的侵犯情况，原发病灶的治疗可选择胃局部切除术、胃远端切除术+淋巴结清扫，或全胃切除术+淋巴结清扫等术式。随着新型外科技术和器械的发展，除传统的开放手术外，有经验的医师亦可选择内镜下切除术、腹腔镜手术和腹腔镜内镜联合手术等微创外科术式。

对于Ⅲ型胃神经内分泌肿瘤患者，应按照胃腺癌的治疗原则，行胃大部切除或全胃切除+彻底的区域淋巴结清扫术。2021版中国临床肿瘤学会（Chinese Society of Clinical Oncology，CSCO）指南在关于胃神经内分泌肿瘤的诊治中指出，推荐区域淋巴结清扫个数≥15枚。其中根治性胃切除术既可以切除病灶，又可切除胃泌素靶器官，达到治愈的目的，但创伤大、术后可能有营养不良、贫血、残胃癌等并发症，需谨慎选择。对于Ⅱ型胃神经内分泌肿瘤患者，建议行胃局部切除术（切除肿瘤即可），但应在术前充分评估原发胃泌素瘤和胃神经内分泌肿瘤的位置、大小、浸润深度和可切除性。若胃泌素瘤可以切除，应进行原发胃泌素瘤及胃神经内分泌肿瘤的切除，根据患者一般情况以及原发胃泌素瘤的情况可选择不同的术式，一般在胃泌素瘤切除后胃原发病灶会出现退缩甚至消失。同时，Ⅱ型胃神经内分泌肿瘤患者可能伴发甲状旁腺、垂体、肾上腺等病变，建议进行充分的多学科讨论后给予明确的治疗方案。对于接受内镜下治疗的Ⅰ型胃神经内分泌肿瘤患者，若术后病理检查提示Ki-67指数高、肿瘤侵及肌层、侵犯血管或肿瘤残留，需考虑补救手术。值得重视的是，2021年发表的《胃肠胰神经内分泌肿瘤诊治专家共识（2020·广州）》指出，对于部分肿瘤最大径较小（如最大径<2 cm）、分化良好的胃神经内分泌肿瘤，其生物学行为相对惰性，在注重肿瘤根治性的同时，应强调保全相应器官的功能，提高患者的生活质量，改善预后。

对于接受外科切除的患者，围术期需注意控制症状，尤其是伴有类癌综合征者，应警惕发生类癌危象，在围术期可常规使用SSA。由于使用SSA治疗后胆石症及胆囊炎的发生率增高，可考虑术中同期切除胆囊。术后随访包括生化指标（血CgA等）、常规影像学检查（CT或MRI）以及内镜检查。

（三）局部治疗

部分患者待就诊或明确诊断时，肿瘤已发生转移，转移部位以肝脏最为常见，发生率通常为44%~73%。对于合并肝转移的胃神经内分泌瘤患者，可考虑行肝转移灶切除术，以及射频消融（radiofrequency ablation，RFA）、经肝动脉栓塞（transcatheter arterial embolization，TAE）、经导管动脉化疗栓塞（transarterial chemoembolization，TACE）、选择性肝内放射治疗（selective internal radiation therapy，SIRT）等局部治疗。研究显示，大多数胃神经内分泌肿瘤肝转移患者对局部治疗的耐受性良好，并可获得长期的临床改善和肿瘤稳定。2017年欧洲神经内分泌肿瘤协会（European Neuroendocrine Tumor Society，ENETS）对胃神经内分泌肿瘤的肝转移进行了分型，总体分为3型。其中Ⅰ型指任何大小的单发转移灶，分布于一侧肝脏或较为局限，推荐行原发灶和转移灶的根治性切除。若患者存在手术禁忌症或不适合手术切除，可考虑行RFA或TAE/TACE对病灶进行局部治疗。Ⅱ型指孤立较大肝转移灶伴多个小肝转移灶，双肝叶均受累，建议同期或分期手术切除肝转移灶，并联合局部治疗方法，尽可能达到根治性治疗，但该类患者肝转移最为复杂，往往需要多学科诊疗讨论以确定最佳的治疗方案。Ⅲ型指肝脏弥漫性转移，左、右肝叶均受累，无法手术切除。对于不可切除肝转移的患者，如患者一般情况和技术条件允许，肝移植也能获得较好的长期治疗效果，其余患者多采用化疗、靶向治疗、放疗和局部治疗等多种方法联合治疗。对于伴有远处转移的胃神经内分泌癌，2020年欧洲肿瘤内科学会（European Society for Medical Oncology，ESMO）指南指出是手术切除的绝对禁忌症，推荐顺铂或卡铂联合依托泊苷作为一线治疗。

原则上，针对伴有远处转移的胃神经内分泌肿瘤，应充分考虑肿瘤的生物学行为、功能性、浸润深度和远处转移情况等进行综合判断，建立多学科诊疗机制。对于功能性胃神经内分泌肿瘤（如胃泌素瘤），为控制激素分泌症状和提高潜在的生存获益，可选择根治性切除或姑息性减瘤手术，对于无功能性胃神经内分泌肿瘤，姑息手术也可有效减轻肿瘤负荷，在延长生存期的同时提高生活质量。

二、非手术治疗

对于晚期或转移性患者，在接受手术切除原发肿瘤和局部治疗外，还存在以下治疗手段。

（一）使用生长抑素类似物（somatostatinanalog，SSA）

适应症、疗效和安全性：生长抑素受体（somatostatin receptor，SSTR）的表达是从SSA中获益的先决条件。这些药物与G蛋白偶联的跨膜SSTR2具有高亲和力，与SSTR5具有中等亲和力。它们通常用于高级GEP-NET的一线阶段，具有良好的耐受性。它们具有双重作用：功能活跃的神经内分泌肿瘤（neuroendocrine neoplasm，NEN）（即类癌综合征或十二指肠功能性肿瘤）的临床综合征控制和抗增殖作用。

有不同的配方可供选择。短效奥曲肽皮下给药，通常用于测试治疗的耐受性。用于抗增殖治疗的长效疗法包括肌内注射奥曲肽LAR（10 mg、20 mg或30 mg）和皮下深部注射兰瑞肽自凝胶（60 mg、90 mg或120 mg）。与安慰剂相比，SSA的抗增殖作用已通过两项双盲随机对照试验（randomized controlled trials，RCTs）得到证实：奥曲肽LAR的PROMID研究和兰瑞肽的CLARINET试验。由于这些研究，奥曲肽LAR被注册用于肠道NET和未知原发性肿瘤部位的NET，而兰瑞肽自凝胶用于肠道NET、胰腺NET或未知原发性肿瘤部位的病例。抗增殖使用的推荐剂量是最大可用剂量（奥曲肽LAR30 mg或兰瑞肽自凝胶120 mg，每4周给药一次）。与安慰剂相比，奥曲肽和兰瑞肽的累积抗肿瘤作用已通过一项针对289名患者的Meta分析进行了评估，显示与安慰剂相比，采用SSA可降低41%的肝脏疾病进展风险。Meta分析还显示，两组之间的严重不良事件没有统计学上的显著差异。然而，治疗组发生胆道结石的频率更高（分别为10.5%和2.7%）。在接受原发性肿瘤切除术的晚期GEP-NET中进行选择性预防性胆囊切除术是一种可能但仍有争议的选择，以防严重不良事件。在使用SSA治疗期间观察到的其他可能的副作用是低血糖/高血糖、胃肠道症状（腹痛和腹泻）和胰腺功能不全，这可以通过粪便弹性蛋白酶试验证实，并通过补充胰酶进行治疗。

剂量递增：在用SSA治疗期间发生疾病进展后，GEP-NET患者接受更具侵略性且耐受性较差的药物。这种方法的一个可能的替代选择是增加SSA的剂量。最近关于这种治疗策略的系统评价报告了30%~100%的疾病控制率（disease controlrate，DCR）和6.8~32个月的中位无进展生存期（progression-free survival，PFS）。这些广泛的区间可能是由于纳入研究的异质性，因为它们既是回顾性的又是前瞻性的，并且它们采用不同的SSA配方和不同的疾病状态。NETTER-1研究评估了奥曲肽60 mg每4周给药一次，但在临床实践中，通常通过缩短注射时间间隔来增加剂量。最近的CLARINETFORTE研究首次在前瞻性研究设计中调查了该策略在一系列小肠NET G1~G2或Pan-NET中的潜在益处（NCT02651987）。在每月注射兰瑞肽120 mg期间出现疾病进展后，患者接受相同剂量但每2周一次的治疗，分别为48个周期和24个周期。结果在2020年ESMO会议上公布，显示小肠NET的稳定疾病持续时间为13.8个月，胰腺NET的稳定疾病持续时间为8.3个月。48周后的DCR分别为33.3%和22.9%。毒性与CLARINET试验中观察到的数据相似，此外还强调了SSA在剂量增加后也具有良好的安全性，具有罕见的3级副作用。考虑到SSA剂量增加的疗效、良好的安全性和没有降低生活质量的情况，这种方法可能是进行性NEN的有效选择，因为它可以延迟转向其他潜在毒性更大的药物。

新型生物标志物：检测NET患者血液的转录谱比嗜铬粒蛋白A或其他可用的血液检测更敏感和特异性更高，并且可能克服影像学检测在评估肿瘤反应方面的局限性。"NETest"代表NET的转录组特征，是一种基于PCR的多分析物算法分析测试。它使用外周血实时PCR通过测量与肿瘤行为相关的51个基因的表达来评估肿瘤生物活性。在一项前瞻性研究中，评估了其对GEP-NET在服用SSA期间预测肿瘤进展中的作用，显示疾病进展的预测比嗜铬粒蛋白A更早，准确度为80%~100%。除了NETest在NET诊断和随访方面的潜在应用外，该测试目前只是试验性的，在日常临床实践中不可用。

（二）使用干扰素

干扰素α（interferonalpha，IFN-α）在欧洲获准用于治疗GEP-NET，但它也可以控制肿瘤生长。后一种功能基于直接的抗增殖作用（影响细胞周期、生长因子的产生和血管生成）和间接的免疫调节作用。几项前瞻性研究调查了其作为抗肿瘤治疗的功效，但结果相互矛盾。

Bajetta等人前瞻性地招募了53名受进展性、转移性NET影响的患者。患者接受IFN-α-2a的方案如下：前3天3×10^6 IU，逐渐增加到6×10^6 IU，持续8周，然后每周3次。中位治疗时间为6个月，64%的患者出现部分或完全肿瘤消退，持续1~11个月。Faiss等人报告了不太可观的结果。就PFS而言，在幼稚的GEP-NET中采用单独的IFN-α/Lanreotide的关联没有任何益处。关于与化疗的比较，一项研究表明，在患有功能性肿瘤的初始患者中，使用IFN-α的DCR优于使用链脲佐菌素（STZ）/5-氟尿嘧啶（5-FU）（$P<0.01$）。

在IFN治疗期间发生的最常见的临床不良事件（近50%的患者）是：流感样综合征（疲劳、发热）、神经系统疾病（抑郁）、体重减轻、腹痛、脱发、注射部位疼痛和头痛。生化毒性包括：肝功能受损（三分之一的患者）、白细胞减少、20%的病例出现自身免疫性疾病（甲状腺炎）、贫血（31%）、血小板减少、高血糖/低血糖以及产生中和干扰素抗体。考虑到利弊的平衡，以及我们目前对不可切除的GEP-NEN有几种替代选择这一事实，IFN治疗目前仅用于非常精选的病例，主要是综合征。关于疾病进展时IFN剂量的增加以及在G3级患者中的使用，文献中没有一致的数据。

（三）肽受体放射性核素治疗（peptide receptor radionuclide therapy，PRRT）

适应症、疗效和安全性：PRRT是基于放射性标记的生长抑素受体激动剂结合肿瘤细胞上的SSTR。结合后，它们被内化并储存在溶酶体中，从而将放射性传递给肿瘤细胞。PRRT的靶点是辐射引起的DNA损伤和次优修复，这种作用在有丝分裂期间更为活跃。在PRRT开始之前，必须进行基础Octreoscan®，^{68}Ga-DOTA-PET/CT或^{64}Cu-DOTA-PET/CT以便在体内获得绘制所有表达SSTR的病灶。适合PRRT的患者具有强SSTR表达，而广泛的肝脏和/或骨骼疾病以及肾功能下降可能会限制其适应症。根据ENETS共识指南，"PRRT是进行性SSTR阳性NET的一种治疗选择，具有同源SSTR表达（所有病变均为阳性）"。

目前，放射性标记的DOTA药物包括^{90}Y-DOTATOC或^{177}Lu-DOTATOC，^{177}Lu-DOTATATE（LutaThera®）已于2018年获得美国食品药品监督管理局批准用于治疗GEP-NET。由于高肾毒性，^{90}Y现在用于肝转移的局部治疗。PRRT的通常时间表包括四个周期，^{177}Lu-DOTATATE超过8个月，总放射性达到25～30 GBq。毒性包括骨髓毒性，可以通过体外亲和吸附处理来减轻。这种副作用通常是轻微且可逆的；然而，高达10%的患者可能会出现WHO3/4级血液毒性，很少出现骨髓增生异常综合征或白血病。PRRT也可能具有肾毒性，因为放射性肽在肾间质中积聚；这种不良事件可以通过输注带正电荷的氨基酸来减少。PRRT也可能出现恶心、呕吐或（很少）类癌危象。

在对PRRT进行一系列回顾性研究并证明其能够抑制50%～70%的GEP-NET中的肿瘤生长后，第一个Ⅲ期RCT（NETTER-1研究）发表。它包括229名受进展性、不可切除的小肠NET G1～G2级影响的患者，与每4周给药一次的奥曲肽60 mg相比，Lutathera®+最佳支持治疗（包括奥曲肽30 mg）的结果有所改善。更具体来看，^{177}Lu-DOTATATE组第20个月的PFS率为65.2%，对照组为10.8%，并且在生活质量方面也观察到了益处。根据这项试验，Lutathera®已为先进的、渐进的GEP-NET注册（尽管胰腺NET未包含在此RCT中）。对NETTER-1结果的进一步分析表明，在PRRT组中，PFS不受肿瘤缩小的显著影响，这表明即使在影像学中未检测到肿瘤客观反应时，这种治疗也能延长PFS。在参与本试验的患者中，确实在PRRT后3年观察到对PRRT的延迟反应。这些令人鼓舞的结果通过对22项RCT的Meta分析得到了加强，该研究调查了Lu-DOTATATE/DOTATOC在1758名晚期/无法手术的NET的累积人群中的疗效。合并的疾病RR为25.0%～35.0%，而合并的DCR约为80.0%，证明了PRRT作为这些患者的抗肿瘤治疗的疗效。

在最近的共识中，PRRT的适应症被确认为GEP-NET的二线治疗，在所有病灶、NET G1～G2级和NET G3级所有病灶在^{68}Ga-DOTA-PET/TC时均为阳性。关于PRRT在改善OS方面的功效，数据仍然稀缺。然而，在2021年美国临床肿瘤学会会议上发表的NETTER-1试验的一项新分析显示，与高剂量SSA相比，PRRT在OS方面没有显著益处。

G3级患者的PRRT：关于在GEP-NEN G3级中使用PRRT的数据来自回顾性系列，表明这种治疗对高度增殖的病例具有潜在的积极作用。最近对同一主题的文献进行的回顾显示，在NET G3级患者中采用PRRT的中位PFS为19个月，而Ki67<55%的神经内分泌癌（neuroendocrinecarcinomas，NEC）患者为11个月，而Ki67较高的NEC仅为4个月。基于这些结果，对于在GEP-NET G3级和NEC中对基于生长抑素的影像学检查摄取增加但Ki67<55%、无法手术、预期寿命至少为6个月的患者，可以考虑PRRT，以及合理的表现状态（Karnofski评分>50%）。高度增殖的NEC患者的潜在作用可能仅限于非常选定的病例，并且这些患者可能需要使用基于生长抑素的成像测试和^{18}F-FDG-PET-CT的双重示踪剂。

新的生物标志物和^{18}F-FDG-PET-CT的潜在作用：15%～30%的患者报告了PRRT期间的DP，

缺乏有助于识别反应者和无反应者的预测性生物标志物是NEN管理的一个悬而未决的问题。建议的测试是PRRT预测商（PPQ），它是一种基于血液的分析，用于预测PRRT疗效的8个基因，准确度为97%，而NETest在评估PRRT反应方面的准确度为98%。NETest的趋势与PPQ预测相关，但没有测试可以预测毒性。^{18}F-FDG-PET/CT也可能有助于选择适合PRRT的患者。它通常用于许多肿瘤，但其对NEN的价值最初仅用于低分化病例。最近关于治疗学在NEN中作用的国际共识认为，在NEC、NET G3级和NET G1~G2级中使用^{18}F-FDGPET-CT是合适的，以识别不匹配的（^{18}F-FDG-PET/CT阳性/^{68}Ga-DOTA-SSA阴性）病灶。事实上，多达45%的PRRT患者可能呈现出异质的SSTR表达，^{18}F-FDGPET/CT可能将GEP-NET G1~G2级疾病区分为对PRRT反应不佳的低风险患者和高风险患者。

用PRRT再治疗：目前正在讨论对已经接受这种治疗的患者进行第二次PRRT方案的机会。Rudisile等人对35名患者进行了再治疗，这些患者之前接受了4个周期的^{177}Lu-DOTATATE，其中26名患者（81.3%）获得了稳定的疾病。他们得出的结论是，使用^{177}Lu-DOTATATE进行抢救治疗是安全、有效的，即使在DP期间接受过广泛的先前多模式治疗的患者中也是如此。丹麦的经验报告G1~G2级病例的反应优于G3级病例，但再治疗后的生存期较短（中位PFS19个月，中位OS54个月）。2021年，一项对414名晚期NET患者PRRT再治疗的七项研究的Meta分析显示，中位PFS为12.52个月，其安全性与初始PRRT治疗相似。这些令人鼓舞的数据最近得到了关于NEN治疗学共识的支持，建议在治疗完成后至少1年对疾病稳定的患者重新接受PRRT。

新辅助PRRT：旨在获得疾病降期的术前PRRT的使用主要来自小型回顾性系列研究。最大的系列包括57个GEP-NET，由于血管受累，原发肿瘤无法切除，有或没有肝转移。术前接受^{177}Lu-DOTATATE后，15例（26.3%）患者观察到可切除的原发肿瘤。估计2年PFS率为90%~95%，OS占92.1%。在以下情况下观察到更好的反应：十二指肠NET、没有区域淋巴结受累的GEP-NET、原发性肿瘤<5 cm、肝脏病变≤1.5 cm、肝脏病变数量≤3和18个FDG摄取最大值原发肿瘤的标准摄取值<5。对于胰腺NET，新辅助PRRT似乎可以减小原发肿瘤的大小、转移淋巴结的大小和胰瘘的风险，保持相同的术后生存结果。

（四）靶向治疗

1. 靶向治疗：依维莫司

适应症、疗效和安全性：依维莫司是哺乳动物雷帕霉素靶点的抑制剂，雷帕霉素是参与肿瘤发生的磷酸肌醇3-激酶（PI3K）/Akt通路下游的细胞内蛋白激酶。由于多次试验和"现实生活"经验，它已被批准为用于进行性GEP-NET的抗肿瘤药物。通常以10 mg/d的标准剂量连续口服给药，但如果出现毒性，可减至5 mg/d或中断（在3级或4级副作用的情况下）。

Ⅱ期试验RADIANT-1以转移性Pan-NET为重点，证明了单独使用依维莫司（10 mg/d）和联合奥曲肽LAR在化疗失败后的肿瘤控制效果，中位PFS分别为9.7个月和16.7个月，随后的Ⅲ期RADIANT-3研究评估了依维莫司在140个进行性Pan-NET中的肿瘤控制，显示出与安慰剂相比显著不同的中位PFS：分别为11.0个月和4.6个月（$P<0.01$）。

关于非胰腺NET，RADIANT-4RCT评估了依维莫司10 mg/d与安慰剂相比在进行性、分化良好、无功能的肺NET和非胰腺消化NET中的疗效。与安慰剂相比，治疗组的PFS显著更高（11个月对3.9个月；$P<0.001$），疾病稳定率分别为81%和64%。依维莫司的疗效也在OS方面得到证实，死亡风险降低了36%（HR：0.64；$P=0.037$）。然而，最近对所有采用依维莫司治疗NEN的现有试验的Meta分析证实了PFS方面的益处，但在OS方面没有益处。

依维莫司的疗效和先进的渐进GEP-NET的良好安全性也在现实世界中得到证实。在169名因同情使用而接受该药物的患者中，中位PFS为12个月，中位OS为32个月。研究结果还建议在化疗和PRRT之前使用依维莫司，因为先前接受过这些疗法的患者亚组由于更高的毒性而遭受痛苦。

依维莫司治疗期间报告的毒性包括：口腔炎（高达67%的病例）、皮疹（29%~49%）、疲劳（33%）、感染（20%）、腹泻（30%）、血细胞减少（<20%）、肺毒性（10.4%）、代谢损伤（高血糖5%~13%、甘油三酯和胆固醇水平升高39%~66%、低磷血症40%）、外周水肿（13%~20%）和肾损伤（罕见且短暂）。关于口腔炎，一项系统评价观察到在治疗开始后8周内发生的PFS较长。

依维莫司用于NEN G3级患者：依维莫司在NEN G3级中的潜在抗增殖作用已在分化良好的病例中得到证实。在一个包含15例Ki6720%~55%的小型回顾性队列中观察到中位PFS为6个月，中位OS为28个月。在该系列中，40%的病例至少在1年内保持疾病稳定。NECTOR研究（一项Ⅱ期多中心试验）侧重于前瞻性研究，评估了在泛NEC中含铂化疗失败后依维莫司的安全性和有效性，结果令人沮丧。在纳入的25名患者中，中位PFS仅为1.2个月，中位OS为7.5个月。39.1%的病例得到疾病控制，没有客观反应。

对依维莫司的耐药性：依维莫司的抗增殖作用可能受到原发性耐药性和继发性耐药性的限制。具体来说，在开始治疗后首次评估时出现DP的患者是原发性难治性的，而在最初的肿瘤反应后面临DP的患者是获得性耐药的患者。正在研究几种策略来克服对依维莫司的耐药性。暂停后再次治疗可能是一种选择，但这种策略仅得到临床经验的支持，而不是已发表的数据。文献中报道的一种可能性是BEZ-235，它是PI3K和哺乳动物雷帕霉素靶蛋白（mTOR）的双重抑制剂（PI3K/mTOR激酶抑制剂），与依维莫司联合使用时具有潜在的协同作用。从临床前研究到临床研究，约有250名受多种肿瘤类型影响的患者接受了这种药物的治疗。由于患者经历了胃肠道和骨髓的高毒性以及早期进展，包括Pan-NET在内的试验被提前停止。

2. 靶向治疗：舒尼替尼

适应症、疗效和安全性：舒尼替尼是一种口服多激酶抑制剂，与ATP竞争结合各种野生型和/或突变受体酪氨酸激酶的细胞内结构域。这种抗血管生成药物作用于血管内皮生长因子受体、血小板衍生生长因子受体、KIT、fms样酪氨酸激酶3和RET。根据一项双盲Ⅲ期随机对照试验，包括171例接受舒尼替尼或安慰剂的高分化、晚期、进展性胰腺NET，它已注册用于晚期进展性胰腺NET，标准口服每日剂量为37.5 mg。由于在两组中观察到显著不同的结果和毒性，该试验被提前中断：舒尼替尼组的中位PFS为11.4个月，安慰剂组的中位PFS仅为5.5个月（$P<0.01$），6个月时OS分别为92.6%和85.2%（$P=0.02$）。对该研究的重新分析显示，两组之间的生活质量没有显著差异，除了在接受治疗的患者中观察到腹泻恶化（$P<0.05$）。报告的舒尼替尼治疗期间观察到的毒性通常包括33%~59%病例的胃肠道症状（腹泻、恶心、呕吐）和疲劳（41%的患者）。其他可能的副作用是高血压、头痛、手足综合征和中性粒细胞减少症（12%的3~4级）。15%的患者因副作用而停止治疗，31%的患者需要减小剂量。来自真实世界的经验报道，在62个胰腺NET中接受舒尼替尼的中位时间为165天，13.7%的患者有客观反应，但需要减小剂量的有41.9%。在一项意大利回顾性研究中，80名接受舒尼替尼的预治疗Pan-NET中位PFS非常接近Raymond等人（10个月）的试验结果，7.5%的患者因毒性停止了治疗。有关舒尼替尼在非胰腺NEN中疗效的数据令人恐惧且令人失望。来自韩国的一项研究在10名非胰腺NEN患者中采用舒尼替尼，观察到50%的系列疾病稳定，但中位PFS比依维莫司治疗的患者差：分别为1.7个月和14.7个月（$P<0.01$）。

用于NEN G3级患者的舒尼替尼：关于NEN G3级疾病，有关使用舒尼替尼的数据很少。Mizuno等观察到，在接受舒尼替尼治疗的15例不可切除的胰腺NEN G3级中，胰腺NET G3级的结果显著优于胰腺NEC（$P<0.05$），并且胰腺NET G3级和NEN G1~G2级之间没有显著差异案

例。Pellat等人在一项开放标签研究中也观察到使用舒尼替尼治疗的NEN高级病例的肿瘤反应，他们在31个GEP-NEN G3级中描述了中位PFS为42天，中位OS为181天。然而，这项研究主要集中在生物标志物上，并没有报告有关生存的进一步细节。

3. 靶向治疗：索凡替尼

索凡替尼是一种靶向免疫细胞和血管生成的口服酪氨酸激酶抑制剂。迄今为止，关于其在GEP-NEN中功效的数据很少，但它们令人鼓舞。SANET-epRCT纳入198名进展性、不可切除或转移性、分化良好的胰腺外NET患者的结果显示，与安慰剂相比，索凡替尼组的中位PFS更好（分别为9.2个月和3.8个月，$P<0.01$）。SANET-p试验包括172名接受索凡替尼或安慰剂的进展性、晚期、胰腺NET。中位PFS分别为10.9个月和3.7个月（$P<0.01$）。基于这些结果，索凡替尼可能代表了晚期GEP-NEN的一种可能的进一步治疗选择，但它也需要在现实生活中进行评估以得出明确的结论，特别是如果我们考虑到报告的毒性。事实上，两项可用的试验显示更频繁的不良事件，3级或更严重的高血压、蛋白尿和高甘油三酯血症的发生。索凡替尼组22%～25%的病例报告了严重不良事件，在两项试验中均观察到3名患者死亡。

（五）化疗

根据ENETS指南，化疗通常是进展性或晚期Pan-NET和GEP-NEN G3级的有效选择。除了这些适应症，也可以在其他特殊情况下考虑，例如具有高Ki67的GEP-NEN G2级，在疾病快速进展的情况下，在其他治疗失败后，甚至在不表达SSTR的情况下。

1. 化疗：替莫唑胺和卡培他滨

适应症、疗效和安全性：替莫唑胺是一种口服烷化剂，而卡培他滨是一种5-FU的口服前药。它们的关联（CAPTEM）通常遵循由卡培他滨750 mg/m² 每天2次（第1～14天）和替莫唑胺200 mg/m² 每天睡前1次（第10～14天）每28天1次的方案。基于回顾性研究显示这两种药物对肿瘤增殖具有协同作用，CAPTEM化疗最初已用于晚期Pan-NET G1～G2级。一项包括Pan-NET的随机Ⅱ期研究（NCT01824875）已明确证明其与仅替莫唑胺相比在疾病控制方面的优势，观察到中位PFS为22.7个月 vs 14.4个月（$P=0.023$），而未达到中位OS为38个月。

最近一项Meta分析计算了CAPTEM方案的累积抗肿瘤效果，包括15项研究和384名NEN的总人群：中位OS至少为12个月，DCR为72.89%。CAPTEM的疗效也已在Pan-NET的一线进行了评估，导致70%的患者有客观反应，中位PFS为18个月。关于毒性，由替莫唑胺引起的最常见不良事件是胃肠道症状（呕吐、轻度恶心、便秘、厌食）、皮疹、头痛和疲劳，但也可能发生抽搐。超过40%的病例在治疗4个月后观察到3～4级事件，并且可能在停止治疗后的12个月内保持超过30%。它们包括血小板减少（3.36%）、中性粒细胞减少（0.69%）、淋巴细胞减少（0.65%）、贫血（0.59%）、黏膜炎（0.57%）和转氨酶升高（0.13%）。卡培他滨与手足综合征和肝毒性（通常是高胆红素血症）有关。不太常见的是血液学毒性。副作用通常是可逆的，不需要永久停药，只需减小剂量。

CAPTEM用于非胰腺GEP-NET和GEP-NET G3级患者：一些系列报道了CAPTEM方案用于非胰腺GEP-NET。Ostwal等人在他们的29个NEN G2～G3级系列中还包括12个小肠NEN，获得了33.7个月的整个队列的中位PFS。Spada等人分析了170例以替莫唑胺为基础的化疗治疗NET的数据，其中包括21例胃肠道原发病例和NEN G1级病例。总体人群的客观缓解率为28%，中位OS为35.6个月，中位PFS为14.7个月。在以色列的一项回顾性研究中，CAPTEM方案的有效性和安全性在长期给药后也得到了证实，包括79个NEN病例，中位治疗持续时间为12.1个月（范围0.6～55.6个月）。中位PFS为10.1个月，中位OS为102.9个月，59.5%的患者实现了DCR。SAE很少见，停药率低。关于使用基于替莫唑胺的NEN G3级治疗，研究数据将CAPTEM描述为NET G3级最常用的治疗方法，DCR为65%（35%客观反应），中位PFS为9.4～12个月。相反，关于在GEP-NEC中使用这种基于替莫唑胺的方案的少数可用数据报告，与所有NET相比，这部分患者的疾病控制较差（HR：2.70），中位PFS为1.8个月，中位PFS为铂类化疗失败后不可切除的肺外NEC中位OS为7.8个月。

2. 化疗：铂类方案

适应症、疗效和安全性：铂类化疗被认为是不可切除的GEP-NEC的标准治疗方法。Sorbye等人表明，与最佳支持治疗相比，采用姑息性化疗的晚期GEP-NEN G3级的结果更好。中位OS确实分别为11个月和1个月。Ki67<55%的患者对治疗的RR较低（15%vs42%，$P<0.001$），但OS优于Ki67较高的患者（14个月vs10个月，$P<0.001$）。此外，该分析确定了生存的负面预后因素、较差的体能状态、原发性肿瘤结直肠部位以及血小板或乳酸脱氢酶水平升高。

最近的一项研究根据新的WHO分类对先前接受铂类化疗的NEN G3级患者进行了重新分类。在该分析中，观察到Ki67≥55%（44%）的NEC的RR高于Ki67<55%（25%）的NEC或NETG3级（24%）。所有亚组的中位PFS为5个月。这些肿瘤的一线治疗通常采用顺铂-依托泊苷（或卡铂-依托泊苷或伊立替康-顺铂）方案，预期RR为30%～70%，毒性较高。因此，接受这种全身治疗需要足够的器官功能和体能状态。

顺铂通常通过静脉输注给药，强化治疗前和治疗后静脉补液+/-渗透性利尿剂（以防止肾毒性）。依托泊苷通常通过静脉输注给药，但也可使用口服制剂。关于毒性，在肾功能不全或对铂类化合物的过敏反应的情况下禁用顺铂，而在肝功能不全的情况下不需要减小剂量。副作用（涉及至少10%的患者）包括胃肠道症状（厌食、恶心、呕吐和腹泻）、血液毒性（白细胞减少、血小板减少和贫血）、肾脏疾病、听力障碍、发热和外周感觉神经毒性（暂时性或永久）。关于在肾衰竭的情况下采用卡铂作为顺铂替代品的可能性的数据仍然很少；卡铂也可能发生不良事件，包括肝衰竭。依托泊苷具有致癌性和致突变性。依托泊苷的剂量限制作用是骨髓抑制。肝功能受损或肾功能受损可能会增加组织中依托泊苷的浓度，也可能出现胃肠道症状，以及口腔炎和暂时性脱发。以奥沙利铂为基础的化疗与5-FU、亚叶酸和奥沙利铂（FOLFOX）或卡培他滨（XELOX）的联合通常被用作NEC的二线治疗或进一步治疗，预期DCR为62%～84%。一些系列在GEP-NEN G1～G2级中也显示出活性，回顾性系列报告了在GEP-NET G2级和GEP-NEN G3级的一线采用FOLFOX的有希望的结果。FOLFOX的毒性包括血液毒性（84.1%）、化疗引起的周围感觉神经病变、肾毒性和感染。

GEP-NET G3级的铂类化疗：铂类化疗对不可切除的GEP-NET G3级的疗效尚不确定。最近的一项回顾性系列分析了铂类治疗的疗效，无论肿瘤分化和分级如何。收集了50个胰腺NET和29个胰腺NEC的数据，分别观察到20%和41%的部分反应。中位OS分别为10.9个月和29.2个月，在PFS方面没有观察到统计学上的显著差异。已提出顺铂-依托泊苷和FOLFOX方案在NET G3级中的潜在作用，但反应短暂。这些数据还表明铂类方案在胰腺NET中的潜在作用，但患者选择仍然是一个关键问题。已经提出了一些分子标志物（例如，视网膜母细胞瘤蛋白、KRAS和TP53突变）来帮助选择患者，但数据仍然稀缺并且仅基于回顾性系列研究。

3. 化疗：氟尿嘧啶、亚叶酸和伊立替康

对于GEP-NEC，氟尿嘧啶、亚叶酸和伊立替康（FOLFIRI）化疗可能是顺铂-依托泊苷失败后GEP-NEN的二线选择。迄今为止出版的系列是小型和回顾性的。一项随机、非比较、多中心Ⅱ期试验（SENECA研究）评估了CAPTEM与FOLFIRI在GEP-NEC中作为铂类治疗失败后的二线治疗的疗效。

（六）免疫疗法

适应症、疗效和安全性：在过去10年中，免疫疗法彻底改变了许多实体瘤的预后，例如黑色素瘤和非小细胞肺癌。然而，免疫检查点抑制剂（ICI）在NEN中的疗效令人失望。这种失败的原因可能与它们的肿瘤生物学有关，因为NET通常具有生长速度慢、肿瘤突变负荷相对较低和罕见的微卫星不稳定性的特征。相反，尽管NEC是具有高肿瘤突变负荷的高度侵袭性肿瘤，但ICI并未在这些患者中取得预期结果。

在NEN中测试的首批ICI之一是派姆单抗（pembrolizumab），这是一种高度选择性的人源化单克隆抗体，可阻断程序性细胞死亡蛋白1（PD-1）与其配体。多队列、单臂、1期KEYNOTE-028篮子试验评估了派姆单抗单药疗法在20个肿瘤队列中的安全性和有效性，包括25个非胰腺NET队列和16个Pan-NET队列。患者患有PD-L1阳性肿瘤，并且大多接受过大量预处理。中位随访时间为20个月，非胰腺NET和Pan-NET的总体RR分别为12.0%和6.3%。反应持续时间范围为6.9~17.6个月。没有观察到完全反应。在随后的II期KEYNOTE-158篮子试验中，派姆单抗（pembrolizumab）在107个进行性NET的队列中给药。无论PD-L1表达如何，患者都被纳入研究。3.7%的患者实现了客观（仅部分）缓解，并且他们都患有PD-L1阴性肿瘤。该治疗在57%的病例中提供了疾病稳定，中位PFS为4.1个月，中位OS为24.2个月。尽管这些结果似乎令人鼓舞，但需要谨慎阅读，因为NET的特点是增长缓慢。

NET G3级患者的ICI：在NEN G3级中也分析了ICI的作用。Vijayvergia等人在铂类治疗失败后发表了一项对29名晚期NEN G3级中使用派姆单抗的两项前瞻性、非随机试验的联合分析。1名患者（3.4%）观察到客观反应，而6名（20.7%）患者病情稳定。中位PFS为8.9周，PD-L1阳性组和PD-L1阴性组之间没有显著差异。使用阿维鲁单抗（avelumab）获得了相似且没有临床相关的结果。另一种人源化抗PD-1抗体斯巴达珠单抗在一项对95名患者（包括55名GEP-NET和21名GEP-NEC）的II期、多中心、单臂研究中进行了评估。所有患者在进入研究时都处于进展状态，并且之前接受过晚期疾病的治疗。NET组的DCR为64.2%，GEP-NEC组的DCR为19%，胸部NET的结果更好。然而，由于未达到主要终点（客观反应>10%），该研究正式为阴性。

联合免疫疗法：联合免疫疗法与双重阻断PD-1和细胞毒性T淋巴细胞抗原4（CTLA-4）的研究显示出更有希望的结果。在DARTSWOG1609篮子试验中，易普利姆玛单抗（ipilimumab）与纳武利尤单抗（nivolumab）联合使用。罕见肿瘤队列还包括32名胰腺外NEN（18名患有高级别疾病）。1名患者获得完全缓解（3%），而7名患者（22%）获得部分缓解，NEC的结果优于NET（$P=0.004$）。在II期DUNE试验中研究了杜瓦鲁单抗（durvalumab）与曲美木单抗（tremelimumab）在进行性NET患者中的组合。这项研究招募了123名患者，包括标准疗法失败后的GEP-NEN。胃肠NET的免疫相关RECIST客观反应为0%，胰腺NET的免疫相关RECIST客观反应为6.3%，GEP-NEN G3级的免疫相关RECIST客观反应为9.1%。GEP-NEN治疗领域的新前沿概念可以有多种解释。除了引入新药，新的观点还包括：内镜下泛网消融、药物治疗组合和治疗序列的优化。

（七）Pan-NET的内镜消融

在EUS指导下开发专门设计的局部治疗附件和合适的技术，使得在不适合手术的Pan-NET中进行肿瘤消融成为可能，从而降低了发病率。

这些治疗包括EUS引导的射频消融（EUS-RFA），用于治疗小型功能性Pan-NET，以改善症状而没有严重并发症。同样的技术也被用于治疗非功能性无症状Pan-NET，在71.4%~85.7%中获得完全缓解。

另一种已证明具有良好安全性和可重复性结果的技术是乙醇注射消融。已发表多个病例报告和病例系列，非功能性 Pan-NET 的手术成功率为 50%~60%，功能性 Pan-NET 的手术成功率为 93%。Choi 等人在更大的队列中取得了类似的结果，用 1:1 的乙醇和脂质醇的混合物处理 33 个 Pan-NET。在 60% 的病灶中观察到完全消融，3 年随访时有 41% 的病灶完全坏死。

（八）治疗组合

几项研究已经调查了治疗组合的抗增殖作用。必须谨慎研究这种方法，因为治疗组合与单一治疗相比可能具有更高的毒性。

与 PRRT 联合治疗：在一项 II 期临床试验中，^{177}Lu-DOTATATEPRRT 与卡培他滨和替莫唑胺一起在晚期低级别 NET 中实施，71% 的患者实现了 DCR，中位 PFS 为 31 个月，中位 OS 还没到。AE 为轻度至中度，最常见的是恶心、血小板减少和中性粒细胞减少。在另一项 II 期研究中，评估了 PRRT 与 ^{177}Lu-DOTATATE 联合作为放射增敏剂的卡培他滨在晚期、渐进性 18Ki67<55% 的 FDG 阳性 GEP-NET 中的疗效和毒性。85% 的病例获得了 DCR，中位 PFS 为 31.4 个月，中位 OS 未达到。在该系列中未观察到肾毒性。

还研究了与 CAPTEM 的组合作为夹心化学-PRRT 治疗。更具体地说，在 PRRT 后 2 周内，给予 CAPTEM，然后进行 2 周的休息期；类似地重复下一个 CAPTEM 周期，然后休息 1 个月，并在大约 3 个月时进行下一个 PRRT 周期。因此，两个循环的 CAPTEM 被夹在两个循环的 PRRT 之间。采用这种治疗方案，84% 的病例观察到 DCR，而在中位随访 36 个月时未达到中位 PFS 和 OS。关于一线 PRRT，来自印度的一系列研究调查了其与卡培他滨在 45 例连续不可切除的 NET 中的疗效，结果良好。具体而言，在 30% 的病例中观察到部分缓解，中位 PFS 为 48 个月。

与依维莫司联合治疗：Bajetta 等人在初始晚期 NET 中采用依维莫司+LAR 奥曲肽联合方案，获得了积极的结论。更具体地说，分别有 18% 和 74% 的病例在至少 6 个月内表现出客观反应和疾病稳定。EVERLAR 研究报告了依维莫司联合 SSA 治疗非功能性胃肠道 NET 的前瞻性数据，在安全性和有效性方面均取得了令人鼓舞的结果。事实上，24 个月 PFS 率为 43.6%，客观缓解率为 2.3%，疾病稳定率为 58.1%。24 个月后未达到中位 OS。专注于化疗，依维莫司和替莫唑胺的组合在晚期 Pan-NET 中提供了有趣的结果。在用这两种疗法治疗 6 个月的 40 名患者中，未观察到协同毒性，40% 的患者出现部分反应。中位 PFS 为 15.4 个月，而中位 OS 未达到。单臂试验（NCT02248012）将显示依维莫司和替莫唑胺在 NET G3 级患者中的潜在协同作用，Ki67 范围为 20%~55%。

舒尼替尼联合治疗：50 名 NET 患者采用舒尼替尼和 SSA 联合治疗导致"未达到"中位 PFS，DCR 为 86%。这些结果来自现实世界的研究，可能受到回顾性设计和异质人群的限制。还研究了舒尼替尼在 23 例 NET 中增强 TAE 后的肿瘤控制，在术后 1 年给药，中位 PFS 为 15.2 个月，RR 为 72%。

化疗组合：最近的一项回顾性研究评估了 Pan-NET 对 5-FU、阿霉素和 STZ（FAS）治疗的反应。中位 PFS 为 20 个月，中位 OS 为 63 个月。在一线采用 FAS 方案时观察到更好的结果，没有明显的安全问题。BEVANEC 试验目前正在招募 GEP-NEC 患者，在铂类化疗失败后，接受贝伐单抗联合 FOLFIRI 与单独 FOLFIRI 的组合。

（九）治疗顺序

尽管 NEN 的治疗前景提供了多种选择，但目前尚不清楚要采用的正确治疗顺序。几项试验试图比较不同的序列，以便根据益处和毒性来了解应该首选哪种替代方案。在一项包括 24 个 GEP-NET 的多中心研究中调查了依维莫司在 PRRT 治疗后的安全性和有效性。依维莫司治疗期间的主要临床不良事件为高血糖症（20.8%）、血小板减少症（8.3%）、疲劳（8.3%）和丙氨酸转氨酶水平升高（8.3%）。中位 PFS 为 13.1 个月，比之前试验中观察到的要长，这表明 PRRT 预处理可能不会影响对依维莫司的反应。一系列回顾性的 Pan-NET 预处理后进行 PRRT 显示，先前接受过不止一个化疗线的治疗是生存结果的负面预后因素，而原发肿瘤切除对生存有积极影响。COMPETE 试验目前正在招募不可切除的进展性 GEP-NET G1～G2 级接受 PRRT 治疗，使用 ^{177}Lu-Edotreotidevs 依维莫司。已在欧洲开展的 SEQTOR 研究旨在研究依维莫司和化疗的最佳序列。

第六节 预防与健康管理

大多数胃息肉、腺癌、类癌和 B 细胞淋巴瘤发生在长期慢性胃炎损伤的胃黏膜上。最常见的慢性胃炎是由幽门螺杆菌感染引起的。所有幽门螺杆菌感染患者都会出现与胃黏膜（黏膜相关淋巴组织）相互作用的生发中心的淋巴样聚集物；这些淋巴样聚集物是原发性 B 细胞套淋巴瘤（也称为黏膜相关淋巴组织淋巴瘤）发展的必要条件。随着感染的进展，一部分患者出现胃黏膜萎缩，被肠型上皮（肠化生）取代。在此背景下，可能会发展为肠型不典型增生和腺癌。当萎缩严重到影响酸的产生时，胃窦产生胃泌素的细胞会增加胃泌素的分泌并刺激胃体中的内分泌细胞，最终可能会增殖、发育不良并引发类癌。这种发展在与恶性贫血相关的自身免疫性胃炎的晚期病例中更为常见。在此背景下，还有广泛的上皮增生和增生性或炎性息肉的形成，其中一小部分可能会发育异常并进展为腺癌。胃体黏膜长期暴露于胰十二指肠分泌物（"胆汁反流"）会导致反应性黏膜变化，从而可能导致肿瘤形成。因此，炎症进展到萎缩到化生，在某些情况下是慢性化学损伤，在不同时间和其他未知刺激的影响下，可能会导致大多数类型的胃肿瘤。其他类型的胃炎，包括淋巴细胞性和肉芽肿性胃炎很少见，并且与胃肿瘤无关。此外，一项回顾性病例对照研究表明，非神经内分泌 GEP 癌症家族史、2 型糖尿病和肥胖作为 GEP-NEN 的独立危险因素，而二甲双胍在 2 型糖尿病受试者中为其保护因素。对这些相关因素的认识、适当的治疗政策和内镜监测计划的实施将大大降低大多数类型胃肿瘤的发病率，并在内镜切除或保守治疗仍可干预的阶段发现多种胃肿瘤。

总之，由于胃神经内分泌肿瘤是一种高度异质性的疾病，其治疗方案未完全标准化，因此必须采用多学科方法对其进行管理。在过去的 10 年中，在治疗方面取得了巨大的进步。目前的试验将有助于回答有关这些患者治疗的开放性问题，在新药、治疗顺序和治疗组合方面提供新的视角。这些数据，连同分子谱分析和放射组学在理解肿瘤特征和行为方面的应用，也将为肿瘤学领域的精准医疗铺平道路。

（孟文勃）

参考文献

[1] UEDA K, KAWABE K, LEE L, et al. Diagnostic Performance of 48-Hour Fasting Test and Insulin Surrogates in Patients with Suspected Insulinoma[J]. Pancreas, 2017, 46(4): 476-481.

[2] 盛伟琪, 周炜洵. 胃肠胰神经内分泌肿瘤诊治专家共识(2020 广州). 中华消化杂志, 2021, 41(2): 76-87.

[3] SIVANDZADEH G, EJTEHADI F, SHOAEE S, et al. Endoscopic mucosal resection: still a

reliable therapeutic option for gastrointestinal neuroendocrine tumors[J]. BMC Gastroenterol, 2021, 21(1):238.

[4]ZHENG Y, GUO K, ZENG R, Et al. Prognosis of rectal neuroendocrine tumors after endoscopic resection: a single-center retrospective study[J]. Journal of Gastrointestinal Oncology, 2021, 12(6): 2763-2774.

[5]TSOLAKIS A V, RAGKOUSI A, VUJASINOVIC M, et al. Gastric neuroendocrine neoplasms type 1: A systematic review and meta-analysis[J]. World Journal of Gastroenterology, 2019, 25(35): 5376-5387.

[6]PAVEL M, ÖBERG K, FALCONI M, et al. Gastroenteropancreatic Neuroendocrine Neoplasms: ESMO Clinical Practice Guidelines for Diagnosis, Treatment and Follow-Up[J]. Annals of Oncology, 2020, 31: 844-860.

[7]LAMARCA A, MCCALLUM L, NUTTALL C. Barriuso J Somatostatin analogue-induced pancreatic exocrine insufficiency in patients with neuroendocrine tumors: results of a prospective observational study[J]. Expert Rev Gastroenterol Hepatol, 2018, 12: 723-731.

[8]MALCZEWSKA A, KOS-KUDŁA B, KIDD M, et al. The clinical applications of a multigene liquid biopsy (NETest) in neuroendocrine tumors[J]. Advances in Medical Sciences, 2020, 65: 18-29.

[9]PAVEL M, BROBERG P, CAPLIN M. Relation between objective tumor shrinkage and progression-free survival (PFS) in the NETTER-1 population[J]. Annals of Oncology, 2019, 30(5): v564-v573.

[10]WANG L, LIN L, WANG M, et al. The therapeutic efficacy of ^{177}Lu-DOTATATE/DOTATOC in advanced neuroendocrine tumors: A meta-analysis[J]. Medicine (Baltimore), 2020, 99: e19304.

[11]AMBROSINI V, KUNIKOWSKA J. Consensus on molecular imaging and theranostics in neuroendocrine neoplasms[J]. European Journal of Cancer, 2021, 146: 56-73.

[12]SPADA F, MAISONNEUVE P. Temozolomide alone or in combination with capecitabine in patients with advanced neuroendocrine neoplasms: an Italian multicenter real-world analysis[J]. Endocrine, 2021, 72: 268-278.

[13]CHATZELLIS E, ANGELOUSI A. Activity and Safety of Standard and Prolonged Capecitabine/Temozolomide Administration in Patients with Advanced Neuroendocrine Neoplasms[J]. Neuroendocrinolog, 2019, 109: 333-345.

[14]ELVEBAKKEN H, PERREN A, SCOAZEC J Y. Consensus-Developed Morphological Re-Evaluation of 196 High-Grade Gastroenteropancreatic Neuroendocrine Neoplasms and Its Clinical Correlations[J]. Neuroendocrinology, 2021, 111: 883-894.

[15]PATEL SP, OTHUS M, CHAE Y K. A Phase Ⅱ Basket Trial of Dual Anti-CTLA-4 and Anti-PD-1 Blockade in Rare Tumors (DART SWOG 1609) in Patients with Nonpancreatic Neuroendocrine Tumors[J]. Clinical Cancer Research, 2020, 26: 2290-2296.

[16]FEOLA T, PULIANI G, SESTI F. Risk factors for gastroenteropancreatic neuroendocrine neoplasms (GEP-NENs): a three-centric case-control study[J]. Journal of Endocrinological Investigation, 2022, 45(4): 849-857.

第二十章
胃淋巴瘤的诊疗及健康管理

第一节 病因及发病机制

胃淋巴瘤（gastric lymphoma，GL）是原发于胃部而起源黏膜下层淋巴组织的恶性肿瘤，是常见的淋巴结外淋巴瘤，可表现为局限的原发性病变，但也常是全身性疾病的一个局部表现。GL好发于青壮年男性。发病部位以胃窦部及幽门前区最多见，病灶可单发或多发。原发性胃淋巴瘤（PGL）是一种罕见的肿瘤，更可能发生在50岁以上的患者中，男性发生PGL的可能性是女性的2～3倍。从组织病理学上看，几乎90%的PGL属于B细胞谱系，很少有T细胞淋巴瘤和霍奇金淋巴瘤。原发性胃淋巴瘤具有某些地理特征，在中东、北非的阿拉伯人及犹太人中较常见，但生活在欧洲的犹太人中较少见。在我国，以海南省的发病率最高。

一、病因

原发性胃淋巴瘤的病因尚不清楚。有学者认为可能与某些病毒的感染有关；恶性淋巴瘤患者被发现有细胞免疫功能的低下，故推测可能在某些病毒的感染下，出现细胞免疫功能的紊乱和失调而导致发病。另外，胃淋巴瘤起源于黏膜下或黏膜固有层的淋巴组织，该处组织不暴露于胃腔，不直接与食物中的致癌物质接触。因此，其发病原因与胃癌不同，因而更可能与全身性因素引起胃局部淋巴组织的异形增生有关。

（一）幽门螺杆菌

在近10余年的研究中发现幽门螺杆菌（Hp）与胃淋巴瘤密切相关，有报道称，有>90%的胃淋巴瘤病例中发现有Hp感染。Stolte等报道了450例Hp相关胃炎中，有125例胃黏膜出现淋巴滤泡组织，提示Hp感染可使本无淋巴组织的胃黏膜产生获得性淋巴组织（mucosa-associated lymphoid tissue，MALT）。1991年Wotherspoon等报道110例胃MALT淋巴瘤患者中，101例患者检测到Hp；近几年来，愈来愈多的研究表明，胃淋巴瘤与Hp感染密切相关。目前，继发于幽门螺杆菌感染的慢性胃炎被认为是黏膜相关淋巴组织型淋巴瘤的主要诱发因素。

根除Hp能使60%～92%的早期肿瘤消退。有研究表明胃淋巴瘤部分是由胃局部淋巴组织异形增生导致的，但目前尚未明确究竟有哪些因素能够导致胃局部淋巴组织异形增生的发生。Parsonnet等发现原发性胃淋巴瘤患者的Hp感染率为85%，而对照组仅为55%，提示Hp感染与胃淋巴瘤的发生相关。临床微生物学与组织病理学研究表明MALT的获得是Hp感染后机体免疫反应的结果。Hp的慢性感染状态刺激了黏膜内淋巴细胞聚集，由此引发的一系列自身免疫反应激活免疫细胞及其活性因子（如IL-2等）造成了胃黏膜内淋巴滤泡的增生为胃淋巴瘤的发生奠定了基础。MALT的发生与Hp感染有关，根除Hp的治疗能使MALT消退，引起了人们的关注。Bayer-Dorffer等报告对33例同时有原发性低度恶性MALT淋巴瘤的Hp相关胃炎患者进行了根除Hp的治疗，结果发现80%以上的患者在根除Hp后肿瘤可完全消失。进展期肿瘤或向高度恶性移行的肿瘤对治愈Hp感染无反应进而提示原发性低度恶性MALT淋巴瘤的发展可能与Hp感染有关，但单纯根除Hp对于胃MALT淋巴瘤的远期疗效尚待长期随访研究。关于胃酸低下或缺乏与胃淋巴瘤的关系仍不确定。

目前较多研究已证实胃MALT淋巴瘤是由幽门螺杆菌（helicobacter pylori，Hp）感染所致。获得性MALT形成是MALT淋巴瘤发生的前提条件，而局限性MALT淋巴瘤通过Hp清除治疗达到内镜下及组织学缓解也支持Hp作为病因之一的观点。热杀灭的Hp可刺激淋巴瘤细胞增殖，而Hp诱导的B细胞增殖依赖于与T细胞接触，丰富的瘤内CD4细胞通过CD4辅助型T细胞给MALT淋巴瘤细胞提供支持，表明菌株特异性T细胞介导的免疫反应对肿瘤性B细胞生长的重要性。机体自身抗原的刺激也在MALT淋巴瘤的发生及发展过程中起着重要作用。Decaudin等研究发现，Hp的慢性局部抗原刺激导致非直接感染相关的淋巴瘤变，胃MALT淋巴瘤瘤细胞的同型抗体可与多种自身抗原发生交叉反应，如抗DNA抗体、冷凝集素、类风湿因子等，肿瘤内CD4$^+$辅助型T细胞可识别Hp抗原，Hp抗原也可能作为分子模拟物诱发自身免疫反应。因此，自身免疫反应可能在这一淋巴瘤的发生中起一定作用。对早期局限于胃肠道MALT淋巴瘤，抗生素根除Hp是一线治疗手段。有数据显示，在90%以上Hp根除治疗后微小残留病变的患者仍有良好预后且不需进一步治疗干预。回顾性分析证实，无API2-MALT1融合基因的Ⅰ期Hp阳性的胃MALT淋巴瘤患者，除1例半年后复发外其余均治疗有效。MALT淋巴瘤侵犯黏膜下层的患者，对Hp清除治疗的反应性较差，提示病变侵犯深度可作为预后因子之一。抗生素对携带Cag-A染色阳性的Hp感染患者无效，且这种患者多伴有t（11；18）或其他染色体易位。最近有研究在小肠免疫性增生病例及肠道淋巴瘤中发现有空肠埃希菌，但在肠外淋巴瘤和正常反应性增生的肠组织病理检查中未检测到该病原体。在超过400例眼附属器官淋巴瘤活检标本分析中，鹦鹉热衣原体的感染率约为20%，且微生物感染的原发部位炎症和淋巴浸润显示MALT架构发展。欧洲多项研究发现，在10%~42%的皮肤MALT淋巴瘤患者可检测到伯氏包柔螺旋体DNA。这些发现进一步提示，众多感染因子在MALT淋巴瘤中可能发挥作用，其具体机制有待进一步研究。

（二）空肠弯曲杆菌

小肠的空肠弯曲杆菌（C jejuni）与MALT淋巴瘤的发病机制有关，这种关联在不同的地理区域是可变的。

（三）染色体异常

1.t（11；18）(q21；q21)

t（11；18）(q21；q21)是最早发现、最常见的染色体易位，见于25%~60%的胃和小肠及15%~40%肺、结膜、唾液腺、眼眶等MALT淋巴瘤中。具有t（11；18）(q21；q21)易位的MALT淋巴瘤病变常处于进展期，发生淋巴结转移，Hp根除治疗无效。

Saito等发现，API2-MALT1融合基因阳性的MALT淋巴瘤中，Mir-142-5p和Mir-155显著高表达，而凋亡因子肿瘤蛋白53诱导的核蛋白（TP53INP1）作为Mir-142-5p和Mir-155的共同靶因子在胃型MALT淋巴瘤中表达被抑制。Mir-142-5p和Mir-155的表达水平与原发于胃淋巴瘤患者的病理结果和临床过程明确相关。这些miRNA可作为新型生物学标志物和治疗靶点。

2. t（1；14）(p22；q32)

t（1；14）(p22；q32) 是 MALT 淋巴瘤中涉及 BCL10 基因和 IgH 的染色体易位，仅在少于 5% 的（胃、肺和皮肤等）MALT 淋巴瘤中出现。t（1；14）(q22；q32) 目前仅在 MAIT 淋巴瘤中发现，与 t（11；18）类似的是抗 Hp 治疗无效，疾病也常处于进展阶段，可同时伴有其他基因异常，并发生大细胞转化。

3. t（14；18）(q32；q21)

t（14；18）(q32；q21)/IgH-MALT1 常发生在胃肠道外，如肝脏、肺、眼眶及眼附件、皮肤和唾液腺等。MALT1 基因易位到 IgH 基因的强启动子之下，从而高表达，MALT1 包含 N 末端死域，2 个类似 Ig 结构域，1 个类似 caspase 结构域以及 C 末端第 3 个类似 Ig 结构域。MALT1 缺少能够介导 MALT1 自身寡聚化结构域，单独表达并不能激活 NF-κB，但可以协同 BCL-10 激活 NF-κB。

4. t（3；14）(P14.1；q32)

t（3；14）(p14.1；q32 是 MALT 淋巴瘤中染色体易位，3p14.1 上的叉头转录蛋白 P1（forkhead box protein P1，FOXP1）基因易位至 14q32 上的 IgH 增强子的下游，引起 FOXP1 异常表达。t（3；14）(p14.1；q32) 常伴有其他遗传学异常，如 3 号染色体三体。最近的数据表明，在不同部位 MALT 淋巴瘤中 FOXP1 过度表达提示预后不良。

5. TNFAIP3 /A20

在 37.5% 眼附属器 MALT 淋巴瘤中染色体带 6q23.3～q24.1 缺失，且没有表现 MALT1 基因易位，表明该基因所在缺失区域可能在淋巴瘤形成中发挥重要作用，而在该区域众多基因中，6q23.3 中肿瘤坏死因子 α（TNF-α）-诱导蛋白 3（TNFAIP3）基因（即 A20）是首要靶基因。A20 是 NF-κB 活化通路的重要负调节因子，可以减弱表面受体引发的 NF-κB 活化，A20 限制 NF-κB 的活化是通过使 NF-κB 信号传导至关重要的几种蛋白质失活，如 RIP1/2、TRAF6、TAK1 等。A20 能特定移除对蛋白质功能至关重要的 K63 关联泛素链，催化导致蛋白酶体降解的 K48 关联泛素，因此作为肿瘤抑制基因存于淋巴瘤中。

A20 多态性和一系列自身免疫性疾病如系统性红斑狼疮和类风湿性关节炎之间有明显相关性，这些疾病都大大增加了患淋巴瘤的风险。A20 的失活与 MALT 淋巴瘤优先相关可能是起源于自身免疫背景下。在 22 例 A20 缺失和变异以及 CARD11 基因突变的 MALT 淋巴瘤中同时有自身免疫紊乱表现。

6. NF-κB 分子通路的表达

MALT 淋巴瘤伴有 t（11；18）(q21；q21)、t（1；14）(p22；q32)、t（14；18）(q32；q21) 及 A20 染色体异常时激活 NF-κB 通路。

NF-κB 作用的靶基因主要可分为免疫调节和促炎基因、抗凋亡基因、对细胞增生起正调控的基因和对 NF-κB 自身起负调控的基因。因此，NF-κB 具有促进细胞的增生、减少凋亡、增加肿瘤血管生成和转移潜能的能力。Hamoudi 等发现，在染色体易位阳性的 MALT 淋巴瘤中，免疫受体 TLR6、TLR7、CD69、CD1D，趋化因子受体 CCR2、CXCR4、CCR6、CCR7，凋亡抑制因子 BCL-2、阳性调整因子 REL 等 NF-κB 靶基因产物高表达。TLR2/TLR6 激活 IKB 酶复合体，使 NF-κB 转录因子活化，TLR6 与 TLR2 同步表达，可增强 API2-MALT1 和 BCL10 介导的 NF-κB 通路的活性。CCR7 和 CCR4 高表达与广泛淋巴结播散有关，B 细胞肿瘤标志物 CD69 在边缘。

（三）其他

乳糜泻、炎症性肠病和免疫抑制也与 PGL 相关。

二、发病机制

PGL组织学分三类，即胃淋巴肉瘤（最多见）、胃网状细胞肉瘤和胃淋巴网状细胞瘤（胃Hodgkin病）。转移途径以直接蔓延和淋巴转移为主。PGL可发生于胃的各个部位，多见于胃体和胃窦部、小弯侧和后壁。病变通常较大，有时呈多中心性，开始常局限于黏膜或黏膜下层，逐步向两侧扩展至十二指肠或食管，亦可逐渐向深层累及胃壁全层并侵及邻近的周围脏器，并常伴胃周淋巴结转移，因反应性增生可以有明显的区域性淋巴结肿大。

（一）大体形态特征

其肉眼所见与胃癌不易区别。Friedma把原发性胃淋巴瘤的大体形态分为下列几种：

1. 溃疡型

此型最为常见，此型有时与溃疡型胃癌难以区别。淋巴瘤可以呈多发溃疡但胃癌通常为单个溃疡，淋巴瘤所致的溃疡较表浅，直径数厘米至十余厘米不等，溃疡底部不平可有灰黄色坏死物覆盖，边缘凸起且较硬，周围皱襞增厚变粗，呈放射状。

2. 浸润型

与胃硬癌相似，胃壁表现胃局限性或弥漫性的浸润肥厚，皱襞变粗隆起，胃小区增大呈颗粒状，黏膜和黏膜下层极度增厚呈灰白色，肌层常被浸润分离甚至破坏，浆膜下层亦常被累及。

3. 结节型

胃黏膜内有多数散在的小结节，直径半厘米至数厘米，其黏膜面通常有浅表或较深的溃疡产生。结节间的胃黏膜皱襞常增厚，结节位于黏膜和黏膜下层，常扩展至浆膜面，呈灰白色，境界不清、变粗甚至可形成巨大皱襞。

4. 息肉型

此型较少见。在胃黏膜下形成局限性肿块，向胃腔内突起，呈息肉状或蕈状，有的则呈扁盘状，病变质地较软，其黏膜常有溃疡形成。

5. 混合型

在一个病例标本中，同时有以上2～3种类型的病变形式存在。

（二）组织学特征

1. 高分化淋巴细胞型

成熟的淋巴细胞增生，通常不具有恶性细胞的组织学特征。

2. 低分化淋巴细胞型

淋巴细胞显示不同程度的未成熟性。这种类型大致相当于原先属于大细胞或淋巴细胞性的淋巴肉瘤。

3. 混合细胞型

含有淋巴细胞和组织细胞而不以哪一种细胞为主的肿瘤增生，这些肿瘤通常呈结节状。

4. 组织细胞型

有组织细胞不同时期的成熟与分化的肿瘤增生。

5. 未分化型

没有按组织细胞或淋巴细胞系统明显分化的原始网织细胞的肿瘤增生。

第二节 生理病理

一、大体表现

胃淋巴瘤在胃内分布与胃癌相似，即主要在胃窦部，胃的其他部分也可发生。在内镜下主要有2种表现：一种是扁平状隆起，可以出现一个或多个溃疡，这种淋巴瘤大多为生长慢的低度恶性者；另一种是巨大肿块，此种多为高度恶性淋巴瘤。

二、组织学分类

（一）组织学分类

胃恶性淋巴瘤按其细胞组成主要分为3型，即淋巴肉瘤、网织细胞肉瘤与霍奇金病。以淋巴肉瘤为最多见，Gonnors报告74例胃原发性恶性淋巴瘤中淋巴肉瘤41例，网织细胞肉瘤29例，霍奇金病4例。

（二）免疫学分类

根据T细胞和B细胞的免疫学特性，将恶性淋巴瘤分为U细胞（非B细胞、T细胞，即未定型细胞）型、T细胞型、B细胞型、M细胞（单核组织细胞）型。这种分类有一定的应用价值，可以清楚地识别大部分非霍奇金淋巴瘤属B细胞型，大多数低度恶性的非霍奇金淋巴瘤也属B细胞型；T细胞型多为高度恶性且具很强的侵袭性，霍奇金病多属此型；U细胞型则恶性程度更高，对化疗不敏感。

三、高度恶性胃淋巴瘤

表现为弥漫浸润的转化了的大淋巴细胞，相当于发生中心内的无裂细胞，胞质丰富，很少有反应性增生的淋巴滤泡背景，淋巴上皮病变不明显。部分胃高度恶性淋巴瘤是低度恶性的MALT淋巴瘤转化而来的，转化的标准是出现灶状浸润的大B细胞，不论数量的多少，都属于高度恶性淋巴瘤。这一特点提示，在活检组织诊断淋巴瘤时应多取材，尽量避免漏掉高度恶性成分。在新的WHO淋巴瘤分类中，MALT淋巴瘤与弥漫性大B细胞淋巴瘤共存时，根据大细胞数目的多少进行分级。1级：0～5/hpf（高倍视野）；2级：6～15/hpf；3级：大于15/hpf。当大细胞以汇合区域形式出现时，表明已转化为弥漫性大B细胞淋巴瘤。

在2001年WHO淋巴瘤分类中，恶性淋巴瘤共分为30种病理类型。在PGL中上述病理类型均可发生，但常见的是B细胞来源的非霍奇金淋巴瘤（NHL）。PGL的主要病理类型包括：弥漫性大B细胞淋巴瘤（DLBCL）（占45%～59%）、黏膜相关淋巴组织（MALT）淋巴瘤（占38%～48%）、滤泡性淋巴瘤（FL）（0.5%～2.0%）、套细胞淋巴瘤（MCL）（占1%左右）、Burkitt淋巴瘤（占1%左右）及T细胞淋巴瘤（1.5%～4.0%）等。原先认为的PGL大部分是MALT淋巴瘤的观点已得到纠正。研究显示FL、Burkitt淋巴瘤、MCL及T细胞淋巴瘤与其相对应的结内淋巴瘤具有相同的分子生物学改变及临床特点，而在PGL中最为常见的DLBCL及MALT淋巴瘤的发病机制、临床特点与相对应的结内淋巴瘤有所不同。

（一）FL

FL的遗传学改变主要为（t 14；18）（q32；q21）染色体易位。其免疫表型为CD10+、Bcl-6+、Bcl-2+、CD23+/-、CD43-、CyclinD1-、CD5-、CD20+、CD79a+。临床上多见于老年人，病情进展缓慢，预后相对较好，5年存活率为72%左右。

（二）Burkitt 淋巴瘤

Burkitt淋巴瘤的遗传学改变主要包括t（8；14）和（或）c-myc易位。免疫表型为CD10+、Bcl-6+、Ki-67+、IgM+、CD20+、CD79a+、CD5-、Bcl-2-、TdT-。其多与EB病毒感染相关，常见于青少年，一般对化疗效果较好，但当有骨髓和中枢神经系统受累、肿瘤直径>10 cm、血清LDH水平高时预后较差。

（三）MCL

MCL是弥漫性小B细胞淋巴瘤中的一种独特类型，遗传学改变主要为（t 11；14）（q13；q32）易位。免疫表型为CD5+、CD43+、CyclinD1+、CD23-、CD10-、Bcl-6-、CD20+、CD79a+、sIgM+/IgD+。MCL恶性程度较高，预后较差，5年存活率为27%左右，对目前常用的化疗方案均不敏感。

（四）MALT 淋巴瘤

MALT淋巴瘤与淋巴结单核样B细胞淋巴瘤和脾脏的边缘区淋巴瘤共同归于边缘区淋巴瘤，恶性程度较低。免疫表型为：Bcl-2+、sIgA+、sIgM+、sIgD-、CD20+、CD19+、CD22+、CD10-、CD23-。大量研究发现胃MALT淋巴瘤的发病机制与其他部位的边缘区淋巴瘤不同，其发病与幽门螺杆菌（helicobacter pylori，Hp）感染密切相关。研究表明早期胃MALT淋巴瘤生长依赖Hp的致敏T细胞释放的细胞因子。Hp感染的早期胃MALT淋巴瘤可通过根除Hp治疗而治愈。但存在t（11；18）易位的胃MALT淋巴瘤对抗Hp感染治疗无效。因此，内镜活检能否术前确诊对于MALT淋巴瘤治疗至关重要。

（五）DLBCL

DLBCL是一类发病原因尚不明确的大B细胞淋巴瘤，恶性程度较高。近来有学者应用基因芯片技术进行研究发现，根据肿瘤性B细胞所处的不同分化阶段可将DLBCL分为3种亚型：生发中心B细胞样（germinal center B cell-like，GCB）DLBCL、活化B细胞样（activated B cell-like，ABC）DLBCL及第3型DLBCL。预后分析显示，GCB型5年存活率超过70%。后两型虽然具有不同的遗传学改变，但其5年存活率大致相同，为30%左右。由于基因芯片技术成本昂贵，对组织标本要求较高，在临床诊断工作中难以常规应用。有学者通过免疫组化检测异常基因所编码的蛋白，根据结果可将DLBCL分为GCB型和非GCB型（包括基因芯片技术分型所得的ABC型和第3型）两种亚型，GCB型的预后明显好于非GCB型。目前DLBCL的免疫表型分型已在临床工作中广泛应用，对DLBCL治疗及预后判断具有重要意义。

我们曾对原发性胃肠道DLBCL进行研究，发现免疫表型分型在胃肠道DLBCL中有着同样的预后判断意义，并且与区域淋巴结转移密切相关。但GCB型与非GCB型的构成比例与结内DLBCL存在差异，在胃肠道DLBCL中GCB型所占比例明显低于非GCB型，而在结内DLBCL中两种亚型比例接近。Connor等比较了胃DLBCL和肠道DLBCL的免疫表型分型及临床特点，发现在胃DLBCL中非GCB型的比例（11/15）明显高于肠道DLBCL中的比例（5/14）。另有研究结果显示胃 DLBCL 的预后较结内 DLBCL 差。这些都提示原发性胃 DLBCL 与其他部位 DLBCL 的细胞来源及生物学特性可能不相同。

第三节 临床表现

本病临床症状缺乏特异性，与胃癌相似，可有发热、上腹触痛、腹块和贫血。PGL 的初始症状通常是非特异性的，类似于胃炎、消化性溃疡病、胰腺疾病或胃功能障碍。55%～60% 的病例的体格检查无异常。这些非特异性发现导致诊断延迟，在某些病例中可能会延迟数年。报告的最常见症状包括体重减轻、恶心、呕吐、腹部饱胀和消化不良。虚弱、盗汗、黄疸、发烧和吞咽困难的发生频率较低。其他不常见的症状是胃梗阻和穿孔、发热、肝肿大、脾肿大和淋巴结肿大。大约 20%～30% 的胃 DLBCL 患者报告以呕血或黑便形式出现的胃肠道出血。在某些情况下，可以发现包括上腹部压痛、淋巴结肿大和可触及的上腹部肿块在内的体格检查结果。

低度恶性 MALT 淋巴瘤患者以 50 岁以上年龄为多，高峰发病年龄为 70 岁，男女比为 1.5∶1。高度恶性淋巴瘤发病年龄较低度恶性者大。临床表现相似胃癌，可出现贫血、体重减轻、腹部疼痛。胃 MALT 淋巴瘤可长期表现为局部病变（ⅠE 或 ⅡE），称为惰性淋巴瘤。高度恶性者大多在诊断时仍处于ⅠE 期或ⅡE 期。

一、症状

原发性胃淋巴瘤的症状极似胃癌。

（一）腹痛

胃恶性淋巴瘤最常见的症状是腹痛。腹痛发生率在 90% 以上。疼痛性质不定，自轻度不适到剧烈腹痛不等，甚而有因急腹症就诊者。最多的是隐痛和胀痛，进食可加重。最初的印象一般是溃疡病但制酸剂常不能缓解腹痛，可能是恶性淋巴瘤原发性损伤周围神经或肿大淋巴结压迫所致。

（二）体重减轻

体重减轻约占 60%，为肿瘤组织大量消耗营养物质和胃纳差摄入减少所引起，重者可呈恶病质。

（三）呕吐

呕吐与肿瘤引起的不全幽门梗阻有关，以胃窦部和幽门前区病变较易发生。

（四）贫血

贫血较胃癌更常见。有时可伴呕血或黑便。

二、体征

上腹部触痛和腹部包块是最常见的体征，有转移者可发生肝、脾肿大，小部分患者可无任何体征。

三、内镜下表现

（一）病变部位

病变主要在胃体和胃窦。

（二）形态特征

胃MALT淋巴瘤在内镜下主要有3种表现，即弥漫型、溃疡型、结节型。

（三）内镜诊断和活检组织病理学诊断

内镜诊断可能为胃MALT淋巴瘤、胃癌、胃溃疡。免疫组织化学结合HE切片，可能诊断胃MALT淋巴瘤、恶性肿瘤、溃疡、慢性胃炎。诊断胃溃疡的病例中可能有固有膜内见以淋巴细胞为主的炎性细胞浸润及小淋巴细胞增生。诊断慢性胃炎中固有膜内有小淋巴细胞增生。

第四节　诊断与鉴别诊断

一、诊断

（一）病史

详询发病时间、病程、以往检查结果及治疗经过。有无上腹痛，若有疼痛性质和程度；有无上腹饱胀、食欲减退、消瘦、乏力、恶心、嗳气、泛酸。有无呕血、黑便，若有量多少。上腹部有无肿块发现以及变化情况。有无发热。家族中有无同类疾病发生。

（二）体格检查

注意全身营养情况，有无贫血貌；浅表淋巴结有无肿大；上腹部有无压痛，有无肿块，注意肿块的部位、大小、形状、质地、边界、与邻近脏器关系及活动度；肝、脾是否肿大；有无腹水征；有无振水音。通常恶性淋巴瘤患者贫血或恶病质征象不明显，约1/4患者上腹部能触及较大的肿块。

（三）实验室检查

查血常规，了解有无贫血，若有贫血程度；粪便隐血试验是否阳性。

（四）辅助检查

放射检查有助于建立诊断和确定PGL的范围。某些特征，如胃壁厚度、非典型溃疡畸形的存在、梗阻和占位效应是胃淋巴瘤的提示特征，但不是特异性特征。应进行胸部和腹部CT扫描以排除全身性疾病、淋巴结扩展和/或评估邻近结构的浸润。85%的病例可通过影像学检查发现胃壁增厚或肿块病变，而其中仅50%报告有淋巴结肿大。

1.X射线检查

X射线钡餐检查可见多个不规则充盈缺损，如"鹅卵石样"改变；观察胸部X射线片可了解肺门、纵隔淋巴结是否肿大，有助于临床分期。

2.食管胃十二指肠镜检查（EGD）

食管胃十二指肠镜检查期间采集的活检样本的检查是诊断PGL的金标准。EGD本身不能识别或区分胃淋巴瘤和更常见的胃癌。然而，在EGD中可以识别出3种主要损伤模式：溃疡、弥漫性浸润和息肉样肿块。虽然这些发现不是PGL特有的，但EGD是初步诊断和随访必不可少的工具。通过EGD获得的组织样本中是否存在幽门螺杆菌也必须在所有情况下通过免疫组织化学（IHC）进行检测。也可以使用脲酶呼气试验，但血清学仍然是诊断活动性幽门螺杆菌感染的金标准。

3.胃镜检查

胃镜检查可发现黏膜下肿块及其位置和大小，并可取组织活检；发现表面有无糜烂、出血或坏死。胃镜检查是诊断该病的主要手段，X射线钡餐检查是重要的辅助手段，对鉴别诊断有意义。

其常见表现为：

（1）多发的形态各异的浅溃疡，与胃癌不同的是，溃疡可呈地图样分布，其周边浸润隆起；

（2）黏膜皱襞粗大，扭曲，可呈脑回状；

（3）扁平隆起，有些表现为黏膜下巨大隆起，最大者约为9 cm×6 cm，表面黏膜多正常，或散在的表浅溃疡，质韧；

（4）可沿消化道纵轴蔓延，尤其是跨幽门进入十二指肠的病变，而且可以多点起源，因此有时确定其边界很难。

4.EUS

EUS是评估病变范围和侵袭的准确技术。EUS可以检测到淋巴瘤浸润的深度和胃周淋巴结的存在，这对治疗计划很重要。EUS的问题在于，在治疗（化疗或放疗）后的随访和再分期中，EUS倾向于过度分期残留疾病，并且不能总是区分肿瘤浸润和对治疗的炎症反应。

内镜及其活检组织病理学检查是诊断PGL最可靠的方法，国外报道内镜初诊疑似淋巴瘤的阳性率仅29%，但对病变的恶性倾向诊断能达到60%左右的正确判断率。国内欧阳钦等报道通过胃镜及活检诊断淋巴瘤，术前诊断率能达到88%。本组病例术前诊断率为66.7%，与国外报道基本一致。结合本组资料和文献报道，认为其内镜下有以下特点：病变以胃体大弯侧多见，由胃体部肿物侵犯胃角、胃窦、跨过幽门侵入十二指肠球部。溃疡型和肿块型是最常见的类型。溃疡型主要表现为巨大溃疡，或表现为浅小多发、多灶的溃疡，黏膜增粗增厚，黏膜皱襞不向中心集中。肿块型可表现为大小不等的息肉状隆起，可融合成团块，或多发结节样隆起，或巨大结节呈分叶状。PGL与BorrmannⅣ型胃癌（皮革胃）的内镜表现类似，两者均可表现为黏膜下浸润性生长，仅靠胃镜及活检难以做出鉴别诊断。然而，EUS可清楚显示消化道壁层次及壁内外局部回声改变，被证实是确定肿瘤浸润深度的最佳手段，已被广泛应用于消化道肿瘤的早期诊断及分期。国外报道EUS作为评价胃淋巴瘤浸润范围、组织类型及对治疗反应的重要方法有重要价值。由于EUS为高频探头，能清楚地显示淋巴瘤与胃壁的层次关系及浸润范围。Sueknae等根据EUS下胃淋巴瘤的影像改变，将其分为四型：浅表扩散型、弥漫性浸润型、肿块型、混合型，其中弥漫性浸润型最常见，表现为胃壁弥漫性增厚，第二、三层为低回声取代，涉及范围较广，有时累及十二指肠，但较少累及食道。肿块型可见局部形成低回声团块、突向胃腔，并可形成溃疡。浅表扩散型在内镜下可无明显改变，EUS可见胃壁第一、二层增厚，为低回声取代。EUS能清晰显示胃壁层次结构及壁外异常征象，当胃壁层次受到浸润破坏时，可在超声扫描时显示出来，其典型的EUS影像表现为：病变早期第二层或第二、三层异常增厚并被低回声取代，原有的五层结构仍存在；进展期则出现胃壁明显增厚且原有结构层次不清，并可探及壁外肿大淋巴结。EUS提示的实际病变范围常比胃镜所提示的更大，进展期病例胃壁外肿大淋巴结也多能发现。EUS在评价浸润范围、组织类型及对治疗的反应等方面有重要价值，敏感性达91%，特异性达98%，诊断正确率达97%。

对于胃淋巴瘤的内镜下诊断，除了要加强对该病的认识外，要掌握其镜下特点。活检方法亦是能够术前确诊的关键。对于怀疑本病的患者，取材要采取多点活检，部位宜在巨大皱襞的基底部或溃疡内缘的突出部，并尽可能深取。对于高度怀疑PGL患者，若常规活检不能明确，可以采取内镜下黏膜切除术，将切除的标本行病理学检查，以提高其检出率。对于可疑病例而活检病理又不能证实者，应密切随访，重复活检，本组资料中就有4例患者就是通过多次胃镜活检复查达到术前明确诊断。对于有条件的单位，结合超声内镜检查，可以明确肿瘤的浸润深度、与邻近脏器的关系以及周围淋巴结情况，对诊断有参考意义。因此，对临床及胃镜检查疑似胃淋巴瘤者，应首选EUS检查，疑诊者在EUS引导下深度取材活检，或取大块胃黏膜行病理及免疫组化检查。

5.MRI

MRI也可用于评估PGL。与PGL诊断相关的MRI特征包括不规则增厚的黏膜皱襞、不规则黏膜下浸润、环状狭窄病变、外生性肿瘤生长、肠系膜肿块和肠系膜/腹膜后淋巴结肿大。

6.CT检查

CT检查可进一步了解肿块部位、范围、大小、胃周围淋巴结有无肿大以及邻近脏器有无占位性病变和肝、脾是否肿大。胃淋巴瘤有其特征的CT表现，多呈弥漫浸润型广泛胃壁增厚，增强后胃壁肿瘤强化不明显，可伴发胃周淋巴结肿大及胃周器官的浸润。对于CT表现不典型的胃淋巴瘤容易误诊为胃癌，确诊需要病理学检查。

7.病理学检查和基因检测

病理学检查是胃淋巴瘤确诊以及分型的金标准；基因检测可以进一步明确病因及诊断，并且可以帮助判断预后。

活检时，应注意以下几点：

（1）淋巴结活检应选择增长迅速、饱满、质韧的肿大淋巴结，尽量完整切除，避免细针穿刺细胞学检查。

（2）尽量选择受炎症干扰较小部位的淋巴结进行活检。

（3）术中应避免挤压组织，切取的组织应尽快固定。

（4）病理学检查应包括形态学、免疫组织化学（immunohistochemistry，IHC）、荧光原位杂交（fluorescence in situ hybridization，FISH）检测t（11；18）、淋巴细胞抗原受体基因重排等。

PGL是原发于胃、起源于黏膜下层淋巴组织的恶性肿瘤。PGL几乎均为非霍奇金淋巴瘤（non-hodgkin lymphoma，NHL），MALT淋巴瘤和弥漫性大B细胞淋巴瘤占绝大多数；原发性胃淋巴瘤临床表现无特异性，主要为上腹部隐痛不适、腹胀，从临床症状及体征无法与胃癌、消化性溃疡等相鉴别。病变累及部位以胃窦和胃体多见，其次为胃底、贲门。PGL是仅次于胃癌的胃恶性肿瘤。PGL与胃癌预后迥异，对两者的准确鉴别诊断，对于治疗和预后极为重要。因两者临床表现缺乏特异性，目前鉴别诊断多依靠内镜及活检病理学检查。手术为主要的治疗方法，但是近10年来采取抗幽门螺杆菌治疗，或化疗联合局部放疗的保胃疗法，保持或提高了传统的手术治疗的效果，并避免了因手术带来的不良反应和并发症，提高了患者的生活质量。因此，应用影像学检查和胃镜检查而非手术切除获得原发性胃淋巴瘤的准确诊断，具有非常重要的意义；但是，该病的发病率低，临床症状无特异性，即使内镜下也表现形态多样且不典型，且由于恶性淋巴瘤浸润较深，活检难度较大，术前误诊率极高，术后才明确诊断。国外有文章报道45例PGL患者，仅8例是在术前明确诊断，其余37例均术后才确诊。胃肠道CT检查是一种基本方法，有报道CT对胃肿瘤的诊断率可达86%，对胃淋巴瘤的诊断率达100%。但遗憾的是，在本组资料中，仅5例患者术前CT平扫或增强做出淋巴瘤的诊断。CT作为高分辨率的扫描胃恶性淋巴瘤有其独特的临床价值。CT扫描可以显示胃壁病变的厚度、范围、与周围组织的关系以及腹腔腹膜后淋巴结肿大的情况。与胃癌相比，虽然在胃壁密度、厚度上无明显差异，但淋巴瘤患者胃壁增厚一般不合并胃腔狭窄，胃壁黏膜完整连续呈分层强化，病灶多呈广泛或多灶性分布。分析本组资料发现，对于合并有纵隔和外周淋巴结肿大的患者，常能做出正确的诊断；但是对于原发性胃淋巴瘤，常不合并胸腹腔或仅有胃周淋巴结肿大的患者，更倾向于诊断为胃癌。我们认为凡病变范围广泛，>10 cm，跨出幽门病变，而无狭窄梗阻者，应考虑本病。同时，即使没有做出淋巴瘤的直接诊断，多层螺旋CT，在胃腔充盈良好的情况下，可清楚显示胃壁的厚度，发现黏膜下及胃腔外病变，从而指导胃镜在增厚胃壁深部活检而获得正确诊断，在判断有无胸腔或腹膜后淋巴结肿大方面仍有明显作用。

二、鉴别诊断

（一）胃癌

除病理以外，临床上胃淋巴瘤与胃癌的鉴别确有一定的困难，胃癌的CT表现特点有：

1. 蕈伞型

癌肿向腔内生长、突出，基底较宽，表面多呈菜花样凹凸不平。

2. 浸润型

癌肿主要沿胃壁浸润生长，从黏膜层直到胃壁各层，表面粗糙，常有糜烂，胃壁增厚，柔软度降低。

3. 溃疡型

癌肿以溃疡为主要表现，周围有一圈隆起（称为环堤），环堤的形成主要是黏膜下层癌肿浸润、增生所致。

4. 混合型

这种癌肿浸润具有以上所述的两种或两种以上的形态特征。

根据胃淋巴瘤在影像学上的表现，可将其分成以下几种改变：

1. 浸润性改变

胃壁呈局限性或广泛性浸润。局限性浸润：胃黏膜皱襞不规则粗大。胃壁柔软度局限性消失。广泛性浸润：呈巨大的黏膜皱襞，排列紊乱，压之不变，胃轮廓边缘呈锯齿状。充钡后胃腔稍能扩张。

2. 以溃疡为主要表现

溃疡可多发或单发，形态多不规则，可呈分叶状或生姜状。周围黏膜可中断，不规则或不均匀性增宽，龛影中心有穿孔，周围黏膜不规则增粗，向龛影辐辏。

3. 以肿块为主要表现

网织细胞肉瘤，广泛累及胃体及大、小弯，呈巨大充盈缺损像，边缘锐利，与正常胃壁分界清楚。部分黏膜明显增粗紊乱，且较固定。触及肿块向胃壁外延伸，远大于充盈缺损像。

4. 多发性息肉样改变

胃呈广泛性多发性息肉样充盈缺损，直径约为0.4~0.5 cm，累及胃体及胃窦，充盈缺损间有多发不规则龛影。胃蠕动存在、减弱。触诊无明显肿块感。

胃恶性淋巴瘤X射线钡餐检查常误诊为恶性溃疡或胃癌，与胃癌的鉴别诊断比较困难，我们体会以下几点有助于胃癌及胃淋巴瘤的鉴别诊断。

1. 年龄

据国内统计，胃恶性淋巴瘤较胃癌发病年龄早10~15年，发病年龄为35~38.3岁，而胃癌的发病年龄为47.6~54岁。

2. 全身状态

胃恶性淋巴瘤患者的全身状态较胃癌好。常常是虽胃部病变较广泛，而临床一般状态较好。腹部触及肿块的机会较少，且肿块质软，常有较大移动。

3. 影像学表现

胃淋巴瘤患者病变广泛而胃壁仍保持一定的韧性和蠕动功能，收缩减弱但仍然存在；胃黏膜广泛且不规则增粗，形态比较固定；胃内可见多发广泛性充盈缺损或多发性息肉样病变伴有单发或多发性不规则溃疡；胃部扪及肿块的硬度较胃癌软，实体感小，肿块充盈缺损大。

（二）慢性胃炎

胃MALT淋巴瘤诊断较为困难，主要应与慢性胃炎的淋巴组织反应性增生相鉴别，因为二者的基本组织学形态相似，即胃MALT淋巴瘤的大量反应性淋巴滤泡和滤泡周围有弥漫性小淋巴细胞浸润，固有层近黏膜表面部位有大量浆细胞浸润也可见于慢性胃炎。由于组织形态上非常相似，有时依靠形态学检查很难对二者进行区别，此时，细胞单克隆性的确定对肿瘤的诊断具有决定性意义。轻链限制已经作为一个诊断标准诊断B细胞淋巴瘤。人们已成功将免疫组化应用于B细胞淋巴瘤研究中。Spencer等应用ABC法研究10例胃淋巴瘤，结果10例标本中心细胞样细胞和3例标本的浆细胞出现轻链限制，而且还应用Southern Blot方法，发现所有患者都出现单克隆基因重排，这证明了轻链限制确实与细胞恶性增生相关。

（三）假性淋巴瘤

组织学上应注意与良性的假性淋巴瘤区别，二者的临床症状、X射线表现均极为相似。在组织学上，淋巴网状细胞的肿块中呈现一混合的感染浸润，成熟的淋巴细胞及其他各种感染细胞同时出现在滤泡组织内并且与普遍存在的瘢痕组织交错混合在一起。仔细寻找真正的生发中心有重要意义，常可借此与淋巴细胞肉瘤区别。

第五节 治疗

原发性胃淋巴瘤（primary gastric lymphoma，PGL）是常见的淋巴结外淋巴瘤，是原发于胃部而起源黏膜下层淋巴组织的恶性肿瘤，目前对于这种类型的肿瘤已经有了更多的了解，但是由于其较高的异质性，治疗PGL的方法也是多种多样，所以对于其最优的治疗模式尚没有一个共识。世界卫生组织（WHO）将其分为两种组织学亚型，即弥漫大B细胞淋巴瘤（diffuse large B-cell lymphoma，DLBCL）和黏膜相关淋巴组织（mucosa associated lymphoid tissue，MALT）淋巴瘤，这两种亚型具有不同的临床病理特征，因此在治疗方法的侧重上也略有不同，本节将对这两种亚型的治疗方式分别进行描述。

一、原发性胃弥漫大B细胞淋巴瘤

原发性胃DLBCL具有高度侵袭性，在分子生物学与形态学上与淋巴结内DLBCL并无显著区别，目前治疗方法多种多样，最佳治疗方法尚不能确定，因此其治疗方法遵循一般DLBCL的治疗原则。

（一）内科治疗

DLBCL的治疗模式是以内科治疗为主的综合治疗。内科治疗包括抗Hp治疗、化疗、放疗和免疫治疗。

1. 抗Hp治疗

Hp在胃DLBCL中的检出率并不高，但抗Hp治疗在胃DLBCL的治疗中也有一定作用，有部分文献报道抗Hp治疗可以使胃DLBCL的完全缓解率达到80%，且在含有MALT成分的早期胃DLBCL的治疗中，抗Hp治疗也有着比较重要的意义。

2. 化疗

化疗是原发性胃DBLCL的重要治疗方法。利妥昔单抗（rituximab）是对B细胞表面抗原CD20具有特异性的嵌合小鼠抗人CD20单克隆抗体，它已被广泛用于治疗CD20阳性非霍奇金淋巴瘤，在惰性和侵袭性B细胞淋巴瘤中均可以作为单一药物或与其他药物联合使用，在胃DLBCL的化疗中也起着重要作用。大量临床研究表明，将利妥昔单抗添加到环磷酰胺、阿霉素、长春新碱和泼尼松龙（CHOP）化疗方案中形成R-CHOP方案，可延长无进展生存期（progression free survival，PFS）和总生存（overal survival，OS）期。因原发性胃DLBCL的治疗原则遵循一般DLBCL的原则，所以早期胃DLBCL治疗大多采用6个周期的R-CHOP方案或3~4个周期的R-CHOP联合放疗治疗，可以获得持久的完全缓解，患者的5年OS可以达到95%。目前R-CHOP方案仍是DLBCL一线治疗的主要手段，更多的研究探索主要是在R-CHOP方案的基础上通过药物调整增加疗效和减少毒副作用。但在胃DLBCL的治疗中，R-CHOP方案与传统的CHOP方案相较是否更好目前还存在争议。但不论哪个方案更优，化疗在胃DBLCL的治疗中都是非常重要的手段。

3. 放疗

胃对放射线的耐受有限，目前在现代放疗技术下仍难找到局部根治性治疗剂量，因此现今放射治疗更多的是作为辅助治疗参与胃DLBCL的综合治疗之中。相关研究显示R-CHOP结合放射疗法治疗早期胃DLBCL表现出良好的预后。以局部复发为主要观察目的，尤其是在胃部，与仅接受R-CHOP化疗的患者相比，接受胃部局部放射治疗的患者在5年的随访中显示出更为明显改善的肿瘤控制。因此建议对于有不利预后因素的患者采用R-CHOP化疗并辅以局部放疗来放疗胃部病变。在欧洲肿瘤内科学会（ESMO）指南中，已经建议对患有大块疾病的老年患者和中高危年轻患者进行DLBCL的巩固放疗。

4. 免疫治疗

免疫治疗是近年来新兴的一种肿瘤治疗方法，目前大多数方案仍处于试验阶段，一些已经通过临床测试的方案为众多肿瘤患者带来了福音。难治、复发是肿瘤的临床治疗中所面临的棘手问题，免疫治疗为肿瘤的治疗找到了新的突破口，免疫治疗的各种突破性进展为肿瘤患者带来了新的希望。目前，已有三款靶向CD19的CAR-T细胞疗法获得FDA批准用于治疗既往接受二线或其他治疗的复发/难治弥漫性大B细胞淋巴瘤，分别采用axi-cel、tisa-cel和liso-cel。

（二）手术治疗

手术是传统的治疗胃DLBCL方式，主要方式为切除原发病灶，然后加术后化疗或放疗。手术切除肿瘤，不仅能减少肿瘤组织在体内的容量，提高化疗的效果，而且可以避免化疗期间可能出现的穿孔和大出血。

直至21世纪初，手术都一直是治疗胃部疾病最标准的方法，但随着非手术治疗手段不断地发展，越来越多的术后并发症的发生以及术后患者生活质量的下降使手术在治疗胃DLBCL中的应用争议颇多。国外研究在对比了单纯手术与手术+化疗、手术+放疗、单纯化疗这几种治疗方案治疗下患者的预后以后显示手术治疗并没有提高患者的完全缓解率和总生存期，反而在患者中观察到了严重得多的晚期毒性；还有研究对比了手术治疗与保守治疗下患者的预后，对比之下手术治疗的结果仍不理想，相较保守治疗而言，手术治疗在提高患者的生存期方面并没有显著优势。但是国内一些学者的研究显示手术联合化疗的患者五年生存率大大高于单纯化疗的患者，并且也有研究显示接受手术治疗的低风险患者在长期生存上可能受益。目前手术治疗已非必需，其在治疗胃DLBCL方面的优劣性仍需更多基于大样本的研究来判断。因此，现在临床上建议手术治疗主要用于伴有严重穿孔、出血和梗阻等症状患者的紧急治疗。

二、胃黏膜相关淋巴组织淋巴瘤

胃黏膜相关淋巴组织（MALT）淋巴瘤病因并不是特别明确，但是目前普遍认为，其主要和幽门螺杆菌的感染密切相关。幽门螺杆菌感染导致了胃黏膜的淋巴细胞的聚集。正常情况下，胃黏膜表面是没有淋巴细胞的，但是由于感染了幽门螺杆菌，胃黏膜出现炎症之后，有大量的淋巴细胞聚集，在后续的其他因素的作用下，良性的淋巴细胞变成了恶性的淋巴瘤细胞。此外，还有分子水平的改变——基因的突变、易位，导致了淋巴细胞的恶变，形成了胃MALT淋巴瘤。因此抗幽门螺杆菌治疗在胃MALT淋巴瘤的治疗中有着重要的意义，现在胃MALT淋巴瘤的治疗上，主要是内科治疗——抗幽门螺杆菌治疗、化疗和放疗相结合的综合治疗。

（一）内科治疗

1.抗幽门螺杆菌治疗

胃MALT淋巴瘤与Hp感染密切相关，感染率可达70%～90%。对早期的胃MALT淋巴瘤，如果Hp是阳性的，治疗的原则是根除Hp。自1991年以来，已经发现了慢性Hp感染与胃MALT淋巴瘤之间的关系，Hp根除治疗已被称为一线治疗，尤其是对早期、病灶比较局限、无淋巴结受累、无t（1∶18）基因改变的患者。根据指南，一般建议采用质子泵抑制剂与2～3种抗生素同时或依次组合7～14 d来治疗Hp感染。即使在没有Hp感染迹象的胃MALT淋巴瘤病例中，根除Hp的治疗也可被视为主要治疗方法，但总体反应率低于Hp阳性胃MALT淋巴瘤病例。抗Hp治疗之后，约60%～80%的患者在除菌后症状完全缓解，因此可以说胃MALT淋巴瘤是目前唯一一种通过抗生素治疗可以获得缓解的肿瘤。

2017年美国NCCN治疗指南对初治的胃MALT淋巴瘤治疗建议，一、二期Hp阳性患者：首选抗Hp治疗，于清除Hp后3个月进行内镜多点活检评估Hp情况和再分期。若肿瘤及Hp均阴性，则可进入观察随访阶段；若肿瘤阳性或Hp阴性，无症状者亦可随访或选择局部放疗，若有临床症状，建议局部放疗；如经过一线抗Hp治疗后，患者仍Hp阳性或肿瘤阴性、肿瘤阳性或Hp阳性但疾病稳定，可以选择二线抗Hp治疗，但若疾病进展，则考虑联合放疗。

2.放疗

一些Hp阳性的胃MALT淋巴瘤对根除Hp没有反应，并且少部分胃MALT淋巴瘤患者没有Hp

感染的迹象，在这种情况下观察和等待、化疗、放疗均是可选择的方式。韩国的一项回顾性研究显示，对根除 Hp 无反应或 Hp 阴性胃 MALT 淋巴瘤采用放疗，完全缓解率达到 100%。日本有研究对局部胃 MALT 淋巴瘤采取中位剂量为 30 Gy 的放疗，10 年以上随访结果显示所有患者在治疗后的内镜活检中均获得完全缓解，5 年 OS 和 10 年 OS 分别为 92% 和 87%，且没有严重的晚期胃、肝、肾等脏器并发症。鉴于 MALT 患者的转归较好，且 30 Gy 放疗后的结果比较理想，与胃 DLBCL 研究的方向相似，目前胃 MALT 淋巴瘤放疗的相关研究已向降低放疗剂量、减少毒副作用方向发展。国外一些研究也显示，25.2 Gy 的低剂量与 36 Gy 的标准剂量相较同样有效。

2017 年美国 NCCN 治疗指南对初治的胃 MALT 淋巴瘤治疗建议，一、二期 Hp 阴性患者：首先推荐放疗；当存在放疗禁忌症时建议应用利妥昔单抗治疗，于放疗后 3～6 个月进行内镜多点活检进行再分期评估。

3. 化疗

有研究表明，利妥昔单抗和烷化剂（苯丁酸氮芥、环磷酰胺）或嘌呤核苷类似物（克拉屈滨、氟达拉滨）的组合可以提高胃 MALT 淋巴瘤患者的疾病缓解率和生存率。对于具有大块肿瘤、组织学转化或国际预后指数不佳的患者，应使用含有蒽环类药物的侵袭性化疗方案。

2017 年美国 NCCN 治疗指南对初治的胃 MALT 淋巴瘤治疗建议，三、四期患者：若存在治疗适应症（包括临床试验、明显症状、胃肠道出血、器官损害倾向、大包块、疾病进展以及患者自愿），建议行化疗联合利妥昔单抗治疗，或局部放疗；若无治疗适应症，每 3～6 个月行内镜检查一次进行再分期。

4. 联合治疗

（1）针对 I 期或 II 1 期 Hp 阳性、t（11；18）阴性的患者，推荐接受抗 Hp 治疗；

（2）针对 I 期或 II 1 期 Hp 阳性、t（11；18）阳性、抗 Hp 治疗后内镜复查淋巴瘤阳性的患者，推荐受累野放疗（ISRT）或利妥昔单抗治疗（如 ISRT 禁忌的患者）；

（3）针对 I 期或 II 1 期 Hp 阴性的患者推荐受累野放疗（ISRT）或利妥昔单抗治疗（如 ISRT 禁忌的患者）；

（4）针对 II 2 或 II E 或 IV 期患者，先评估患者是否有治疗指征（包括合适的临床试验、有明显的临床症状、胃肠道出血、受累器官功能异常、大包块、疾病快速进展、患者意愿），若无治疗指征则随访观察，若有治疗指征予以一线治疗。

推荐的可选方案有 BR（苯达莫司汀联合利妥昔单抗）、R-CHOP（利妥昔单抗联合环磷酰胺、阿霉素、长春新碱、泼尼松）、R-CVP（利妥昔单抗、环磷酰胺、长春新碱、泼尼松）、R2（利妥昔单抗联合来那度胺）等。另外，对于不能耐受上述方案的高龄或者不适用上述方案患者可以选择利妥昔单抗单药或者苯丁酸氮芥/环磷酰胺+/-利妥昔单抗，但需要注意的是如果一线治疗选择的是利妥昔单抗单药治疗建议后续予以利妥昔单抗巩固治疗（每 3 个月 1 次，共 2 年）。

（二）手术

胃 MALT 淋巴瘤的传统治疗方法是全胃切除，但多灶性胃 MALT 淋巴瘤病例需行广泛的胃切除术，对生活质量产生很大影响。部分研究显示与保守治疗相比，手术治疗对胃 MALT 淋巴瘤 OS 几乎没有影响。目前由于保留器官的治疗可以获得良好的长期效果，因此手术不再是治疗胃 MALT 淋巴瘤的一线治疗方法。

第六节 预防和健康管理

三级预防亦称临床预防，是对已知患某种疾病的患者，采取措施，积极治疗，防止病情进一步发展和恶化。对于慢性病，通过加强医学监护，防止并发症，防止伤残；对于已丧失劳动能力或伤残者，通过康复治疗，以提高其生活能力。由于三种预防措施是连续的梯次性预防措施，故称为三级预防。三级预防的实施，有赖于必要的物质条件、高超的医疗科技和十分关注患者的爱心。健康管理以现代健康概念（生理、心理和社会适应能力）和新的医学模式（生理-心理-社会）以及中医治未病为指导，通过采用现代医学和现代管理学的理论、技术、方法和手段，对个体和群体整体健康状况及影响其健康的危险因素进行全面检测、评估、有效干预与连续跟踪服务的医学行为及过程。健康管理体现一、二、三级预防并举。

一、预防

《黄帝内经》中讲道："未病先防，既病防变"，对抗疾病不仅仅是要等到疾病发生之后再来治疗，对大部分疾病来说疾病发生之前的预防其实更为重要。"上医医未病，中医医欲病，下医医已病"，一般在肿瘤的防治中，防比治更为重要。迄今为止肿瘤的治疗依旧是医学上需要攻克的难题之一，预防肿瘤发生、降低肿瘤的发病率是目前唯一可以完全战胜肿瘤的唯一方法，世界卫生组织（WHO）认为40%以上的癌症是可以预防的，因此肿瘤的预防显得尤为重要。恶性肿瘤的发生是机体与外界环境因素长期相互作用的结果，因此肿瘤预防应该贯穿于日常生活中并长期坚持。肿瘤预防的目的是降低恶性肿瘤的发病率和死亡率，从而减少恶性肿瘤对国民健康、家庭的危害以及对国家医疗资源的消耗，减轻恶性肿瘤导致的家庭和社会的经济负担。肿瘤的预防可以分为一级预防、二级预防和三级预防。

（一）一级预防

一级预防是大家比较熟悉的预防方式，属于病因预防。目前认为对致癌因素不明确的大多数肿瘤来说，控制及消除危险因素是预防最具成本-收益的预防措施，胃淋巴瘤发病机制尚不明确，因此一级预防显得尤为重要。一级预防是消除或减少可能致癌的因素，防止恶性肿瘤的发生，有效地治疗癌前病变以减小肿瘤的发病率和病死率。其任务包括研究各种癌症病因和危险因素，针对化学、物理、生物等具体致癌、促癌因素和体内外致病条件，采取预防措施，并通过加强环境保护、适宜的饮食和锻炼增进身心健康。尽管多数肿瘤的病因尚不清楚，但现已知约80%以上恶性肿瘤与不良环境有关。

1. 幽门螺杆菌（Hp）感染

淋巴瘤的病因尚不完全清楚。胃MALT淋巴瘤与幽门螺杆菌的关系是近年来研究的热点。幽门螺杆菌（Hp）已被证明与胃MALT淋巴瘤的发生密切相关。正常胃组织没有MALT，但在幽门螺杆菌等炎症因素刺激下，可以出现获得性MALT性炎症。因此，幽门螺杆菌的防治对于胃淋巴瘤的预防有着重要意义。我国指南建议：成年人不管有没有症状，只要没有抗衡因素，都建议做Hp的根除治疗。

有条件的居民可以定期到医院消化科做一个呼气试验（无创、无痛的），检查有没有感染Hp，如果感染，建议及时做根除治疗。对于Hp的根治，目前推荐采用质子泵抑制剂+抗生素的联合治疗，常见有三联疗法、四联疗法等。但其治疗时间较长，并且存在一定程度的不良反应，尤其对于老年患者，联合治疗过程中出现的不良反应往往导致其依从性不理想。此外，幽门螺杆菌有着较强的传播力，倘若传染源未被切断，已经治愈的患者在持续接触传染源的情况下，也存在Hp感染复发的可能性。因此，减少Hp感染率的最好方法，就是切断其传播途径。使用公筷、公勺，提倡分餐制，避免食用受污染的食品和饮用受污染的水，防止Hp在家庭成员之间传播，可以很大程度降低Hp感染和相关疾病的发生风险。

2.EB病毒（EBV）感染

随着对胃癌病因的不断探索，EB病毒在胃腺癌发生、发展中的作用日益受到重视，全世界约10%的胃癌病例中检测到EB病毒。在部分胃淋巴瘤患者的发病中也存在EB病毒的身影，并且有研究证实有些淋巴瘤的形成与EB病毒有关。

因此，及早地诊断是否感染EB病毒，并且在确诊之后及时治疗控制也是预防胃淋巴瘤发生的一种积极措施。EB病毒感染后不可清除，能终身潜伏，而目前，并没有针对EB病毒的有效疫苗。因此，主要预防途径为养成良好的卫生习惯，减少接触，避免传播，在传播途径上切断EB病毒的感染。EB病毒主要通过唾液传播，接吻是主要的传播方式，因此EB病毒感染引起的传染性单核细胞增多症也被称为"接吻病"。健康人群应避免与该病患者有密切的接触，并做到专用餐具，专用水杯，使用公筷、公勺，提倡分餐制，避免食用受污染的食品和饮用受污染的水，也是降低感染EB病毒风险的积极措施。EB病毒最先依附于咽喉部上皮细胞外，因此在日常饮食中，多吃含维生素E、胡萝卜素、硒元素、蛋白质等强化人体免疫力的食物，增强上皮细胞的抵抗力，提高免疫细胞战斗力，也可在EB病毒感染的防范上起到一定作用。

3.常见变异免疫缺陷（CVID）

CVID患者有着更高的患胃癌的风险。CVID患者体内的免疫系统无法产生足够的抗体来对抗细菌，因此他们会反复被感染，这样会大大提高他们患胃淋巴瘤及胃癌的风险。

针对CVID患者，应使用免疫球蛋白和抗生素控制感染，积极治疗，并且应该在日常生活中随时注意防护，注意个人卫生，做到戴口罩、勤洗手等防护措施，注意健康饮食，正常合理作息，适度锻炼，尽量避免发生感染。

4.不良的生活习惯

不良的生活习惯如不卫生饮食、高盐饮食、吸烟等一直是胃部重要的致癌因素。虽然胃淋巴瘤起源于黏膜下或黏膜固有层的淋巴组织，该处组织不暴露于胃腔，不直接与食物中的致癌物质接触，但是推测可能因为不良生活习惯如吃酸菜、泡菜、咸菜、腊肉等腌制食品或高盐食物以及大量吸烟、喝酒导致胃腔内黏膜损伤，易发感染，反复刺激机体免疫系统，这样长时间的刺激最终增加胃淋巴瘤的发病风险。合理的膳食与健康的生活习惯是许多疾病防治的基础，并且健康合理的生活习惯可以让我们拥有更强的抵抗力，更好地避免感染Hp、EBV等病原体，因此保持健康的生活习惯在胃淋巴瘤的预防中也有一定的意义。我们建议大家积极养成健康的生活方式，停止对胃黏膜的损伤。合理安排膳食，饮食尽量按照膳食宝塔搭配，做到健康丰富的饮食，少吃或者不吃辛辣刺激的食物、烧烤油炸的食物以及不酗酒，少吃腌制食品（腌肉、腌菜、泡菜、咸鸭蛋、腊肉等）等高盐的食物，并且做到规律吃饭。这样可以有效减少对胃黏膜的损伤。改掉不良的生活习惯，不抽烟，不熬夜，积极运动并保持健康体重，将体重保持在正常BMI范围内。

5.环境因素

控制化学致癌因素，加强对环境化学致癌物的检测，减少人和环境中化学致癌物的接触。如果不能控制环境的致癌化学物，那么需要为工人提供有效的防护措施，尽量减少接触。对经常接触化学致癌因素的工人来说，也应定期体检，及时发现身体的异常。有些发霉的食物会产生黄曲霉毒素，属于强致癌物。

控制物理致癌因素，尽量避免与物理致癌因素的接触。物理致癌因素主要包括重金属、X射线、紫外线等各种电离辐射。目前对电离辐射的危害都有一定的认知，因此有电离辐射的地方都会有清楚的标识，大家注意辨别。

6.遗传因素

目前发现越来越多的癌症都受到遗传因素的影响，如胃癌、结直肠癌等，有学者认为胃淋巴瘤的发生也与遗传因素有着一定的联系，但是目前并没有数据来支持这一猜测。但是从预防的角度来说，如果亲属中有人患有胃淋巴瘤，那么建议其定期体检并做一些胃淋巴瘤的相关筛查，防患于未然。

7.心理因素

实践表明，长期的焦虑、压抑等情绪是导致人体免疫功能下降的最主要原因，而肿瘤患者的发病，免疫功能低下是一个重要内因，有人将自卑、焦虑、压抑、自闭等心理现象称为"癌症性格"，有研究发现，心理健康的人较心理创伤的患者患胃癌风险明显下降（$OR=0.27$；$95\%CI$：$0.08\sim0.93$）。所以保持乐观、自信、开放的心理状态是预防肿瘤的一个非常重要的方面。

（二）二级预防

肿瘤的二级预防即临床前预防，是指对特定高风险人群筛查癌前病变，或早期肿瘤病例，从而进行早发现、早预防、早治疗（即三早）。其目标是防止初发疾病的发展。其任务包括针对肿瘤症状出现之前的那些潜在或隐匿的疾患，采取"三早"措施，阻止或减缓疾病的发展，恢复健康。

1.关注早期症状，警惕癌前病变

明确肿瘤的早期症状，并对这些症状怀着警惕与重视的心态，在出现这些症状之后及时到医院检查，不拖延病情、及时就诊是肿瘤早发现的关键。

胃恶性淋巴瘤最常见的症状是腹痛。资料显示，腹痛发生率在90%以上。疼痛性质不定，自轻度不适到剧烈腹痛不等，甚而有因急腹症就诊者，最多的是隐痛和胀痛，进食可加重。最初的印象一般是溃疡病，但抑酸剂常不能缓解，腹痛可能是恶性淋巴瘤原发性损伤、周围神经或肿大淋巴结压迫所致。其次，消化不良、恶心、呕吐等也是胃淋巴瘤的一些早期症状。溃疡是胃淋巴瘤的一种癌前病变，也是胃淋巴瘤易误诊的一种疾病，这也值得我们警惕。日常生活中这些症状或疾病如果频繁且不明原因地出现，那我们必须提高警惕，及时到医院检查，早发现早治疗。

2.临床检查和癌症筛查

建议大家每年定期地到医院接受体格检查，医师在检查被检者胃部的时候应关注是否有相关异常，如上腹部异常包块、胃内结节等；在发现胃内有溃疡且怀疑是否患胃淋巴瘤时，应在胃内多点取材，包括看似正常的区域。影像学检查也有助于胃淋巴瘤的诊断，低度恶性黏膜相关淋巴瘤表现为胃内结节，多位于胃窦部。更为具体的评估可用水将胃充胀经螺旋CT检查来获得。此技术可以识别多达88%的病例，这些病例大部分表现为结节或增宽的皱襞。用此技术还可评估肿瘤侵犯黏膜下层的范围。高级别恶性淋巴瘤常比较大，常以肿块或溃疡的形式存在。一些病例的放射学特点可能类似于弥漫型胃癌。超声内镜检查为评估淋巴瘤在胃壁中的浸润范围提供了选择。局部淋巴结受累也可用此方法进行评估。

3.加强对易感人群的监测

如有淋巴瘤遗传易感性和胃淋巴瘤家族史的人群可以当作是胃淋巴瘤易感人群，需要定期对其进行检测，必要时还可进行化学干预。

4.尽早治疗癌前病变，合理治疗早期肿瘤

所谓癌前病变是指那些病变本身不是癌，但在致癌因素的长期作用下，其中一小部分可能会发展为癌的病理状态。所以对癌前病变进行处理，是能够避免一部分癌前病变转化为癌症的。对于胃淋巴瘤，胃部溃疡就是一种常见的癌前病变，及早地治疗溃疡，避免其向恶性的方向发展，对患者的生命健康来说是重要的保障。

确诊为胃淋巴瘤后应及早制定个体化治疗方案，规范合理治疗，癌症的早期治疗最好的效果就是达到根治，因此早期癌症的治疗方法主要包括根治性手术或放、化疗。大部分癌症早期治疗后都会有一个比较满意的生存期，但也有一些早期患者会因为各种原因出现复发、转移。

二、健康管理

健康管理是指一种对个人或人群的健康危险因素进行全面管理的过程。其宗旨是调动个人及集体的积极性，有效地利用有限的资源来达到最大的健康效果。健康管理是20世纪50年代末最先在美国提出的概念，其核心内容是医疗保险机构及医疗服务机构通过对其医疗保险客户（包括疾病患者和高危人群）或医疗服务客户开展系统的健康管理，达到有效控制疾病的发生或发展，显著降低出险概率和实际医疗支出，从而达到减少医疗保险赔付损失的目的。随着实际业务内容的不断充实和发展，健康管理逐步发展成为一套专门的系统方案和营运业务，开始出现区别于医院等传统医疗机构的专业健康管理公司，并作为第三方服务机构与医疗保险机构或直接面向个体需求，提供系统、专业的健康管理服务。相对狭义的健康管理（Health Management）是指基于健康体检结果，建立专属健康档案，给出健康状况评估，并有针对性提出个性化健康管理方案（处方），据此，由专业人士提供一对一咨询指导和跟踪辅导服务，使客户从社会、心理、环境、营养、运动等多个角度得到全面的健康维护和保障服务。健康管理在我国还是一个新概念，健康管理的服务对象较狭窄，主要集中在经济收入较高的人群，公众的认知度还不高，健康管理的一些理念尚未被公众所接受。

健康管理是以预防和控制疾病发生与发展、降低医疗费用、提高生命质量为目的，针对个体及群体进行健康教育，提高自我管理意识和水平，并对其生活方式相关的健康危险因素，通过健康信息采集、健康检测、健康评估、个性化健康管理方案、健康干预等手段持续加以改善的过程和方法。健康管理不仅是一套方法，更是一套完善、周密的程序。通过健康管理能达到以下目的：一学，学会一套自我管理和日常保健的方法；二改，改变不合理的饮食习惯和不良的生活方式；三减，减少用药量、住院费、医疗费；四降，降血脂、降血糖、降血压、降体重，即降低慢性病风险因素。具体而言，健康管理可以了解个人的身体状况，判断患病倾向，由医生向个人提供健康生活处方及行动计划。长期（终生）跟踪个人的健康，最大限度减少重大疾病的发生。同时，及时指导就医，降低个人医疗花费，提高个人的保健效率，最终达到提高个人生命质量的目的。

（一）健康人群的健康管理

1.个人基本信息采集

主要内容包括家族病史、既往病史、当前病症、生活习惯、家庭幸福感、社会幸福感等。

2.身体评估

第一评估当前身体情况，第二评估未来患某病的概率。健康管理服务由具有执业资格的"健康管理师"来提供。我国"十三五"之后提出"大健康"建设，把提高全民健康管理水平放在国家战略高度。根据"规划"，群众健康将从医疗转向预防为主，不断提高民众的自我健康管理意识。

3. 健康教育

通过有计划、有组织、有系统的社会教育活动使人们自觉地采纳有益于健康的行为和生活方式，消除或减轻影响健康的危险因素，预防疾病，促进健康，提高生活质量。提高人群肿瘤预防的知、信、行。

（1）提高人群肿瘤相关知识知晓率。可根据居民健康档案资料和癌症防治知识需求，大力开展肿瘤健康教育，使目标人群了解肿瘤的早期症状、预防措施以及肿瘤的危险因素等相关知识，提高人群肿瘤相关知识知晓率，为行为改变打下坚实基础。有研究表明，开展健康教育工作对人群肿瘤相关知识、态度、行为方面具有明显的积极作用。另外，通过健康教育传授的肿瘤相关知识对家属及亲友具有普及及放大效应。

（2）转变人群防癌观念，增进人群防癌意识。要改变与肿瘤相关的不良生活方式，态度是关键，是行为转变的动力。防癌健康教育可使人群树立癌症可防可治的信念，从而增进人群防癌意识。

（3）转变人群不良生活方式，消除肿瘤危险因素。行为转变是防癌健康教育的最终目的，通过健康教育使人们转变不良行为或生活方式，比如节制吸烟，控制超重与肥胖，避免过度饮酒，适当运动，多摄入新鲜蔬菜水果，不吃霉变的食物，少吃腌制的食物，不吃太烫的食物和烧焦的食物，避免不良性行为，预防病毒感染等。

4. 健康干预

（1）饮食干预

通过合理规划饮食来预防疾病。

（2）运动干预

使个体形成一种健康生活方式，让他们由消极的状态转化到积极状态。

（3）心理干预

现代医学和心理学研究表明，疾病的产生、症状、类型、发展以及病程长短、转归和预后有很多都是由心理、社会的紧张刺激因素所引起的行为和情绪方面的变化而导致的，通过心理干预防止由不良情绪等诱发疾病。

（4）营养干预

中老年人，尤其是老年人，消化系统功能减弱，能够获得的营养素减少，尤其是蛋白质与微量营养素摄入不足。需要补充营养，营养干预就是有选择性地补充营养。

（二）肿瘤患者的健康管理

若患者治疗结束后疗效评价为完全缓解，则进入随访阶段，此后2年内每3个月复查1次，第3~5年每6个月复查1次，5年后每年复查1次，终身随访。当临床出现可疑复发征象时应立即检查，对于新出现的病灶应尽量进行活检，明确病理诊断。

肿瘤全程健康管理旨在协调多种医疗资源，为特定的肿瘤患者提供高质量的医疗护理服务，减少其治疗的片段化和重复性，降低就医成本，提高诊疗质量，增强治疗信心，增加治疗的完整度，使患者治疗受益最大化。美国2019年ASCO（全美肿瘤学年会）有报道显示：提供全病程健康管理服务，可以使晚期肿瘤患者治疗费用降低21.4%，死亡风险降低38%。

对肿瘤患者的健康管理也可以理解为肿瘤的三级预防，即治疗肿瘤后患者的康复与预防复发的治疗，其目标是阻止病情恶化，防止残疾。三级预防是对确诊的肿瘤患者来说的，实际上已经不能算预防，属于"亡羊补牢"的医疗行为，主要目的就是提高患者的生活质量和延长生命，主要的方向就是用各种方法控制肿瘤的生长，并且积极治疗并发症，治疗疼痛，最后就是做好临终关怀。

首先应当采取多学科综合诊断和多学科综合治疗，正确选择诊疗方案，以尽早消灭癌症，促进康复，延年益寿，提高生活质量，甚至重返工作岗位。目前尚无单一治疗措施可以治愈肿瘤，其正确的治疗措施是根据患者病理、分期及身体条件等因素采取包括手术、放疗、化疗、免疫、靶向和中医药等多种治疗手段。胃淋巴瘤是恶性肿瘤，是一种慢性的消耗性疾病，因此对康复期患者进行营养风险筛查有利于对营养不良进行早期识别及营养干预以改善临床的结局。此外，有调查发现，肿瘤患者普遍有较为明显的心理障碍，比如恐惧、焦虑、抑郁、偏激、疲劳等，因此，加强对肿瘤患者的心理疏导，也是提高患者生活质量不可或缺的部分。

通过肿瘤的三级预防的内容，我们可以看出癌症的一些规律，越早治疗效果越好，但是如果能够远离一些致癌因素，那么可以更大程度地减少癌症的发病率，这样比早期发现还要好，因此要想做好预防癌症，则应该从一级预防就重视起来。健康管理不仅是一个概念，也是一种方法，更是一套完善、周密的服务程序，其目的在于使患者以及健康人群更好地恢复健康、维护健康、促进健康，并节约经费开支，有效降低医疗支出。健康管理就是一种追本溯源的预防医学。它针对个体及群体进行健康教育，提高自我管理健康的意识和水平，对其生活方式相关的健康危险因素进行评估监测，并提供个性化干预，大大降低疾病风险，降低医疗费用，从而提高个体生活质量。

（丁方回）

参考文献

[1] JUÁREZ-SALCEDO L M, SOKOL L, CHAVEZ J C, et al. Primary Gastric Lymphoma, Epidemiology, Clinical Diagnosis, and Treatment[J]. Cancer Control, 2018, 25(1): 1073274818778256.

[2] 崔建芳, 王亚丹, 吴静, 等. 原发性胃淋巴瘤临床病理特征及内镜诊断分析[J]. 胃肠病学和肝病学杂志, 2021, 30(5): 567-570.

[3] TAAL B G, BURGERS J M. Primary non-Hodgkin's lymphoma of the stomach: endoscopic diagnosis and the role of surgery[J]. Scandinavian Journal of Gastroenterology, 1991, 188: 33-37.

[4] 张铀, Faith C S, 沈丹华, 等. 原位杂交对胃黏膜相关组织淋巴瘤的免疫球蛋白轻链的检测[J]. 中华病理学杂志, 2001, 30: 31-34.

[5] O'MALLEY D P, GOLDSTEIN N S, BANKS P M. The recognition and classification of lymphoproliferative disorders of the gut[J]. Human Pathology, 2014, 45(5): 899-916.

[6] POESCHEL V, HELD G, ZIEPERT M, et al. Four versus six cycles of CHOP chemotherapy in combination with six applications of rituximab in patients with aggressive B cell lymphoma with favourable prognosis (FLYER): a randomised, phase 3, non-inferiority trial[J]. Lancet, 2019, 394(10216): 2271-2281.

[7] PROUET P, GIRI S, WIEDOWER E, et al. Addition of rituximab to chemotherapy reduced the rate of surgery for gastric—DLBCL without increasing early mortality[J]. Anticancer Research, 2017, 37(2): 813-818.

[8] TANAKA T, SHIMADA K, YAMAMOTO K, et al. Retrospective analysis of primary gastric diffuse large B cell lymphoma in the rituximab era: a multicenter study of 95 patients in Japan[J]. Ann Hematol, 2011, 91(3): 383-390.

[9] BERTOLINI F, KANG H J, LEE H H, et al. Pattern of failure and optimal treatment strategy for primary gastric diffuse large B cell lymphoma treated with R-CHOP chemotherapy[J]. PLoS One, 2020, 15(9): e0238807.

[10] APOSTOLIDIS J, SAYYED A, DARWEESH M, et al. Current clinical applications and future

perspectives of immune checkpoint inhibitors in non-Hodgkin lymphoma[J].J Immunol Res,2020,2020:1-18.

[11]COUTO M E, OLIVEIRA I, DOMINGUES N, et al. Gastric diffuse large B cell lymphoma: a single center 9-year experience [J]. Indian J Hematol Blood Transfus,2021,37(3):1-5.

[12]OHKUBO Y, SAITO Y, USHIJIMA H, et al. Radiotherapy for localized gastric mucosa-associated lymphoid tissue lymphoma: long-term outcomes over 10 years [J]. J Radiat Res,2017,58(4):537-542.

[13]SCHMELZ R M S, THIEDE C, BRUECKNER S, et al. Sequential pylori eradication and radiation therapy with reduced dose compared to standard dose for gastric MALT lymphoma stages ⅠE & Ⅱ1E:a prospective randomized trial [J]. J Gastroenterol,2019,54(5):388-395.

[14]THIEBLEMONT C,ZUCCA E.Clinical aspects and therapy of gastrointestinal MALT lymphoma [J]. Best Pract Res Clin Haematol,2017,30(1-2):109-117.

[15]VIOLET A,FILIP P,CUCIUREANU D,et al. MALT lymphoma:epidemiology,clinical diagnosis and treatment[J]. Journal of Medicine and Life,2018,11(3):187-193.

[16]辛悦,于立辉,张秀梅.原发性胃淋巴瘤内镜表现与病理特征分析[J].中国实验诊断学,2021,25(2):188-191.

[17]张音洁,王晰程.EBV相关性胃癌发病机制及治疗[J].肿瘤综合治疗电子杂志,2018,4(4):49-55.

[18]MILITO C,PULVIRENTI F,CINETTO F,et al:Double-blind, placebo-controlled, randomized trial on low-dose azithromycin prophylaxis in patients with primary antibody deficiencies [J].J Allergy Clin Immunol,2019,144:584-593.

第二十一章
胃癌的治疗进展

第一节 概 述

胃癌作为全球癌症相关死亡的主要原因之一，在全球范围内造成了相当大的健康负担。目前男性的患病比例是女性的2倍。胃癌的发病很大一部分原因是各种病原性感染，预先根除或早期治疗这些病原性感染可能提供有效的一级预防。胃癌应该由来自不同学科的专家团队来治疗。按治疗的顺序可分为：转化治疗，新辅助治疗，手术治疗，术后辅助治疗。按治疗的手段分为：非侵入性治疗，包括化疗，放疗，靶向治疗，免疫治疗；侵入性治疗，包括内镜下切除和手术治疗，其中手术治疗分为传统开放手术、腹腔镜手术和机器人手术。根据治疗的彻底性分为根治性治疗和姑息治疗。

一、胃癌的内镜治疗

内镜治疗包括早期胃癌的内镜切除以及在晚期姑息性环境下放置支架。内镜治疗具有微创的特点，它主要是通过内镜下黏膜切除术（endoscopic mucosal resection，EMR）或内镜黏膜下剥离术（endoscopic submucosal dissection，ESD）实现的，ESD可以切除比EMR适应更大的肿瘤，但对术者的技能水平有较高的要求。而内镜超声检查和胸、腹部CT是目前局部进展期胃癌的主要分期手段。内镜切除的适应症是基于肿瘤深度、肿瘤直径、组织学分级和溃疡成分的标准。取回的标本应检查T分期、水平和垂直边缘、淋巴血管侵犯和溃疡成分，以确定切除是否有效。对于分化型腺癌、无溃疡性、临床T_{1a}期、肿瘤直径<2 cm者，应尝试内镜切除。对于扩大的适应症，临床上T_{1a}期可以通过ESD切除，但对大小、组织学分级和溃疡性成分的标准有所放宽。当然，内镜治疗偶尔也会出现局部或区域复发的情况。内镜下支架置入术可以解除胃出口梗阻，这已成为胃出口梗阻外科胃空肠吻合术的一种安全、有效的替代方法。

二、胃癌的手术治疗

胃癌的手术治疗分为根治性治疗和姑息性治疗两种。根治性手术治疗是指彻底切除原发癌灶，手术切缘至少4 cm以上，并充分切除淋巴结。虽然对于淋巴结清扫的程度没有全球共识，但如果考虑到相关的术后复发率和死亡率的话，通常推荐D2淋巴结清扫（胃周加腹腔动脉及其分支）。至少应该切除16个淋巴结，以便对肿瘤进行充分的分期，并确保最佳的手术切除。

三、胃癌的新辅助治疗

胃癌的新辅助治疗是指在患者术前给予相应的治疗以提高患者的生活质量、延长患者的生存期。临床医生可根据患者的分期选择合适的新辅助治疗,并且应该及时进行疗效评价,评价手段包括内镜超声、CT 及 PET-CT。目前新辅助治疗主要指围手术期的放、化疗。术前放、化疗有明显的潜在优势。当肿瘤仍在原位时,更容易勾画放射靶点,照射体积较小,因此与术后放、化疗相比,具有较少的急性毒性效应和较少的晚期毒性效应。此外,术前治疗会导致肿瘤的降级和缩小,这增加了手术切除 R_0 的可能性。从理论上讲,肿瘤床在手术前比手术后血管化得更好,这增加了药物暴露和放射敏感性。新辅助治疗的潜在优势包括可能减小肿瘤大小和负担,控制微观疾病,增加实现 R_0 切除的可能性。然而新辅助治疗的最佳治疗策略还没有达成全球共识。大多数西方国家的手术偏好(胃切除加有限 D_1 淋巴结切除)与亚洲国家的手术偏好(首选胃切除加 D_2 淋巴结切除)不同,辅助偏好也不同。

四、胃癌的放疗

放射治疗是通过放射源的照射来治疗胃癌,包括:单纯放射治疗、术前放射治疗、术中放射治疗和术后放射治疗加或不加同步化疗。在放射治疗方法上,对于放射治疗时机的选择、放射源的选择、照射的范围以及照射的剂量都有相关的要求。放疗还可缓解晚期患者的一些临床症状,从而改善患者的一般状况和提高患者的生活质量。多年来,放射治疗技术已经有所改进,现在已经有了减少正常组织暴露以及相关不良反应的方法。

五、胃癌的化疗

化疗是目前胃癌姑息治疗的主要措施,可适当延长患者的生存期,尽管不是很明显。对于胃癌的术前、术中和术后均可根据患者病情选择化疗,具体方案依患者情况个体化而定,包括年龄、身体状况、伴随疾病、既往治疗情况、经济状况等。胃癌给药方式包括:口服给药、静脉给药和腹膜腔给药等。目前,国际社会还没有针对进展期胃癌化疗的标准化方案。因此,在胃癌化疗方面我们急需找出适合的新方案以提高疗效、减少不良反应、改善患者的生活质量。

六、胃癌的分子靶向治疗

分子靶向药物作用于特定靶点,抑制异常信号通路,从而抑制肿瘤生长。目前,胃癌的分子靶向治疗药物主要包括:表皮生长因子受体抑制剂、血管生成抑制剂、细胞周期抑制剂、细胞凋亡促进剂、基质金属蛋白酶抑制剂及其他靶向治疗药物。目前进入临床实践的仅限抗 HER2 的一线治疗和抗血管生成通路的二、三线治疗。与传统的化疗相比,分子靶向治疗对肿瘤细胞杀伤的选择性高,不但可以提高治疗的效果;而且毒副作用小,患者耐受性也较好。作为胃癌治疗的新方向,分子靶向治疗在胃癌综合治疗中将会有广阔的前景。

七、胃癌的免疫治疗

免疫治疗是除手术、放疗、化疗之外治疗胃癌的又一种有效手段。免疫治疗主要是通过激发或调动机体的免疫系统、增强抗肿瘤的免疫力,从而达到抑制、杀伤肿瘤细胞的目的。在分子水平上,癌症基因组图谱(cancer genome atlas,CGA)分析显示,某些胃癌含有许多 DNA 改变,如突变、拷贝数变化、插入、缺失或易位,并可能导致大量的新抗原,尤其是在错配修复缺陷的肿瘤中,因此,胃癌对调节免疫系统的药物具有易感性。常用的免疫疗法有:使用特异性免疫抑制剂、细胞因子和分子靶向治疗。目前还没有一个全球通用的胃癌免疫治疗标准,但是我们相信进一步研究和更好地了解免疫系统在各种癌症中的功能将有助于优化未来的免疫治疗策略。

八、胃癌的基因治疗

胃癌因其高发病率和高死亡率而成为临床和基础研究的热点。迄今为止，胃切除和化疗是胃癌患者唯一的治疗选择，但获得性或原发性耐药是导致治疗失败的主要原因。不同种族GC患者对癌症治疗的反应存在差异。尽管发病率较高，但由于两种人群之间的遗传差异，亚洲GC患者的预后和对治疗的反应明显好于高加索患者。基因疗法可能是克服这些问题的替代策略，尤其是CRISPR/Cas9代表了最有趣的基因编辑系统之一。基因编辑技术可以应用于基础研究，以生成准确的胃癌基因图谱，从而改善可用的个性化药物治疗，打击癌症特异性生物标志物。癌症是一种具有不同细胞亚群基因的多基因疾病，到目前为止还很难用这样的系统进行治疗。我们认为，目前的分子研究需要向前迈进几步，才能不断地在临床实践中使用基因治疗，特别是通过揭示特定的表面分子靶点，使这类治疗更具选择性，并避免任何靶外效应。

九、胃癌的转化治疗

胃癌的转化治疗是这些年的研究热点。它是通过术前新辅助治疗，将不可切除的肿瘤转变为可以切除的肿瘤，从而使患者得到根治机会、延长生存期、提高生活质量的治疗方式。在不久的将来，为Ⅳ期胃癌患者提供转换治疗可能是外科肿瘤学家的主要任务之一。

十、胃癌的中医药治疗

近年来，传统中医药在改善胃癌症状方面已显示出有益效果。在东亚，中药已被使用并已被证明可提高胃癌患者的存活率。大量研究表明，传统医学与化疗结合可用于提高疗效并减少副作用和并发症。Yang等人报告说，少量弱的证据表明传统医学可以改善晚期胃癌化疗造成的白细胞减少症及其他不良反应。

十一、胃癌的系统治疗

目前对胃癌的治疗主张以多学科规范化、个体化和综合性的治疗策略。需要强调的是，营养支持是患者积极治疗的基本部分，因为营养状态受损与抗癌治疗期间发病率和死亡率的增加有关。有了良好的支持，我们能够提高接受二线治疗和三线治疗的患者比例。

胃癌是一种异质性疾病，每年都有许多患者受其困扰，虽然在了解胃癌的发病机制和分子生物学以及优化可用的治疗方案和方式方面取得了一定的进展，但它仍然是一个尚未得到解决的临床问题。要改善进展期和转移性胃癌令人沮丧的生存统计数据，还有很长的路要走。未来的重点应该是进一步揭开胃癌的分类，调整治疗策略，并为进展期胃癌患者开发新药。

（向琳、陈昊）

第二节　胃癌的内镜治疗

早期胃癌（EGC）的宏观分型是日本内镜学会在1962年在造影和胃镜检查结果的基础上提出的。EGC内镜评估的基础大多仍是对最初的EGC宏观分型做了小的修改。内镜成像的创新使得可以清楚地描述使用标准白光内镜难以识别的浅表癌症的细微形态变化。近几十年来，一系列新型光学图像增强内镜（IEE）技术已被开发用于详细分析表面组织结构。内镜医师可以在常规内镜检查期间使用内镜上的按钮随意从白光内镜检查切换到 IEE，作为色素内镜检查的替代方法。放大内镜和 IEE 的组合使用也突出了表面结构的不规则性，包括 EGC 的表面毛细血管网络。由于技术的发展和诊断准确性的提高，内镜检查不仅在检测和表征黏膜异常方面发挥着重要的作用，而且在确定 EGC 的 T 分期和治疗适应症的描绘和深度评估方面也发挥着重要的作用。目前，常用的内镜系统主要有三种不同类型：（1）白光内镜与高清范围（GIF H260Z，Olympus Medical Systems，东京）；（2）超薄内镜白光内镜（GIF-XP260 N，Olympus Medical Systems，东京）；（3）IEE 和具有高清范围的自体荧光成像（AFI）。

随着内镜治疗的出现，治疗胃癌的方法发生了巨大的变化。第一个重大变化是内镜黏膜切除术（EMR）的发展。EMR 被描述为使用高频圈套器切除胃黏膜的方法。EMR 比胃部手术局部切除术具有优势。首先，它不需要进行全身麻醉，因此也可以在其他不适合麻醉的患者中进行。其次，成功的 EMR 保留了整个胃，因此，此类患者没有任何胃切除术后症状。然而，执行 EMR 的技术难度和较高的局部残留病变率（10%～35%）是其主要缺点。因此，许多外科医生认为 EMR 是一种替代疗法，而不是标准疗法，这导致管理策略不一致，并且在任何特定情况下，在 EMR 和腹腔镜胃局部切除术之间的选择缺乏明确性。第二个重要变化是内镜黏膜下剥离术（ESD）的出现。ESD 由 Hosokawa 等人开发，作为 EMR 的一种改进方法，ESD 涉及使用高频设备，通过胃镜的镊子通道插入，创建一个边缘较宽的周向黏膜切口，然后进行黏膜下层剥离，从而实现病灶的整块切除。与 EMR 不同，ESD 提供可靠的整块切除术，具有广泛的边缘，因此具有准确的病理诊断和低残留疾病率的优点。根据两个大容量中心的经验，包括 5000 例手术切除，它适用于淋巴结转移呈阳性的可能性低于手术死亡率的病变。ESD 的适应症包括：（1）分化型黏膜癌，不伴溃疡；（2）分化型黏膜癌≤3 cm，伴有溃疡。这些是广泛的适应症，包括所有先前报道的胃局部切除术的适应症。ESD 已获得广泛应用，在难以切除的情况下取得了成功，并显示出良好的结果。因此，所有淋巴结转移阴性的早期胃癌都考虑进行 ESD，从而避免了对胃癌进行胃局部切除的需要。

（王云鹏、陈昊）

第三节　胃癌的手术治疗

流行病学研究表明，年轻人胃癌的发病率正在逐渐增加。因此，改善晚期胃癌的手术治疗方案显得尤为重要。最近在改进医疗和外科技术方面取得了进展，对胃癌发病机制的了解增加导致了胃癌的预防方法和靶向治疗的发展。然而，尽管放疗、化疗和免疫治疗迅速发展，但手术切除仍然是胃癌的唯一可能治愈方法。完整的肿瘤切除及淋巴结清扫联合新辅助化疗及术后辅助放、化疗已被证明能显著提高胃癌患者的术后生活质量。

胃癌手术切除时进行的淋巴结清扫不仅对分期有重要影响，而且对患者的预后也有重要影响。胃癌 D_1、D_2、D_3 切除的分别是胃周 1、2、3 组淋巴结。目前胃癌根治性手术的护理标准为 D_2 胃切除术。淋巴结清扫是为了确定淋巴结转移的范围和改善手术的结果。对于进展期胃癌，除 D_2 胃切除术外，淋巴结清扫术的益处仍有争议。

腹腔镜手术治疗早期胃癌是世界范围内的常规手术，在日本和韩国被推荐为标准治疗方法。KLASS 01 和 JCOG 0703 两项前瞻性试验的结果进一步证实了腹腔镜手术治疗早期胃癌的安全性和可行性。有进一步的研究支持腹腔镜辅助胃切除术治疗晚期胃癌，但这种手术需要由有经验的医生操作。然而，对于晚期胃癌的治疗，微创技术的使用仍存在争议，主要是担心手术切除是否充分，是否能够充分进行手术淋巴结清扫。

一项来自日本腹腔镜手术研究组（JLSGG）的Ⅱ/Ⅲ期胃癌多中心随机对照试验（JLSSG0901）对晚期胃癌患者进行治疗。为了评估腹腔镜手术是否能达到与开放手术相同的结果，JLSSG0901的主要终点是无复发生存。结果表明腹腔镜手术辅助远端胃大部切除术（laparoscopic assisted distal gastrectomy，LADG）在早期胃癌治疗中与开放远端胃大部切除术（open distal gastrectomy，ODG）相比具有非劣效性。

胃癌根治术中是否应行网膜切除术一直存在争议。日本胃癌协会建议，只有有浆液浸润的胃癌才应进行网膜切除术。2012年，Fujita等人报道了一项随机对照试验的结果，该试验研究了网膜切除术在标准全切除或远端D_2胃切除术中的长期结局。目前，日本外科医生通常根据日本指南的建议进行网膜切除术，包括横结肠系膜和胰囊切除术（狭窄大网膜囊切除术）。胃癌根治术中采用网膜切除术的优点是可以预防腹膜播散、转移和肿瘤的发生。但网膜切除术增加了手术难度和手术时间，有损伤肠系膜血管和胰腺导致出血和胰漏的风险。开放性胃切除术也延长了手术时间，需要使用全身麻醉，增加手术和麻醉并发症。

目前，进展期胃癌的治疗仍以手术为主，并结合腹腔化疗和热灌注治疗，以提高手术治疗水平。由于术前和术中T、N分期不太可靠，建议行D_2淋巴结切除术。随着个体化、个性化医疗的出现，晚期胃癌治疗的持续改进需要随机临床试验的支持，也需要为新辅助化疗后D_2淋巴结清扫提供证据。大多数关于全腹腔镜胃切除术和网膜切除术作用的研究都是小范围的研究，仍然需要充分的前瞻性对照研究来减少选择偏差和异质性的限制。需要继续研究以确定手术治疗晚期胃癌的最佳方法。

（马臻、陈昊）

第四节　胃癌的新辅助治疗

一、新辅助治疗胃癌的适应症

新辅助治疗的目的在于使患者局部原发病灶缩小，降低肿瘤分期，防止肿瘤经血液、淋巴道转移，改善患者的生活质量，提高手术切除率和根治性切除比例，减少术中播散以及术后复发，以求达到完全缓解（complete response，CR）。根据美国国家综合癌症网络（NCCN）指南，对于$\geqslant cT_2N_0M_0$期的胃癌患者，推荐新辅助放化疗或化疗。欧洲肿瘤医学会（ESMO）基于临床试验结果，推荐对于$\geqslant c\text{Ⅰ}b$期（$cT_2N_0M_0$期或$cT_1N_1M_0$期）的胃癌患者给予新辅助化疗，而且提倡采用铂类与氟尿嘧啶类为基础的联合两药或三药方案。中国临床肿瘤学会（CSCO）以及国家卫生健康委员会在胃癌诊疗指南中推荐新辅助化疗应用于$\geqslant cT_3N_0M_0$期局部进展期胃癌。由此可见，在世界范围内新辅助治疗的指征不一致，仍需要多中心、高质量的临床研究深入验证。

二、胃癌新辅助化疗

新辅助化疗是指在实施局部治疗方法（如手术或放疗）前所做的全身化疗，目的是使肿瘤组织缩小，及早杀灭经血液、淋巴道转移的恶性肿瘤细胞，以利于后续的手术、放疗等治疗。近年来，多项研究结果表明，在进展期胃癌根治切除术前行新辅助化疗，能在术前使肿瘤缩小，降低胃癌病理分期，清除转移病灶，在手术成功率方面，通过提高根治性手术肿瘤切除率和及早降低经血液、淋巴道转移的风险，来改善患者的远期生存质量，提高患者的术后存活率。目前，在各国的指南中术前新辅助化疗成为优先推荐的治疗方案。近年来，胃癌新辅助化疗越来越受临床重视。Cai等人的Meta分析结果表明，新辅助化疗最有可能成为可行根治性切除的进展期胃癌患者的最佳治疗手段。在我国国家癌症中心王童博等的一项Meta分析结果表明，新辅助治疗后获得病理完全缓解（pCR）的局部进展期胃癌患者可以获得满意的远期生存，并且是患者预后的独立预测因素，相较于单纯化疗，术前放化疗可以显著提高局部进展期胃癌的pCR率。NCCN指南新辅助化疗的推荐方案也在日趋完善，目前NCCN指南已经将其作为全身状况适合手术，可能可以手术切除，临床分期为$T_{2\sim4}N_{0\sim3}M_0$胃癌患者的首选治疗手段。新辅助化疗给药途径以口服和静脉给药为主，常用的新辅助化疗药物有氟尿嘧啶、卡培他滨、S-1，其中S-1是氟尿嘧啶衍生物口服制剂，包括5-FU前体物质替加氟（FT）和两类调节剂吉美嘧啶（CDHP）及奥替拉西（O×o）。新辅助化疗的方案主要借鉴胃癌术后辅助化疗方案，有单一药物方案和多种药物联合方案，新辅助化疗方案的要求是疗效明显、起效快、不良反应较少，目前多为联合用药方案，但尚无统一的新辅助化疗方案，我国常见的新辅助化疗方案主要包括：奥沙利铂联合卡培他滨的（XELOX）方案、奥沙利铂联合S-1（SOX）方案、奥沙利铂/亚叶酸钙联合氟尿嘧啶（FOLFOX）及其改良方案和FLOT方案等。肿瘤确诊后，在发生、发展的早期阶段，实质上已属于全身性疾病，因此诸如化疗等全身性治疗方式得到了越来越多的关注，2019年中国临床肿瘤学会（CSCO）胃癌指南推荐新辅助化疗的适合人群在原来的$cT_{3\sim4a}N_{1\sim3}M_0$（cⅢ期）胃癌的基础上增加了$cT_{1\sim2}N_{1\sim3}M_0$及$cT_{3\sim4}N_0M_0$（cⅡ期）的食管胃接合部胃癌，并且对于$cT_{1\sim2}N_{1\sim3}M_0$、$cT_{3\sim4}N_0M_0$（cⅡ期）及$cT_{3\sim4a}N_{1\sim3}M_0$（cⅢ期）食管胃接合部癌将新辅助化疗作为1级推荐，可见新辅助化疗在我国逐渐成为进展期胃癌治疗的重要手段。MAGIC试验是一项开创性的研究，在可手术的胃食管腺癌患者中，确定围手术期化疗加手术与单纯手术的生存率（5年生存率，36% vs 23%）。围术期化疗方案包括表柔比星、顺铂和氟尿嘧啶（ECF）的3种药物组合。蒽环类药物表阿霉素现在被认为增加了额外的毒性而无益处，不再用于围手术期方案。一项3期临床试验比较了手术与围术期化疗（顺铂和氟尿嘧啶），发现围术期化疗的5年OS收益为38%，而手术的5年OS收益为24%。FLOT4-AIO试验（clinicaltrial.gov标示符NCT01216644）比较了可切除胃食管腺癌患者的围手术期氟尿嘧啶（氟尿嘧啶+叶酸、奥沙利铂和多西他赛）与ECF（或ECX，其中X指卡培他滨）。与ECF/ECX相比，围手术期FLOT的OS更优（中位OS，50个月 vs 35个月）。值得注意的是，FLOT组患者的5年OS率提高了9个百分点（45% vs 36%）。尽管对包括表柔比星在内的比较臂存在担忧，表柔比星对胃癌的疗效令人怀疑，但FLOT是一种新的护理标准。对于体质较差的患者，我们更倾向于使用氟嘧啶加铂双联体的围手术期治疗。对于接受前期手术且有病理性T_3或T_4病变或淋巴结阳性疾病的胃癌患者，建议进行辅助治疗。CLASSIC试验确定了卡培他滨和奥沙利铂对接受根治性胃切除术并伴有D_2（扩展）淋巴结清扫术患者的益处。辅助化疗组的3年DFS率为74%，而仅手术组为59%。在批准口服氟嘧啶S-1的国家，也可以考虑S-1单药治疗或S-1加多西他赛。在随机3期ACTS-GC试验（ClinicalTrials.gov标识符NCT00152217）中，与单独手术相比，S-1治疗1年显示出生存获益5年OS为72%。JACCRO GC-07试验，接受D_2淋巴结切除术的根治性手术的病理3期胃癌患者被随机分配接受S-1加多西他赛或单独接受S-1，联合组的3年无复发生存率更高（66% vs 50%）。

三、胃癌新辅助放疗

传统意义上的辅助放疗，一般是指在手术之后，为了增加局部的治疗效果并减少肿瘤复发以及远处转移的概率而对应的治疗手段。放疗是一种局部的治疗方法，放疗在优化局部进展期胃癌的治疗中具有很高的潜力，是一种减少局部复发的不错选择，由于大部分胃癌患者在确诊时已属于进展期或晚期，新辅助放疗可以帮助肿瘤降级，从而帮助更多患者接受根治性手术治疗可能，提高手术成功率。研究表明，术前放疗亦可提高 R_0 切除率，减少局部复发，并且胃癌术前放疗的靶区一般较小，因为肿瘤的存在会减少对正常组织的照射，而在手术后，放疗的靶区较术前增大，有较术前更多的正常组织进入靶区，并且术前邻近正常组织的所受剂量一般低于术后。一项临床研究纳入了 $uT_{3\sim4}N_xM_0$ 的食管胃接合部癌患者，随机分为2组，分别为顺铂、氟尿嘧啶联合亚叶酸钙（PLF）方案新辅助放化疗组及PLF方案新辅助化疗组，结果表明，新辅助放疗可以减少局部复发和并且体现出延长生存期的优势。术前肿瘤血供充足、含氧丰富，对新辅助放疗较为敏感。2012年，荷兰的CROSS研究纳入25例局部进展期胃癌患者，采用卡培他滨+紫杉醇的化疗结合同期放疗，其结果表明 R_0 切除率高达72%，pCR达到16%。2018年，澳大利亚的TOPGEAR研究结果显示：新辅助放化疗比单纯手术疗效更佳。如何更精确地选择放疗靶区，适当地筛选出适合接受新辅助放疗人群及降低放疗副作用，使正常组织减少辐射的方案仍是目前新辅助放疗需要努力的方向。

四、靶向治疗与胃癌的新辅助治疗

随着胃癌分子生物学机制研究的进展，多个与胃癌发生、发展相关的基因在研究中被发现，针对这些基因的靶向药物治疗研究也由此展开。目前胃癌靶向治疗的药物主要分为人类表皮生长因子受体2（HER-2）的靶向药物（曲妥珠单抗、帕妥珠单抗和拉帕替尼）、人类表皮生长因子受体（EGFR1/HER-1）的靶向药物（西妥昔单抗和帕尼单抗）、血管内皮生长因子受体（VEGFR）的靶向药物（贝伐珠单抗、雷莫芦单抗和阿帕替尼）等。但是并非所有胃癌患者都适合靶向治疗，需要通过基因检测等方法筛选出适合患者的相关靶向治疗标志物，遴选真正适合靶向治疗的人群，实现个体化及精准化治疗，这是后续将靶向治疗运用于胃癌新辅助治疗的研究方向。同时，靶向治疗也能联合放、化疗，作为靶标基因阳性胃癌患者的治疗手段，从而使患者达到最佳获益。

五、免疫治疗与胃癌的新辅助治疗

免疫检查点抑制剂如程序性细胞凋亡蛋白-1（programmed death-1 receptor，PD-1）/程序性细胞凋亡蛋白配体-1（programmed cell death protein ligand-1，PD-L1）和细胞毒性T淋巴细胞相关蛋白4（cytotoxic T lymphocyte associated antigen-4，CTLA-4）近年来备受关注。梅奥医学中心和Duke大学针对局部进展期胃癌进行了一项临床随机对照试验，用于评估新辅助放、化疗（卡铂+多西他赛）+K药（派姆单克隆抗体）的作用（注册号：NCT03064490、NCT02730546）。2017年K药被美国食品药品监督管理局批准成为第一个上市的免疫检查点抑制剂，其主要指征是对二线化疗方案无效的实体肿瘤（包含胃癌）。在一项纳入日本、韩国和中国共49个中心、493例不可切除的晚期或复发性胃或食管胃接合部癌、标准疗法无效或不耐受、未接受过PD-1抗体或其他T细胞相关治疗的患者研究中，将患者随机分为2组，试验组患者接受纳武利尤单抗治疗，对照组患者予以安慰剂治疗，当患者出现疾病进展等不良反应时停药。结果显示：试验组患者和对照组患者的中位随访时间分别为8.87个月和8.59个月，患者接受纳武利尤单抗治疗后获得了更长的中位OS（5.26个月：4.14个月，$P<0.0001$）和更高的1年OS率（26.2%：10.0%）。330例接受纳武利尤单抗治疗的患者中有34例（10%）出现治疗相关不良反应，其中5例（2%）死亡；161例接受安慰剂治疗的患者中有7例（4%）出现治疗相关不良反应，其中2例（1%）死亡。对于胃癌新辅助治疗联合免疫疗法，仍然需要更多的临床试验来证明其有效性。随着免疫治

疗与新辅助治疗研究的热度增加，免疫治疗在胃癌围术期中的应用定会取得新的进展。

胃癌的新辅助化疗、放化疗及联合靶向治疗的研究逐渐为胃癌的治疗提供新的方向，且已经有相关研究证明新辅助治疗联合多种治疗手段可进一步提高疗效。新辅助放化疗也存在相关毒副反应，有可能增加手术并发症的风险，因此在考虑新辅助治疗时，我们更需要判断化疗适宜人群，采用何种最佳的方案并评判疗效。但是瑕不掩瑜，胃癌的新辅助治疗可以使患者受益，在减轻毒副作用及并发症的基础上，选择适宜人群和最佳治疗方案是未来胃癌新辅助治疗的研究方向。新辅助放化疗、辅助放化疗、靶向治疗、免疫治疗等方法均有助于延长患者的OS，新的研究和新的成果不断涌现，将为胃癌患者带来新的曙光。

（蒲唯高、陈昊）

第五节　胃癌的放疗

一、背景

（一）胃癌的流行病学

胃癌是全球第五大癌症，也是癌症相关死亡的第三大原因，其形态学类型主要为贲门癌和非贲门癌，组织学类型主要为肠型和弥漫型，两种组织学类型发病均与幽门螺杆菌感染有关。

慢性幽门螺杆菌感染是胃癌的主要原因，约占全球远端胃癌病例的89%，其中CagA阳性幽门螺杆菌更易导致非贲门癌。胃癌的其他病因包括吸烟、肥胖、饮食习惯（红肉、白肉、加工肉类摄入及高盐饮食等）、酒精、药物（阿司匹林等非甾体抗炎药、他汀类药物）、遗传因素（遗传性弥漫性胃癌综合征、Lynch综合征、家族性腺瘤性息肉病、Peutz-Jeghers综合征、Li-Fraumeni综合征）等。

据GLOBOCAN统计，2018年，全球胃癌新发病例103.37万例，胃癌相关死亡78.27万例，主要集中在南美洲、亚洲及部分东欧国家，其中东亚（中国、日本、韩国）胃癌发病率最高。胃癌发病率与年龄呈正相关，且男性发病率为女性的2~3倍。近期研究显示，胃癌的发病率和死亡率均呈下降趋势，但主要（86%）集中在人类发展指数（human development index，HDI）高或非常高的地区，这可能与该地区幽门螺杆菌感染有关。

（二）胃癌治疗现状

胃癌的治疗以肿瘤分期为依据。在西方国家，大多数患者表现为局部晚期胃癌或转移性胃癌，而在东方国家，由于较高的发病率和积极的早期筛查，胃癌可被早期发现。手术切除是非转移性胃癌的唯一根治手段。无淋巴结转移的早期胃癌患者可仅接受手术治疗，但对于晚期以及局部转移的患者则应在术后接受规范化疗以减少肿瘤复发。

在西方国家，FLOT方案（多西他赛、奥沙利铂、亚叶酸钙和5-氟尿嘧啶）是围术期化疗的标准方案；在东方国家，往往采用早期手术联合XELOX方案（卡培他滨、奥沙利铂）辅助化疗。转移性胃癌常选择全身化疗，但鉴于耐药胃癌亚型的发病率不断增加，化疗效果逐渐有限，因此需要新的治疗方法。

著名的ToGA临床试验证明，曲妥珠单抗（抗HER2单克隆抗体）联合化疗可提高患者总生存期（OS），因而自2010年至今，以曲妥珠单抗为代表的靶向治疗逐渐应用于HER2+胃癌患者。

研究证实，肿瘤微环境中的肿瘤和基质细胞通过分泌NF-κB、IL6、STAT3和COX-2等炎症蛋白和细胞因子，增强肿瘤微环境中的炎症反应，促进肿瘤进展，因而COX-2抑制剂塞来昔布抗感染治疗可显著增加COX-2阳性胃癌患者的无进展生存期（PFS）。

血管内皮生长因子（VEGF）是肿瘤微环境和血管侵袭过程中血管生成的关键启动子，其表达活性与胃癌较差的预后相关。在一项针对GC/GEJ癌症的贝伐单抗或雷莫芦单抗（ramucirumab，抗VEGF单克隆抗体）的8个Ⅲ期临床试验的Meta分析中，OS和PFS较安慰剂有所改善（OR 0.81，$P<0.001$）。进一步的分层研究表明，只有ramucirumab与生存获益相关。

以应用派姆单抗（PD-L1抑制剂）为代表的免疫治疗，可抑制程序性死亡配体-1（programmed death-ligand-1，PD-L1）过表达，从而抑制胃癌细胞的免疫逃逸，其疗效得到了相关临床试验的证实。

二、放疗概述

（一）放疗的定义

放射治疗是一种利用放射性同位素产生的α射线、β射线、γ射线和X射线治疗肿瘤的局部治疗方法。

（二）放疗的优点和缺点

1. 放疗的优点

放疗具有与外科手术切除肿瘤相近的治疗效果，其利用射线穿透机体杀伤肿瘤组织，使其萎缩甚至消失，同时最大限度地保护周围正常组织。

2. 放疗的缺点

放射治疗有一定的毒性，可表现为食欲不振、恶心、呕吐等消化道反应，若患者合并深部胃溃疡可有胃穿孔风险；放疗后患者胃肠功能紊乱，表现为铁、维生素B_{12}、钙的吸收不佳；放疗晚期损伤有难治性胃溃疡、胃穿孔和肠管坏死等。

临床中在放疗之前，应进行充分、积极的营养支持治疗，定期注射维生素B_{12}和补充铁剂，且放疗后每周对患者进行评估，严格根据体重变化调整患者营养和水分摄入，以减少放疗的慢性毒性反应，提高患者耐受性。

3. 放疗的适应症

放疗一般作为肿瘤的局部治疗或者辅助治疗，但是，对于一些无法手术切除或手术风险较大、创伤较严重的肿瘤（如鼻咽癌、上段食管癌），放疗已经取代手术，成为首选治疗方式。

三、放疗在胃癌治疗中的应用

（一）辅助放疗在胃癌治疗中的作用

具有里程碑意义的Intergroup 0116临床研究发表于2001年，该研究证实了辅助放疗在胃癌治疗中的作用。研究发现，辅助放化疗后患者OS明显增加（辅助放化疗组 vs 非辅助放化疗组：36个月 vs 27个月），且患者接受辅助放化疗后原位复发率（the local failure rate）降低（2% vs 8%），区域复发率（regional failure rate）亦降低（22% vs 39%）。由此证实了术后辅助放化疗的作用，对比术前未接受新辅助治疗的淋巴结阳性患者疗效尤其明显。

不可否认，该研究中接受放化疗组患者的副作用更明显，显示出更严重的毒性反应，但应该相信,随着化疗方案的优化和放疗技术的革新,高度适形放疗技术的开发(如强度调节放射治疗,IMRT),放疗在胃癌中的应用将更加广泛。

该研究因为纳入患者的淋巴结清扫范围有限而受到诟病。通常推荐患者行完整 D_2 淋巴结清扫,但只有10%患者接受了 D_2 淋巴结清扫,36%患者接受了 D_1 淋巴结清扫,其余54%患者仅接受 D_0 淋巴结清扫。考虑到淋巴结受累率较高,许多人认为放化疗可以一定程度弥补淋巴结清扫的不足,对于淋巴结清扫较全的患者,可能不需要接受放化疗。

总而言之,Intergroup 0116临床研究将辅助放化疗规定为美国胃癌根治术后的常规治疗方案,若患者术前未接受新辅助治疗,则术后(D_0、D_1淋巴结清扫)应常规使用辅助放化疗。

(二)放化疗在围术期化疗中的作用

2006年由医学研究委员会(Medical Research Council)发表的MAGIC试验证实围术期化疗可以降低原发肿瘤分期并增加OS和无进展生存期。此外,临床实践中发现接受新辅助化疗和根治性手术的患者更有可能进行 R_0 切除术(但无统计学意义)。法国的FNLCC/FFCD和EORTC 40954临床试验也证实了围术期化疗的作用,并得出了相似的结论。尽管EORTC 40954临床试验未观察到OS获益,但两项试验均显示新辅助化疗可提高 R_0 切除率。对上述临床试验进行Meta分析后的结论证实了新辅助化疗对OS、R_0 切除率和原发肿瘤降分期具有积极作用。

在过去的十年间,科学家针对"局部进展期胃癌患者应该采用辅助放化疗还是采用围术期放化疗以获得最大临床收益"这一问题争论不已。之前尽管有ARTIST临床试验、CRITICS临床试验等提供证据,但并不能完全服众。

由于缺乏前瞻性数据,对边缘阳性或大体残留病变的手术患者,放化疗的作用目前尚不明确,但仍有部分临床研究提供了正向的结论。一项包括荷兰淋巴结切除术试验患者的回顾性研究显示,在 R_1 切除术后加入放化疗2年后,LRR获益(6% vs 26%)和OS获益(66% vs 29%)。其后对荷兰癌症登记处的人群水平分析也佐证了上述结论。另一项回顾性研究显示,接受辅助放化疗的患者,在 R_0 或 R_1 切除术后的OS和LRR相当。以上数据提示对于术前未接受放疗的患者,若出现边缘阳性或大体残留病变,则术后应接受辅助放化疗。

(三)放疗在新辅助治疗中的作用

POET临床试验将Siewert Ⅰ~Ⅲ型胃食管交界处腺癌患者随机分为新辅助化疗组与新辅助放化疗组。新辅助化疗组接受顺铂、亚叶酸钙、5-FU联合治疗,新辅助放化疗组接受顺铂、依托泊苷、放疗联合治疗。试验发现新辅助放化疗组接受放疗后,OS有明显改善且pCR率(pathological complete response,病理完全缓解率)和淋巴结阳性率明显提高(放疗剂量仅为30 Gy)。后续长期随访证实了新辅助放化疗组的OS优势(5年39.5% vs 24.4%),但遗憾的是结果没有统计学意义。

新辅助放化疗相较于术后辅助性放化疗优势明显,包括更小的靶体积、更佳的患者依从性以及便于术中切除具有放射性的正常组织以减轻或延缓迟发性毒性反应。更重要的是,采用新辅助放化疗更能使患者获益。德克萨斯大学MD安德森癌症中心的回顾性数据表明,新辅助放化疗可被 T_2N_0 以上胃癌患者接受,其中80%的患者最终接受了 R_0 切除术,pCR率为20%。

(四)放疗在不可切除胃癌中的作用

文献证实,放化疗可能实现持久的姑息和转化直至病灶可被切除,姑息性放疗联合5-FU对无法切除的胃癌患者有明显的生存益处。日本的一项Ⅱ期临床研究采用放疗联合替吉奥(S-1)、顺铂治疗无法切除的局部进展期胃癌,最终切除率为33.3%,总pCR率为13.3%。总的来说,将放疗纳入胃癌治疗方案可以大大提高肿瘤转化及疾病长期控制的可能性，使患者获益。

四、展望

迄今为止，胃癌的治疗取得了巨大进步，但不可否认，仍有很大的发展空间。一方面除早期患者外，其他患者的疗效不尽如人意，更何况胃癌不易被早期发现和治疗；另一方面，胃癌患者的最佳治疗模式尚需探索，需要考虑肿瘤组织学特异性、肿瘤部位、患者个体差异等。目前，靶向药物、新型放射增敏剂亟需开发，但就当下看，放疗仍然是胃癌治疗的重要方式之一。

（朱竟雨、陈昊）

第六节　胃癌的化疗

一、化疗药物的定义、分类及机制

化疗药物主要通过干扰肿瘤细胞DNA、RNA、蛋白质或酶类的合成，影响肿瘤细胞的生长与增殖，从而杀死肿瘤细胞，但在杀伤肿瘤细胞的同时，也会杀伤正常组织细胞，尤其是增殖旺盛的细胞，造成骨髓抑制、胃肠道反应、脱发、神经系统毒性、肝肾毒性等，与靶向治疗、免疫治疗相比，其毒副作用较大。各类化疗药物根据作用机制和来源可分为四大类。（1）烷化剂，又称生物烷化剂，是一类在体内能形成缺电子活泼中间体或其他具有活泼的亲电性基团的化合物，进而与细胞中的生物大分子（如DNA、RNA或酶类）发生共价结合，使其丧失活性或DNA分子发生断裂，是最早问世的细胞毒药物，抗菌谱广，目前临床上常用的烷化剂有环磷酰胺等。（2）抗代谢药，抗代谢药通过对DNA合成中所需的叶酸、嘌呤、嘧啶等进行干扰，抑制肿瘤细胞的生存和复制所必需的代谢途径，从而导致肿瘤死亡。临床常用的抗代谢药有叶酸抗代谢药，甲氨蝶呤（MTX）；嘧啶抗代谢药，氟尿嘧啶（5-Fu）。（3）抗肿瘤天然药物，如抗生素类抗肿瘤药及抗肿瘤植物药，抗生素类抗肿瘤药多数由放线菌产生，如放线菌素D、博来霉素（BLM）、丝裂霉素（MMC）等。抗肿瘤植物药是近年来临床上常用的一类药，如从短叶紫杉或红豆杉树皮中提取的紫杉醇，其他还有生物碱类，包括长春新碱（VCR）、秋水仙碱（COL）等。

二、胃癌化疗简介

胃癌的化疗始于20世纪60年代，常见的化疗药物包括氟尿嘧啶、铂类药物、蒽环类药物（阿霉素及表柔比星）、丝裂霉素和依托泊苷等。氟尿嘧啶是治疗胃癌的经典药物，但单药有效率低，患者的中位生存时间短，5-Fu单药反应率约为20%。后来较新的药物包括：紫杉类药物、伊立替康和长春瑞滨。这些药物有效率稍高（单药紫杉醇或多西他赛有效率为15%～24%，伊立替康单药有效率为14%～20%），但治疗晚期胃癌中位生存时间均在9个月以内。为提高晚期胃癌疗效，现多采用2种或3种药物联合进行化疗。此后发展了以氟尿嘧啶为基础的联合方案，最初应用5-Fu、阿霉素和丝裂霉素（FAM）是胃癌的标准治疗方法。在20世纪90年代，欧盟的一项Ⅲ期多中心试验显示FAM方案有效率不到10%，中位生存期约为7个月，FAMTX方案有效率为12%～41%，中位生存期约为10个月，证明了5-Fu、阿霉素和甲氨蝶呤（FAMTX）方案优于FAM方案。依托泊苷、阿霉素和顺铂（EAP）方案也是20世纪90年代的流行方案，但由于其毒性明显高于FAMTX方案，且与FAMTX方案相比没有生存优势而被停用。在20世纪90年代末，一项随机试验表明，表柔比星、顺铂和静脉输注5-Fu（ECF）方案优于FAMTX方案。之后多项临床研究显示含铂方案相比不含铂方案具有更高的有效率。在欧洲ECF方案一度被认为是治疗晚期胃癌的标准化疗方案。但之后发现该方案中的表阿霉素有较强的心脏毒性，其应用受到限制。

2000年后紫杉类药物（docetaxel，paclitaxel）、伊立替康（irinotican）、奥沙利铂（oxaliplatin）、口服氟尿嘧啶类药（eapecitabine，S1和UFTr）等药物相继问世，新的联合方案不断出现。卡培他滨是一种口服氟嘧啶类药物，可通过胸苷激酶磷酸化酶在癌细胞中转化为5-Fu。奥沙利铂是一种第三代二氨基环己烷铂化合物，与顺铂不同，它易于使用，但可引起严重的神经病变。2006年一项全球的随机对照研究（V-325）显示，在总生存期方面，DCF（多西他赛+顺铂+5-Fu）方案优于CF（顺铂+氟尿嘧啶）方案。V-325研究确立了DCF方案在晚期胃癌治疗中的地位，然而，由于DCF方案毒副作用大，在DCF方案基础上，许多改良方案被开发出来。2016版NCCN指南推荐改良的DCF方案，以紫杉醇代替方案中的多西他赛，因紫杉醇相比多西他赛血液毒性明显下降，将ECF从1类证据降为2B类证据，不再作为新辅助化疗的首选方案。2018版NCCN指南肯定了氟尿嘧啶和奥沙利铂的首选地位，增加FLOT方案为1类推荐，去除ECF和改良ECF方案。此后在2019年、2020年、2021年更新的NCCN指南中，无论是围术期化疗还是术后辅助化疗，氟尿嘧啶+奥沙利铂/顺铂均作为首选方案。

三、胃癌化疗的应用

（一）进展期胃癌新辅助化疗/围术期治疗

原则上早期胃癌根治术后不必辅助化疗。目前对于病理分期Ⅰ期的患者是否可以从术后辅助化疗中获益尚不明确。我国2021年CSCO胃癌指南建议对于Ⅰ期合并高危因素，如低龄，低分化，神经、血管、淋巴管侵犯等人群可行研究性治疗。对于进展期胃癌，目前主张均应进行化疗。特别是Ⅲ期的患者，根治术后的5年总生存率仍低于50%。因此，需进行多种治疗手段的综合应用改善患者的整体预后。

胃癌的围术期治疗（新辅助化疗+手术+辅助化疗）模式在西方国家已进行了许多研究。其最终目的在于减少复发，改善患者预后。与术后辅助化疗不同，新辅助化疗是对可切除的肿瘤在术前即给予化学治疗，其较早的治疗，利于控制和消灭微小转移灶、提高R_0切除率，进而改善患者的生存，且不会增加术后并发症。目前D_2胃切除术结合围术期治疗是日本、欧美各国局部进展期胃癌标准治疗方案。

相比于单纯手术治疗，围术期治疗模式具有显著优势，主要依据来自欧洲开展的MAGIC研究及FFCD9703研究。2006年英国的MAGIC研究表明，在可切除胃癌中，与单纯手术对比，手术联合围术期ECF方案化疗（表柔比星+顺铂+氟尿嘧啶）显著延长患者生存期，5年OS提高13.3%。之后法国的FFCD9703研究表明围术期PF方案（氟尿嘧啶联合顺铂）对比单纯手术可显著提升胃癌患者生存时间，5年OS提高14%。MAGIC研究和FFCD9703研究确立了围术期化疗在欧洲国家进展期胃癌治疗中的重要地位。2019年发表在 *Lancet* 杂志上的一项大型前瞻性Ⅲ期临床研究FLOT4-AIO证实了围术期使用含紫杉醇的FLOT方案（多西他赛、奥沙利铂、5-Fu/CF）优于ECF/ECX方案（表柔比星、顺铂、5-Fu/CF或卡培他滨），其有更好的病理缓解率和更高的R_0切除率，延长了总生存期，中位总生存期为50个月vs35个月。因此，FLOT方案也可作为胃癌术前化疗推荐方案。胃癌的术前化疗还有两药联合方案：奥沙利铂联合卡培他滨（XELOX）、奥沙利铂联合氟尿嘧啶（FOLFOX）、顺铂联合S-1（SP）、奥沙利铂联合S-1（SOX）。

（二）胃癌术后辅助化疗

在 D_2 手术的基础上，大型的临床随机对照研究 ACTS-GC 及 CLASSIC 分别证实，术后 1 年的替吉奥（S-1）单药以及术后 8 周期 XELOX 方案（卡培他滨+奥沙利铂）的辅助化疗能有效改善进展期胃癌患者术后的 OS。D_2 根治术后辅助化疗已成为亚洲进展期胃癌的标准治疗。目前以氟尿嘧啶为基础的化疗方案仍然是胃癌化疗的主流方案，氟尿嘧啶类药物有 5-Fu、S-1 和卡培他滨两种口服衍生物。许多全球指南推荐术后辅助化疗采用卡培他滨联合奥沙利铂方案（XELOX）。美国国家综合癌症网络（NCCN）和欧洲肿瘤内科学会（ESMO）指南推荐 $cT_2\sim T_4$ 或 $N+M_0$ 患者围术期采用 ECF/FLOT 方案，但该方案尚未在全球范围内得到认可。S-1 在亚洲被广泛用于治疗胃癌，在西方国家也得到越来越多的应用。在多项研究中观察到不同的 S-1 化疗方案，包括 S-1 联合顺铂（SP）和 S-1 联合奥沙利铂（SOX）。来自中国的多中心Ⅲ期研究 RESOLVE 证实，对于局部进展期胃癌，术后 SOX 辅助化疗不劣于 XELOX。

（三）围术期/术前化疗对比术后辅助化疗的研究

近年来胃癌的新辅助化疗越来越受关注，与单纯手术相比，新辅助化疗可以延长患者的生存时间。与术后辅助化疗相比，新辅助化疗可使肿瘤降期、提高 R_0 切除率，但同时也存在一定缺点，如总生存获益暂未确定，可能存在过度治疗，可能延误手术时机等。在 D_2 手术的基础上，最佳治疗方案是围术期化疗还是术后辅助化疗，目前尚存在争议。直到近几年，来自韩国的 PRODIGY 研究和中国的多中心Ⅲ期研究 RESOLVE 陆续报道。其初步证实了对比术后辅助化疗，围术期化疗能为接受 D_2 手术的进展期胃癌患者带来更多的生存益处。我国目前多主张在分期偏晚（尤其是 $T_{3\sim 4}N+$）的进展期胃癌中，采用新辅助化疗，可能扬长避短、增加益处。国内另一项 RESONANCE 研究早期结果也在 2020 年年初公布，其研究旨在 RESOLVE 基础上，进一步评估 SOX 围术期化疗对比 SOX 辅助化疗在 G/GEJ 癌患者中的疗效。初步结果显示了 SOX 新辅助化疗组优越的 R_0 切除率和病理完全缓解（pathologic complete remission，pCR）率，目前生存结果仍在随访中。

（四）晚期胃癌的化疗

对于局部晚期不可切除、确诊时已经转移的胃癌以及术后复发的晚期胃癌，目前公认应采取药物为主的综合治疗方案，药物主要包括化学药物、分子靶向药物及免疫检查点抑制剂，化疗药物有比较充分的临床使用经验及循证医学证据，可改善晚期胃癌患者的生活质量，接受联合化疗的胃癌患者的中位总生存期约为 1 年（相比欧美患者亚洲患者的生存期稍长），而仅接受支持治疗的患者的中位总生存期约为 3~4 个月。氟尿嘧啶类药物、铂类药物、紫杉醇类药物和伊立替康是晚期胃癌的主要化疗药物。通常一线化疗方案以氟尿嘧啶类药物为基础，联合铂类药物和/或紫杉醇类药物组成两药化疗方案或三药化疗方案。在我国，更多推荐氟尿嘧啶和铂类药物的两药联合方案。奥沙利铂是最经典的第三代铂类抗癌药，患者耐受性好，与顺铂无交叉耐药。铂类药物更多推荐奥沙利铂。

HER2 阳性胃癌是一类特殊的胃癌，根据免疫组化（IHC）和荧光原位杂交（FISH）检测，GC 中 HER2 阳性的发生率约为 20%。2010 年 Bang 等开展的一项Ⅲ期随机对照的 ToGA 临床研究显示，对于 HER2 阳性的晚期胃癌患者，曲妥珠单抗联合化疗（XP 或 FP）具有显著的 OS 获益，明显改善 HER2 阳性胃癌患者的预后，使患者的总生存期超过 1 年。因此，曲妥珠单抗的使用已成为 HER2 阳性胃癌患者的一线标准治疗。

2021 年《中国临床肿瘤学会（CSCO）胃癌诊疗指南》将晚期胃癌的一线治疗根据人表皮生

长因子受体2（human epidermal growth factor receptor 2，HER2）的表达与否来分类。对于HER2阳性患者，一线治疗方案推荐靶向药物曲妥珠单抗联合奥沙利铂/顺铂+氟尿嘧啶类药物（氟尿嘧啶/卡培他滨/替吉奥）；对于HER2阴性患者，推荐奥沙利铂/顺铂+氟尿嘧啶类药物化疗。当PD-L1 CPS≥5时，推荐化疗联合纳武利尤单抗免疫治疗。三联化疗方案用于肿瘤负荷较大且全身状况较好的患者，现多推荐多西他赛+顺铂+5-氟尿嘧啶（DCF）方案，但毒副反应大，限制了其临床使用，一些剂量改良DCF（mDCF）方案比原始DCF方案更可耐受，因此已成为晚期胃癌患者可选择方案。

胃癌的二线化疗Ⅲ期研究均采取单药治疗。国内多推荐紫杉醇/多西他赛/伊利替康单药维持治疗，对于二线治疗后进展或不耐受化疗的晚期胃癌患者，推荐免疫治疗或靶向治疗。

总之，化疗药物除单独作用外，目前的研究热点是化疗与其他治疗方法的联合使用。抗体药物偶联（antibody-drug conjugate，ADC）是一种新型疗法，其将靶向肿瘤细胞的特异性抗体与细胞毒性化疗药物偶联，依靠抗体可以把化疗药物精准送至癌细胞内，因此ADC兼具抗体的靶向性和化疗药物的强大杀伤力，疗效好，副作用更小。而且化疗与免疫治疗联合使用具有显著优势，2020年全球三期临床随机对照研究CheckMate-649结果证实，使用纳武利尤单抗联合化疗，对比单纯化疗，用于胃癌或食管癌一线治疗，在CPS≥5的患者中OS达14.4个月，PFS达7.7个月，均显著优于单独化疗（11.1个月，6.0个月）；同时在CPS≥1的患者中，也观察到OS获益。基于这一研究结果，美国国立综合癌症网络（NCCN）2021胃癌诊疗指南新增了对纳武利尤单抗治疗联合化疗用于不可切除局部晚期、复发或转移性HER2阴性胃癌治疗的推荐。

（王海云、陈昊）

第七节　胃癌的分子靶向治疗

胃癌是目前我国消化性肿瘤中最常见恶性肿瘤之一，严重威胁患者的生命健康，因此，传统手术治疗是目前临床根治胃癌的主要方法之一。有关数据显示，早期胃癌患者的术后5年存活率达到90%以上，而中晚期胃癌随着癌细胞侵袭和远处转移，手术治疗后的5年生存率仍不高于30%。放化疗是常用的治疗手段，但化疗的益处显然是有限的。一线化疗方案和二线化疗方案的长期使用会导致耐药从而造成治疗失败，与治疗相关的毒性反应的发生率也很高，对于高龄患者而言难以耐受。而放疗仅仅是对局部病灶进行治理。因此，分子靶向治疗成为手术无法切除和化疗失败胃癌的重要治疗方法之一。

分子靶向治疗是基于肿瘤细胞发生、发展所相关且被证实的基因而设计相应治疗药物，药物进入机体后会与相应促进肿瘤进展的基因片段特异性结合，进而抑制肿瘤细胞的增长或促使肿瘤细胞特异性死亡。肿瘤细胞的分子靶向治疗具有很多优势，有特异性抗肿瘤效果，而且与化疗相比细胞毒性也相对较小。目前已经成功转化为临床治疗的靶点有表皮生长因子受体（epidermal growth factor receptor，EGFR）、血管内皮生长因子受体（vascular endothelial growth factor receptor，VEGFR）等，其相应的药物也广泛应用于临床并取得了较好的效果。

一、针对EGFR靶点的药物治疗

EGFR家族是最重要的跨膜细胞表面受体组之一，它通过整合细胞外信号（如生长因子、细胞因子和激素），通过局部旁分泌信号驱动多个关键的细胞过程，包括细胞增殖、分化和存活。

该家族主要有四个成员，分别为人类表皮生长因子受体（human epidermal growth factor receptor，HER）1、HER2、HER3和HER4，其中HER2是胃癌最重要的治疗靶点，HER2基因定位于染色体17q21，其突变率约为6.1%～23.0%，HER2受体是属于ERBB/HER生长因子群（growth factor superfamily）的细胞膜受体，是目前为止胃癌治疗中唯一取得成功效果的靶点。

（一）曲妥珠单抗

曲妥珠单抗是目前针对HER2阳性胃癌的靶向药物，旨在抑制HER2调控的信号通路，介导免疫反应，抑制血管生成和肿瘤细胞增殖。ToGA研究是一项由24个国家122个机构进行的随机前瞻性Ⅲ期研究，研究对象为无既往治疗史的HER2过表达胃癌，且为转移性或进展性无法根治切除者。HER2过表达定义为免疫组织化学染色为3+或FISH阳性。HER2过表达在不同胃癌亚型中程度不同，在近胃部胃癌和胃食管连接部腺癌中约30%以上有过表达，而在弥漫性胃癌中较少，约为6%，在原位部的肠型胃癌中过表达介于两者之间。ToGA研究发现，在所有3665例胃癌中，810例（约22%）有HER2过表达，其中59例随机分配为联合组（曲妥珠单抗联合化疗）和单纯化疗组。研究发现联合治疗使反应率从35%提高到47%；中位无进展生存期从5.7个月提高到6.5个月（HR=0.71，95% CI 0.59～0.85，P=0.0002），中位生存期从11.1个月提高到13.8个月（HR=0.74，95%CI 0.60～0.91，P=0.0046）。一项国内研究共纳入80例HER2过表达胃癌患者，随机分为2组：一组为曲妥珠单抗联合化疗；一组为单纯化疗。研究结果显示：治疗6个周期后，曲妥珠单抗联合化疗组的总体有效率高于单纯化疗组，相关肿瘤标志物相比于单纯化疗组更低，该实验表明曲妥珠单抗的临床抗肿瘤效果优越，能够有效降低肿瘤负荷，并且具有很高的安全性。最新的CSCO胃癌临床诊疗指南、日本胃癌治疗指南和NCCN胃癌临床指南均推荐曲妥昔单抗联合化疗为HER2过表达的转移性腺癌一线治疗方案。

（二）拉帕替尼

拉帕替尼是双靶点酪氨酸激酶抑制剂（tyrosine kinase inhibitors，TKI），可同时拮抗HER2和EGFR两者的下游相关信号通路，从而抑制肿瘤生长。在一项纳入545例晚期胃食管癌患者的临床试验中，将患者分为拉帕提尼联合卡培他滨/奥沙利铂组或单纯给予卡培他滨/奥沙利铂治疗组，OS为主要终点，联合组的OS为12.2个月，而单纯化疗组的OS为10.5个月，HR为0.9，但无统计学意义（P=0.35）。一项Ⅱ期临床研究EORTC40071共纳入28例晚期胃癌患者，将患者随机分为两组，分别为拉帕替尼联合化疗组、安慰剂联合化疗组，每组14例患者。虽然拉帕替尼联合化疗组的mPFS和mOS安慰剂联合化疗的长，具体为8.0个月和5.9个月以及13.8个月和10.1个月，但无统计学差异。表明拉帕替尼疗效未达到预期。

二、针对VEGF或VEGFR靶点的药物治疗

肿瘤的侵袭和转移中重要的特征之一就是肿瘤新生血管的形成。VEGF在肿瘤新生血管形成中参与重要调节，与胃癌的侵袭转移具有密切联系。VEGF-A作为该家族的重要成员之一，可与VEGFR-1和VEGFR-2特异性结合从而促进新生血管形成。

（一）贝伐珠单抗

贝伐珠单抗是一种人源化VEGF-A抗体，已成功用于治疗肾癌、结直肠癌和肺癌。然而，两项关于胃癌患者的Ⅲ期临床试验中均未取得令人满意的临床效果。关于胃癌的（AVAGAST）Ⅲ期研究共纳入胃和胃食管接合部位的晚期癌症患者共774例，报告称贝伐珠单抗+化疗可被视为AGC患者的一线治疗，可提高PFS和肿瘤反应率，提高中位PFS（6.7个月 vs 5.3个月，P=

0.0037）和总反应率（46% vs 37.4%，$P=0.0037$），但不能延长 OS，OS 分别为 12.1 个月和 10.1 个月，无统计学差异（$P=0.1002$）。在中国进行的贝伐珠单抗加卡培他滨和顺铂治疗无法手术的局部晚期或转移性胃癌或胃食管接合部癌（AVATAR）Ⅲ期研究设计与 AVAGAST 相似，结果显示，OS 和 PFS 比较差异在统计学上均无意义，贝伐珠单抗最典型的临床副反应为出血，研究表明，贝伐珠单抗联合化疗对于晚期胃癌患者治疗中表现出较好的临床耐受性，而 PFS 和 OS 却没有显著延长。

（二）雷莫芦单抗

雷莫芦单抗（ramucirumab）是一种针对 VEGFR2 的全人源单克隆抗体，可选择性地结合 VEGFR2。雷莫芦单抗的高特异性和对 VEGFR2 的完全阻断被认为比其他血管生成抑制剂（如贝伐珠单抗）具有更强的抑制血管生成作用，并且是美国 FDA 批准的第一个用于 AGC 二线治疗的药物。RAINBOW 试验将纳入的患者分为两组：紫杉醇联合雷莫芦单抗组和不联合雷莫芦单抗组，治疗一线化疗失败的无法手术切除的进展期胃癌及胃食管接合部胃癌，结果显示雷莫芦单抗联合紫杉醇治疗组的 OS 明显长于单纯紫杉醇组（9.6 个月 vs 7.4 个月），客观缓解率也显著提高，从 17% 提升到 28%。

（三）阿帕替尼

阿帕替尼是针对 VEGFR-2 的新一代小分子酪氨酸激酶抑制剂，主要功能为结合特异性受体从而抑制肿瘤血管生成，达到抗肿瘤的目的，已获得中国食品药品监督管理总局（CFDA）的批准用于治疗化疗失败的晚期胃癌。一项Ⅲ期临床试验，共纳入化疗失败的晚期胃恶性肿瘤患者或胃食管交界处恶性肿瘤患者，随机分为阿帕替尼组和安慰剂组，试验结果显示阿帕替尼组患者的中位生存期与中位无进展生存期均长于对照组，分别为 6.5 个月 vs 4.7 个月、2.6 个月 vs 1.8 个月。Ⅲ期临床试验表现出良好的临床效果，阿帕替尼成为化疗失败患者新的选择。

三、靶向药物治疗的不良反应及处理

肿瘤靶向药物高选择性地作用于肿瘤细胞，因此不良反应较轻且较少，具体如下：

（一）过敏反应

过敏反应是靶向药物治疗常见的不良反应之一，多见于第一次使用时。因此在使用前可给予抗组胺处理，多数均可缓解。

（二）皮肤和指甲不良反应

皮肤反应的症状：最为典型的表现为皮疹，其他还有皮肤发痒、皮肤干燥、皮肤色素沉着、甲沟炎等。轻度患者通常无须处理，也不需要调整药物剂量；中度患者可局部使用糖皮质激素；重度患者应及时抗感染，治疗不见好转应暂停用药或终止靶向治疗。

（三）心血管反应及处理

心血管反应主要表现为高血压、左室射血分数（LVEF）下降、心肌缺血/梗死等。高龄且伴有心脏基础疾病患者易发生。心血管反应处理包括：（1）心电监护；（2）轻度心动过速患者可给予普萘洛尔治疗，出现严重反应时应立即停止用药并采取相应急救措施。

（四）胃肠道反应及处理

消化系统反应：腹痛、恶心、呕吐、腹泻等。腹泻是最为常见的胃肠道副反应。腹泻的处理：减少辛辣、油腻及容易刺激胃肠道的食物，多选择清淡食物。初次发生时即应进行对症处置，对症处理后仍没有明显好转的则可减少用药剂量或停药。

四、靶向药物治疗的疗效评估

靶向药物治疗后，肿瘤大小基本无明显变化，因此，基于肿瘤最大直径变化的实体肿瘤治疗效果评估标准（RECIST）很难准确地评估药物的治疗效果。再者，靶向药物的多数作用为抑制肿瘤细胞增长，因此对靶向药物的临床效果缺乏准确的评估标准。动态增强磁共振成像（DCE-MRI）和PET-CT则是目前评估靶向用药效果最为普遍的手段，可以反映肿瘤血管的形成状况、肿瘤的血流量以及对血管的渗透性，从而评价了抗血管形成药的效果。

五、总结

近年来，关于胃癌靶向药物的种类越来越多，对于晚期胃癌患者来说联合治疗是重要的治疗方式之一，单纯化疗主要通过损伤细胞结构、阻断肿瘤细胞增殖等相应途径从而遏制癌细胞的生长及扩散，杀伤效果单一，并且对于高龄患者难以耐受，靶向药物的优势主要为杀伤肿瘤细胞而对正常细胞没有损伤或者损伤很小。因此，靶向药物联合治疗成为晚期胃癌的主要治疗方式之一。

（何普毅、陈昊）

第八节　胃癌的免疫治疗

胃癌是我国常见的恶性肿瘤，其发病率和死亡率均高居第3位。目前主要采用以手术为基础联合化疗、放疗、靶向治疗和免疫治疗的综合治疗模式。随着对机体免疫及肿瘤免疫微环境的理解，免疫治疗已成为肿瘤治疗的突破口之一，为胃癌临床疗效的进一步提高提供了可能。

免疫治疗主要通过激活机体的免疫系统来对抗肿瘤细胞。主要方式有免疫检查点抑制剂治疗、CAR T细胞治疗、肿瘤疫苗治疗以及涉及肿瘤微环境中其他免疫细胞的治疗。肿瘤免疫治疗给胃癌患者带来了新的希望，在研究领域和临床实践上都取得了突破性进展。随着肿瘤免疫治疗的发展，胃癌有多种免疫治疗方案可供选择，更多的治疗策略正在临床研究中。在这里，我们将重点介绍胃癌免疫治疗的研究进展。

一、免疫治疗的定义及机制

肿瘤细胞在机体内发生、发展是机体免疫与肿瘤细胞之间相互作用的动态变化过程，此过程可以分为清除、平衡和逃逸三个阶段。肿瘤免疫治疗通过拮抗肿瘤免疫逃逸过程，从而重新激活免疫细胞来杀灭癌细胞，即通过启动并维持机体正常免疫循环，增强机体抗肿瘤免疫应答，特异性地清除肿瘤病灶。

二、胃癌免疫治疗的人群选择标准和指南推荐

在不同的研究中，不同的免疫治疗药物对不同阶段的胃癌有不同的疗效。

微卫星高不稳定性（MSI-H）通常由MMR基因缺陷引起，是免疫治疗反应率的预测生物标志物。在Ⅲ期Keynote-062试验中，作为进展期胃癌的一线疗法，帕博利珠单抗联合化疗在PD-L1 CPS≥1的患者中均未能显示出优于单独化疗的生存效益。然而，当比较MSI-H肿瘤患者的mOS时，帕博利珠单抗联合化疗显示出比化疗更好的生存益处（mOS，未达到 vs 8.5个月，95%CI，5.3~20.8）。此外，有研究显示在使用培溴利珠单抗治疗的转移性胃癌患者的分析中，EBV阳性患者显示出100%的ORR。2018年国家综合癌症网络（NCCN）胃癌诊疗指南表明，肿瘤EBV状态可能是精确治疗胃癌的一个有前途的生物标志物。

免疫检查点抑制剂已先后在全球范围内获批用于胃癌的治疗。目前胃癌一线免疫治疗策略包括PD-1单药治疗或者联合化疗。CheckMate-649研究显示PD-L1CPS≥5患者中，纳武单抗联合化疗（FOLFOX XELOX）较单纯化疗的OS更优（mOS14.4个月 vs 11.1个月，HR0.71，$P<0.0001$），在PD-L1CPS≥1的患者和所有患者中均显示出生存益处。联合治疗在所有患者中均有PFS生存益处。而且在PD-L1CPS≥5的患者中有统计学差异（mPFS 7.7月 vs 6个月，HR0.68，$P<0.0001$）。因此，推荐纳武单抗联合化疗（FOLFOX/XELOX）作为PD-L1 CPS>5晚期胃癌的一线治疗。亚洲研究ATTRACTION-4显示在全部人群中，纳武单抗联合化疗（SOX/XELOX）较单独化疗，PFS显著改善，分别为10.45个月 vs 8.34个月。联合治疗组的ORR显著高于化疗组（57.5% vs 47.8%，$P=0.0088$）。但二者OS接近（17.45个月 vs 17.15个月）。另一个针对亚洲人群的研究ATTRACTION-02显示，纳武利珠单抗三线治疗复发或转移性胃或胃食管接合部腺癌时，与安慰剂相比，患者死亡风险显著降低，两组1年总生存率分别为26.1%和10.9%。2020年3月中国国家药品监督管理局批准了对于既往接受过两种或两种以上全身性治疗方案的晚期或复发性胃或胃食管接合部腺癌患者可以给予纳武利珠单抗。KEYNOTE-062结果显示PD-L1CPS≥1患者中化疗（卡培他滨+顺铂）联合帕博利珠单抗对比单独化疗未显著延长胃癌患者生存期。而对于PD-L1CPS≥1患者，帕博利珠单抗单药组OS不劣于化疗组（10.6个月 vs.11.1个月），但是在亚洲人群，对于PD-L1 CPS≥1患者和PD-L1CPS≥10患者，单药组对比化疗组OS分别为22.7个月 vs 13.8个月和28.5个月 vs 14.8个月。但是由于帕博利珠单抗单药应用存在超进展风险，目前建议仅在患者存在化疗禁忌症或患者拒绝化疗的患者中使用。在MSI-H组，帕博利珠单抗组的ORR为57.1%，明显优于单纯化疗的36.8%，所以对于MSI-H的患者不推荐单纯化疗。

基于以上研究结果，2021年CSCO胃癌诊疗指南推荐免疫检查点抑制剂主要用于治疗晚期进展期胃癌。对于HER2阴性患者，当PD-L1 CPS≥5时，推荐化疗FOLFOX/XELOX联合钠武利珠单抗或者帕博利珠单抗单药作为一线治疗药物。作为三线治疗时，不区分HER2阳性或阴性使用钠武利珠单抗单药或者PD-L1 CPS≥1时，使用帕博利珠单抗单药治疗。

三、胃癌免疫治疗的分类

（一）使用免疫检查点抑制剂

免疫检查点在免疫系统中起着关键作用，使免疫细胞能够区分自身抗原和外源抗原。肿瘤细胞通常伪装成自身抗原，从而逃避免疫监视。免疫检查点抑制剂通过阻断免疫细胞和肿瘤细胞之间的相互作用，使得免疫系统识别肿瘤相关抗原，从而杀死肿瘤细胞。目前研究的主要免疫检查点有CTLA-4、PD-1、PD-L1。

CTLA-4与抗原提呈细胞表面的B7结合，阻断CD28与CTLA-4特异性结合，释放被抑制的

T细胞。目前有伊匹单抗、曲美姆单抗两种CTLA-4阻断抗体。在CHECKMATE-032临床研究中发现，对于化疗后进展的胃癌，伊匹单抗单一疗法的ORR为14%。但是，在Ⅱ期临床试验（NCT01585987）中，作为晚期胃癌一线化疗后的维持治疗，伊匹单抗没有产生更好的生存益处。在一项Ⅰb/Ⅱ期临床试验中，12名胃癌患者在化疗后接受曲美姆单抗作为二线治疗，结果显示中位PFS为1.7个月，中位OS为7.7个月。虽然CTLA-4单抗在所有患者未达到较好的疗效，但是部分患者得到了较好的生存益处，所以需要进一步探索CTLA-4疗效的生物标志物。

PD-1表达在T细胞、B细胞和髓样细胞表面。PD-L1是PD-1的配体，表达于抗原提呈细胞和多种肿瘤细胞上，与PD-1结合，激活免疫抑制信号通路，导致T细胞功能抑制和肿瘤免疫逃逸。Keynote-059研究结果显示，对于既往接受过至少两种治疗方案的进展期胃癌和胃食管接合部癌的患者，在帕博丽珠单抗治疗组中，客观有效率（ORR）为11.6%，中位无进展生存期（PFS）为2个月，中位总生存期（OS）为5.6个月，亚组分析显示在PD-L1 CPS≥1和PD-L1阴性肿瘤患者的客观有效率分别为15.5%（95%CI，10.1%~22.4%）和6.4%（95%CI，2.6%~12.8%）。基于这项研究的结果，美国食品药品管理局（FDA）于2017年9月批准帕瑞丽珠单抗作为PD-L1 CPS≥1复发的局部晚期或转移性胃癌或胃食管交界处癌的三线治疗药物。但是Keynote-061研究中显示，作为二线治疗帕博丽珠单抗在PD-L1阳性患者中并没有明显优于化疗。在ATTRACTION-2研究中，使用纳武单抗治疗前至少使用两种化疗方案难治或不能耐受的进展期胃或胃食管交界处癌患者，其mOS为5.26个月（95%CI：4.60~6.37），12个月生存率为26.2%。临床研究CHECKMATE-649显示，不管PD-L1的表达如何，纳武单抗加化疗比单独化疗得到更好的OS（MOS13.8个月vs11.6个月），死亡风险降低20%（HR0.80；95%CI0.71~0.9；P=0.0002）。其中PD-L1评分高的患者联合治疗效果稍好。上述研究结果证实了免疫联合其他治疗在进展期胃癌治疗中的作用。免疫疗法联合化疗、靶向治疗有望成为进展期胃癌新的治疗方式。

（二）细胞免疫疗法

细胞免疫疗法使用免疫细胞作为癌症的治疗手段。这种免疫细胞可以是体外扩增的T细胞和NK细胞，也可以是基因工程的嵌合抗原受体T细胞（CAR-T）和T细胞受体T细胞（TCR-T）。

CAR-T细胞疗法通过T细胞修饰，使激活的T细胞能够独立于MHC识别特定的肿瘤细胞表面抗原，并杀死肿瘤细胞。CAR-T细胞疗法在治疗血液病方面取得了较大成功，但在治疗实体瘤方面却没有取得同样的疗效，造成这种差异的主要原因之一是肿瘤特异性抗原较少。目前研究的靶点主要有人表皮生长因子受体2（HER2）、癌胚抗原（CEA）、黏蛋白1（MUC1）、上皮细胞黏附分子（EpCAM）、CLDN18.2、MSLN、自然杀伤受体2成员D（NKG2D）及叶酸受体1（FOLR1）。临床前研究表明，在CAR-T细胞治疗中靶向HER2是治疗胃癌的有效方法，它的使用减少了联合治疗的需要以及耐药的发生。对于CLDN 18.2，一项Ⅰ期临床试验结果显示，在一小部分进展期胃癌或胰腺癌患者中，总的客观缓解率为33%，并且没有严重的副作用。其他肿瘤抗原目前已在临床前研究中得到了验证，还需要后续的临床试验进行进一步的证明。CAR-T细胞治疗目前存在许多问题，如肿瘤抗原的异质性表达、肿瘤微环境中的免疫抑制网络、T细胞向实体肿瘤迁移能力差、输注后CAR-T细胞缺乏生存所需的刺激信号等。因此，寻找新的可能的抗原是提高治疗效果的关键。TCR-T免疫治疗是一种改良的以T细胞为基础的肿瘤过继免疫治疗方法，将特异性识别肿瘤抗原的TCR基因导入患者外周血T细胞。目前大多数TCR-T临床试验都处于Ⅰ/Ⅱ期临床试验阶段，如NCT02457650、NCT03638206和

NCT03941626等。

NK细胞是天然淋巴细胞，通过杀伤病毒和/或肿瘤细胞在宿主免疫中发挥关键作用。一些临床研究表明，基于NK细胞的免疫疗法是一种潜在的癌症治疗方法。目前有研究显示NK细胞过继治疗是一种增强NK细胞活性以改善免疫反应、对胃癌治疗有效的免疫疗法。而且最新临床前研究表明CAR-NK细胞疗法可以有效抑制小鼠胃肿瘤的生长，而且增加了肿瘤组织中NK细胞的浸润。

（三）肿瘤疫苗

肿瘤疫苗是一种可以帮助免疫系统识别癌症相关抗原并达到抗肿瘤效果的疫苗。肿瘤疫苗主要包括多肽疫苗、肿瘤细胞疫苗和DC疫苗，在实体瘤中研究主要集中在DC疫苗。目前，已经有DC疫苗的多个临床试验正在进行测试，已证实DC疫苗具有激活T细胞的能力，但到目前为止，平均总应答率在8%～15%之间。DC疫苗的疗效很可能需要T细胞的辅助才能实现。总体而言，尽管该领域取得了实质性进展，但对胃癌的免疫疗法，仍处于初级阶段，仍然需要进一步探索和研究。

四、胃癌免疫治疗的不良反应及处理

（一）免疫相关皮肤毒性

在使用免疫检查点CTLA4和PD-1的单抗抑制剂时，皮肤不良反应最常见，而且发生在治疗的早期，ipilimumab发生率为43%～45%，nivolumab和pembrolizumab发生率为34%。一项回顾性研究结果显示PD-1/PD-L1单抗更容易出现皮肤毒性反应。KEYNOTE-062研究结果显示，帕博利珠单抗单药治疗胃癌或胃食管接合部肿瘤时，有16例（6.3%）出现皮疹、20例（7.9%）出现皮肤瘙痒症状，均为轻症。ATTRACTION-2研究结果显示，纳武利珠单抗单药治疗胃癌或胃食管接合部肿瘤时，有19例（6%）出现皮疹、39例（9%）出现皮肤瘙痒症状，也均为轻症。免疫相关皮肤不良反应多数较轻，1级（范围<10%）毒性反应不影响用药，局部对症处理即可。2级（范围10%～30%）毒性反应可以边用药边观察，症状未缓解，则暂停用药。3级（范围>30%）以上毒性反应需立即停药，并全身应用糖皮质激素，并请专科会诊指导治疗，直至毒性反应减轻至1级。

（二）免疫相关内分泌疾病

甲状腺功能障碍在PD-1/PD-L1单抗治疗以及联合抗CTLA-4单抗药物治疗过程中发生率最高。有研究表明，ipilimumab（3 mg/kg）治疗中甲状腺功能障碍发生率为1%～5%，而且与药物剂量呈正相关（10 mg/kg时高达10%）。KEYNOTE-062研究结果显示，帕博利珠单抗单药治疗胃癌或胃食管接合部肿瘤时，有19例（7.5%）甲状腺功能减退。ATTRACTION-2研究结果显示，纳武利珠单抗单药治疗胃癌或胃食管接合部肿瘤时，有10例（3%）出现甲状腺功能减退，有1例患者出现垂体功能减退。在甲状腺毒性反应中，甲状腺功能亢进和减退均会发生，甲状腺功能减退更为常见，而且甲状腺功能亢进往往是暂时性的，并且可能发展为甲状腺功能减退。有甲状腺功能减退相关症状的患者需要考虑使用甲状腺激素替代治疗。有症状特别是甲状腺功能亢进的患者，需要进行对症支持治疗。

（三）免疫相关肝脏毒性

免疫相关肝脏毒性最常见于抗CTLA-4单抗治疗，接受常规剂量单药治疗的患者肝炎发生率为2%～10%（其中3级反应发生率为1%～2%）。联合ipilimumab 3 mg/kg和nivolumab 1 mg/kg的患者肝炎发生率为25%～30%（其中3级反应发生率为15%）。在ATTRACTION-2研究中，18例（5%）患者出现转氨酶升高，其中3例患者重度升高。对于没有肝损伤临床症状，单纯转氨酶水平轻度升高的患者，可继续用药，但需增加肝功能监测频率直至肝功恢复正常。一旦恶化或出现发热、乏力等症状，应重新进行评估并治疗。对于转氨酶中度升高的患者，需暂停使用免疫治疗，并每3天检测1次肝功能，如果症状持续恶化，在排除其他致病因素后，需给予糖皮质激素治疗。肝功能改善后，在激素减量后，可以继续免疫治疗。对于转氨酶重度升高的患者，永久停用，并且使用皮质类激素治疗。

（四）胃肠道毒性

胃肠道毒性是抗CTLA4单抗治疗相关不良事件中最常见和最严重（3级或更高）的毒性反应，通常导致终止抗CTLA4单抗治疗。有关抗PD-1单抗相关胃肠道irAE数据非常少。在KEYNOTE-062研究中，254名胃癌患者中48例（18.8%）患者出现消化道毒性反应，其中3例患者出现严重腹泻。ATTRACTION-2研究中，纳武利珠单抗单药治疗胃癌或胃食管接合部肿瘤时，有52例（15.7%）出现消化道毒性反应，其中2例患者重度腹泻，1例患者诊断为结肠炎。胃肠道毒性最常见的症状为腹泻，随后是恶心、呕吐和腹痛，口腔溃疡、肛门病变（肛瘘、脓肿、肛裂）。对于不伴有严重腹泻的患者，给予对症支持治疗后，可继续应用治疗。伴有持续的腹泻或严重腹泻者，应该停用治疗，同时接受全身糖皮质激素治疗。

（五）免疫相关性肺炎

使用PD-1/PD-L1单抗的患者中，出现咳嗽、呼吸困难等呼吸系统不良事件的概率高达20%～40%，其中，2%～9%的患者有3～4级的咳嗽、1%～2%的患者有3～4级的呼吸困难；肺炎的发生率为2%～4%，其中1%～2%为3级及3级以上，致死性肺炎的发生率为0.2%，其中0.2%～4%的患者由于肺炎导致治疗中断。在ATTRACTION-2研究中，纳武利珠单抗单药治疗胃癌或胃食管接合部肿瘤时，有7例（3%）出现免疫相关性肺炎，其中1例为重症，主要表现为肺实质局部或弥漫性的炎症，CT典型表现为不透明的磨玻璃影。对于确诊或高度怀疑是免疫相关性肺炎的患者，应该立即开始免疫抑制治疗。当然，为了患者的安全，使用免疫抑制剂前，应该排除感染性疾病。如果不能准确评估感染状态，大多数情况下，对于3级及3级以上的肺炎患者在使用免疫抑制治疗的同时给予口服或静脉注射广谱抗生素。

五、结论

随着免疫治疗的进展，胃癌治疗的格局已经改变。目前PD-1/PD-L1单一疗法或者联合化疗已被批准用于进展期胃癌的治疗，尤其是PDL1CPS≥1、MSI/MMR-H、EB病毒阳性的患者反应率更高。但是仍然有一部分胃癌患者无法获益，还需要进一步的研究来获得最佳的治疗方案。

（高磊、陈昊）

第九节　胃癌的基因治疗

到目前为止，胃癌的治疗仍然为以手术为主的综合治疗，因此，手术切除在治疗胃癌尤其是早癌中起着至关重要的作用。在过去的几十年里，内镜等微创手术的发展对胃癌治疗产生了革命性的影响。对于早期胃癌，手术切除是最佳的治疗方法；对无法实施手术切除的胃癌以及有晚期转移的胃癌，化疗是最关键的治疗手段。然而，由于内在的或获得性的抗药性，一些患者对化疗反应不佳，常导致治疗失败，使得晚期胃癌患者的中位生存期低于12个月。胃癌的转化治疗是指在原本无法切除或勉强切除的胃癌病例中，应用化疗或放疗等新辅助手段后进行手术治疗，其应用具有重要意义，特别是在Ⅳ期胃癌病例中。目前胃癌的主要治疗方式为外科手术、内镜疗法、免疫治疗、靶向治疗、中医药疗法等。

肿瘤治疗手段多种多样，手术、化疗、放疗、靶向治疗、免疫治疗等可以使部分人群获益，随着科技进步，越来越注重精准治疗，从器官到细胞、分子……研究者不断寻找治疗的靶点，下一个靶向是什么？完全清除肿瘤，让所有患者获益，这是科学家们长期追求的目标。现在人类对微观世界的了解越来越丰富，分子生物学研究也取得了跨越式的发展，在癌症基因组图谱（TCGA）研究网络的基础上确定了四种分子分类，即EB病毒相关肿瘤、微卫星不稳定肿瘤（MSI）、基因组稳定肿瘤（GS）和染色体不稳定肿瘤（CIN）。因此，基因治疗可能为进展期胃癌和难治性胃癌寻求更有效治疗提供新思路。

肿瘤生长涉及各种癌基因、抑癌基因、DNA修复基因、生长因子/受体、细胞周期调控基因、细胞黏附分子等的变化。癌基因的激活和抑癌基因的失活在胃癌的发生、发展中起重要作用。已知许多致癌基因与胃癌有关，如Survivin、C-erb-B-2、β-catenin、C-met、EGRF、ras、akt-2、p16和nm-23等。目前认为胃癌基因的这些变化与Hp感染密切相关，正常细胞中也存在抑癌基因，并且其对正常细胞的增殖起稳定作用。抑癌基因的缺陷或突变是胃癌产生的重要原因。作为胃癌相关抑癌基因，已知p53、pten、p27、p21、p16、dcc、apc、mcc等。随着分子生物学、分子遗传学、分子病毒学、细胞生物学等学科的发展，基因治疗技术得到了推广和应用。

基因治疗是一种基于遗传物质修饰的生物医学技术。基因疗法通过插入正常基因或治疗靶细胞的基因来纠正突变或缺陷基因，最终达到消灭肿瘤的目的。基因治疗起源于20世纪60年代，用于治疗单基因疾病。其发展曾遇到瓶颈，现在又开始被临床重视，但是生殖细胞的基因治疗存在严重的伦理问题未审核通过，目前尚未用于临床。

一、自杀基因治疗（病毒导向的酶解前药物疗法或分子疗法）

自杀基因疗法是基因疗法中最有效且发展前途最好的疗法之一，也称为病毒定向酶原/分子疗法。一些源于病毒或细菌的基因具有独特功能，其表达产物可将无毒药物或轻度毒性药物转化为诱导哺乳动物细胞凋亡的毒性产物。当这种药物转酶基因（也称为自杀基因）被引入癌细胞时，它可以制造一种具有代谢毒性的药物，导致癌细胞自杀。目前研究最多的是单纯疱疹病毒-胸苷激酶（HSV-tk）和胞嘧啶脱氨酶（CD）的自杀基因系统。单纯疱疹病毒的HSV-tk基因是胃癌基因治疗中应用最广泛的凋亡基因，HSV-tk可将无毒前体原物丙氧氟（GCV）转化为细胞毒药物丙氧氟（GCVTP），GCVTP可以通过进入DNA合成途径，充当DNA链合成的终结者，阻断细胞分裂时的DNA合成，从而杀死肿瘤细胞。Yoshida等以逆转录病毒为载体，将人胃癌细胞株TMK-1封入脂质体，转染HSV-tk，然后用预先输入的前体药物GCV（gancylovir）治疗。HSV-tk可将GCV选择性磷酸化为单磷酸化物，在细胞内磷酸激酶的作用下形成三磷酸化物，干扰和阻碍正常的DNA合成和细胞增殖。GCV对人胸苷激酶的亲和力很低，因此对人体正常细胞的毒性很低。HSV-tk/GCV方法还可以产生旁观者效应，不仅杀死表达HSV-tk的肿瘤细胞，还可以杀死相邻的非转染肿瘤细胞，旁观者效应的效率也可以应用连接蛋白提高。CD基因仅存在于真菌和细菌中，其编码的产物酶可以将细胞中无毒的抗真菌剂5-氟胞嘧啶代谢成有毒的5-氟尿嘧啶。Puhlmann等报告了嘌呤核苷酸磷酸化酶基因。该基因可以将无毒前体药物核苷6-巯基嘌呤转化为有毒产物6-巯基嘌呤，对肿瘤细胞具有强大的杀伤作用，其可以杀死静止期的肿瘤细胞。

二、反义基因治疗

反义基因治疗是利用反义核酸技术将转录、翻译等层面异常的基因（癌基因）抑制，避免异常基因向肿瘤细胞的信号传输，并将其转换成正常分化、凋亡相关的基因。随着技术的进步，反义技术的应用也在日益普遍，成为抑制肿瘤基因的普遍方式之一。C-myc基因是调节细胞生长和分化的关键转录载体，肿瘤细胞内该基因表达往往异常。Chen等成功构建了腺病毒反义表达重组基因（AV-ASC-myc），然后转染SGC-7901细胞，研究表明AV-ASC-myc能明显抑制胃癌细胞生长并诱导细胞凋亡，其生长抑制率为44.1%，并对bcl-2、C-myc等基因的表达具有抑制作用。反义HER-2/neu（c-erbB-2）基因与编码表皮生长因子受体（EGFR）的癌基因和编码胃癌组织异常高的跨膜酪氨酸受体的病毒癌基因V-ervB具有高度同源性，经常提示胃癌预后不良。Fu-nato等人将反义HER-2转染高HER-2表达的胃癌细胞株MKN-7和KATO-Ⅲ，发现HER-2mRNA及其蛋白产物表达受到明显抑制，细胞生长受到抑制，同时也明显增强了这两个胃癌细胞株对化疗药物顺铂的敏感性。近些年，X连锁凋亡蛋白（X-linked inhibitor of apoptosis protein，XIAP）抑制因子的抗凋亡作用受到了特别关注。最近文章报道，XIAP对肿瘤细胞对化疗药物的敏感性起着至关重要的作用。将XIAP反义表达载体转染胃癌细胞株后，XIAP表达明显减少，体外细胞活力降低，凋亡被诱导。而XIAP下调的肿瘤细胞对顺铂和丝裂霉素的敏感性明显提高，仅在野生型p53细胞系（MKN-45）中可见这些变化。因此，反义RNA下调XIAP表达可诱导胃癌细胞凋亡，提高其对化疗药物的敏感性，使胃癌的治疗效果有所提升。

三、基因替代治疗

在基因替代治疗中，利用载体将缺失的抑癌基因转染到肿瘤细胞，以达到杀伤肿瘤细胞的目的。该方法的问题是靶基因是否能在所有癌细胞中转染。最近的研究表明，脂质体可以转染大部分靶细胞，但转染效率仍达不到预期的要求。p53基因是目前研究最为广泛的抑癌基因。众多动物实验证实，将野生型p53基因（wtp53）导入肿瘤细胞，可以诱导细胞周期停止，抑制肿瘤细胞的血管生成，进而诱导肿瘤细胞凋亡。对肿瘤异种动物模型的研究表明，腺病毒介导的瘤内注射wtp53导致不同来源的肿瘤细胞凋亡，最终肿瘤完全消退。wtp53基因治疗也可以提高肿瘤细胞对化疗和放疗的敏感性。将wtp53转染到肿瘤细胞，可增加肿瘤细胞对细胞凋亡的敏感性。独立于化疗或放疗，联合应用wtp53基因治疗比单一治疗能更有效地诱导肿瘤细胞凋亡和抑制肿瘤生长。转染wtp53也可以产生旁观者效应，即它对转染细胞周围的细胞也有治疗作用，这可能与p53基因的抗血管生成作用有关。p16基因又称MTS1（multiple tumor suppressor 1，MTS1）基因，是一种抑癌基因。CDK4和CDK6被野生型p16基因抑制后可直接抑制细胞周期。在不同肿瘤中均可观察到p16基因的突变和缺失，胃癌组织中p16的纯合缺失率为15%~23%。Jeong等构建了含有p16cDNA的表达载体，以p16突变转染SNU84胃癌细胞系。表达野生型p16的稳定转染剂可通过抑制CDK4延缓细胞增殖，使胃癌细胞对化疗更加敏感，提示p16应用于胃癌基因治疗是有前景的。而且p16基因与其他基因的搭配应用可以较好地抑制肿瘤的生长。研究表明，位于1p36.1的RUNX3基因是新发现的抑癌基因，可明显抑制胃癌细胞的生长。在人类胃癌中，高甲基化和缺失是造成RUNX3基因失活的主要机制。真核表达载体RUNX3转染SGC7901胃癌细胞系，体外药物敏感试验结果表明，SGC7901/RUNX3对各种化疗药物的敏感性均有所增加。过度表达的RUNX3通过下调Bcl-2、MDR-1和MRP-1恢复胃癌细胞对化疗药物的敏感性。因此，RUNX3有望成为胃癌基因治疗的新靶点，其应用成为胃癌治疗的新途径。

四、免疫基因治疗

免疫基因治疗的基本原理是通过加强机体对特定肿瘤的免疫防御，抑制肿瘤的生长。其原理是提高宿主对肿瘤的免疫力。通过将特定细胞因子或黏附分子的基因转移到免疫细胞或癌细胞，提高免疫系统对肿瘤细胞的识别和响应能力。共有两种方法：一种是通过肌肉注射直接编码肿瘤相关抗原（TAA），增加肿瘤细胞膜上抗原的异质性，激发机体抗肿瘤免疫反应；另一种为将兴趣基因转入肿瘤细胞或免疫活性T细胞，并使其表达，导致细胞因子的引入对肿瘤细胞活体的强烈免疫刺激作用，同时增强T细胞的肿瘤抑制作用。Kosaka等将B7基因转染人类胃癌细胞系，发现B7基因转染后的癌细胞的黏附能力显著降低。如果向体内注入B7基因，就会抑制淋巴结转移，同时病理检查显示肿瘤周围聚集着大量B7基因阳性细胞。Zheng等在人类胃癌细胞株中，使用腺病毒载体将Fas配体（FasL）和B7-1转染，FasL-B7-1有效地诱导细胞毒T细胞的抗癌作用。Tanaka等通过研究转化胃癌细胞系OCUM-2MD3（2md3）的高转化率细胞间黏附分子基因ICAM-Ⅰ，发现其在细胞表面的表达比对照组的ICAM-Ⅰ更高。OCUM-2md3细胞系外周血/ICAM-Ⅰ单核细胞的黏附性和细胞毒性显著增强，转移淋巴结周围存在大量单核细胞。这表明在癌细胞中导入ICAM-Ⅰ基因可能是治疗胃癌转移的有效方法。

五、抗血管生成基因治疗

肿瘤的生长和生存依赖于为其提供氧气和营养的血管。如若没有血管新生，肿瘤最多只能生长1～2 mm。肿瘤中的血管增生在肿瘤的生长和转移过程中起着重要作用。促进血管新生的主要生长因子包括血管内皮生长因子（VEGF）和转化生长因子（TGF），但以VEGF为主。有研究表明VEGF可作为胃癌血性转移的相关预测因素，还发现VEGF阳性与骨髓微转移癌和原发性胃癌的微血管密度密切相关。Sako等将表达可溶性VEGF受体sFlt-1的腺病毒载体引入肿瘤动物腹膜上皮细胞，发现其可抑制胃癌细胞增殖，减少腹膜表面直径大于1 mm的淋巴结数量。抗血管生成基因治疗通过基因导入和表达，在体内长期维持一定水平的血管生成抑制因子，抑制肿瘤的血管生成，从而抑制肿瘤的增殖、复发和转移。抗血管生成基因治疗不一定要将目的基因直接、选择性地转移到肿瘤细胞中，只将目的基因转移到肿瘤周围，创造抗血管生成环境即可。STOELTZING等表明促进血管新生因子缺氧诱导因子-1（hypoxia-induciblefactor-1α，HIF-1α），直接抑制体内血管内皮细胞生长因子的分泌，抑制血管增生和血管内皮细胞的增长，从而能使肿瘤的生长受抑制。

基因治疗胃癌是一种新的治疗方法，正在被广泛接受。虽然近年来基因治疗得到了快速发展，但仍有许多问题亟待解决，影响临床应用的最关键问题之一就是其安全性。第二，基因治疗的效果并不理想。其主要原因是肿瘤细胞对外来物质的耐药性，体内基因重组表达水平低，半衰期短。而且胃癌是一种多基因疾病，其发生、发展是一个复杂的过程，涉及多因素、多步骤、多基因。因此，针对单一基因的基因治疗很难取得良好的效果，多基因治疗可以更有效地解决问题，提高治疗效果。总之，生物技术的发展和胃癌机制的深入研究，为解决基因治疗胃癌的安全性和临床有效性提供保证，使其有机会作为除手术、放疗、化疗以外的新的胃癌治疗手段。

（王娜、陈昊）

第十节　胃癌的转化治疗

一、转化治疗的定义

转化治疗的概念源自转化化疗，即经过放疗、化疗、靶向治疗、免疫治疗甚至中药治疗后恶性肿瘤明显缩小，原本无法进行根治性手术切除的肿瘤可以实现 R_0 切除（肉眼下肿瘤完整切除）。转化治疗可提高患者手术率，其成功的应用很大程度上延长了患者的生存期，而且胃癌患者的生活质量明显提高。这与新辅助治疗的定义明显不同。接受转化治疗的患者在转化治疗前不能进行手术切除，而接受新辅助治疗的患者可以在治疗前进行肿瘤切除，但可能无法实现 R_0 切除。

二、转化治疗在肿瘤治疗中的发展、应用

转化治疗的概念起源于1996年，由Bismuth等人对无法进行手术切除的有肝转移灶的结直肠癌患者，在进行了全身化疗之后行肝切除术，术后患者5年生存率得到了明显的提高，这说明对于一些不可手术切除的肿瘤，对其进行一个阶段的降期治疗后，完全可以达到手术切除的指征。转化治疗的概念由此产生。1997年，Nakajima等发表了一篇关于胃癌转化治疗的文章，文中指出，无法治愈的胃癌在术前接受了化疗，这些患者手术后的5年生存率高达55.6%。由此肯定了胃癌转化治疗后的效果。随着更多化疗药物、靶向治疗药物、免疫药物的问世，晚期胃癌的手术治疗也逐渐从姑息手术变成了转化手术。

三、转化治疗在胃癌治疗中的应用

晚期胃癌依据胃癌转化治疗进行分类，可分为无腹膜转移：

第Ⅰ型：疑似可切除的转移性病灶，主要为单发肝脏转移、腹腔内癌细胞学检测阳性或腹主动脉旁局部淋巴结（16a_2/b_1）转移。

第Ⅱ型：转移灶的边缘可切除，主要指存在>2个肝脏转移灶或直径>5 cm的转移灶、肿瘤侵犯门静脉、腔静脉或存在其他部位的远处转移灶（如肺转移灶、Virchow淋巴结或主动脉旁淋巴结转移灶）。

腹膜转移型：

第Ⅲ型：存在不可切除的腹膜种植转移灶。

第Ⅳ型：存在除腹膜弥漫性转移外不可切除转移灶。

不可切除胃癌的定义：不可切除胃癌是指在被初次确诊未经治疗情况下不能行 R_0 切除的晚期胃癌，此类患者手术后会有肿瘤病灶残留。不可切除胃癌一般包括：（1）已存在远处器官或腹腔内转移灶的胃癌；（2）局部病变侵及肌层甚至浆膜层并且有较多远处的淋巴结出现病灶转移，或者远处转移的淋巴结侵及神经、脉管等难以进行术区淋巴结清扫，但无远处器官转移灶；（3）肿瘤侵犯周围器官或与周围组织严重粘连。转化治疗的意义是将不可手术切除的胃癌病灶转变为

可 R_0 切除的病灶。

转化治疗的方案选择：转化治疗是为了将来能为患者进行手术治疗，因此进行转化治疗时需选择对患者见效快的治疗方案（包括化疗、靶向治疗、免疫治疗以及针对肝脏等转移灶的射频消融治疗等），以期达到最快转化的目的。

（一）化疗

对于不可手术切除的局部进展期胃癌，2020年CSCO胃癌诊疗指南指出，对于大多数局部晚期胃癌患者，同步放、化疗能较单纯放疗或单纯化疗取得更好的转化效果。主要化疗药物包括顺铂/洛铂/奥沙利铂、5-Fu、紫杉醇等。一线化疗方案主要为奥沙利铂/顺铂+5-Fu，根据HER2表达情况选择是否加入曲妥珠单抗。二线用药常选择选择紫杉醇、多西他赛、伊立替康，或紫杉醇/多西紫杉醇联合氟尿嘧啶类应用。

（二）靶向治疗

靶向治疗根据患者基因突变情况选择相应的靶向药物，一般来说，对于晚期转移性胃癌或局部进展HER2阳性胃癌，均可将阿帕替尼作为首选靶向用药。而对于HER2过表达者，赫赛汀的加入会显著提高转化治疗效果。

（三）其他治疗

光动力治疗（photo dynamic therapy，PDT）是通过细胞的光化学反应来破坏肿瘤的，即肿瘤细胞吸收了光敏剂后，与特定波长的激光发生反应，在氧分子参与下，细胞内部发生能量和电子转移，病变组织内由此产生自由基、活性氧（reactive oxygen species，ROS）等有毒物质，不同程度地破坏细胞的内部结构和功能，最终使肿瘤细胞发生凋亡和坏死等死亡形式。Mimura等人对24例中晚期胃癌PDT后患者的近期疗效进行分析发现，完全缓解率（1984年全国光动力学疗法会议制定的PDT近期疗效评价标准）为87.5%，而对于晚期胃癌，PDT的治疗依然效果显著，杨继泉随访评估了24例晚期胃癌患者，这些患者均进行了光动力治疗及中药治疗，4例完全缓解，总有效率为62.5%，其中贲门癌有效率为66.7%，胃中下部癌有效率为60%，这表明光动力治疗对不可手术切除的晚期胃癌有较好的疗效。

血管栓塞或射频消融可用于晚期胃癌继发的肝、肺等转移灶的治疗，当远隔器官转移灶对化疗等药物应答缓慢时，常可以采用这种方法阻断肿瘤血供。

（四）联合治疗

随着放化疗、靶向治疗、免疫治疗等的发展，多种治疗方法联合应用已是大势所趋，与传统的单一治疗方法相比，各种方法联合治疗肿瘤可明显提高治疗效果，达到具有较广的适用范围、较轻的副作用、较少的不良反应的目的。尤其对于部分单一药物或单一治疗方案反应性差的胃癌患者，综合治疗尤为重要，目前临床工作中已经对部分难治性晚期胃癌应用了以化疗为基础的综合治疗，患者反应良好。未来还需大量临床数据来评估PDT联合多种治疗在晚期难治性胃癌中的可行性及综合疗效。

（五）转化治疗时限及手术时机选择

一般来说，最佳的肿瘤转化时间是术前药物治疗4～6周期时复查疗效达到CR或PR时。然而，据Yoshikawa等报道，接受新辅助化疗2周可以接受转化手术治疗了。当然，即使在手术之后也需要继续一段时间的化疗，直到肿瘤对药物产生耐药性或患者出现严重不良事件。

根据在GIST治疗中的相关经验来看，手术的最佳时机为肿瘤对化疗反应效应最明显的时候，而不是在瘤体增大或再生的时候。

（六）转化治疗后手术方式选择

研究指出，相比于多发肝脏转移灶，单发肝脏转移灶行手术切除后患者的生存期更长，提示在胃原发肿瘤切除时进行转移切除术可能有好处，对于第Ⅱ型胃癌患者，采用一线化疗作为诱导化疗，然后进行目标病灶的切除，被认为可以取得较好的疗效，且当远处转移病灶表现为完全缓解时，可进行原发肿瘤切除。有些患者有孤立的远处转移，结果证明亦是可以切除的。

新辅助化疗有时可实现腹腔内病灶或腹膜转移灶的缩小，然而无论是否转移至除腹膜外的其他脏器，化疗都无法完全消除转移灶（微观下而非肉眼所见）。当转移部位对化疗反应良好且经过一段时间转化治疗后，转移灶较前明显缩小，可尝试对原发肿瘤和（或）转移性肿瘤进行手术切除，但这种手术切除无法做到根治。大多数Ⅳ型患者即已经出现除腹膜外的其他脏器如肺、肝、肾、骨等转移灶时，通常很难对其进行有效的降期手术，但有一部分患者如出现胃肠道梗阻、消化道出血、肿瘤压迫邻近器官组织等严重影响基本生活的症状，可在药物治疗基础上对其进行姑息性的手术治疗。

四、展望

过去对晚期胃癌的治疗，通常采用化疗、靶向治疗或者通过姑息性手术治疗尽量减轻肿瘤负荷以求延长患者的生存时间，但由于晚期胃癌患者自身免疫力极度下降、机体营养严重不良等因素，患者预后总体较差。转化治疗可以将无法手术切除的病灶通过保守治疗后缩小至手术可切除甚至可R_0切除的状态，术后再辅以药物治疗，有望较好地延长晚期胃癌患者的无进展生存期、提高患者的术后生活质量。转化治疗方案的制定、转化治疗时长及转化治疗后手术时机的选择需要更多理论支撑，针对不同的患者亦需要更加完善的多学科讨论体系，方可成功地做到转化治疗。

（许博、陈昊）

第十一节　胃癌的中医药治疗

2018年对恶性肿瘤发病率的统计表明，全球胃癌发病数已经达到103.4万之多。其中，我国是胃癌的高发地区，发病数占全球总数的42.6%。胃癌已成为城市第二大恶性肿瘤，在农村则是第一大恶性肿瘤。胃癌起病隐匿，总体来说，我国胃癌患者5年生存率还处在较低水平，中医药擅长从整体观出发，辨证论治，在改善患者症状、提高放化疗疗效、降低其毒副作用等方面凸显出鲜明的优势。本节将从现代中医药对胃癌的基本认识、中医药治疗的临床研究和基础研究等几方面综合介绍胃癌的中医药治疗的研究进展。

一、胃癌的中医学观

胃癌属中医学"反胃""积聚""伏梁""心腹痞""胃脘痛"等范畴。如《黄帝内经·灵枢·邪气脏腑病形篇》曰："胃脘当心而痛，上支两胁，膈咽不通，食饮不下。"《金匮要略·呕吐哕下利病脉证治》曰："胃气无余，朝食暮吐，变为胃反。"

不同医家对其病因、病机有不同的见解，但经过时间的沉淀，现今医家较一致地认为脾胃虚弱是胃癌发病的主要因素，兼有气虚、阴虚、血瘀、气滞、痰浊和湿邪等其他致病因素。如孙桂芝教授认为，脾胃虚弱是胃癌发病的关键，进而导致脾失健运、胃失和降，从而导致中焦壅滞，食积、气滞、壅毒日久成胃癌，认为："脾胃虚弱，浊"乃贯穿胃癌始终的主病机，早期治疗当遵循"坚者消之，客者除之""结者散之，留者攻之"的原则，以攻为主，并提出了"重视脾胃，生化有源"的诊疗理论，为现代中医诊治胃癌提供了重要的思路和方法。目前针对胃癌的中医治疗仍是从宏观上随证治之，胃癌外因为邪毒侵犯，内因为气不行津运血，使得痰淤渐聚，久病成胃癌，故胃癌发病可归结为正虚和邪毒两大病因。

二、胃癌的辨证论治

目前，关于胃癌辨证分型尚无统一标准。吴良村教授将胃癌分成肝胃不和、痰热互结、脾胃气虚、阴虚热毒四型。刘嘉湘教授将胃癌分为6型并分述论治：肝胃不和型、瘀毒内阻型、脾虚痰湿型、脾胃虚寒型、胃热伤阴型及气血两虚型。尤建良教授认为，中晚期胃癌辨证主要分为虚证和实证两大类，虚证包括脾胃虚弱、气血两虚、胃热阴虚、脾肾阳虚4种证型，实证包括热毒炽盛、血瘀内阻、肝胃不和、瘀热搏结、痰湿凝滞等5种证型。此外，中医药在进展期胃癌的防治中不可或缺，黄美琴等通过对154例进展期胃癌中医证型研究发现其分布频次从高到低依次为脾胃虚损、气血亏虚、气滞血瘀等证。进展期胃癌Hp感染主要集中在胃热阴虚和气滞血瘀型。依据中医对胃癌的证型研究，我们发现胃癌的病位在胃，和脾、肝密切相关，总病机为本虚标实，正虚以气、血、阳气不足为主，邪实以气滞、痰湿和血瘀为主。

三、中医药治疗的临床研究

（一）癌前病变阶段，"未病先防，既病防变"

胃癌前病变（precancerous lesions of gastric cancer，PLGC）是指一类容易发生癌变的胃黏膜病理组织学变化，是胃黏膜上皮在反复修复中脱离正轨出现的形态和功能上的异常。一般认PLGC是一癌变的模式。胃癌前病变是现代医学病名。

最早，可在《黄帝内经》中见到有关"痞满"病名的记载。张介宾《景岳全书·痞满》对本病进行了透彻的辨析，其曰"痞者，痞塞不开之谓；满者，胀满不行之谓。""胃脘痛"则可在《黄帝内经·灵枢·邪气脏腑病形》中找到相关记载："胃病者，腹胀，胃脘当心而痛"。而"吐酸"首见于《黄帝内经·素问·至真要大论》："少阳之胜，热客于胃，烦心心痛，目赤欲呕，呕酸善饥。"

当前医学对于PLGC主要以对症处理结合定期随访观察为主，尚无特定理想的药物和治疗方法，但中医药从整体观出发，立足其病机，以益气养阴、解毒通络立法佐以补养胃阴之品，脾气健运，胃阴充沛，有助于已损伤胃黏膜的修复，可以有效阻断癌变进展，预防胃癌。杨阔等对中医辨证为气虚夹瘀毒型及阴虚夹瘀毒型给予胃转安一方（药用：人参、黄芪、丹参、莪术、厚朴、姜半夏、半枝莲）、二方（太子参、黄精、天花粉、莪术、红花、山慈菇、大戟）治疗，可提高血清PGI、PGR水平，其对PLGC患者具有明显的疗效。邓建梅等研究疏肝通络方（药用：柴胡12 g，陈皮12 g，枳壳12 g，香附12 g，川芎12 g，当归12 g，白花蛇舌草12 g，延胡索12 g，白芍12 g，丹参15 g，檀香6 g，砂仁6 g，甘草6 g）联合耳穴压豆治疗PLGC有较好的临床效果，并能改善胃镜下表现及病理效果。

（二）围手术阶段，"补充气血，加速恢复"

手术是早期胃癌的主要治疗方式，术后患者的生活质量是影响患者生活获益、延迟化疗及影响化疗效果的重要因素。中医认为，手术最易耗伤气血，因而胃癌手术后患者往往为气血两虚证型为主，故应采用气血双补之法促进术后恢复。八珍汤［当归（去芦）、川芎、熟地黄、白芍药、人参、甘草炙、茯苓（去皮）、白术］具有补气血、和脾胃的功效，兼具清热化瘀解毒功效。将八珍汤加减方与肠内营养方案合用，能够有效加强胃癌术后肠内营养患者的治疗效果，提升患者的血清蛋白水平，帮助患者恢复机体免疫功能。一项补中益气汤（药用：黄芪、半夏、人参、甘草、独活、防风、白芍、羌活、橘皮、茯苓、白术、泽泻、柴胡、黄连、生姜、大枣）干预术后患者的临床研究结果显示：观察组首次排便、排气及肠鸣音恢复时间显著短于对照组，生存质量评分显著高于对照组，胃肠道不良反应发生率低于对照组。

尽管目前胃癌的主要治疗手段是根治性手术加淋巴结清扫，但有调查显示其带来的一系列不良反应会影响患者的生存质量，如术后伤口感染、腹痛、腹胀等。中医药在改善患者术后生活质量、防治并发症、延长生存时间方面都发挥了重要的作用。胃瘫是一种术后胃肠功能紊乱致胃排空障碍及胃肠蠕动减弱为主要表现的功能性疾病，病程长，常规治疗起效慢，易复发。邹利艳用旋覆代赭汤（旋覆花9 g、代赭石9 g、生姜10 g、半夏9 g、人参6 g、炙甘草6 g）联合针刺治疗胃瘫，总有效率为96.77%。一项中医研究香砂六君子汤（人参3 g、白术6 g、茯苓6 g、炙甘草2 g、陈皮2.5 g、半夏3 g、木香2 g、砂仁2.5 g、生姜6 g）联合针灸（主穴：足三里、三阴交、内关、中脘）治疗61例胃癌术后胃动力不足发现联合治疗可改善临床症状，提高胃肠动力。由此可见，对于胃癌患者的术后恢复，中医药在临床及科研方面均有巨大的潜力。

（三）辅助化疗阶段，"减毒增效，延长生存"

据统计，胃癌术后Ⅱ、Ⅲ期患者5年生存率分别为75%和35%，术后2～3年复发、转移率分别为25%和45%，一旦复发、转移，中位生存期仅为8～10个月。化疗是中晚期胃癌的主要治疗手段之一，但存在严重的不良反应，不仅影响患者治疗的进行，也会造成患者生存质量的严重降低，研究显示化疗阶段辅助中医药治疗不仅可以减毒增效，还会延长患者的生存时间。

研究表明益气健脾化积方（炙黄芪15 g，党参15 g，炒白术10 g，炒白芍10 g，法半夏10 g，当归10 g，莪术10 g，三棱10 g，陈皮6 g，石见穿30 g，白花蛇舌草30 g，炙甘草5 g）联合化疗治疗胃癌能够预防化疗所致的免疫损伤，而骨髓抑制、胃肠道反应、皮肤黏膜反应、肝功能损伤等不良反应发生率显著降低。健脾养胃方（茯苓4.5 g，人参4.5 g，白术4.5 g，炙甘草1.5 g，归身6 g，白芍6 g，陈皮3 g，半夏3 g）加减联合化疗治疗后，与化疗组对比能够改善共生菌目、共生菌科、反刍球菌科、毛螺菌科NK4A136组、锥杆菌属的相对丰度，一定程度上逆转胃癌患者化疗导致的肠道菌群变化，从而提高患者的生活质量。

随着理论和技术的飞速进步，中药不仅可以原方研究，对其拆方甚至就其主要成分的单体可以进行更深入的研究，针对肿瘤的有效成分和作用靶点是当前基础研究的热点。

从机制方面来看，几乎所有有关中医药的基础研究都从抑制增殖、促进凋亡着手，例如华蟾素能够通过调控基质金属蛋白酶，降低MMP-2、MMP-9蛋白和mRNA的表达并上调TIMP-1与TIMP-2的蛋白及mRNA表达水平，抑制胃癌细胞MGC-803的侵袭与转移。半夏泻心汤（半夏10 g，党参15 g，黄芩10 g，黄连6 g，干姜10 g，大枣4枚，炙甘草6 g）干预人胃癌细胞，结果显示其可抑制胃癌细胞增殖，促进细胞凋亡，阻滞细胞周期于G1期。熊果酸是一种萜类化合物，在栀子、白花蛇舌草、石楠花等多味中药中均能提取获得，研究表明，熊果酸能够诱导MGC-803细胞产生凋亡与自噬，其机制可能与上调细胞中BAX、Beclin1与LC3B蛋白的表达，并抑制

BCL2蛋白的表达有关。

从基因方面来看，无论是复方抑或单体，几乎所有有关中医药的基因研究均从其有效成分出发，着眼于信号通路相关转录因子或mRNA等。如消痰散结方［人参（去芦）3 g，茯苓3 g，熟地黄3 g，贝母（去心）3 g，炒山栀3 g，白术4.5 g，当归4.5 g，柴胡2.4 g，牡丹皮2.4 g，川芎2.4 g，陈皮2.4 g，甘草1.5 g］可调节裸鼠人胃癌细胞SGC-7901皮下移植瘤Runt相关转录因子3（RUNX3）及核转录因子κB p65（NF-κB p65）蛋白表达水平，作为TGF-β/BMP通路的下游转录因子，RUNX3的失活使TGF-β信号紊乱，可诱导细胞凋亡；消痰散结方还可通过下调hTERTmRNA及蛋白的表达，抑制癌细胞端粒酶活性，从而发挥抗肿瘤细胞增殖作用。健脾通络汤（太子参20 g，藤梨根20 g，丹参20 g，炒白术15 g，浙贝母15 g，茯苓15 g，法半夏12 g，莪术10 g，三七粉3 g，甘草6 g）是针对"脾虚毒损络阻"型PLGC而定的处方，有研究表明其治疗机制可能是通过信号通路（COX-2/Bcl-2、NF-κBp65/COX-2和NF-κBp65/Bcl-2）促进细胞凋亡而发挥作用。

四、总结与展望

中医药治疗胃癌，以辨证论治为原则，以复方治疗为特征，在预防胃癌发生、防治术后并发症、减轻化疗不良反应、防止复发转移和延长生存期等方面发挥重要作用。选择合适的中西医结合的治疗方案，充分发挥扶正祛邪的作用，提高患者自身的免疫力，改善患者的生活质量是今后防治胃癌的科学思路与重要方法。

但目前中医药在治疗胃癌方面仍存在一些问题亟待解决：如由于胃癌病因、病机复杂多样，众医家认识尚未统一，使得诊疗缺乏规范性，辨证分型缺乏规范化标准；临床观察和实验设计也存在严谨规范化的标准和定量方面的问题，样本量少，可重复性差；中医药相比其他治疗方案周期较长，部分中药的安全性有待研究等。因此，在今后的研究中应尽快制定相关共识和标准，将现代先进研究方法融入中医药，推广中医药在胃癌治疗中的应用，充分发挥祖国医学的优势。

（呼永华、陈昊）

第十二节 胃癌的系统治疗

随着靶向治疗研究的不断进步，胃癌系统治疗不再是单纯的化疗，NCCN指南从2015年开始将"化疗"或"系统化"的说法，全部更换为"系统治疗"，以兼顾化疗和靶向治疗等。对于局部晚期或转移性胃癌患者，系统治疗可缓解症状、改善生存率并提高生活质量。

在我国，目前针对胃癌的药物主要包括化疗药物、分子靶向药物和免疫检查点抑制剂。化疗药物已经有比较充分的循证医学证据及丰富的临床实践经验。胃癌靶向药物研究众多，目前进入临床实践的仅限抗HER2药物曲妥珠单抗和抗血管生成通路药物阿帕替尼和雷莫芦单抗。免疫检查点抑制剂PD-1单抗在晚期胃癌治疗中已经取得突破性进展，但免疫治疗单药疗效欠佳。胃癌的时空异质性强，肿瘤微环境复杂，东、西方胃癌人群在流行病学、发病特征、临床病理特征、生物学行为、治疗模式及药物选择等方面存在差异，需要以我国患者为中心的临床数据来指导临床用药。

根据2021版NCCN胃癌指南系统治疗原则建议，晚期胃癌患者推荐首选两种细胞毒性药物联合给药的一线全身治疗方案，因其毒性相对较低。三种细胞毒性药物联合给药方案，应仅用于全身状况适合、体能状态较好并能够经常接受毒性评估的患者。CSCO胃癌诊疗指南中强调胃是重要的消化器官，原发病灶的存在直接影响患者的营养摄入，同时可能导致大出血、消化道梗阻或穿孔、胆管梗阻等多种并发症。因此，在整个抗肿瘤治疗过程中，需要特别关注患者营养状况的维持、并发症的积极预防和及时处理，尽量维持患者的生活质量。

一、系统治疗原则

推荐用于晚期食管腺癌和食管胃交接部（EGJ）腺癌、食管鳞癌和胃腺癌的系统治疗方案相互适用。治疗方案的选择应该根据患者的体能状态（PS）、有无共患病及毒性反应来制定。对于HER2过表达腺癌，一线化疗方案中应加入曲妥珠单抗。晚期胃癌患者首选两种细胞毒药物联合给药方案，因毒性较低。三种细胞毒药物联合给药方案可用于PS评分较好、同时能经常进行毒性评估的患者。当有证据支持毒性更低并且无损疗效时，可以首选（根据指征）1类证据方案的改良方案或使用2A或2B类证据的方案。非1类证据任何方案的剂量和给药计划，均为建议，应根据患者具体情况进行适当修改。允许根据药物的可及性、临床医生用药经验及禁忌症等替换细胞毒药物联合方案及给药计划。对于局部性胃癌，首选围手术期化疗或术后化疗加放化疗。推荐在原发D_2淋巴结清扫术后进行术后化疗。在辅助治疗中，化疗或放化疗完成后，需要对患者远期的治疗相关并发症进行监测。

二、系统治疗方案

系统治疗已经被证明可以显著提高局部病变胃癌患者的生存率。围手术期化疗是局部可切除胃癌的首选治疗方法。对于接受D_2以下淋巴结清扫的患者，术后放化疗是首选。其他治疗方案包括术前放化疗或术后化疗（适用于原发性D_2淋巴结清扫患者）。对于无法切除的胃癌或拒绝手术的患者，应单独进行放化疗。

（一）围手术期化疗

胃癌围手术期治疗（新辅助放化疗+手术+辅助放化疗/化疗）在西方国家已进行了许多研究，证实与单纯手术相比，这种治疗模式可使肿瘤降期、提高R_0切除率和改善整体生存，且不会增加术后并发症及病死率。围手术期化疗对胃癌患者的生存获益首先在具有里程碑意义的III期MAGIC试验中得到了证实，NCCN胃癌诊疗指南建议体能状态良好的患者首选方案为FLO。由于FLOT方案的毒性相当大，专家组建议对于大多数体能状态良好至中等的患者，围手术期的首选方案为氟尿嘧啶加奥沙利铂（FOLFOX）。

CSCO胃癌诊疗指南推荐将3个周期SOX新辅助化疗、术后5个周期SOX联合3个周期S-1单药方案推荐为胃癌的围手术期治疗方案。DOS方案也可以作为胃癌术前化疗的推荐方案。胃癌术前化疗推荐方案还包括：奥沙利铂联合卡培他滨（XELOX）、奥沙利铂联合氟尿嘧啶（FOLFOX）、顺铂联合S-1（SP）、奥沙利铂联合S-1（SOX）。

（二）术前放疗

在术前同步放疗的单臂研究虽已证明了术前同步放疗在可切除胃癌中产生病理反应，但因III期随机对照试验缺乏证明胃癌患者的生存益处，术前同步放疗可切除胃癌的价值仍然不确定。因此，NCCN指南中列出的方案主要来自涉及食管癌和/或EGJ患者的II/III期试验。

（三）术后放化疗

具有里程碑意义的inte0116试验研究发现了术后化疗加放疗对可切除胃腺癌或EGJ腺癌患者生存的有效性。NCCN建议对接受过未达D_2淋巴结清扫术的患者行术后放化疗，而对于接受过D_2淋巴结清扫术的患者，则应行术后化疗。

（四）术后化疗

在韩国、中国内地和台湾进行的CLASSIC Ⅲ期试验，以1035例Ⅱ期或ⅢB期胃癌患者为对象，对根治性胃切除术与D_2淋巴结清扫继以卡培他滨加奥沙利铂术后化疗进行了评估。相应的估计5年OS率分别为78%和69%。因此，NCCN推荐使用D_2淋巴结清扫继以术后化疗联合卡培他滨+奥沙利铂用来治疗。

日本胃癌治疗指南推荐对于pⅡ、Ⅲ期胃癌患者使用卡培他滨+奥沙利铂（Cape OX）、S-1+多西他赛或S-1+奥沙利铂（SOX）进行术后辅助化疗。

CSCO中国指南中建议可切除胃癌术后辅助化疗适应症为：D_2根治术且未接受术前治疗的术后病理分期Ⅱ期及Ⅲ期进展期胃癌。对于Ⅱ期患者，推荐方案为S-1单药（口服至术后1年），或卡培他滨联合奥沙利铂或顺铂；2018年ASCO公布的JACCORGC-07研究显示，术后6周期多西他赛联合S-1后继续口服S-1单药方案（DS序贯S-1）较S-1单药进一步改善Ⅲ期进展期胃癌生存。2019年ESMO公布的RESOLV研究显示，对于$cT_{4a}/N+M_0$或$cT_{4b}/N+M_0$局部晚期胃癌患者，D_2根治术后8个周期的SOX辅助化疗方案非劣于XELOX方案。2019年ASCOGI公布的ARTIST-Ⅱ研究入组900例D_2根治术后淋巴结阳性的Ⅱ~Ⅲ期胃癌患者，比较S-1单药1年辅助化疗、SOX辅助化疗6个月和SOX方案辅助化疗基础上加放疗的疗效，结果显示：与S-1单药相比，辅助SOX或SOXRT可以显著延长DFS，但相对SOX方案来看，SOXRT无额外生存益处。近年尝试基于肿瘤和患者特征等建立列线图和生存预测模型用于评估Ⅱ/Ⅲ期胃癌术后个体化辅助化疗的生存益处。国内WANG ZX等回顾分析了来自国内三大胃癌综合治疗中心的1464名$pT_{3~4}$或N+且D_2术后接受氟尿嘧啶类药物联合奥沙利铂（F-OX）方案辅助化疗的胃癌病例数据，用于指导筛选从F-OX辅助化疗获益的胃癌人群用药。

（五）肿瘤无法切除患者的放化疗

单纯放化疗可用于身体状况适合但肿瘤无法切除的胃癌患者。由于数据有限，NCCN专家组建议根据基于氟尿嘧啶的放化疗对食管癌的疗效结果进行推断，此种情况下的首选方案包括FOLFOX以及氟尿嘧啶加顺铂。另一种推荐方案是氟尿嘧啶类药物（氟尿嘧啶或卡培他滨）和紫杉醇。肿瘤可切除患者首选放化疗后手术治疗，肿瘤仍无法切除的患者应接受姑息治疗。

（六）转移性或局部晚期癌症（无局部治疗指征）的系统治疗

目前，对于不能切除的进展期胃癌、复发癌的化疗，能够实现较高的缩瘤率，但很难达到完全治愈。根据国内外的临床试验结果，患者的中位生存时间（median survival time，MST）为15个月。改善临床症状、延迟复发时间及延长生存时间是系统治疗目标。以功能状态（performance status，PS）评分0~2分的病例为研究对象，比较不用抗癌药的最佳支持治疗（best supportive care，BSC）组和化疗组的随机比较试验，结果显示化疗组患者生存时间相对较长。另外，少数患者能获得长期生存（>5年）。因此，不可切除的进展期胃癌、复发癌或非治愈切除（R_2）患者应首先考虑化疗。

氟尿嘧啶类药物、铂类药物和紫杉类药物是晚期胃癌治疗的主要化疗药物。CSCO指南里一线化疗方案通常以氟尿嘧啶类药物为基础，联合铂类药物和/或紫杉类药物组成两药或三药化疗方案。在我国，更多推荐氟尿嘧啶类药物和铂类药物的两药联合方案，铂类药物更多推荐奥沙利铂。二线化疗方案Ⅲ期研究均采取单药治疗，但有小样本Ⅱ期研究结果显示，对于PS为0～1分的患者，双药化疗安全且可带来更好的肿瘤控制。因此，对于体力状况较好的患者，经充分衡量治疗利弊后，可考虑联合化疗。日本ABSOLUTE Ⅲ期研究显示，每周白蛋白紫杉醇方案在总生存时间方面不劣于每周溶剂型紫杉醇，白蛋白紫杉醇组中性粒细胞减少和食欲下降更常见，但超敏反应发生率较低。晚期胃癌三线化疗仅涉及小样本研究，化疗获益不明确。在临床实践中，特别强调根据患者体力状况、基础疾病、肿瘤相关症状和并发症风险，衡量治疗风险和利益，综合考虑。

日本胃癌治疗指南里含曲妥珠单克隆抗体的化学治疗已被作为HER2阳性胃癌的标准治疗方法，所以强烈推荐在一线化疗前进行HER2检测，对于HER2阳性转移性腺癌的患者，NCCN指南中建议在一线化疗方案中加用曲妥珠单抗联合氟尿嘧啶和铂类药物（在联合顺铂时为1类；联合其他铂类药物时为2A类）。由于毒性较低，对比顺铂，通常优先选择奥沙利铂。不建议将曲妥珠单抗与蒽环类药物联合使用。输注氟尿嘧啶，可用口服卡培他滨替代，在含伊立替康的方案中，卡培他滨不可与氟尿嘧啶互换使用。

对于转移性胃癌的最佳治疗方案，国际上还没有达成共识。NCCN建议在表达PD-L1且综合阳性评分（CPS）大于或等于1的胃腺癌患者中，在三线治疗中使用TAS-102，在三线或以上治疗中使用派姆单抗。日本胃癌治疗指南建议使用纳武利尤单抗或伊立替康作为三线治疗。尽管指南对一般人群是有用的，但为每个患者选择最佳的治疗方案总是具有挑战性的。在选择最适合患者的治疗方案时，应考虑基线状态、合并症、疾病负担和对既往治疗的反应等因素。

关于抗癌药物的选择、剂量和给药以及相关毒性的处理比较复杂。由于预期毒性以及患者个体差异、先前的治疗、营养状态、合并症等因素，经常需要修改药物剂量和给药计划并采取支持治疗干预措施。因此，抗癌药物的最佳给药需要一个拥有丰富抗癌药物使用及相关毒性处理经验的医疗服务团队，根据各病例具体情况审慎决定。

（宋克薇、陈昊）

参考文献

[1] SUNG H, FERLAY J, SIEGEL R, et al. Global Cancer Statistics 2020: GLOBOCAN Estimates of Incidence and Mortality Worldwide for 36 Cancers in 185 Countries[J]. CA-A Cancer Journal for Clinicians, 2021, 71(3): 209-249.

[2] FOCK K. The epidemiology and prevention of gastric cancer[J]. Alimentary Pharmacology & therapeutics, 2014, 40(3): 250-260.

[3] FAN T, SUN Q, CAO S, et al. Clinical outcomes of early gastric cardiac cancer treated with endoscopic submucosal dissection in patients with different indications[J]. BMC Gastroenterol, 2021, 21(1): 1-19.

[4] 中国抗癌协会胃癌专业委员会. 局部进展期胃癌围手术期治疗中国专家共识（2021版）[J]. 中华胃肠外科杂志, 2021, 24(9): 741-748.

[5] 中华医学会外科学分会胃肠外科学组, 中华医学会外科学分会腹腔镜与内镜外科学组, 中国抗癌协会胃癌专业委员会. 完全腹腔镜胃癌手术消化道重建专家共识及手术操作指南（2018版）[J]. 中国实用外科杂志, 2018, 38(8): 833-839.

[6] Muraoka A, Kobayashi M, Kokudo Y. Laparoscopy - Assisted Proximal Gastrectomy with the Hinged Double Flap Method[J]. World Journal of Surgery, 2016, 40(10): 2419-2424.

[7] BRAY F, FERLAY J. Global cancer statistics 2018: GLOBOCAN estimates of incidence and

mortality worldwide for 36 cancers in 185 countries[J]. CA-A Cancer Journal for Clinicians,2018,68(6):394-424.

[8] BRAY F, HE J. Cancer registration in China and its role in cancer prevention and control[J]. Lancet Oncology,2020,21(7):e342-e349.

[9] ZENG H, CHEN W, ZHENG R, et al. Changing cancer survival in China during 2003-2015: a pooled analysis of 17 population-based cancer registries[J]. Lancet Glob Health,2018,6(5):e555-e567.

[10] CAI Z, YIN Y, SHEN C, et al. Comparative effectiveness of preoperative, postoperative and perioperative treatments for resectable gastric cancer: A network meta-analysis of the literature from the past 20 years[J]. Surgical Oncology,2018,27(3):563-574.

[11] LI Z, SHAN F, WANG Y, et al. Correlation of pathological complete response with survival after neoadjuvant chemotherapy in gastric or gastroesophageal junction cancer treated with radical surgery: A meta-analysis[J]. PLoS One,2018,13(1):e0189294.

[12] 中国临床肿瘤学会指南工作委员会. 中国临床肿瘤学会（CSCO）原发性胃癌诊疗指南（2019版）. 北京：人民卫生出版社,2019:43-44.

[13] KU G, ILSON D. Peri-operative chemotherapy with or without bevacizumab in operable oesophagogastric adenocarcinoma[J]. Lancet Oncology,2017,18(5):e243.

[14] TANNAPFEL A. Histopathological regression after neoadjuvant docetaxel, oxaliplatin, fluorouracil, and leucovorin versus epirubicin, cisplatin, and fluorouracil or capecitabine in patients with resectable gastric or gastro-oesophageal junction adenocarcinoma (FLOT4-AIO): results from the phase 2 part of a multicentre, open-label, randomised phase 2/3 trial[J]. Lancet Oncology,2016,17(12):1697-1708.

[15] YU Y, FANG Y, SHEN Z. Oxaliplatin plus Capecitabine in the Perioperative Treatment of Locally Advanced Gastric Adenocarcinoma in Combination with D2 Gastrectomy: NEO-CLASSIC Study[J]. Oncologist,2019,24(10):1311-1989.

[16] LEONG T, SMITHERS B, HAUSTERMANS K, et al. A Randomized, Phase III Trial of Perioperative ECF Chemotherapy with or without Preoperative Chemoradiation for Resectable Gastric Cancer: Interim Results from an International, Intergroup Trial of the AGITG, TROG, EORTC and CCTG[J]. Annals of Surgeryical Oncology,2017,24(8):2252-2258.

[17] PLUMMER M, FRANCESCHI S, VIGNAT J, et al. Global burden of gastric cancer attributable to Helicobacter pylori[J]. International Journal of Gynecological Cancer,2015,136(2):487-490.

[18] PRAUD D, ROTA M, PELUCCHI C, et al. Cigarette smoking and gastric cancer in the Stomach Cancer Pooling (StoP) Project[J]. European Journal of Cancer Prevention,2018;27(2):124-133.

[19] ZHAO Z, YIN Z, ZHAO Q. Red and processed meat consumption and gastric cancer risk: a systematic review and meta-analysis[J]. Oncotarget,2017,8(18):30563-30575.

[20] FIRESTONE M J, BEASLEY J M, KWON S C. Asian American Dietary Sources of Sodium and Salt Behaviors Compared with Other Racial/ethnic Groups, NHANES, 2011-2012[J]. Ethnicity & Disease,2017,27(3):241-248.

[21] HAN X, XIAO L, YU Y, et al. Alcohol consumption and gastric cancer risk: a meta-analysis of prospective cohort studies[J]. Oncotarget,2017,8(47):83237-83245.

[22] WANG P, XIAO F, GONG B, et al. Alcohol drinking and gastric cancer risk: a meta-analysis of observational studies[J]. Oncotarget,2017,8(58):99013-99023.

第二十二章
胃占位性疾病的筛查及管理

第一节　筛查流程

筛查指应用特定的检验、检查手段，对表面健康的人群进行快速、简便的检测，以便于及早发现可能患病者，从而进一步诊治的过程。

由经过专业培训的调查员帮助筛查人群完成问卷信息填写，结合调查地区胃占位性疾病发病特点，完成存在高危因素人群的筛查。胃癌在我国各省均有发病，然而发病情况各不相同，我们总结了我国各省胃癌发病情况，前3位的省份是甘肃、青海、山西。陕西、安徽、河南、河北、江苏、山东、宁夏、江西、福建，均处于发病位次前列。仅云南、重庆、吉林、广西和广东五省（区）胃癌发病未进入总恶性肿瘤发病前5，发病率较低。而具体到某一县区，也会呈现不同的发病趋势。因此，针对这些差异，在筛查时可根据不同地区胃癌的发病趋势，将高发地区人群作为可选高发因素之一。

胃息肉病、胃脂肪瘤、胃血管瘤、胃平滑肌瘤、胃神经纤维瘤，这些胃良性占位性疾病往往无特异的风险因素，可于胃镜筛查时发现。而针对胃恶性占位性病变，筛查可能决定患者的预后，进而影响患者生活质量及生命周期。以胃癌筛查为例，我国专家共识意见提出了较好的筛查流程，如图22-1。发现胃部其他疾病时，必要时可借助超声胃镜帮助诊断。

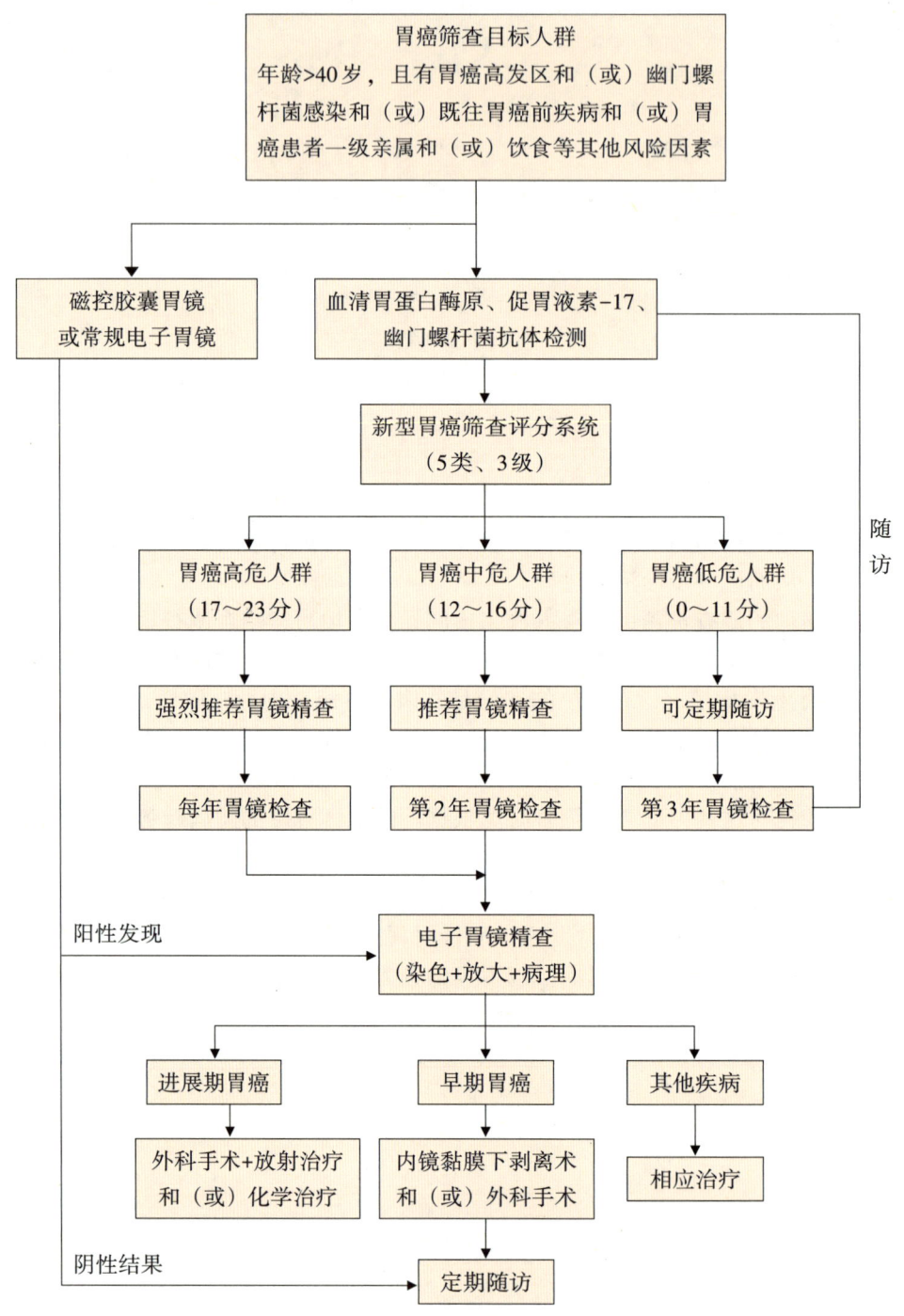

图22-1 胃癌筛查流程图

（引自《中国早期胃癌筛查流程专家共识意见》）

第二节 筛查方法

一、调查问卷

（一）问卷内容

危险因素问卷的项目中人群的基础内容：身高、性别、年龄、婚姻、体重、文化程度；饮食结构：蔬菜水果食用频次、食盐摄入情况、是否经常吃喝烫食、腌制食品（咸鱼、泡菜、咸菜、酸菜等）吃喝频次；生活习惯：吸烟、饮酒、饮茶；幽门螺杆菌感染情况；胃部疾病史；胃恶性疾病家族史等。

（二）内容定义

1. 吸烟

吸烟>1支/天，且持续或总共吸烟>6个月的情况认为是吸烟。吸烟超过20支/天和持续40年以上者为嗜烟。

2. 饮酒

喝酒>1次/周，持续>6个月认为是经常饮酒。重度饮酒为每天等于或超过3杯（42 g纯乙醇），或每周等于或超过10杯（140 g纯乙醇）。

3. 饮茶

≥3次/周，持续>6个月认为是经常饮茶。

4. 蔬菜水果食用频次

蔬菜、水果消费≥3次/周，持续6个月以上。

5. 食盐摄入情况

世界卫生组织推荐的每人每天食盐摄入量<5 g，摄入量>5 g/d为高盐饮食。

6. 腌制食品吃喝频次

咸鱼、泡菜、咸菜、酸菜≥3次/周，持续>6个月定义为经常食用腌制食品。

7. 烧烤、烫食

平均≥3次/周，持续>6个月定义为经常吃烧烤、烫食。

8. 幽门螺杆菌感染史

阳性和阴性。Hp感染大多发生在儿童时期。

9. 胃部疾病史

包括反流性食管炎、浅表性胃炎、萎缩性胃炎、胃溃疡、残胃、胃黏膜上皮内瘤变、胃肠上皮化生等，必须由拥有相应检查设备设施和评估判断技能的正规医院监测，再通过执业医师评判确诊。

10. 胃部恶性疾病史

遗传性弥漫性胃癌、胃腺癌和胃近端息肉病、家族性肠型胃癌、家族性腺瘤性息肉病、Lynch综合征、遗传性乳腺癌和卵巢癌综合征、Li-Fraumeni综合征、Peutz-Jeghers综合征、幼年息肉病综合征。

11. 体重指数（body mass index，BMI）

体重/身高^2（kg/m^2），BMI<18.5 kg/m^{2}为消瘦，BMI为18.5～23.9 kg/m^{2}为正常，BMI为24.0～27.9 kg/m^{2}为超重，BMI>28.0 kg/m^{2}为肥胖。将BMI≥24.0 kg/m^{2}定义为超重/肥胖。

问卷调查可粗略筛选出存在高风险的患者，进而减少过度检查及社会财富的不必要消耗。

二、血清胃癌筛查方法

（一）血清幽门螺杆菌抗体检测

血清幽门螺杆菌（Hp）抗体滴度测定是一种无创、廉价、简便的检测幽门螺杆菌感染的方法。我们通常只将幽门螺杆菌血清学结果分为阳性和阴性两种类型，而不考虑实际的抗Hp抗体滴度。虽然抗体滴度在个体病例提供的临床有用信息很少，但通过评估抗体滴度结果，可以有效地检测出不同胃黏膜萎缩程度人群中的胃癌高危人群。研究发现，与没有胃萎缩的人群相比，Hp抗体滴度高的受试者表现出弥漫性胃癌的风险增加，而Hp抗体滴度低的受试者在胃黏膜萎缩的人群中表现出分化腺癌的风险增加。

结合血清Hp抗体滴度和血清胃蛋白酶原（pepsinogen，PG）浓度来评估个体的萎缩分级和癌症风险的"ABC法"应运而生。PG Ⅰ<70 ng/mL，PG Ⅰ/Ⅱ比值<3.0，定义为"萎缩"。分为：A组Hp（-）PG（-）；B组Hp（+）PG（-）；C组Hp（+）PG（+）；D组Hp（-）PG（+）。其中D组胃癌风险最高，其次为C组、B组、A组。B组、C组、D组提倡进行内镜筛查，监测期限分别为3年、2年、1年。当Hp被成功根除或自行消退时，Hp抗体滴度显著下降，因此，Hp抗体滴度可用于评价Hp定植密度和Hp感染状况。Hp抗体滴度为10 U/mL的患者，分为Hp感染阳性组，敏感性为91.2%，特异性为97.4%。

以人群为基础的胃癌筛查计划中，内镜下诊断Hp感染状态是最可靠的，但可能出现假阴性结果，特别是轻度胃萎缩的患者。Kishikawa等报道了Hp抗体滴度的进一步风险分层的结果，按Hp抗体滴度划分为四个亚组：低阴性（<3 U/mL）、高阴性（3～10 U/mL）、低阳性（10～50 U/mL）和高阳性（>50 U/mL）。在以下三种临床情况下，他们特别提倡注意抗体滴度本身。（1）A组中抗体效价高阴性的受试者，代表肠型胃癌高风险的已根除Hp的人群，每3年进行一次仔细随访；（2）B组抗体滴度高阳性者，为活跃的黏膜炎症、弥漫性胃癌的高危人群，每2年进行一次仔细随访；（3）C组抗体效价低的受试者，表现为进行性萎缩，罹患肠型胃癌的风险增加，每年进行一次仔细随访。将血清幽门螺杆菌抗体滴度作为一个定量参数，可增强ABC方法作为未来胃癌风险筛查的能力。

（二）血清胃蛋白酶原检测

胃蛋白酶原在血液中的水平可体现出胃黏膜的细胞功能和物理形态的状态情况。胃蛋白酶原Ⅰ（pepsinogen Ⅰ，PG Ⅰ）是胃蛋白酶的前体，由主细胞以及黏液颈细胞在低酸性胃黏膜中产生。胃蛋白酶原Ⅱ（PG Ⅱ）由近端十二指肠腺、幽门和贲门腺的黏液颈细胞分泌。大约99%的胃蛋白酶原直接分泌进胃腔里面，可能1%经过毛细血管分泌到血液中。PG是检测胃泌酸腺功能的指标。>90%的成年人10年内血清PG的水平无明显变化，>40岁人群监测的血清PG水平维持在基本稳定的水平；胃癌中PG Ⅰ水平逐渐下降，而PG Ⅱ水平基本无变化；血清PG水平随胃黏膜萎缩严重程度的增加而降低。采用血清胃蛋白酶原试验进行癌症筛查，根据血清胃蛋白酶原水平（PG Ⅰ<70 ng/mL，PG Ⅰ/Ⅱ比值<3.0）检测萎缩性胃炎和异型增生的程度，进而接受内镜检查以检测GC的存在。其胃癌检测的敏感性为57%～77%，特异性为73%～80%。胃蛋白酶原检测对于需要进一步筛查诊断的人群是有价值的，可以帮助避免不必要的侵入性内镜检查。血清胃蛋白

酶原的测定是一种无创、低成本、安全的方法，大规模的血清PG检测可使更多的目标个体接受胃镜筛查，胃癌的检出率增加，特别是早期胃癌的发现比例增高。一项韩国的研究表明，符合血清学萎缩标准的患者表现出更严重的内镜下萎缩变化。年龄较大的患者和胃上部有更多萎缩改变的患者，血清PG Ⅰ 水平和PG Ⅰ/Ⅱ比值（pepsinogen Ⅰ/Ⅱ ratio，PGR）均较低，内镜下萎缩更严重。与高级别不典型增生和早期胃癌中血清PGR值相比，低级别不典型增生中血清PGR值更低。此外，血清学萎缩和幽门螺杆菌检测阴性的患者胃内pH值最低。因此，低血清PG Ⅰ 水平和低PGR值与胃肿瘤病变的胃萎缩程度相关，提示其是胃癌前病变或早期胃癌的敏感生物标志物。血清PG Ⅰ 水平和PGR值可作为胃癌前病变和早期胃癌的筛查指标。

（三）血清胃泌素17（Gastrin 17，G-17）

胃泌素属于胃肠激素之一，可影响胃酸向胃腔和血液中的分泌，主要由G细胞分泌，也可由胰岛β细胞分泌。G细胞主要位于胃窦部，其次为胃底、十二指肠和空肠部。血液内大于90%胃泌素由G-17和G-34组成，G-17的80%～90%是有生物活性的。胃泌素水平重点被G细胞数量和细胞分泌功能左右，并受到胃酸的反向作用调节分泌情况。G-17可调节胃酸的分泌和胃黏膜的生长情况，可反映胃黏膜的功能状态。研究表明，胃癌患者G-17的血液内水平显著升高，胃泌素可促进癌细胞生长和增殖。研究表明，胃上皮内瘤变、胃癌患者PG Ⅱ、G-17水平明显升高，血清PGR值明显降低，G-17合并PGR值的组合诊断准确率较高，最佳阈值为G-17>3.89 pmol/L和PGR值<14.14。

三、上消化道造影（X射线筛查）

20世纪60年代，日本首先在地方实施胃癌筛选检查，自1983年开始在全国开展，X射线钡餐上消化道系列检查被作为基于人群筛查的主要方法，1996年至2000年哥斯达黎加在日本国际协作组织的帮助下进行了X射线钡餐筛查胃癌，2000年韩国也开始了X射线钡餐的筛查方法，均显示可提高早期胃癌的发现率，进而有效减小胃癌患者的死亡率。同样在其余胃占位性疾病的发现方面，X射线钡餐上消化道筛查具有一定优势。之后有研究表明，直接内镜筛查明显比X射线钡餐上消化道造影具有优势。在日本，胃癌筛查中上消化道X射线片的解读报告需要特殊的培训，而解读报告X射线钡餐上消化道造影片的专家年龄较大，未来解读报告X射线片的人力不足将变得明显，年轻一代将无法及时准确解读X射线片，另一方面，X射线钡餐上消化道造影在临床环境中的应用快速减少，逐渐被上消化道内镜所取代，更加加大了年轻一代读片医师的培养难度，这些对X射线钡餐上消化道造影筛查在临床胃癌筛查方面的应用造成严重障碍，随着我国人口老龄化的加剧，同样的问题也将阻碍X射线钡餐造影在我国胃疾病筛查上的应用。韩国的一项胃癌筛查数据显示，内镜检查的死亡率降低了约50%，优势比（Odds ratios，OR）为0.53（95% CI 0.51～0.56），而X射线检查的死亡率没有显著降低，OR为0.98（95% CI 0.95～1.01），基于此，韩国胃癌筛查指南已排除X射线检查成为推荐手段。因此，很多筛查项目已不再将X射线钡餐造影作为首要的筛查方法。然而，为了适应不同的个人情况，放射检查仍然是一种筛查选择。

四、胃肠内镜（内镜筛查）

内镜及内镜下活组织检查是筛查和诊断胃疾病的金标准，特别是对于一些病变较小的胃部病灶。研究显示，胃癌及其他胃恶性肿瘤均可通过内镜筛查发现，内镜下筛查胃癌的概率高于X射线钡餐造影检查（$P=0.003$）。一项韩国的筛查数据显示，与从未筛查过的受试者相比，曾筛查过的受试者死于胃癌的OR为0.79（95% CI，0.77～0.81），死亡风险明显降低；胃镜组胃癌死亡的OR为0.53（95% CI，0.51～0.56），X射线造影组为0.98（95% CI，0.95～1.01），说明胃镜的筛查有效率明显高于X射线造影；伴随每个受试者内镜检查次数增多，胃癌死亡的OR依次降低，其OR值在1次、2次和3次以上分别为0.60（95% CI，0.57~0.63）、0.32（95% CI，0.28~0.37）和0.19（95% CI，0.14~0.26）。随着内镜筛查的广泛应用，预计胃癌的发现将越来越早，胃癌的死亡率将进一步降低。同样内镜筛查可进一步帮助发现胃占位性疾病，利于早期发现、早期诊断、早期治疗的癌症预防战略的实施。但一项日本的关于胃癌筛查的研究，分为直接X射线检查（11 155例）和内镜筛查（10747例）两组，其中，22名接受直接放射检查的参与者（检出率0.20%）和52名接受内镜检查的参与者（检出率0.48%）发现胃癌，且大多数胃镜检查发现的胃上皮细胞恶性肿瘤是早期癌症，可能不会导致死亡。结果显示，接受年度筛查和未接受年度筛查的参与者之间的胃癌死亡率没有显著差异；虽然内镜筛查比直接X射线筛查检出更多的胃癌，但两种筛查方法在降低胃癌死亡率方面无显著差异，其最长随访时间为5年11个月（即71个月）。有报道显示，早期癌症超过44个月就会发展为晚期癌症，超过75个月就会导致死亡。因此，如果随访时间更长，可能会有不同的结果。韩国使用内镜筛查胃癌的概率很高，国家胃癌筛查计划的落实使所有40岁以上的公民受益，胃癌死亡率下降，5年生存率优于日本。

我们相信随着内镜下胃癌筛查的普及，预计越来越多的早期胃癌将被发现，从而胃癌的死亡率将进一步降低。制约内镜普查的因素包括：（1）胃镜筛查费用高，且有创、不适感强烈。韩国的一项成本效用分析显示，对于胃癌筛查，对50~80岁的男性每年进行1次胃镜检查、对50~80岁的女性每2年进行1次胃镜检查最为经济有效。（2）内镜筛查医生的培养周期较长，需要足够的内镜检查经验和技能，以完全监测和拍摄胃内部，以便尽可能减少胃癌筛查假阴性结果的数量。目前可用的内镜检查技术可分为以下几种。

（一）普通白光内镜（white light endoscopy，WLE）

普通白光内镜是最常见也是最常用于内镜筛查的内镜设备。早期胃部疾病常无明显特异性变化，容易漏诊，这时就需要足够厚实的内镜诊断阅历及老道的内镜操作本领，来避免假阴性结果的产生。2014版的日本胃癌筛查指南推荐内镜用于人群筛查和机会筛查，并建议年龄≥50岁的个体应实施内镜检查，每2年一次，并采取措施。日本内镜筛查实施面临的困境，从高到低依次为：内镜医师短缺或内镜处理能力不足、无法建立质量控制体系、预算限制。韩国国家癌症筛查计划的胃癌筛查率从2002年的7.40%上升到2011年的45.40%，与X射线造影筛查相比，内镜筛查的参加人数比例从2002年的31.15%显著增加到2011年的72.55%。内镜检查在胃占位性疾病筛查中越来越受到重视。

（二）化学染色内镜

化学染色内镜是在普通白光内镜的基础上，将染色材料喷至可疑的黏膜面，给病变处着色，使其与正常黏膜表现不同，从而有利于辨认及取得活检；同时也可辅助判断早期恶性病变的范围及确定病灶的边缘，从而有利于内镜下切除时彻底性的判断。染色内镜的染料很多，分为三种类型（吸收性、对比剂和活性染料），具有不同的瞬态特性，可以增强黏膜形态和勾画解剖边界。吸收性染色剂（如亚甲蓝、乙酸、结晶紫和复方碘）根据细胞类型具有不同的吸收特性，如亚甲蓝可被肠上皮细胞吸收，而不被鳞状上皮或胃黏膜吸收。对比剂，又叫非吸收性染色剂（如靛胭脂），不与细胞反应，可通过积聚在病变黏膜的沟槽和缝隙中突出病变的部位、黏膜表面和边界。活性染料，如刚果红、酚红，在接触到表面的酸性和碱性环境时，会发生化学反应而变色。刚果红可以检测出异位产生过多的酸，而酚红可以检测胃内幽门螺杆菌感染。化学染色内镜具有方便、价格便宜且安全的特性，可广泛使用，但操作时间较长，增加操作者的负担，且需要丰富的经验来判断染色效果及结果。靛胭脂是最广泛使用的染色剂，可使早期胃癌和癌前病变的检出率增加；其与乙酸联合使用，能够更加准确地检测出异常增生和早期胃癌。

（三）电子染色内镜（digital chromoendoscopy）

电子染色内镜可显示黏膜的形态改变，也可观察黏膜微血管形态。窄带成像技术（narrow band imaging，NBI）是一种通过光学滤除白光来识别早期胃癌的准确可靠技术。NBI可在不同的深度反射蓝光和绿光，从而增强浅表毛细血管网（绿光）和深层皮下血管系统（蓝光）的可视化。由于NBI的光源强度较弱，胃腔空间相对较大，使得NBI筛查早期胃癌相对较困难，通常，普通白光内镜发现胃黏膜有异常改变时，会使用NBI同时联合放大内镜对可疑病变黏膜进行细致比对鉴别，进而提高早期胃癌的诊断率。

（四）放大内镜（magnifying endoscopy，ME）

放大内镜可将胃黏膜放大数倍，可发现胃黏膜表面的微小结构和黏膜微血管形态特征的微小变化，从而有助于早期病变的术中判别。研究发现，放大内镜结合NBI（ME-NBI）可根据胃内黏膜微血管形态和表面微结构使早期胃癌组织特征化，进而提高内镜判别的准确性，能够前瞻性地区分良性和癌性病变，此检查的敏感性、特异性和准确性分别为93%、99%和99%。Yao等研究显示，ME-NBI判别的准确性、敏感性和特异性分别为99.4%、100%和99.4%，显著提高了胃黏膜病变的诊断性能，并减少了诊断肿瘤所需的活检次数。一项研究353例早期胃癌患者的前瞻性随机试验表明，仅WLE检查时，其仅有微小的准确度（65%）、特异性（68%）和敏感性（40%），而在WLE后应用ME-NBI时，它的准确性、特异性和敏感性分别显著提高至97%、97%和95%。有Meta分析结果显示，ME-NBI在敏感性（83% vs 48%）、特异性（96% vs 67%）和曲线下面积（96% vs 62%）方面优于WLE。另有Meta分析结果显示，共纳入5398例病变，合并的敏感性和特异性分别为88%（95% CI：78%~93%）和96%（95% CI：91%~98%）；≤10 mm病变的敏感性为81%（95% CI：73%~90%），特异性为97%（95% CI：95%~100%）；切除标本的敏感性为91%（95 CI：82%~99%），特异性为88%（95% CI：83%~94%）；活检标本的敏感性为85%（95 CI：74%~96%），特异性为99%（95% CI：98%~99%），因此，ME-NBI在鉴别胃癌和非癌性病变方面，无论是≤10 cm病灶、切除标本，还是活检标本，均具有较高的准确性和一致性。对于ME-NBI的诊断技术的探究持续进行中，新的研究偶尔发现的黏膜粉红色改变可能是早期胃癌的特征，试验后发现ME-NBI图像中可见的粉红色与胃上皮细胞核浆比变化密切相关，可作为胃癌鉴别诊断的重要指标。

（五）激光共聚焦显微内镜（confocal Laser endomicroscopy，CLE）

共聚焦激光显微内镜是一种新的内镜技术，可以实现实时高分辨率显微成像，通过辅助通道，激光聚焦在一定的组织深度，反射，然后通过同一透镜的针孔重新聚焦，可在细胞和微血管水平上产生图像，进而可实时进行光学活检。有研究显示，CLE在诊断胃癌及癌前病变方面，拥有优异的敏感性和特异性。CLE在诊断萎缩性胃炎、肠上皮化生、上皮内瘤变、未分化胃癌及弥漫性胃疾病方面具有较高的敏感度、特异度和诊断价值，可将CLE作为一种替代WLE检查的方法。

（六）荧光内镜（fluorescence endoscopy）

荧光内镜利用照射胃组织产生蓝光和绿光的荧光特性来显示实时的内镜图像。通过利用荧光团的优势（如胶原蛋白、黄素和卟啉）以及它们在特定波长发出荧光的能力，荧光内镜可以捕捉到正常、化生和发育不良的变化，从而发现病变所在。由于荧光内镜的高假阳性率、早期胃癌荧光表现不一和图像质量分辨率低，以及不能检查更深的组织，这些缺点均限制了荧光内镜在胃占位性疾病中的应用。

（七）内镜超声（endoscopic ultrasound，EUS）

内镜超声可精确发现胃部病变的范围，确定浸润的层次（黏膜层或黏膜下层），也可精准发现5 mm以上的胃周淋巴结，为胃肿瘤的临床分期提供准确的肿瘤侵壁深度、可疑淋巴结和腹水情况。EUS可评估胃壁的全层，进而发现胃占位性疾病，区分病变的良性和恶性、起源和浸润层次，以及周围淋巴结情况。EUS有利于早期胃癌的分期，辅助决定是否可内镜下黏膜切除还是外科手术切除，但有研究发现，EUS对于病变环周≥1/2、印戒细胞腺癌和Borrmann Ⅳ型胃癌的分期过低的风险显著升高。

（八）磁控胶囊胃镜（magnetically-controlled capsule endoscopy，MCE）

磁控胶囊胃镜将胶囊内镜和磁控技术结合，可自主控制胶囊内镜在胃中位置，具有无痛、便捷的优点。有研究表明，MCE前用水吞服西甲硅氧烷可获得最佳的胃黏膜成像质量，且MCE在胃疾病诊断方面，可取得与常规电子胃镜同样的诊断效果。研究发现，无症状群体进行MCE筛查时，其胃癌发现率为2.2‰，而>45岁年龄群体的发现率为6.7‰，人群普遍接受，且没有严重的副作用。所以，MCE可能成为胃占位性疾病筛查的可用手段，且无痛、舒适，随着技术的进步和成熟，将可用于人群的胃占位性疾病的筛查。

第三节　胃占位性疾病的筛查研究进展

癌症仍然是全球健康问题最主要的影响因素，而胃癌是最常见的消化道恶性肿瘤之一，全球地域内，东亚胃癌高发。疾病筛查可及时发现癌前病变，早期处理，避免转变为恶性肿瘤，特别是癌症筛查，可以有效地降低死亡率，提高生存率。

20世纪60年代，日本率先在部分地区开展胃癌放射学筛查项目，并于1983年成为全国性的筛查项目，之后于2008年成为市政府推动项目。随着胃癌放射学筛查技术的不断发展、诊断准确性的提高、标准化放射学检查的持续努力，早期胃癌能够及早发现。在2005年的日本胃癌筛查指南中，放射学检查是降低胃癌死亡率相关的唯一方式，这可能与当时未有支持内镜检查可有效降低胃癌死亡率的临床证据有关。与放射学筛查发展的同时，胃部疾病检查的设备也有了颠覆性的进步，到20世纪90年代末，内镜检查逐渐取代放射学检查成为临床筛查胃部疾病的主要方式，因此，内镜在普通人群的筛查中的应用受到了广泛的重视。2014年日本胃癌筛查指南推荐将内镜筛查作为人群普查和机会性筛查的有效方式，并建议50岁的患者每2年进行一次内镜检查。日本的一项调查问卷发现，2015年18.9%的市民采用内镜筛查，之后比例逐年升高，2016年21.7%的市民采用内镜筛查，2017年29.2%的市民采用内镜筛查和2018年36.7%的市民采用内镜筛查，这表明采用内镜筛查的人群逐渐增加。一项关于成本效益的研究显示，对年龄在50~75岁的个体进行3年一次的筛查计划具有成本效益的优势；与无内镜筛查相比，该策略预计可预防63%的胃癌死亡，并可使每1000人一生中获得27.2个生命质量调整年；目前的筛查指南并不在成本效益高效的边界上；在日本，如果对年龄在50~75岁之间人群实施内镜筛查计划，每3年重复筛查一次，将是经济有效的。

韩国在1996年—2005年实施了第一个癌症筛查计划，并于2001年启动了国家癌症筛查计划，为40岁及40岁以上的人提供每2年一次的胃癌筛查，允许参与者在放射学检查和内镜检查之间进行选择，并支付内镜检查时的活检费用，以明确组织学诊断和放射学检查后的详细内镜检查。实施国家医疗补助计划后筛查人群范围逐渐扩大，尽可能确保所有符合筛查条件的人接受筛查。基于此，韩国胃癌筛查比率和内镜筛查的参与者比例均显著增加。胃癌推荐筛查率在2004年为39.2%，之后持续上升，2012年达到70.9%，2013年为73.6%，2018年为72.8%，趋势逐渐稳定。2017年的一项研究显示，与从未筛查的受试者相比，筛查受试者胃癌死亡率降低；内镜检查的死亡率降低了约50%，而X射线检查的死亡率没有显著降低，因此，X射线筛查已不被韩国胃癌筛查指南推荐。韩国的国家胃癌筛查计划的落实使所有40岁以上的公民受益，胃癌死亡率下降，5年生存率优于日本。韩国在胃癌筛查方面有很多值得借鉴的地方。

我国的癌症筛查项目从2005年开始，将食管癌、胃癌、肝癌、子宫癌、鼻咽癌、肺癌和乳腺癌纳入筛查项目，并建立了4项有政府支持的癌症筛查项目，其中涉及胃癌的筛查项目就有3个：2005年启动的农村地区高发癌症早诊早治项目；2007年启动的淮河流域癌症早诊早治项目；2012年启动的城市地区癌症早诊早治项目。直到2016年年底，已对约200万高危人群进行了筛查，在接受筛查的个体中，55 000人被诊断为癌症，早期检出率为80%。我国的胃癌筛查策略，农村地区的筛查年龄为40~69岁，城市的筛查年龄为45~74岁，一般采用先问卷评估，找到高风险个体后再逐步实施胃镜筛查。对于筛查间隔时间，我国的筛查项目仍无明确规定，这可能与我国地域广博，各个省市财政收入情况不同，医疗机构发展情况不一致，有高有低，筛查机构的诊断规范、评判阅历和操作熟练程度不尽相同以及筛查普及程度和依从性不高有关。

胃镜活检是胃占位性疾病筛查的金标准。胃癌监测的靶向群体为年龄在40岁以上，且存在这些情况的个体：

1.生活在胃癌高危地区；
2.已感染Hp；
3.有胃癌前疾病史；
4.一级亲属被诊断为胃癌；
5.暴露于胃癌的危险因素。

我国胃癌筛查采用的筛查方式包括血清学（胃蛋白酶原、胃泌素-17、抗幽门螺杆菌）检查和内镜检查。我们需要进一步探索采取更经济、有效的方式筛查胃癌。

京都胃炎评分系统包括5个变量，总分为8分：

（1）胃黏膜萎缩程度：C0~C1为0分；C2~C3为1分；O1~O3为2分。C1~3，1萎缩局限于胃窦，2过胃角，3至贲门。O1~3，超过贲门胃体萎缩至全胃萎缩不同程度划分。

（2）肠上皮化生：无为0分；至胃窦部为1分；延伸至胃体为2分。

（3）胃皱襞肥大：胃皱襞宽度<5 mm为0分；胃皱襞宽度≥5 mm为1分。

（4）鸡皮样改变：无为0分；胃窦小结节为1分。

（5）弥漫发红：无为0分；黏膜下血管轻度显露为1分；黏膜下血管重度显露为2分。

根据总得分评估胃癌风险，<2分为低风险，2分≤评分<4分为中风险，≥4分为高风险。

我国早期胃癌筛查项目的专家共识意见中建立了新的胃癌筛查评分体系。国内新型胃癌筛查评分系统，包括5个变量，总分为23分（表22-1）：

（1）年龄：40~49岁为0分，50~59岁为5分，60~69岁为6分，>69岁为10分；

（2）性别：男性4分，女性0分；

（3）幽门螺杆菌感染（Hp抗体检测）：阳性1分，阴性0分；

(4) PGR（血清胃蛋白酶原Ⅰ/Ⅱ比值）≥3.89 为 0 分，<3.89 为 3 分；

(5) G-17（gastrin 17）：<1.50 为 0 分，1.50～5.70 为 3 分，>5.70 为 5 分。

按总得分进行胃癌危险分层，0～11 分为低危险，12～16 分为中危险，17～23 分为高危。

对两项评分系统实施的对照研究表明，中危组患者和高危组患者的胃萎缩、肠化生、胃癌（包括早期胃癌）均显著高于低危组患者；根据京都胃炎分类，高危组患者比中危组患者出现更多的胃萎缩、肠上皮化生和胃癌；中国新评分的低、中危组患者胃萎缩、肠上皮化生、胃癌均显著高于京都胃炎分级相应危险等级患者；中国新评分的敏感性和特异性分别为 57.6% 和 85.3%；胃炎京都分型的灵敏度为 75.4%，特异度为 83.6%。说明中国新评分和京都胃炎分级均对胃癌有较好的筛查价值，但京都胃炎分级比中国新评分更敏感。

表 22-1 国内新型胃癌筛查评分系统

变量	分类	分值
年龄（岁）	40～49	0
	50～59	5
	60～69	6
	>69	10
性别	女性	0
	男性	4
幽门螺杆菌抗体	阴性	1
	阳性	1
血清胃蛋白酶原Ⅰ与Ⅱ比值	≥3.89	0
	<	3
促胃液素-17	<1.5	0
	1.5～5.70	3
	>5.70	5

（引自《中国早期胃癌筛查流程专家共识意见》）

我国癌症筛查目前面临的问题主要来自四方面：

1. 参与筛查人数不足，比例低

(1) 缺乏癌症筛查的认知；

(2) 害怕治疗和心理负担；

(3) 宣传不足；

(4) 取得筛查的途径受阻。

2. 医疗资源分布不均

(1) 内镜医师不足；

(2) 内镜设备缺乏；

(3) 缺少有效改善现状的训练体系。

3. 筛查资金不足

（1）高度依赖政府资金；

（2）尚不完美的保险体系。

4. 筛查质量不高

（1）搜集的筛查数据不全面；

（2）管理中心分散；

（3）高危人群定义不准确；

（4）随访系统不完整。

一项系统分析结果显示，胃癌筛查存在不同的阻碍，包括缺少筛查时间、害怕筛查程序、害怕筛查结果、缺少筛查费用、缺乏症状和缺乏认知；筛查的促进因素包括知识、社会人口因素、社会经济因素，以及医生有效的筛查建议。

癌症筛查的建议：

1. 提高对筛查相关知识的认知

大力宣传正确的保健知识，提高全民健康意识，形成良好的健康习惯。针对我国各地区经济发展及人群受教育程度的不同，制定不同的政策，宣传筛查途径让人们知晓如何参与筛查，加强人群对筛查的认知，知晓为何筛查及转变人群的错误认知。

2. 建立一个统一的筛查管理机构，统筹安排筛查事宜

避免不同的筛查项目由不同的机构管理，从而使筛查参与的途径不同，增加参与筛查的难度。如今，网络高度发达，我们进入大数据时代，可通过建立统一的协调网站，方便人们获取筛查途径，进而参与筛查。

3. 建立国家统一的肿瘤防治信息管理平台和生物样本数据库，进而提高肿瘤筛查的质量和筛查数据的准确性

如日本在探索建立一个内镜检查医师的鉴定制度，可对内镜医师进行内镜检查和图像判别方面的培训，以提高内镜筛查的准确性，只有培训合格的医师才可持证上岗进行筛查内镜检查，并且日本也在探索建立统一的内镜数据库，从而有利于内镜医师的培训及内镜鉴定制度的形成。

4. 积极探索新的肿瘤筛查方法，以更小的代价获得更精确的结果

如液体活检，通过检测循环肿瘤细胞、循环肿瘤RNA或循环肿瘤DNA，进而监测肿瘤发生、发展情况；胃超声造影需口服造影剂，通过对胃超声图像中胃壁层次结构的自动分析，提取胃壁层状结构，计算胃壁五层结构的厚度，设计出胃壁筛查模型，进而能够准确地识别胃壁，发现异常胃壁的分层参数与正常胃壁的差异，帮助胃占位性疾病的筛查。随着科技的发展，基于机器模仿和更深层次的学习等创新技术的应用，人工智能（artificial intelligence，AI）的图像识别取得了显著进展。在胃疾病管理领域，AI的内镜图像解剖分类、幽门螺杆菌感染诊断、胃癌的检测和定性诊断等研究正在进行，目前的证据表明，AI的诊断准确性与医生相当。人工智能可优化胃占位性疾病的筛选过程和节省人力，与传统筛查方法相结合，可以提高筛查的有效性和可靠性。预计人工智能将很快被引入胃占位性疾病内镜诊断和管理领域，作为医生的辅助工具，从而提高医疗服务质量。

（赵军、李龙）

参考文献

[1] SUNG H, FERLAY J, SIEGEL R L, et al. Global Cancer Statistics 2020: GLOBOCAN Estimates of Incidence and Mortality Worldwide for 36 Cancers in 185 Countries[J]. CA-A Cancer Journal for Clinicians, 2021, 71(3): 209-249.

[2] ZHANG T, CHEN H, ZHANG Y, et al. Global changing trends in incidence and mortality of gastric cancer by age and sex, 1990-2019: Findings from Global Burden of Disease Study [J]. Journal of Cancer, 2021, 12(22): 6695-6705.

[3] XIA C, DONG X, LI H, et al. Cancer statistics in China and United States, 2022: profiles, trends, and determinants[J]. Chinese Medical Journal, 2022, 135(5): 584-590.

[4] HUANG H, LEUNG C, SAITO E, et al. Effect and cost-effectiveness of national gastric cancer screening in Japan: a microsimulation modeling study[J]. BMC Medicine, 2020, 18(1): 257.

[5] LI Q, LIU D. Gastric schwannoma misdiagnosed as gastrointestinal stromal tumor by ultrasonography before surgery: A case report[J]. World Journal of Clinical Cases, 2022, 10(5): 1667-1674.

[6] LEE Y A, CHUN P, HWANG E, et al. Gastric Hemangioma Treated with Argon Plasma Coagulation in a Newborn Infant[J]. Pediatric Gastroenterology Hepatology & Nutrition, 2017, 20(2): 134-137.

[7] AJANI J A, D'AMICO T, BENTREM D, et al. Gastric Cancer, Version 2.2022, NCCN Clinical Practice Guidelines in Oncology[J]. Journal of the National Comprehensive Cancer Network, 2022, 20(2): 167-192.

[8] LIN Y, KAWAI S, SASAKABE T, et al. Effects of Helicobacter pylori eradication on gastric cancer incidence in the Japanese population: a systematic evidence review[J]. Japanese Journal of Clinical Oncology, 2021, 51(7): 1158-1170.

[9] FORD A, YUAN Y, MOAYYEDI P. Helicobacter pylori eradication therapy to prevent gastric cancer: systematic review and meta-analysis[J]. Gut, 2020, 69(12): 2113-2121.

[10] JAYASEKARA H, MACINNIS R, LUJAN-BARROSO L, et al. Lifetime alcohol intake, drinking patterns over time and risk of stomach cancer: A pooled analysis of data from two prospective cohort studies[J]. International Journal of Gynecological Cancer, 2021, 148(11): 2759-2773.

[11] TAMURA T, WAKAI K, LIN Y, et al. Alcohol intake and stomach cancer risk in Japan: A pooled analysis of six cohort studies[J]. Cancer Sci, 2022, 113(1): 261-276.

[12] GULLO I, VAN D, CARNEIRO F. Recent advances in the pathology of heritable gastric cancer syndromes[J]. Histopathology, 2021, 78(1): 125-147.

[13] BAE J. Body Mass Index and Risk of Gastric Cancer in Asian Adults: A Meta-Epidemiological Meta-Analysis of Population-Based Cohort Studies[J]. Cancer Research and Treatment, 2020, 52(2): 369-373.

[14] SHARE B, ALLOGHBI A, HALLAK M, et al. Gastrointestinal stromal tumor: a review of current and emerging therapies[J]. Cancer and Metastasis Reviews, 2021, 40(2): 625-641.

[15] BAI Z, LI Z, GUAN T, et al. Primary Gastric Diffuse Large B-Cell Lymphoma: Prognostic Factors in the Immuno-Oncology Therapeutics Era[J]. Turkish Journal of Hematology, 2020, 37(3): 193-202.

[16] MABE K, INOUE K, KAMADA T, et al. Endoscopic screening for gastric cancer in Japan: Current status and future perspectives[J]. Digestive Endoscopy, 2021, 34(3): 412-419.

[17] CHEN X, HUANG C, HU W, et al. Gastric Cancer Screening by Combined Determination of Se-

rum Helicobacter pylori Antibody and Pepsinogen Concentrations: ABC Method for Gastric Cancer Screening[J]. Chinese Medical Journal, 2018, 131(10): 1232-1239.

[18] SATO S, FUSHIMI S, TAHATA Y, et al. Feasibility of Endoscopic Screening for Upper Gastrointestinal Malignancy in a Comprehensive Health Checkup[J]. Internal Medicine, 2021, 60(10): 1493-1499.

[19] HAGIWARA H, MOKI F, YAMASHITA Y, et al. Gastric cancer mortality related to direct radiographic and endoscopic screening: A retrospective study[J]. World Journal of Gastroenterology, 2021, 27(33): 5595-5609.

[20] HAMASHIMA C, FUKAO A. Quality assurance manual of endoscopic screening for gastric cancer in Japanese communities[J]. Japanese Journal of Clinical Oncology, 2016, 46(11): 1053-1061.

[21] CANAKIS A, KIM R. Endoscopic Advances for Gastric Neoplasia Detection[J]. Gastrointestinal Endoscopy Clin N Am, 2021, 31(3): 543-561.

第二十三章
胃占位性疾病的预防

第一节 一级预防

胃占位性疾病的防治可通过一级预防减小胃癌的发生率，或通过二级防治在早期发现早期治疗胃占位性疾病而进行，不同的预防策略有利有弊。胃癌的一级预防措施一般包含以下多个层面。

一、戒烟

吸烟被认为是胃癌发生的一个重要原因，减少吸烟或者戒烟可能会降低胃癌的发病率，同时对健康也有不同的益处。

二、低盐饮食

限制盐的摄入有助于降低胃癌的发病率，同时也有助于降低其他疾病诸如心血管疾病等的风险。世界卫生组织建议到2025年全球盐摄入量减少到每天 5 g 以下。同时，减小盐的摄入量是一个动态平衡的过程，过度地减小盐的摄入量对机体的稳态也会造成不利影响。

三、增加蔬菜水果的摄入量

较高的蔬菜水果摄入量与胃癌之间的因果关系并不明确，但是仍然建议增加蔬菜水果的摄入，因为这是一种整体的健康行为。蔬菜和水果对胃癌的防护效果，可能和抗坏血酸、类胡萝卜素以及β-胡萝卜素的浓度密切相关。抗坏血酸作为一个氧化剂，能够有效地减少癌症细胞的有丝分裂功能，但不能干扰正常细胞的生长。与之相似，类胡萝卜素是另一个主要的抗氧化剂，能够预防因自由基产生所致的细胞破坏。β-胡萝卜素作为视黄醇前体，有着很强烈的防癌功效，可能起到防止胃癌发生的作用。绿茶中的茶多酚，在体外和体内动物实验中已经被证明能够控制癌症。

四、化学制品预防

非甾体抗炎药（NSAID）的潜在作用一直在研究中。已经检测到了环氧合酶（COX）-2的过表达，而且也发现在多种肿瘤中其可能抑制化学预防的相关作用。COX-2的过表达主要发生在无心脏病的胃癌，尤其是高分化胃癌中。一项Meta分析结果显示，阿司匹林的使用可明显降低罹患非心脏疾患的危险，但不减少患心脏病的风险。一项通过多变量分析的台湾队列研究指出，系统性应用非甾体抗炎药物是一项针对胃癌进展的主动预防措施。长期使用选择性COX-2控制剂，可显著降低早期胃癌内镜切除术后异时癌的发生率，其作用与清除幽门螺杆菌相同。基于回顾式队列分析和Meta分析的相关研究显示，长期给予非选择性NSAID（如阿司匹林）似乎能够减小罹患胃癌的可能性。通过对观察性研究进行Meta分析发现，长期应用NSAID非选择性的COX-2抑制剂是胃癌的一种有效的化学防治手段。在包括亚洲人群在内的几项医学试验中研究COX-2抑制剂在预防胃癌前病变进展方面的功效，总体评估各不相同，与使用的药物无关。除了一项安慰剂对照随机对照试验（RCT），这些药物对癌前胃黏膜病变的保护活性仅在低质量试验中得到证实，包括1项小型RCT、1项试点试验和2项前瞻性队列研究。这些研究是在非常不同的人群中进行的，包括胃癌患者的直系亲属，或患有风湿病的消化不良患者，或早期胃癌患者等。这排除了对结果进行概述和分析的任何可能性。选择性COX-2抑制剂，如罗非昔布、依托度酸和塞来昔布等药物的临床试验研究了药物使用对癌前病变的疗效。一项RCT表明，在2年之内，当患者服用罗非昔布根除幽门螺杆菌后，对IM的消退无影响。Yanaoka等人用1天300mg剂量的依托度酸治疗患者，在长期随访的时间内，该研究报告了异时性癌症的发病率有所增加。此外，作者还观察到在使用或不使用依托度酸的情况下，癌前病变的程度和/或病变的范围则无明显改变。多项研究通过对塞来昔布观察发现，该药物在根除幽门螺杆菌后可显著降低胃癌前病变黏膜状况和/或病变程度的能力。在一项小型试验中，待患者服用塞来昔布12周后，胃癌前病变的范围下降了约67%。在另外一项研究中，当患者服用塞来昔布8周后，在约29%的已根除幽门螺杆菌的患者中，IM全面消退。Yang等证明，与非NSAID使用的患者相比，患有风湿疾病的消化道功能障碍患者，在长期使用塞来昔布时表现出更大程度的IM消退，但这些患者仅出现在成功根除幽门螺杆菌之后。目前没有化学药物可用于胃癌的常规预防。

五、其他的健康行为

迄今为止，"地中海饮食"、更高的纤维摄入和体育活动与较低的胃癌风险有关，这些行为与胃癌的发生没有明确的关系，但是由于这些行为对健康的其他益处，在预防胃癌中也是被推荐的。

六、根除幽门螺杆菌

幽门螺杆菌感染是引起胃癌发生最常见的危险因素之一。约有75%的胃癌是幽门螺杆菌感染所致。在欧洲，约有93.2%的胃癌患者幽门螺杆菌检测呈阳性；在日本直邮中，仅有0.66%的患者不存在幽门螺杆菌感染的相关迹象。早在1994年，世界卫生组织（WHO）就已将幽门螺杆菌列为Ⅰ类致癌物质。在胃癌发生之前，胃黏膜的萎缩、肠化生和发育不良等一系列癌前病变为人们所熟知。人幽门螺杆菌的治疗可以有效降低胃癌发生的风险。美国指南和欧洲指南建议对高危人群除了进行常规内镜和病理学检查以外，对所有胃黏膜萎缩或者肠化生以及所有胃癌患者的直系亲属均应进行幽门螺杆菌的检查和治疗。亚太地区胃癌专家建议，对于每年胃癌发病率超过20人/10万人的地区，应当对当地人群进行幽门螺杆菌的筛查并治疗。幽门螺杆菌的筛查和治疗在青年中更加有效。

肠型胃癌和弥漫型胃癌，多见于幽门螺杆菌感染的胃黏膜中；当不存在炎症反应时，胃黏膜很少癌变。因此，幽门螺杆菌在胃癌的发生环节中起到了重要作用。有研究显示，幽门螺杆菌毒力因子和某些宿主遗传多态性在特定个体感染幽门螺杆菌后疾病的发生，尤其是消化性溃疡和胃癌中影响较大。在幽门螺杆菌感染的胃黏膜患者中，胃癌的发生率显著升高，其相关性明显增加。通过在蒙古沙鼠中构建胃癌实验模型发现，幽门螺杆菌的根除可明显减少胃癌的发生。该研究表明，幽门螺杆菌的早期根除在抑制胃癌发生方面具有较好的效果，与中期或晚期阶段一样成功。多项对照研究和非对照研究证实，幽门螺杆菌的根除会明显导致萎缩性胃炎的减退或消失。通过对胃体黏膜萎缩性变化的研究发现，其萎缩性改变可能会增加患者罹患肿瘤的风险。然而，幸运的是，随着幽门螺杆菌的根除，其消退的依据似乎已得到了足够的保证。对该主题的一项研究显示，胃黏膜萎缩性变化在位于胃体而非胃窦的病例中是可逆的。胃黏膜萎缩性变化消退的可能性与其萎缩的程度和分布的范围密切相关；然而，幽门螺杆菌感染之后，胃黏膜变化的结果是否因部位和萎缩的大小而异尚不确定。一项研究分析表明，在没有IM的慢性胃炎和萎缩性胃炎中，幽门螺杆菌的根除可使胃黏膜的组织学明显恢复正常。一项系统评价显示，成功根除幽门螺杆菌的患者，其萎缩性胃炎可在一年或两年内消退。与单纯萎缩性胃炎相比，幽门螺杆菌所导致的相关慢性胃炎中IM的存在是不可逆的。有充分的证据表明，在IM阶段，幽门螺杆菌根除的效果较差，更有可能导致疾病的进展。幽门螺杆菌根除之后胃黏膜IM可逆性的观点已被完全否定。IM区域的幽门螺杆菌的定植率较低，表明幽门螺杆菌根除之后的优势是非常有限的。两项Meta分析显示，幽门螺杆菌根除之后，IM没有导致实质性的消退。尽管如此，Correa等进行了一项为期6年的临床试验，成功的抗幽门螺杆菌治疗可以显著抑制癌前病变的发展。这有可能是通过加速癌前胃黏膜状况和/或病变以及IM的消退所致。12年的随访观察证实了这种萎缩和IM的逆转。De Vries等系统评价研究发现，幽门螺杆菌的根除会有助于预防慢性萎缩性胃炎和非萎缩性胃炎所导致的胃癌。一项前瞻性试验表明，肠上皮化生出现之前进行幽门螺杆菌的根除可能会更有效地降低胃癌的发生。在根除幽门螺杆菌对胃癌前病变以及胃癌影响的研究中，作者尚未发现其患癌风险的下降。通过对既往内镜下胃癌病灶切除且有广泛性胃黏膜肠化生患者的研究发现，幽门螺杆菌的根除会使患者患癌的风险明显降低。多项研究显示，根除幽门螺杆菌会显著减慢胃黏膜肠化生的发展。然而，即使在幽门螺杆菌被成功根除后，胃癌病灶仍然会出现在IM的病变环境中。因此，目前虽然有迹象表明，幽门螺杆菌的根除可减慢疾病的发展，然而仍缺乏关于根除幽门螺杆菌可降低广泛IM病例中癌症风险的证据。Kodama等人在幽门螺杆菌根除之后，随访10年期间，每年在胃黏膜的5个部位取材并检查发现，这5个取材点全部萎缩，IM均有显著改善，提示胃黏膜的萎缩性变化和IM的改善可能与胃癌发生率的降低有关。Lee等人首次评估了大范围地根除幽门螺杆菌对抑制胃癌癌前病变的优势。^{13}C-尿素呼气试验阳性的患者在接受内镜检查的同时，接受了基于克拉霉素药物的三联疗法。若该方案无效，则可考虑使用左氧氟沙星的10天三联疗法。大范围地根除幽门螺杆菌与胃黏膜萎缩的显著减少有关，但与IM无关。化学预防降低胃癌发生率的效果为25%。

Park等人得出结论，除了进行适当设计的研究外，还需要进行预防计划，包括大规模抗生素治疗的潜在风险及其对肠道菌群的影响。现在，多数指南均建议根除幽门螺杆菌，如针对胃大部切除术后胃癌患者的治疗指南等。对于既往内镜切除的胃癌患者，根除幽门螺杆菌可显著降低新发肿瘤的发生和IM的范围。在一项多中心随机对照研究中，研究者将胃癌患者分配为根除手术组或不根除手术组，每组的起始点特征相似。在3年的随访时间内，未根除组出现24例异时性肿瘤，而根除组则为9例。这些实例均充分证明了根除幽门螺杆菌对经手术切除原发性肿瘤后异时性肿瘤发展的保护性作用。多项研究关于根除幽门螺杆菌对胃上皮发育不良影响的相关数据是相互矛盾的。一般而言，不典型增生的变化不受幽门螺杆菌根除的影响，但根除幽门螺杆菌对不典型增生患者一个可能的好处便是异时性肿瘤的发生率较低。基于这些考虑，我们强烈建议有胃癌或不典型增生病史的患者进行根除幽门螺杆菌的相关治疗。Choi发表了许多不同地区的关于幽门螺杆菌根除治疗的一些共识报告。这些指南中的可靠适应症和高水平证据是消化性溃疡、低级别胃MALT（黏膜相关淋巴组织）淋巴瘤。根据现有证据，指南建议在特定情况下将根除幽门螺杆菌作为胃癌的预防工具。其中最受支持的建议是在内镜下切除胃癌后使用幽门螺杆菌根除。其他旨在预防胃癌的根除幽门螺杆菌建议包括胃癌患者的家庭成员、诊断为胃萎缩的患者以及其他需要根除幽门螺杆菌治疗的患者。目前，对于早期胃癌（EGC）内镜下肿瘤切除术后的患者，有直接证据表明，根除幽门螺杆菌可用于预防胃癌。然而，尚且没有证据表明该方法在其他情况下会减少胃癌的发生。许多报道已证实，根除幽门螺杆菌后胃黏膜萎缩可减少，但萎缩性胃炎患者的胃癌率降低尚未得到证实。胃癌家族史是众所周知的危险因素，而且这种现象似乎是多因素的。通过对胃癌患者一级亲属的调查研究发现，遗传因素和生态因素，尤其是在儿童时期发生的，可增加罹患胃癌的风险。一项关于幽门螺杆菌感染率和家庭成员胃黏膜变化的研究表明，一级亲属发生幽门螺杆菌感染的概率要明显升高。此外，与对照组相比，一级亲属表现出更晚期的黏膜萎缩和更大程度的肠上皮化生。在40岁之前诊断为胃癌患者的年轻亲属中证实了幽门螺杆菌的感染率增加和胃体黏膜中肠上皮化生的更高阶段。西方国家，在很年轻胃癌患者的一级亲属中，幽门螺杆菌感染、胃黏膜萎缩和肠上皮化生的患病率也在不断增加。一般来说，目前的指南建议有胃癌家族史的患者应根除幽门螺杆菌。然而，仍然没有直接证据表明，根除幽门螺杆菌可确切降低该队列的胃癌发生率。Massarrat等人通过对胃癌患者一级亲属进行根除幽门螺杆菌后胃黏膜炎症、萎缩和肠上皮化生的变化和分布发现，与幽门螺杆菌根除病例相比，未治疗幽门螺杆菌感染（>4%年随访）的病例胃萎缩和胃窦部肠上皮化生进展更快。

第二节　二级预防

胃癌的二级预防是指胃癌的三早，即早发现、早诊断和早治疗，目的在于降低胃癌病死率。其核心内容是胃癌的早期发现，以便为其争取早期治疗机会。国内胃癌患者相关统计资料表明，胃癌在症状出现后3个月内能得到诊断的不足1/3；在症状出现后1年以上才得到诊断的超过1/3。在一般综合性医院确诊的胃癌患者中，早期胃癌患者的占比则不足10%。近年来由于胃镜的普及以及早筛理念的推广等，在医院门诊诊断的早期患者数量有了一定程度的提高。但由于种种条件的限制，有些早期胃癌患者没有得到检查，尤其是症状轻微和无症状的患者，容易被疏漏。当患者具备下述一些临床特征时，应重点普查，即年龄在40周岁以上，伴随有反复上消化道症状和诊断不明者。

一、在有组织的项目环境中进行癌症筛查的一般原则

基于人群的癌症筛查计划的有效性可以通过降低特定癌症的死亡率来衡量，结果取决于组织的程度，即筛查过程的不同组成部分的关联程度。1968年，Wilson和Jungner代表WHO定义了疾病筛查的标准。除了流行病学和疾病管理问题外，标准中还列出了测试系统的准确性以及成本效益考虑。筛查测试的高灵敏度是在可治愈阶段不漏诊的关键方面之一。

二、目前的全国筛查计划

从2013年年初开始，在全国16个地区中的6个地区实施，并打算扩大到全国。但是，该计划的设置不太可能采用或符合有组织的计划所需的标准，因此对实现目标的期望很小。

三、区域筛选举措

已经进行的一些区域性机会性筛选活动应更多地被视为试点研究。筛查工具主要针对胃癌的前体、癌前病变（如萎缩）的存在或广泛存在的幽门螺杆菌感染。Leung等回顾了他们在亚洲进胃癌筛查的经验。现已公布了一项来自Matzu岛的筛查和治疗研究的数据，该岛的胃癌发病率很高。根除Hp后萎缩和消化性溃疡病显著减少；在研究期间，胃癌的发生率也下降了25%（因为缺乏对照组无法确认因果关系）。中国临朐县目前正在进行一项大型幽门螺杆菌根除研究。Dinis-Ribeiro等人在日本发表了胃蛋白酶原在胃癌、发育不良和萎缩性胃炎筛查中的Meta分析。Miki对27项基于人群的筛查研究（包括296553名受试者）和15项选定的小组研究（包括4385名受试者）进行的另一项Meta分析表明，胃蛋白酶原试验在检测胃癌方面的敏感性为77%，具有阴性预测值范围为99.1%～99.9%。这些研究在1982年至2002年间运行，大部分来自东亚。同时，还包括来自世界其他地区（例如芬兰和委内瑞拉）的研究。作者得出的结论是，这种方法可用于识别高危对象而不是癌症本身。Lomba-Viana等也证明了在欧洲人群中进行胃蛋白酶原筛查的可行性。

四、非侵入性检查

胃蛋白酶原是胃蛋白酶的前酶，它们的血清或血浆水平间接反映了胃的分泌能力。胃蛋白酶原 I（Pg I）仅由体部的主细胞和黏液颈细胞产生，而胃蛋白酶原 II（Pg II）也由心脏、幽门和布鲁纳腺细胞产生。只有一小部分（约1%）分泌的胃蛋白酶原到达血液，但这足以评估胃功能。胃蛋白酶原水平在萎缩性胃炎中降低，但在炎症期间升高。当萎缩和幽门螺杆菌感染同时存在时，为了消除假正常结果的可能性，Pg I 和Pg II 之间的比值（Pg I/II）被认为是比Pg I 更可靠的标志。Pg I 和Pg I/II 的诊断临界值在以往的研究中有所不同。在亚洲和欧洲进行的化验传统上使用了不同的测试系统和方法；大多数最近的亚洲研究，特别是在日本的研究，都使用了乳胶凝集法，而ELISA测试主要在欧洲使用。尽管这些结果之间存在相对较好的相关性，但绝对值不同。因此，基于绝对值的结果不能在使用不同测试系统的不同研究之间转换。因此，当前的指南强调需要经过区域验证的测试系统。尽管如先前报道的，胃蛋白酶原用于胃癌鉴定的敏感性结果在筛选设置中可能被认为是可以接受的，但在许多研究中报告了较差的性能。虽然检测萎缩的结果更好，即灵敏度为66.7%～84.6%，特异性为73.5%～87.1%，但使用相同的截止值（36.8%～62.3%）已被报道。这可能会导致在基于人群的筛查环境中遗漏一半或更多的胃癌病例。因此，至少在亚洲以外的任何有组织的筛查项目中实施测试之前，需要对测试进行区域验证并在筛查环境中进行额外的试点研究。

现在已经提出了一种额外的标志物来表征胃窦部分的萎缩——酰胺化胃泌素17（G-17），它仅由该区域的G细胞分泌。在欧洲，Pg I、Pg II、G-17和幽门螺杆菌IgG抗体检测组合在GastroPanel品牌下可用。虽然理论上G-17检测与胃蛋白酶原检测的结合可以理想地反映胃的功能状态，以及整个器官的萎缩情况，但该测试的实际表现远未达到预期。血浆中G-17水平受多种因素影响，包括酸度调节药物、食物摄入和炎症。富含蛋白质的膳食刺激后的G-17测量被认为是胃窦G细胞功能的最佳指标。这样的程序在筛查环境中是不切实际且不方便的；因此，许多研究都在研究空腹G-17水平。然而，在禁食状态或食物刺激后（禁食时为15.8%，刺激后为36.8%）的测试敏感性似乎无法用于筛查。许多报告证实了GastroPanel测试系统（包括G-17）在检测胃黏膜萎缩方面的可接受性和准确性，这似乎比G-17更能反映胃蛋白酶原测试的性能。

微小RNA（microRNAs）是内源性的、小的（约22 nt长）非编码RNA分子，可调节转录后基因的表达。由于它们在不同组织中的稳定性，对特定microRNA特征的分析可能成为包括胃癌在内的不同癌症的重要诊断和预后方法。已经进行了广泛的工作以鉴定在胃癌中上调和下调的 microRNA 以及相关的癌前病变。最近发表了一些关于这个主题的评论。需要做更多的工作来确定可以可靠地用于早期检测胃癌的 microRNA 特征。2008 年，米切尔等人进行了一项原理研究，结果表明 microRNA 从癌细胞释放到血液中，在那里它们受到保护，不会被降解，并且很容易通过基于 PCR 的方法检测到。同时，陈等人表明，人血清中含有不同模式的疾病特异性 microRNA，而健康对照则没有这些 microRNA，并表明几种疾病可能会在患者的血液中留下特定的 microRNA 指纹。从那时起，已经在癌症患者的各种体液中研究了个体 microRNA 的水平，结果表明，microRNA 与疾病状态、分期、侵袭性和对治疗的反应相关。大约有 100 篇文章报道了在胃癌患者中检测循环的无细胞 microRNA（由 Link、Kupcinskas、Stojanovic 和 Kalnin 等人进行了全面审查）。其中一些研究报告了 microRNA 面板的鉴定，显示出 microRNA 非常高的诊断价值。少数 microRNA 在多项研究中显示出一致的结果，而许多其他研究的结果却相互矛盾。结果不一致和可重复性差的主要原因是队列规模小、前瞻性研究缺乏验证、RT-qPCR 的方法不同以及血液样本收集和处理的条件不同。最近，So 等人发表了一项广泛的三阶段研究，解决了早期研究的问题。在第一阶段，通过 RT-qPCR 在 236 名胃癌病例和 236 名匹配的对照受试者中量化了 578 种候选 microRNA。在第二阶段，选择了一组显示最高 AUC 的 12 个 microRNA，并在 89 名受试者和 121 名受试者的两个独立病例对照队列中进行了验证，显示 AUC 为 0.92（Ⅰ～Ⅱ期胃癌的 AUC 为 0.91）。最后，进行了临床级 12-microRNA 检测，并在 4566 名参与者的前瞻性验证队列中进行了验证，这些参与者接受了内镜检查和基于血清的胃癌检测生物标志物测试（Hp 血清学、PgⅠ/Ⅱ、Pg 指数、ABC 方法、CEA 和 CA19-9）。12-miRNA 小组将胃癌与健康对照区分开来，AUC 为 0.848（敏感性为 87%，特异性为 68.4%），而其他生物标志物测试显示 AUC 范围为 0.647（ABC 方法）～0.576（Pg 指数和 CEA）。因此，该测试明显优于目前可用的测试，并有可能用作胃癌的风险评估工具和高危人群的筛查工具。此外，许多研究探索了使用其他 RNA 种类的可能性，例如 mRNA、长链非编码 RNA（lncRNA）和环状 RNA（circRNA）。其中一些研究已经确定了显示与上述 miRNA 面板相似的诊断性能的 RNA 生物标志物特征。例如，在匹配的术前和术后血浆中，以及 5 名胃癌患者的肿瘤和正常胃组织鉴定 5-lncRNA 指数，随后在 321 名受试者中，AUC 为 0.91，可区分胃癌和健康对照；AUC 为 0.82，用于区分胃癌和癌前病变。手术后 lncRNA 指数下降，表明该指数适用于监测肿瘤动态。总之，这些研究证明了各种编码 RNA 和非编码 RNA 从癌组织释放到血液中的原理，然而，需要进行大型前瞻性临床研究以评估其临床效用。此外，探索在单一生物标志物测定中组合各种 RNA 种类是否有助于提高测定的准确性或提供额外的临床有用信息也可能是有意义的。

早期胃癌诊断的另一个潜在工具是特异性癌症自身抗体组。已在几种癌症类型中鉴定出针对肿瘤相关抗原的自身抗体。尽管针对特定肿瘤相关抗原的可用抗体有限，通常在 1%～15% 之间，但现在正在使用一种小组测试方法来探索癌症特异性抗体。已经在胃癌中进行了这样的 panel 抗体搜索，其中 45 种自身抗体被发现以 59% 的敏感性和 90% 的特异性将胃癌与健康对照区分开来。

在呼出气中发现并通过气相色谱耦合质谱或纳米传感器技术识别挥发性成分也可以成为检测癌症的可靠且易于使用的工具。最近的一项初步研究表明，可以使用高灵敏度、交叉反应、基于纳米材料的气体传感器来识别和分离胃癌患者和胃良性疾病患者，灵敏度为 89%，特异性为 90%，准确率为 90%。然而，挥发性物质含量之间确实存在地域差异，因此可能需要对该方法进行当地调整。近十年来，检测呼出气、尿液、粪便、汗液中的挥发性有机化合物用于癌症检测（包括胃癌）取得了重大进展。两种主要方法是：用于识别特定化学物质的方法（例如气相色谱法结合质谱法 eGC-MS）和基于传感器的数学模型区分疾病和对照病例的方法（模式识别方法）。

后者使用更简单,成本更低,因此更适合筛查设置。最近的一项系统评价对最近发表的关于胃癌检测的研究进行了全面分析。采用上述一种或其他方法的其他几项研究正在招募患者或分析获得的结果。

自身免疫性胃炎患者发生胃癌的风险增加,因此,建议识别这些受试者并进行监测。尽管自身免疫性胃炎的血清学检测广泛用于临床,但目前还没有针对这种情况的血清学检测的"金标准"。抗胃壁细胞(APCA)抗体是质子泵 a 亚基和 b 亚基的靶标,也被认为是胃黏膜萎缩的标志物。APCA 被认为是自身免疫性胃炎的标志物,APCA 的存在与胃体的萎缩相关;它们可能先于胃体炎的临床表现,如恶性贫血。内因子(IF)是一种糖蛋白,由位于胃体和胃底的壁细胞(泌酸细胞)产生。抗内在因子抗体(anti-IFA)已被视为恶性贫血的标志物,出现在萎缩性胃炎的晚期。抗 IFA 似乎非常特异,但对萎缩性胃体胃炎检测的敏感性较低。因此,目前对自身免疫性胃炎及相关疾病的诊断策略包括上述血清学标志物检查以及大红细胞性贫血的存在,也包括检测维生素 B_{12} 水平、幽门螺杆菌状态和胃黏膜的组织学评估。胃萎缩的其他血清学标志物〔其中包括 ghrelin 和三叶因子 3(TFF3)〕很有希望,但研究较少。ghrelin 是一种胃激素,参与调节饥饿和饱腹感。ghrelin 阳性细胞在生理上可以在胃的各个部位检测到,但主要分布在近端部位,即胃底和近端区域。ghrelin 表达与胃中存在的炎症程度呈负相关。然而,随着胃黏膜癌前病变和肿瘤改变的进展,血清中的 ghrelin 阳性细胞数量和 ghrelin 水平正在下降。与幽门螺杆菌诱导的胃部炎症的早期阶段相比,萎缩性胃炎的 ghrelin 水平显著降低。在胃癌组织中几乎没有 ghrelin 的表达。血清中低基线水平的 ghrelin 与较高的胃癌风险相关(OR 1.75;95% CI 1.49~2.01)。中国最近发表的研究报告称,贲门癌和非贲门癌中的 ghrelin 浓度均较低。此外,ghrelin 表达也被认为是预测胃癌总体存活率差的生物标志物。三叶因子(TFF)家族由三种耐热且耐蛋白酶的蛋白质 TFF1、TFF2 和 TFF3 组成,这些蛋白质被认为在保护黏膜免受损伤方面起关键作用。TFF3 在肠道的杯状细胞中表达,在其他器官(如乳房、唾液腺、呼吸道和下丘脑)中的表达水平较低。TFF3 的表达与胃癌的侵袭性有关。TFF3 已被建议作为胃萎缩和胃癌的有前途的非侵入性生物标志物,无论是单独使用还是与胃蛋白酶原组合使用。在中国的一项研究中,Huang 等人发现胃癌患者的 TFF3 水平显著高于对照组,并根据结果建议联合检测血清胃蛋白酶原和 FFF3 用于胃癌筛查。

循环肿瘤细胞(CTC)是从原发性或转移性肿瘤脱落到癌症患者外周血中的播散性癌细胞。它们可能以单个细胞或 2~50 个癌细胞簇的形式存在,代表了血源性转移的重要步骤。虽然几项研究一致表明,CTC 的计数和/或分子分析有助于预测胃癌患者的总体生存期和无进展生存期以及监测治疗反应,但目前,它们与早期胃癌的相关性存在争议。CTC 是一种罕见且异质的肿瘤细胞群;因此,不同的 CTC 检测方法产生了不同的检测率。多项研究表明,胃癌患者血液中的 CTC 检出率和 CTC 数量低于其他癌症患者血液中的 CTC 检出率和 CTC 数量,如前列腺癌或乳腺癌,因此构成了在早期检测中利用它们的生物屏障胃癌。例如,张等人使用 CellSearch 系统(Menarini Silicon Biosystems Inc,美国)发现,只有 33.3% 的可切除胃癌患者每 7.5 mL 血液中至少有 1 个 CTC。科洛斯托娃等人使用基于尺寸的分离技术,发现在 I 期胃癌和 II 期胃癌中 CTC 的检出率分别为 33.3% 和 50%。与这些结果一致,另一项研究表明,转移性疾病患者的 CTC 数量显著高于非转移性疾病患者,并且与晚期肿瘤分期相关。同时,使用称为"FAST 圆盘"的离心微流体系统(该系统基于通过膜孔大小选择性分离 CTC),在超过 80% 的 T_1 期和 N_0 期胃癌患者中检测到 CTC。李等人使用基于过滤的方法,然后使用多重 RNA 原位杂交与上皮和间充质转录物的探针进行杂交,表明在胃癌患者血液中发现的大多数 CTC 具有间充质表型。当同时计数上皮细胞和间充质细胞时,淋巴结阴性 GC 的检出率为 77.3%,无远处转移的患者检出率为 83.3%。具有间充质表型的 CTC 无法通过基于捕获表达上皮标志物(如 EpCAM 或细胞角蛋白)细胞的方法检测,因此在使用CellSearch系统或类似方法的研究中可能会低估CTC的数量。最新研究表明，CTC可能具有早期检测胃癌的潜在用途，捕获和分析异质CTC群体的新方法值得进一步研究。

DNA片段从体内多种细胞类型释放到循环系统中。在癌症患者中，一部分游离DNA（cfDNA）来源于肿瘤细胞，称为循环肿瘤DNA（ctDNA）。ctDNA可用于检测肿瘤细胞中的体细胞点突变、重排、拷贝数变异和甲基化标记，因此可用于癌症的非侵入性检测、监测治疗反应和疾病进展，以及跟踪肿瘤内异质性和进化。ctDNA已在晚期癌症患者和早期癌症患者中检测到，但早期癌症患者cfDNA总库中ctDNA的比例通常较低，这代表了使用基于ctDNA的主要技术挑战用于早期发现癌症的测试。大多数分析ctDNA的研究都使用了基于PCR的方法或基于下一代测序（NGS）的方法。液滴数字PCR（ddPCR）允许对生物流体样本中含有突变的DNA片段进行绝对定量，在野生型等位基因背景下，检测限低于0.1%的变异等位基因分数（VAF）。它是跟踪已知点突变和拷贝数变异的首选方法，但需要事先了解肿瘤中的突变情况，因此它在早期检测或筛查方面的潜力有限。相反，基于NGS的方法允许检测ctDNA中的肿瘤特异性遗传或表观遗传改变，而无须事先了解肿瘤中存在的改变，因此对于检测癌症的存在和追踪癌症的克隆进化具有潜在的应用性。当ctDNA的比例相对较高时，传统NGS方法的检测限约为1%的VAF，这足以跟踪晚期疾病中的肿瘤突变，而如果ctDNA比例较低，则不适合。因此，基于NGS的技术需要优化和细化以适用于早期癌症的检测。最近已经开发了几种用于检测可切除癌症的新型基于NGS的血液测试方法。CancerSEEK是一种血液测试，可以通过评估循环蛋白水平和ctDNA中的突变来检测包括胃癌在内的八种常见癌症类型。它由一个61个扩增子组组成，每个扩增子在16个基因和8个蛋白质生物标志物之一中查询平均33bp。cfDNA首先通过使用分子条形码的多重PCR扩增，分成多个复制孔，然后进行深度测序，而蛋白质生物标志物则使用基于多重微珠的免疫测定法进行量化。在1005名患有可切除的Ⅰ～Ⅲ期卵巢癌、肝癌、胃癌、胰腺癌、食道癌、结肠直肠癌、肺癌或乳腺癌的患者以及一组812名健康个体中进行了测试。结果显示，检测卵巢癌和肝癌的灵敏度高达98%，检测胃癌的灵敏度约为70%，而特异性大于99%。重要的是，CancerSEEK测试可以在63%的病例中正确识别癌症的解剖部位（并在83%的病例中定位到2个可能的解剖部位）。另一种最近开发的血液检测方法称为PanSeer，它基于通过靶向亚硫酸氢盐测序检测ctDNA中的癌症特异性甲基化模式。该测试询问了595个已知含有差异甲基化CpG位点的基因组区域，这些位点可以区分癌症和健康组织。当应用于诊断后血浆样本时，它可以检测5种常见的癌症（胃癌、食道癌、结直肠癌、肺癌或肝癌），无论起源于何种组织，灵敏性为88%，特异性为96%。此外，早期癌症和晚期癌症的敏感性相似。接下来，对605名无症状个体进行测试，其中191人在抽血后4年内被诊断出患有其中一种癌症，结果显示在诊断前血浆样本中的敏感性为95%。因此，这项研究表明，包括胃癌在内的常见癌症可以在使用标准护理方法进行诊断之前长达4年被检测到。必须考虑的另一个方面是cfDNA中的一小部分遗传改变可能来自与年龄相关的克隆造血扩增。为此，Leal等人开发了一种策略来区分ctDNA改变和与克隆造血相关的变体。来自50名可切除胃癌患者的匹配cfDNA和白细胞（WBC）的靶向深度测序显示62%的患者存在WBC衍生的序列改变。重要的是，在WBC中最常受影响的基因包括DNMT3A（45%）、TP53（29%）、EGFR（10%）、APC（6%）和其他常见癌症基因，这些变异的中位VAF为0.31%，这类似于癌症特异性变体。在过滤WBC衍生的变异后，在54%的患者中发现cfDNA中存在癌症特异性突变，这与手术后的疾病复发密切相关。总之，最近的研究表明，通过ctDNA分析检测早期胃癌是可行的，并且最近开发的一些测试显示出非常高的灵敏性和特异性。然而，必须去除源自WBC克隆扩增的混杂序列变异，以便识别真正的癌症衍生序列变异，并且在将其整合到常规临床实践之前，应证明此类测试的临床实用性。

术语"EV"是指从细胞自然释放到细胞外空间的各种膜结合囊泡，包括外泌体、微囊泡和凋亡小体。EV包含各种蛋白质、脂质、代谢物和各种编码RNA和非编码RNA甚至DNA片段。在包括胃癌在内的各种癌症患者的体液中发现EV水平升高，但尚不清楚这些EV是由癌细胞本身产生还是代表对疾病或治疗的全身反应。此外，在患有各种非癌症疾病和生理应激状况的患者的血液中发现了增加的EV水平，因此EV水平本身似乎不是癌症的高度特异性生物标志物。然而，从癌症患者的体液中分离出的EV已被证明含有癌细胞衍生的分子，例如截短的表皮生长因子受体EGFRvⅢ、突变的DNA和mRNA片段以及癌症特异性剪接变体和融合转录本，以及癌症相关的mRNA、蛋白质和miRNA特征。这些发现证明了这样一种观点，即EV可能是液体活检中癌症衍生生物标志物的来源。与CTC、ctDNA或基于cfRNA的液体活检相比，EV可能具有几个优势：（1）EV比CTC更丰富，因此可能比CTC更好地反映肿瘤内的异质性；（2）它们保护药物免于降解，因此可能是比总血浆或血清更一致的cfDNA和RNA来源；（3）它们包含让人联想到其亲代细胞的分子特征，并且可能富含低丰度但高度特异性癌症生物标志物。最近，一种潜在的外泌体标志物——V-ATPase相互作用蛋白TM9SF4已被证明在胃癌组织中比在对照中更频繁地表达。到目前为止，已经发表了大约20项与胃癌患者循环EV的分子含量及其与胃癌检测相关的研究。RNA测序研究表明，从胃癌患者血液中分离的EV中存在miRNA、mRNA、lncRNA、PIWI相互作用RNA（piRNA）和circRNA，其中一些似乎具有很高的诊断价值。例如，发现早期胃癌患者血浆EV中的lncUEGC1水平显著高于对照组，并且可以区分早期胃癌与AUC为0.876的健康个体和早期胃癌与癌前慢性萎缩性胃炎的AUC为0.8406。然而，现在下结论基于EV的检测是否会优于基于分析总血浆或血清中的无细胞核酸、蛋白质或代谢物的现有诊断工具还为时过早。

癌胚抗原（CEA）和传统的癌症标志物，即癌抗原72-4（CA72-4）、癌抗原19-9（CA19-9）、癌抗原15-3（CA15-3）和癌抗原12-5（CA12-5）可能主要在治疗反应监测和预后方面发挥作用，而不是早期发现或筛查胃癌。尽管在胃癌中可以发现它们的水平升高，但它们既不敏感也不特异，而且它们的水平通常在疾病的晚期阶段升高。

五、早期内镜诊断

早期胃癌（EGC）的内镜诊断相当困难，因为它通常只显示出细微的变化；内镜医师必须训练有素并熟悉新技术。内镜下诊断EGC的第一步是检测任何可疑病变；第二步是对其进行表征并做出准确诊断；第三步是良好的报告，基于作为当前标准的分型。对于EGC的内镜诊断，必须做好几个简单但非常重要的方面，例如内镜检查的最佳准备，以尽量减少去除黏液所花费的时间和精力（在之前喝水与黏液溶解剂和消泡剂的混合物），在东方国家非常流行，但在西方国家并不总是使用，至少在日常临床实践中不使用。其次，为避免内镜检查出现盲点，需要使用标准化的程序来绘制整个胃的图。欧洲胃肠内镜学会（ESGE）对胃肠内镜检查质量控制的建议：上、下消化道内镜检查图像记录指南建议应拍摄8张图像来说明对整个胃的检查（补充图像应在特定病变的情况下使用）。"胃部系统筛查方案（SSS）"要求包括22张内镜照片作为最低标准。如果发现另一个病变，则必须拍摄额外的照片。检查时间越长、照片越多，越容易提高病灶的检出率。在检查过程中检测细微的胃黏膜变化需要先进的内镜技术。不同的技术，例如放大内镜检查、色素内镜检查（CE）、新型高分辨率（HR）虚拟色素内镜检查技术以及带或不带放大功能的窄带成像（NBI）（NBI-ME）、柔性光谱成像彩色增强（FICE）内镜检查带或不带放大镜（FIME）和共聚焦激光显微内镜（CLE）已用于EGC的诊断，并取得了可喜的结果。研究最多的内镜技术是NBI，它已经给出了有希望的结果。

六、异型增生和癌前病变

慢性萎缩性胃炎、肠上皮化生和异型增生被定义为胃腺癌的癌前病变。大多数发生高级别胃上皮发育不良的患者发生浸润性胃癌的风险很高。根据 MAPS 指南，在缺乏内镜数据的情况下，重度不典型增生的组织学诊断表明，迫切需要内镜复查，并进行广泛的活检取样，并随后每隔 6 个月到 1 年进行一次检测。低度胃上皮发育不良患者发生胃癌的风险与结肠腺瘤切除后、Barrett 食管或慢性炎症性肠病患者发生胃癌的风险相当。与重度胃上皮发育不良患者相比，低度不典型增生患者进展为浸润性胃癌的风险较低。根据荷兰的一项全国性研究，轻至中度不典型增生患者诊断后 5 年胃癌的年发病率为 0.6%，而重度不典型增生患者为 6%。建议对组织学检查发现低度不典型增生而内镜未发现病灶的患者，随访 1 年；发现内镜下明确的病灶，应考虑内镜下切除。由于胃癌的早期检测可以提高患者的生存率，因此对癌前胃黏膜状况和/或病变的监测似乎很重要，正如许多试验所证明的那样。胃黏膜萎缩和肠上皮化生的进展速度分别为每年 0～1.8% 和 0～10%。Maastricht Ⅳ 指南建议，肿瘤前的高危情况，如萎缩和肠上皮化生，需要内镜随访；中重度萎缩患者应考虑每 2～3 年进行一次定期随访；然而，需要进行前瞻性研究来确定正确的随访时间。考虑到发生胃癌的总体风险太低，无法验证对每位患有慢性萎缩性胃炎和肠上皮化生的患者的内镜监测，MAPS 指南建议仅对广泛萎缩或（即胃窦或胃体）患者进行内镜监测；建议每三年进行一次检测。

七、其他胃占位性疾病的二级预防

对于胃腺瘤性病变，内镜作为唯一检查方法，可直观地发现胃黏膜的病损情况。胃腺瘤一般在内镜下可分为无蒂隆起型、有蒂型、扁平型或轻度凹陷型四种。胃腺瘤表面略发红并带有乳头状结构；当其直径大于 3 cm 时，肿瘤触之容易出血。当胃腺瘤的直径大于 2 cm，同时伴随有表面发红、中央凹陷、溃疡及绒毛状结构时，其恶变风险显著增加。世界卫生组织（WHO）胃肠道分会定义胃腺瘤发生恶变的形态学标准为癌组织突破黏膜肌层。当病变直径小于 2 cm 时，其恶变率近 2%；直径大于 2 cm 的胃腺瘤，其恶变率可高达 50% 以上。相关研究报道，低级别胃腺瘤和高级别胃腺瘤的恶变率分别为 9% 和 25%。即使胃镜活检组织行病理学检查，提示为腺瘤，但在局部切除标本中也可能会发现恶变病灶，故胃腺瘤病灶应行内镜下局部切除术，即通常行内镜下黏膜切除术（endoscopic mucosal resection，EMR），并需要定期随访。

胃平滑肌瘤生长缓慢，通常无明显症状，当肿瘤表面胃黏膜溃疡并伴出血时，才会出现明显症状，通常在肿瘤长至 2 cm 时，更容易出现中央溃疡。胃贲门平滑肌瘤呈腔内生长模式，直径通常在 1.3～4.7 cm 之间，也可发生在胃体和胃窦。组织学上，圆形、孤立的病变，起源于黏膜肌层、固有肌层，也可能来自肠道血管壁的平滑肌。镜下特征为增生的梭形细胞，细胞核细长，嗜酸性纤维胞浆，无坏死和异型性。免疫组化染色显示波形蛋白、平滑肌肌动蛋白和肌间蛋白弥漫性阳性，c-Kit/CD117、CD34、细胞角蛋白 AE1/AE2 和 S-100 阴性。

胃息肉是由胃黏膜细胞增生聚集形成的黏膜或黏膜下组织腔内突出物，临床表现缺乏特异性，好发部位依次为胃窦、胃体和胃底。多数患者在胃镜检查时偶然发现，其发病率较低，为 1.2%～7.6%。女性患者多于男性患者。然而最近几年，男性患者发病比例有所增高。胃息肉的发生多随着年龄的增加而增多，40 岁以后尤为明显；其中胃底部位发生的息肉性病变在 10 岁～69 岁年龄段内，患病率急剧上升；对于胃增生性息肉病变，也随着年龄的增加而增多；胃腺瘤性息肉在 70 岁以后的人群中发生率较高，故腺瘤性息肉患者以老年人为主。

胃神经纤维瘤通常发生在 50 岁～60 岁的女性患者，它们通常是无症状的，常在医疗程序中偶然发现，常见的临床表现是与腹痛相关的上消化道出血。其他症状包括胃十二指肠肠套叠或外生性生长时可触及肿块。CT、MRI或超声内镜检查可以提供有用的信息，但胃肠道内镜检查是主要的诊断方法，病理检查是确诊的唯一方法，免疫组化方法可将胃神经鞘瘤与胃肠间质瘤、平滑肌瘤、胃肠道自主神经瘤鉴别。

　　胃脂肪瘤是由胃间质中高分化的脂肪组织所组成的良性肿瘤，生长缓慢，发生率低。其发病高峰年龄多在50岁～60岁，女性患者略多于男性患者。其中，绝大多数为单发病灶，偶见多发病灶。胃脂肪瘤约占所有胃肠道脂肪瘤的5%，占胃良性肿瘤的约3%，占胃肿瘤的比例则不到1%。胃脂肪瘤常见于胃窦区，其次为胃体部，少见于胃底贲门和幽门处。大多数胃脂肪瘤是无症状的，偶然在内镜检查或影像学检查时发现。胃脂肪瘤的症状包括腹部不适或疼痛、消化不良、恶心、呕吐、胃出口梗阻或消化道出血。溃疡伴出血是胃脂肪瘤最常见的表现，在近50%的病例中可见。

　　胃血管瘤是先天性血管畸形引起的胃良性肿瘤，临床上较少见，大多数患者无症状，仅在检查中偶然发现。部分患者会出现腹痛、消化道出血、贫血等症状。发病年龄从刚出生婴儿至72岁不等。大多数胃血管瘤发生在成年后，女性患者多于男性患者。血管瘤从出生后的最初几周到1岁迅速生长，或在儿童早期复发。发生于胃的血管瘤极为少见，约占胃良性肿瘤的1.7%，且多位于胃体及胃窦部。

　　胃间质瘤是胃肠道最常见的间叶源性肿瘤，起源于胃肠道Cajal间质细胞（又称胃肠起搏器细胞，调节胃肠道蠕动），约占胃肠道肿瘤的0.1%～3%。胃间质瘤有的很小，生长缓慢，有的很大，生长迅速。小于2 cm的肿瘤通常生长缓慢，属于良性，没有侵袭性。然而，有的会快速增长，并侵犯周围组织。胃肠间质瘤的发病率为7/100万人～15/100万人，主要发生在中位年龄为60～65岁的成年人，男、女发病率无差异。大多数病例是散发的，只有5%的患者有家族常染色体显性遗传综合征。胃肠间质瘤通常表达CD117，多数患者具有酪氨酸激酶受体c-kit或血小板衍生生长因子受体（platelet-derived growth factor receptor，PDGFR）α基因活化突变，而野生型胃肠间质瘤一般无KIT或PDGFRα的畸变，可能含有BRAF、KRAS、HRAS、NRAS、NF-1、SDHA、SDHB、SDHC或SDHD的突变，少数也可能存在NTRK3基因融合。

　　原发性胃淋巴瘤（primary gastric lymphoma，PGL）是一种少见的肿瘤，来自胃壁黏膜下淋巴组织，约占所有非霍奇金淋巴瘤（non-hodgkin lymphoma，NHL）的4%～20%，而胃是NHL最常见的结外发生部位，约占所有结外淋巴瘤的30%～40%，占所有胃肠道淋巴瘤的55%～65%。PGL约占原发性胃肿瘤的5%，多数发生在成人，儿童发病极少，其中，成人胃肠道淋巴结外淋巴瘤中PGL占绝大多数（50%～60%），其次为肠道淋巴瘤，占30%，而儿童中最常见的病变部位是肠道（66%），胃仅占10%。成人中男性患病率是女性患病率的2～3倍，约90%为B细胞系来源，而T细胞淋巴瘤和霍奇金淋巴瘤极少发生，38%的病例为黏膜相关淋巴组织型边缘区B细胞淋巴瘤，59%为弥漫大B细胞淋巴瘤，其他类型如套细胞淋巴瘤、Burkitt淋巴瘤等均很少发生。原发性胃弥漫性大B细胞淋巴瘤（primary gastric diffuse large B-cell lymphoma，PG-DLBCL）是一种少见的胃恶性肿瘤，占原发性胃非霍奇金淋巴瘤的40%～70%，约35%伴随Hp感染，而具有低级别MALT成分的PG-DLBCL患者中Hp感染比例较高，在60～70岁发病率最高。其发病原因可能还包括HIV、EB病毒、乙型肝炎病毒和人T细胞淋巴病毒1等的感染，还有器官移植后接受环孢素治疗。PG-DLBCL的临床表现无特异性，从轻症的消化不良（包括上腹部疼痛或不适）到剧烈的症状（如消化道出血或穿孔等）都有可能出现。胃MALT淋巴瘤约占PGL的40%～50%，是一种慢性炎症期源于MALT的B细胞淋巴瘤，79%的患者伴有Hp感染，且根除Hp可使60%～90%的淋巴瘤衰退，可进展转化为PG-DLBCL，女性患病率常略高于男性患病率，症状通常是消化不良，伴有或不伴有慢性出血的迹象，很少出现腹痛和体重减轻。儿童中，PGL非常少见，发病率为0.19/10万人，男童患病率高于女童患病率，常出现的症状包括上腹痛（80.7%）、呕吐（42.3%）、体重减轻（42.3）和呕血/黑便（23%），61.5%的PGL患者可能存在贫血，这可能与营养不良相关。胃MALT淋巴瘤好发于胃窦部，约占所有部位的46%，约90%为B细胞淋巴瘤，最常见者为Burkitt淋巴瘤（34.6%），其次为PG-DLBCL（23%），且75%的病例肿瘤组织中幽门螺杆菌抗原呈阳性。治疗时，化疗是儿童胃淋巴瘤唯一的治疗选择。

第三节 三级预防

胃癌和其他恶性胃占位性病变的三级预防是指采取相应措施改善患者的生活质量，促进康复。主要目的在于提高胃癌患者的生存率。

就早期胃癌而言，肿瘤较小者可考虑内镜下黏膜切除。对胃切除者，若无淋巴结转移，可不考虑化疗，单纯使用增强免疫功能的药物即可。对于进展期胃癌患者，应使用手术联合化疗、免疫治疗或靶向治疗等综合治疗，解除疼痛，充分提高患者的生活质量，延长患者的生存时间。所有的患者在治疗后，应定期随访观察，通过各种措施的联合使用促进患者尽快康复。对于无法手术切除的患者，也应当采取综合疗法，如姑息性手术、放疗、化疗、免疫治疗或中医药结合疗法等。手术是胃癌的主要治疗方式，分为根治性手术与非根治性手术，分别以根治为目的和以控制症状、提升患者的生活质量为目的。

手术是治疗GIST的基石。对于局限性GIST和潜在可切除性GIST，手术是首选方法。GIST很少转移到淋巴结，因此一般不需要区域淋巴清扫术。此外，保留器官的切除（节段性切除等）在肿瘤学上是合适的，因此应该以此为目标。我们的主要目标是切缘阴性，因为完整切除的GIST患者的5年总存活率估计为42%，而如果不完全切除，总存活率仅为9%。对于确诊时已无法手术切除的肿瘤应考虑使用酪氨酸激酶抑制剂新辅助治疗，以争取转化后手术切除，术前治疗需取得病理学依据。

胃腺瘤的治疗方法主要包括使用药物治疗诱发因素和缓解相关症状，经内镜切除胃腺瘤和外科手术切除胃腺瘤。经内镜切除胃腺瘤的治疗方法主要有高频电凝切除术、微波灼烧法、尼龙绳套扎法、内镜下黏膜切除术（EMR）和内镜下黏膜剥离术（ESD）。药物治疗主要用于因各种原因不愿切除胃腺瘤或者由于精神或者心理疾病等不配合无法切除胃腺瘤患者，使用相应的药物可以治疗这些患者的诱发因素和缓解患者的相关不适症状。若患者存在幽门螺杆菌感染，应规范性地四联用药根除幽门螺杆菌。幽门螺杆菌的根除可以降低胃腺瘤发生的风险。使用抑酸剂、胃黏膜保护剂和调节胆汁成分药物减少胃黏膜表面滞留的胆汁，加强对胃黏膜的保护，降低胆汁损伤胃黏膜的概率。也可以使用促进胃动力药物改善胃肠道功能减少胆汁反流改善相关症状。手术方式可选择内镜下切除腺瘤、微波灼烧、套扎法、黏膜切除或者剥脱等内镜手术或者胃局部切除或者根治性胃大部切除等外科手术。对于胃腺瘤恶变者，首先是应严格区分其恶变是原位癌还是浸润癌，因两者的预后以及临床处理原则截然不同。对于含原位癌的腺瘤，有些学者认为黏膜癌的带蒂腺瘤，经内镜摘除而残端无浸润且高分化者，可严密随访而不做根治性手术。还有学者认为一旦癌灶浸润黏膜下层即有转移的机会，故原则上应做根治性手术。

胃纤维瘤大多生长缓慢。对于病变较小且无临床症状的疾病，目前可以定期进行内镜复查并随访；对于病变较大者，并出现了一定的临床表现时，可以根据病变的大小和生长方式，行内镜下切除或者手术治疗。手术是治疗消化道肿瘤的主要方法之一。

对于肿瘤较小、无症状或症状较轻的胃脂肪瘤患者，可定期随访观察，不做特殊处理。对于症状较为明显，有出血或怀疑合并恶变、与其他恶性肿瘤难以鉴别时，则需要及时行手术治疗，手术方式可选内镜治疗、腹腔镜下胃病损切除术和开腹胃脂肪瘤切除术，辅以术中冰冻切片病理检查，明确诊断。

  胃是人类消化吸收体系中一个膨大的部分，上接食道，下接十二指肠。流行病学研究显示，多种不同的因素均可导致胃占位性疾病的发生，这与人们的日常饮食习惯、幽门螺杆菌感染、胆汁的反流以及细胞的过度增生、氧化应激反应的发生、DNA的损伤和遗传因素的存在密切相关。典型的胃占位性疾病包括良性肿瘤和恶性肿瘤。其中常见的胃良性肿瘤包括胃平滑肌瘤、胃息肉、胃腺瘤、胃神经纤维瘤、胃血管瘤、胃脂肪瘤、胃纤维瘤等；胃恶性肿瘤则包括胃癌、胃淋巴瘤、胃间质瘤、胃神经内分泌肿瘤等。不同肿瘤具有各自不同的临床特点。虽然目前医疗技术的进步以及治疗方法的多样化使得部分胃占位性疾病患者获益匪浅，但仍有相当一部分的胃占位性疾病患者尚未获益，且疾病加速进展。因此，胃占位性疾病的预防就显得尤为重要，从国际视野来看，胃癌仍然是胃占位性疾病中的一项重大医学问题。

  一级预防与二级防治的理想目标都是降低胃占位性疾病的发病率与死亡率，一级预防策略主要包括减少与已知的致癌因子的直接接触、强化宿主防御机制、改善人类生存环境、化学防治方法等，但在与感染有关的病例中，也应当将根除致病性的病原体视为一级预防对策。二级预防通常包括胃占位性疾病的检测以及诊断出癌前疾病和早期肿瘤，后者也可以被看作是三级预防，即对癌症患者进行及时的治疗和随访。肿瘤防治方法包括流行病学的手段和诊断治疗的途径，采用去除发病原因并补充一些产生抗癌效果的治疗因子和促进生物手段，减少肿瘤的发生率和死亡率。临床医学方法通过提供抗肿瘤的方法来消除疾病和控制肿瘤的进展。

（张耕源）

参考文献

[1] SONG J, SU H, ZHOU Y, et al. Cyclooxygenase-2 expression is associated with poor overall survival of patients with gastric cancer: a meta-analysis[J]. Digestive Diseases and Sciences, 2014, 59(2): 436-445.

[2] LINK A, KUPCINSKAS J. MicroRNAs as non-invasive diagnostic biomarkers for gastric cancer: Current insights and future perspectives[J]. World Journal of Gastroenterology, 2018, 24(30): 3313-3329.

[3] STOJANOVIC J, TOGNETTO A, TIZIANO DF, et al. MicroRNAs expression profiles as diagnostic biomarkers of gastric cancer: a systematic literature review[J]. Biomarkers, 2019, 24(2): 110-119.

[4] SO J, KAPOOR R, ZHU F, et al. Development and validation of a serum microRNA biomarker panel for detecting gastric cancer in a high-risk population[J]. Gut, 2021, 70(5): 829-837.

[5] TAN L, YANG Y, SHAO Y, et al. Plasma lncRNA-GACAT2 is a valuable marker for the screening of gastric cancer[J]. Oncology Letters, 2016, 12(6): 4845-4849.

[6] XU Y, KONG S, QIN X, et al. Comprehensive Assessment of Plasma Circ_0004771 as a Novel Diagnostic and Dynamic Monitoring Biomarker in Gastric Cancer[J]. OncoTargets and Therapy, 2020, 13: 10063-10074.

[7] ZHANG K, SHI H, XI H, et al. Genome-Wide lncRNA Microarray Profiling Identifies Novel Circulating lncRNAs for Detection of Gastric Cancer[J]. Theranostics, 2017, 7(1): 213-227.

[8] PRITCHETT N R, MAZIARZ M, SHU X O, et al. Serum ghrelin and esophageal and gastric cancer in two cohorts in China[J]. International Journal of Gynecological Cancer, 2020, 146(10): 2728-

2735.

[9] WU X, WU Y, YE B, et al. High expression of ghrelin and obestatin prepropeptide in tumor tissues predicted adverse overall survival in gastric carcinoma patients[J]. Medicine (Baltimore), 2020, 99 (26):e20635.

[10] LEE M, KIM G, JEON H, et al. Clinical Application of Circulating Tumor Cells in Gastric Cancer[J]. Gut and Liver, 2019, 13(4):394-401.

[11] KOLOSTOVA K, MATKOWSKI R, GÜRLICH R, et al. Detection and cultivation of circulating tumor cells in gastric cancer[J]. Cytotechnology, 2016, 68(4):1095-1102.

[12] SUZUKI T, SUZUKI T, YOSHIMURA Y, et al. Detection of circulating tumor DNA in patients of operative colorectal and gastric cancers[J]. Oncotarget, 2020, 11(34):3198-3207.

[13] LEAL A, GRIEKEN N, Palsgrove D, et al. White blood cell and cell-free DNA analyses for detection of residual disease in gastric cancer[J]. Nat Commun, 2020, 11(1):525.

[14] LI Y, ZHAO J, YU S, et al. Extracellular Vesicles Long RNA Sequencing Reveals Abundant mRNA, circRNA, and lncRNA in Human Blood as Potential Biomarkers for Cancer Diagnosis[J]. Clinical Chemistry, 2019, 65(6):798-808.

[15] LIN L Y, YANG L, ZENG Q, et al. Tumor-originated exosomal lncUEGC1 as a circulating biomarker for early-stage gastric cancer[J]. Mol Cancer, 2018, 17(1):84-96.

[16] NECULA L, MATEI L, DRAGU D, et al. Recent advances in gastric cancer early diagnosis[J]. World Journal of Gastroenterology, 2019, 25(17):2029-2044.

附录
缩略词简表

英文缩略词	英文全称	中文全称
ADC	antibody-drug conjugate	抗体偶联药物
AGA	American Gastroenterological Association	美国胃肠协会
AGC	advanced gastric cancer	进展期胃癌
AJCC	American Joint Committee on Cancer	美国癌症联合委员会
AKT1	serine/threonine kinase 1	丝氨酸/苏氨酸激酶1
AP	adenomatous polyp	肿瘤性息肉
AP-1	the activator protein-1	激活蛋白1
API2	apoptosis inhibitor-2	凋亡抑制子2
APC	the adenomatous polyposis coli protein	腺瘤性结肠息肉病蛋白
APRIL	a proliferation inducing ligand	增殖诱导配体
BABA	brownsboro area business association	血型抗原结合黏附素
BAFF	b-cell activation factor	B细胞激活因子
BCA-1	b-cell attracting chemokine-1	B细胞相关趋化因子
BCR	b-cell receptor	B细胞抗原受体
BRAF	v-rafmurine sarcoma viral oncogene homolog b1	鼠类肉瘤病毒癌基因同源物B1
CagA	cytotoxin-associated gene a	细胞毒素相关蛋白A
cag PAI	cytotoxin associated gene pathogenicity island	cag致病岛
CDK	cyclin-dependent kinases	周期蛋白依赖性激酶
CDR3	complementarity determining regions 3	互补性决定区3

续表

英文缩略词	英文全称	中文全称
CEACAM	carcinoembryonic antigen-related cell adhesion molecule	癌胚抗原相关的细胞黏附分子
CgA	chromogranin a	嗜铬粒蛋白A
CIMP	cpg island methylator phenotype	CpG岛甲基化表型
CIP2A	cancerous inhibitor of protein phosphatase 2a	蛋白磷酸酶2A的癌性抑制剂
CLE	confocal laser endomicroscopy	共聚焦激光显微内镜
CRA	cryoablation	冷冻消融
CR	complete response	完全缓解
CTLA-4	cytotoxic t lymphocyte-associated antigen-4	细胞毒性T淋巴细胞抗原4
CTL	cytotoxic t lymphocyte	细胞毒性T淋巴细胞
CXCL13	cxc chemokine ligand-13	CXC趋化因子配体13
DCR	disease control rate	疾病控制率
DFS	disease-free survival	无病生存期
DISC	death-inducing signaling complex	死亡诱导沉默复合物
DLBCL	diffuse large b-cell lymphoma	弥漫性大B细胞淋巴瘤
dMMR	different mismatch repair	错配修复缺陷
EBV	epstein-barr virus	EB病毒
ECL cells	enterochromaffin-like cell	肠嗜铬样细胞
eCLE	endoscope-in-tegrated confocal laser endomicroscopy	整合型共凝聚激光显微内镜
EFTR	endoscopic full-thickness resection	内镜下全层摘除术
EGC	early gastric cancer	早期胃癌
EGFR	epidermalgrowth factor receptor	表皮生长因子受体
ELK1	e-26-like protein-1	E-26样蛋白-1
EMR	endoscopic mucosal resection	内镜下黏膜切除术
EMT	epithelial-mesenchymal transition	上皮细胞-间充质转化
ENETS	european neuroendocrine tumor society	欧洲神经内分泌肿瘤学会
ERAS	enhanced recovery after surgery	快速康复
ESD	endoscopic submucosal dissection	内镜黏膜下剥离手术
ESE	endoscopic submucosal excavation	内镜SMT挖除术
ESTD	endoscopic submucosal tunnel dissection	内镜下黏膜下隧道切除术

续表

英文缩略词	英文全称	中文全称
ESMO	European Society for Medical Oncology	欧洲肿瘤内科学会
EUS	ultrasound gastroscopy	超声胃镜
^{18}F-FDG	^{18}F-fluorodeoxyglucose	^{18}F-氟代脱氧葡萄糖
FGP	fundic gland polyp	胃底腺息肉
FIGC	familial intestinal gastric cancer	家族性肠型胃癌
FICE	fuji intelligent chromo endoscopy	内镜智能分光比色技术
FOXP1	forkhead box protein p1	叉头转录蛋白Pl
FPC	familial polyposis coli	家族性腺瘤病
GAPPS	gastric adenocarcinoma and proximal polyposis of the stomach	胃腺癌和胃近端息肉病
GC	gastric cancer	胃癌
GDFT	goal-directed fluid therapy	目标导向液体治疗
GE	gastroesophageal	胃食管
GEP-NEN	gastroenteropancreatic neuroendocrine neoplasm	胃肠胰腺神经内分泌肿瘤
GIST	gastrointestinal stromal tumor	胃肠间质瘤
GLM	gastric leiomyoma	胃平滑肌瘤
GL	gastric lymphoma	胃淋巴瘤
g-NET	gastric neuroendocrine tumor	胃神经内分泌瘤
g-NEC	gastric neuroendocrine carcinoma	胃神经内分泌癌
Grb-2	growth factor receptor-bound protein 2	生长因子受体结合蛋白2
GP	gastric polyps	胃息肉
GS	gastric schwannoma	胃神经鞘瘤
GSK3β	glycogen synthase kinase 3β	糖原合酶激酶-3β
G-17	gastrin 17	血清胃泌素17
HCC	hepatocellular carcinoma	肝细胞癌
HDGC	hereditary diffuse gastric cancer	遗传性弥漫性胃癌
HDM2	human homolog of double minute 2	人两分钟同源物2
HER2	human epidermal growth factor receptor-2	人类表皮生长因子受体2
HIF-1α	hypoxia-inducible factor-1α	缺氧诱导因子-1
HIFU	high intensity focused ultrasound ablation	高强度超声聚焦消融
HPA	heparanase	乙酰肝素酶

续表

英文缩略词	英文全称	中文全称
HPP	hyperplastic polyp	增生性息肉
Hp	helicobacter pylori	幽门螺杆菌
IARC	International Agency for Research on Cancer	国际癌症研究机构
ICC	interstitial cell of Cajal	卡哈尔间质细胞
ICI	immune checkpoint inhibitors	免疫检查点抑制剂
IFP	inflammatory fibroid polyp	炎症性纤维样息肉
IGF-Ⅰ	insulin-like growth factors-Ⅰ	胰岛素样生长因子-Ⅰ
IL	interleukin	白细胞介素
IP	inflammatory polyp	炎性息肉
IRE	irreversible electroporation	不可逆电穿孔
LA	laser ablation	激光消融
LADG	laparoscopic assisted distal gastrectomy	腹腔镜辅助远端胃大部切除术
LCNEC	large-cell neuroendocrine carcinoma	大细胞神经内分泌癌
LECS	lap-aroscopic and endoscopic cooperative surgery	内镜和腹腔镜联合技术
LEF	lymphoid enhancer factor	淋巴增强因子
LRP1	low-density lipoprotein receptor-related preotein-1	低密度脂蛋白受体相关蛋白1
LTβ	recombinant lymphotoxin beta	淋巴毒素β重组蛋白
LUBAC	linear ubiquitin chain assembly complex	线性泛素链复合体通路
MALT	mucosa-associated lymphoid tissue	黏膜相关淋巴组织
MANEC	mixed adeno neuroendocrine carcinoma	混合性腺-神经内分泌癌
MASTL	microtubule-associated serine/threonine kinase	微管相关丝氨酸/苏氨酸激酶
MCE	magnetically-controlled capsule endoscopy	磁控胶囊胃镜
MCM	minichromosomal maintenance	微型染色体维持
MDT	multi-disciplinary team	多学科综合治疗
ME	magnifying endoscopy	放大内镜
MEN	multiple endocrine neoplasia	多发性内分泌腺瘤病
MiNEN	mixed neuroendocrine-non-neuroendocrine neoplasms	混合性神经内分泌-非神经内分泌肿瘤
MGMT	（o6-methylguanine dna methyltransferase	O6-甲基鸟嘌呤DNA甲基转移酶
MMC	migrating motor complex	移行性的复合收缩运动方式
MNNG	n-methyl-n'-nitro-n-nitrosoguanidine	N-甲基-N'-硝基-N-亚硝基胍

续表

英文缩略词	英文全称	中文全称
MSI-H	microsatellite instability-high	微卫星高不稳定性
MST	malnutrition screening tool	营养不良筛查工具
MWA	microwave ablation	微波消融
NBI	narrow band imaging	窄带成像技术
NEN	neuroendocrineneoplasms	神经内分泌肿瘤
NFAT	nuclear factor of activated t-cell	活化的T细胞核内因子
NHL	non-hodgkin lymphoma	非霍奇金淋巴瘤
NSCLC	non-small cell lung carcinoma	非小细胞肺癌
NSE	neuron-specific enolas	神经元特异性烯醇化酶
OCT	opti-ealcoherence tomography	光学相干层析技术
ODG	open distal gastrectomy	开放远端胃大部切除术
OR	odd ratio	比值比
ORR	objective response rate	客观缓解率
OS	overal survival	总生存期
PAH	polyaromatic hydrocarbons	多环芳烃
PCR	polymerase chain reaction	聚合酶链式反应
pCR	pathological complete response	病理完全缓解
pCLE	probe-based confocal laser endomicroscopy	探头式共凝聚激光显微内镜
PD-1	programmed death proteins	程序性死亡蛋白-1
PDGFR	platelet-derived growth factor receptor	血小板衍生生长因子受体
PD-L1	programmed death ligand-1	程序性死亡蛋白配体-1
PDT	photo dynamic therapy	光动力治疗
PET/CT	positron emission computed tomography-computed tomography	正电子发射计算机断层显像
PEI	percutaneous ethanol injection	无水酒精注射治疗
PFS	progression-free survival	无进展生存期
PGI	pepsinogen i	胃蛋白酶原I
PGL	primary gastric lymphoma	原发性胃淋巴瘤
PG-SGA	patient subjective global assessment	对病人主观的综合评价
PLGC	precancerous lesions of gastric cancer	胃癌前病变
PPI	proton pump inhibitors	质子泵抑制剂

续表

英文缩略词	英文全称	中文全称
pRB	retinoblastoma protein	视网膜母细胞瘤蛋白
PRRT	peptide receptor radionuclide therapy	肽受体放射性核素治疗
PUD	peptic ulcer disease	消化性溃疡
RACK1	receptor for activated c kinase1	受体激活 C 激酶 1
RCT	randomized controlled trial	随机对照试验
RFA	radiofrequency ablation	射频消融
ROS	reactive oxygen species	活性氧
RR	relative risk	相对危险度
SAA	splenic artery aneurysm	脾动脉瘤
SCNEC	small-cell neuroendocrine carcinoma	小细胞神经内分泌癌
SD	stable disease	疾病稳定率
SDH	succinate dehydrogenase	琥珀酸脱氢酶
SER	serum response element	血清反应元件
SIRT	selective internal radiation therapy	选择性肝内放射治疗
SMO	spermine oxidase	精胺氧化酶
SNP	single nucleotide polymorphism	单核苷酸多态性
SOS	son of sevenless	一种鸟嘌呤核苷酸交换因子
SRF	serum response factor	血清反应因子
SRI	somatostatin receptor imaging	生长抑素受体显像
SSA	somatostatin analogues	生长抑素类似物
SSTR	somatostatin receptor	生长抑素受体
STER	submucosal tunnel endoscopic resection	经黏膜下隧道内镜摘除术
STAT	transducer and activator of transcription	转录激活因子
Syn	synaptophysin	突触素蛋白
TACE	transarterial chemoembolization	经导管动脉化疗栓塞
TAE	transcatheter arterial embolization	经肝动脉栓塞
TAI	transcatheter arterial infusion	经导管灌注化疗
TCF	t cell factor	T 细胞因子
TKI	tyrosine kinase inhibitors	酪氨酸激酶抑制剂
TLR	toll-like receptors	Toll 样受体

续表

英文缩略词	英文全称	中文全称
TNF	tumor necrosis factor	肿瘤坏死因子
TRAF2	tumor necrosis factor receptor-associated factor 2	肿瘤坏死因子受体相关因子2
VacA	vacuolating cytotoxin	空泡毒素
VEGF	vascular endothelial growth factor	血管内皮生长因子
VEGFR	vascular endothelial growth factor receptor	血管内皮生长因子受体
VH	variable region heavy chain	可变区重链
WHO	World Health Organization	世界卫生组织
WLE	white light endoscopy	普通白光内镜
X-CR1	x-c motif chemokine receptors 1	X-C基序趋化因子受体1
XIAP	x-linked inhibitor of apoptosis protein	X连锁凋亡蛋白
ZES	Zollinger-Ellison syndrome	佐林格-埃利森综合征